临床药物导论与药物治疗学

杜永丽　等　主编

长江出版传媒　湖北科学技术出版社

图书在版编目(CIP)数据

临床药物导论与药物治疗学/杜永丽等主编. -- 武
汉:湖北科学技术出版社,2022.7
ISBN 978-7-5706-1978-8

Ⅰ. ①临… Ⅱ. ①杜… Ⅲ. ①临床药学②药物疗法
Ⅳ.①R97②R453

中国版本图书馆CIP数据核字(2022)第069163号

责任编辑:许可   封面设计:胡博

出版发行:湖北科学技术出版社   电话:027-87679426
地   址:武汉市雄楚大街268号   邮编:430070
        (湖北出版文化城B座13-14层)
网   址:http://www.hbstp.com.cn

印   刷:山东道克图文快印有限公司   邮编:250000

787mm×1092mm   1/16   20.375印张   496千字
2022年7月 第1版   2022年7月 第1次印刷
                                      定价: 88.00 元

《临床药物导论与药物治疗学》编委会

前　言

随着医药技术的持续发展,药物学也在与时俱进和不断提高,药物学类的书籍作为信息载体,它拥有广大的医药专著读者,在提供医药知识、提高医疗和用药水平上发挥着不容忽视的作用。其之所以能如此,是由于它的内容实用性强,能指导医疗、药学等方面的实际工作,适合广大医药人员学习、参考的需要。鉴于此,编写本书参阅了大量的医药文献,并结合了临床医药工作者的丰富经验,以期能够满足医药工作者的实际需求。

本书结合临床用药现状和实践经验,从临床实际出发,收录应用于各种疾病的药品,主要从名称、药理作用、适应证、用法用量、不良反应、注意事项等方面展开讨论,针对不同病情和不同人群的特点合理用药、各系统疾病如何科学合理用药等各方面内容展开详细阐述,本书注重体现基本知识、基本理论,注重思想性、科学性、创新性、启发性和先进性,条理清晰,内容丰富,紧扣临床,适合各级药学专业同仁、临床医生阅读参考。

由于编者的水平及时间有限,内容繁多,书中难免存在不足之处,望广大读者批评指正。

编　者

目　　录

第一章 总 论

第一节 药物效应动力学

一、药物的治疗作用

凡符合用药目的或达到防治效果的作用称为治疗作用。

按治疗目的分为:①对因治疗。用药的目的在于消除原发致病因子,彻底治疗疾病称对因治疗,或称治本。②对症治疗。用药物改善疾病症状,但不能消除病因,称对症治疗,也称治标。

二、药物不良反应的分类及概念

凡不符合用药目的并为患者带来不适或痛苦的反应统称为药物不良反应。不良反应包括以下6种,①不良反应:药物治疗量时出现的与治疗无关的不适反应。不良反应可预料、可逆性的功能变化。产生的原因是由于药物的选择性低。②毒性反应:用药剂量过大或时间过长而对机体产生有害的反应。③变态反应:机体受药物刺激,发生异常的免疫反应而引起生理功能的障碍或组织损伤。这种反应与用药剂量无关,反应性质也各不相同。④后遗效应:停药后血药浓度已降至最低有效浓度以下仍残存生物效应。⑤继发反应:药物发挥治疗作用后引起的不良后果。⑥致畸作用:有些药物能影响胚胎的正常发育而引起畸胎。

三、药物的量效关系及相关概念

(一)量效关系

在一定剂量范围内,药物剂量(血药浓度)的大小与药理效应的高低成比例。

(二)最小有效量

能引起药理效应的最小剂量(或最小浓度);最小中毒量:出现中毒症状的最小剂量。

(三)量反应

药理效应的高低或多少,可用数字或量的分级表示。

(四)药物的强度或效价

产生相等效应时(一般采用50%效应量)的相对浓度或剂量。

(五)药物的效能

药物所能产生的最大效应。

(六)质反应

观察的药理效应是用阳性或阴性来表示。

(七)半数有效量 ED_{50}

指引起半数实验动物出现阳性反应的药物剂量。

（八）半数致死量 LD_{50}

指引起半数实验动物死亡的药物剂量。

（九）治疗指数（TI）

用 LD_{50}/ED_{50} 表示。可用 TI 来估计药物的安全性，通常此数值越大表示药物越安全。

（十）安全指数

用 LD_5/ED_{95} 表示；安全界限：用 $(LD_1-ED_{99})/ED_{99}\times100\%$ 表示。

（十一）安全范围

药物的最小有效量和最小中毒量之间的距离表示药物的安全性称安全范围，其距离愈大愈安全。

（十二）极量

出现疗效的最大剂量。

四、药物作用机制

（一）非特异性药物作用

主要与药物的理化性质有关，通过改变细胞周围的理化条件而发挥作用。

（二）特异性药物作用

①与机体生物大分子（如酶和受体）功能基团结合而发挥作用。特异性药物作用的靶蛋白大致可分为：受体、离子通道、酶、载体分子。②改变机体内环境。③影响内源性递质或代谢产物在体内的转运过程。④补充机体所缺乏的物质而发挥作用。

五、受体的概念

受体是存在于细胞膜、细胞质或细胞核上的大分子化合物（如蛋白质、核酸、脂质等），能与特异性配体（药物、递质、激素、内源性活性物质）结合并产生效应。

六、受体的特性

受体有以下 6 种特性。①饱和性：受体的数量是有限的。当配体达到某一浓度时，最大结合值不再随配体浓度增加而加大。②特异性：一种特定受体只与它的特定配体结合，产生特定的生理效应。③高亲和力。④可逆性：配体与受体的结合是可逆的，可被其他特异性配体置换。⑤结构专一性：受体只与其结构相适应的配体结合。⑥立体选择性：受体与配体的结合有严格的构象要求。

七、受体的类型和调节方式

（一）受体的类型

①根据受体在靶细胞上存在的位置或分布分为 3 类：细胞膜受体、胞浆受体、胞核受体；②根据受体蛋白的结构和信号转导的机制至少可分为：含离子通道的受体、G 蛋白耦联受体、具有酪氨酸激酶活性的受体、调节基因表达的受体。

（二）受体的调节方式

①向下调节（衰减性调节）：长期使用激动剂，可使受体反应性降低或数目减少引起药理效应减弱；②向上调节（上增性调节）：长期使用拮抗剂，可出现受体反应性增强或数目增加，突然停药，可引起反跳现象。

八、信号传导

外界的信息细胞分子特异地与细胞膜表面的受体结合,刺激细胞产生胞内调节信号,并传递到细胞特定的反应系统而产生应答,这一过程称为细胞跨膜信息传递。

配体作用于受体后,可诱导产生一些细胞内的化学物质,可作为细胞内信号的传递物质,将信号进一步传递至下游的信号转导蛋白称之为第二信使。现已确定的第二信使包括:环磷腺苷(cAMP)、环磷鸟苷(cGMP)、肌醇三磷酸(IP3)、甘油二酯(DG)和钙离子。

细胞跨膜信息传递的方式有以下几种:①配体跨膜调节胞浆基因表达;②配体激活跨膜的酪氨酸蛋白激酶;③配体门控离子通道受体;④膜受体活化经 G 蛋白传导信号到效应酶。

九、药效学概述有关名词解释

(一)激动剂

有高亲和力和内在活性,能与受体结合并产生最大效应。

(二)部分激动剂

有一定的亲和力,但内在活性低,与受体结合后只能产生较弱的效应。即使浓度增加,也不能达到完全激动剂那样的最大效应,与激动剂合用,却因占据受体而能拮抗激动剂的部分生理效应。

(三)拮抗剂

有较强的亲和力,但无内在活性,占据受体而拮抗激动剂的效应。

(四)竞争性拮抗剂

虽具有较强的亲和力,能与受体结合,但无内存活性,结合后非但不能产生效应,同时由于占据受体而拮抗激动剂的效应,但可通过增加激动剂浓度使其达到单用激动剂时水平。随拮抗剂浓度增加,激动剂的累积浓度-效应曲线平行右移,随激动剂浓度增加,最大效应不变,作用强度常用 pA2 值表示。

(五)非竞争性拮抗剂

拮抗剂与激动剂虽不争夺相同的受体,但它与受体结合后可妨碍激动剂与特异性受体结合;或非竞争性拮抗剂与激动剂争夺同一受体,但由于共价键作用,与受体结合比较牢固,呈不可逆性,妨碍激动剂与特异性受体结合。不断提高激动剂药浓度,也不能达到单独使用激动剂时的最大效应。非竞争性拮抗剂可使激动剂的量效曲线非平行右移,最大效应降低。

第二节　药物代谢动力学

一、药物的跨膜转运方式

(一)被动转运

药物分子由浓度高的一侧扩散至浓度低的一侧,其转运速度与膜两侧的药物浓度差成正比。药物跨膜转运的扩散率主要取决于分子量的大小、在脂质中的相对可溶性和膜的通透性。特点是不需消耗 ATP,只能顺浓度差进行。它包括简单扩散、滤过和易化扩散三种形式。

(二)简单扩散(脂溶扩散)

脂溶性药物可溶于脂质而通过细胞膜。大多数药物的转运方式属于简单扩散。对简单扩散的影响很大是药物解离度。多数药物是弱有机酸或弱生物碱药物,在体液中可部分解离。解离型极性大,脂溶性小,难以扩散;非解离型极性小,脂溶性大,而容易跨膜扩散。非解离型药物的多少,取决于药物的解离常数(Ka)和体液的 pH 值。

(三)滤过(水溶扩散)

直径小于膜孔的、水溶性的、极性或非极性药物,借助膜两侧的流体静压和渗透压差被水携带到低压侧的过程。

(四)易化扩散(载体转运)

通过细胞膜上的某些特异性蛋白质-通透酶帮助而扩散,特点是不需供应 ATP,不能逆浓度差转运。

(五)主动转运(逆流转运)

分子或离子可由低浓度或低电位差的一侧转运到较高的一侧,转运需要膜上的特异性载体蛋白,需要消耗 ATP。特点是具有饱和性、竞争性和选择性现象。

(六)膜动转运

大分子物质的转运伴有膜的运动,称膜动转运。包括:胞饮、胞吐。

二、药物吸收概念及影响因素

(一)药物的吸收

指药物从用药部位进入血液循环的过程。除静脉注射无吸收过程外,药物吸收的快慢和多少常与给药途径、药物的理化性质、吸收环境等密切有关。

(二)影响药物吸收的因素

①药物理化性质。②首关效应(首关消除):指口服药物在胃肠道吸收后,首先进入肝门静脉系统,某些药物在通过肠黏膜及肝脏时,部分可被代谢灭活而使进入体循环的药量减少,药效降低。除口服外,有些药物还可经舌下给药或直肠给药,分别通过口腔、直肠和结肠的黏膜吸收,可避免首先通过肝脏代谢。③吸收环境:胃排空快,肠蠕动增加或肠内容物多可使吸收减少,反之,使吸收增多。

(三)不同途径吸收快慢顺序

依次为:腹腔注射>吸入>舌下>直肠>肌内注射>皮下注射>口服>皮肤。

三、药物的分布和影响因素

(一)药物的分布

进入血液循环的药物向不同部位转移的过程。

(二)影响分布的因素

①与血浆蛋白结合:大多数药物可与血浆蛋白呈可逆性结合,仅游离型药物才能转运到作用部位产生效应。结合型药物不能跨膜转运,不能被代谢或排泄,仅暂时储存在血液中,无药理活性。药物与血浆蛋白结合特点是可逆性、饱和性、竞争性。②体液的 pH 值和药物的理化性质:弱酸性药物在较碱的细胞外液中解离增多,易自细胞内向细胞外转运;弱碱性药物则相反。③局部器官血流量。④组织的亲和力。⑤体内屏障:血-脑脊液屏障;胎盘屏障:通透性与

一般生物膜无明显的差别。

四、药物的代谢过程、结果、药物代谢酶、细胞色素 P450 酶抑制剂和诱导剂

药物在体内发生的结构变化称为生物转化（药物代谢）。大多数药物主要在肝脏，部分药物也可在其他组织被有关的酶催化而进行化学变化，包括氧化、还原、水解、结合反应。这些酶称为药物代谢酶。通过生物转化可使药理活性改变。由活性药物转化为无活性的代谢物，称为灭活；由无活性或活性较低的药物变为有活性或活性强的药物，称为活化。

促进药物生物转化的主要酶系统是肝脏微粒体酶系（肝药酶、细胞色素 P450 酶系）。

肝药酶特点：专一性低，活性有限，个体差异大。

酶的诱导：有些药物如苯巴比妥、利福平、卡马西平、苯妥英钠可使肝药酶活性增强，加速同时使用药物和其自身的代谢，使药理效应减弱。

酶的抑制：有些药物如氯霉素、对氨水杨酸、异烟肼、保泰松等能抑制肝药酶活性，可使合用的药物代谢减慢，使药理效应增强。

五、药物排泄、途径及其临床意义

（一）药物排泄

药物以原形或代谢产物经不同途径排出体外的转运过程。

（二）排泄途径

1.肾排泄

主要排泄途径是肾排泄，其主要的影响因素包括：①影响肾小球滤过的主要因素是肾小球滤过率和血浆蛋白结合率；②肾小管中重吸收量与尿液 pH 值有关，酸性药物在碱性尿液中易于排出，碱性药物则相反；③两个分泌机制相同的药物合用时有竞争性抑制作用，如丙磺舒抑制青霉素肾小管主动分泌，延效并增强作用。

2.胆汁排泄

有些药物可以通过简单扩散或主动转运的方式自胆汁排泄而后进入十二指肠，再经粪便排出体外。有些药物由胆汁排泄到十二指肠的部分药物可在肠道被再吸收，形成肝肠循环，使药物作用明显延长，如洋地黄、地高辛和地西泮。

3.其他排泄

乳汁、唾液、呼吸道等。

六、药物代谢动力学基本概念及意义

（一）药峰浓度（C_{max}）

用药后所能达到的最高浓度，通常与药物剂量成正比。

（二）药峰时间（T_{max}）

用药后达到最高浓度的时间。

（三）表观分布容积

当药物在体内分布达到动态平衡时，体内药量与血药浓度的比值称表观分布容积（V_d 或 V），其本身并不代表某特定生理空间的大小。表示药物在组织中的分布范围和结合程度。V_d 值的大小与血药浓度有关，血药浓度越高，V_d 越小；反之，V_d 越大。

(四)消除半衰期(t)

血药浓度降低一半所需要的时间,是决定给药间隔时间的重要参数之一。一次给药后,药物在体内基本消除所需时间是 $4\sim5t$。

(五)血药浓度-时间曲线下面积(AUC)

一次用药后的吸收总量,反映药物的吸收程度。

(六)生物利用度(F)

药物经血管外给药后,药物被吸收入血液循环的速度和程度的一种量度,是评价制剂吸收程度的重要指标,分为绝对生物利用度和相对生物利用度。

(七)消除速率常数(k)

单位时间内药物从体内被消除的百分率。

一级动力学单位时间内药物以恒定比例消除或转化,半衰期恒定($t=0.693/k$)。

零级动力学单位时间内药物以恒定量消除或转化($t=C_0/2k_0$)。

(八)清除率(CI)

在单位时间内机体能将多少升体液中的药物清除掉,是反映药物从体内消除的重要的参数。

七、稳态血药浓度及其临床意义

在临床治疗中多数药物都是重复给药以期达到有效治疗浓度,并维持在一定水平。此时给药速率与消除速率达到平衡,其血约浓度称为稳态血药浓度(Css,又称坪浓度或坪值)。

单次给药时,经 $4\sim5$ 个 $t_{1/2}$ 体内药量基本消除($>96\%$)。

恒速静脉滴注药物时,血药浓度没有波动地逐渐上升,经 $4\sim5$ 个 $t_{1/2}$ 达到稳态浓度(Css,又称坪浓度或坪值)。

连续分次给药,即每隔一定时间(如一个 $t_{1/2}$)给予等量药时,血药浓度波动上升,经 $4\sim5$ 个 $t_{1/2}$ 达 Css。

首剂加倍(负荷剂量),可使血药浓度迅速达到 Css。$t_{1/2}$ 特长或特短的或零级动力学药物不可用。

第三节　影响药物作用的因素

一、药物因素

(一)给药途径

依药效出现的快慢:静脉注射>吸入>肌内注射>皮下注射>口服>经肛>贴皮。

(二)联合用药

两种或多种药物合用或先后序贯应用,引起药物作用和效应的变化。

1.药动学方面

妨碍药物的吸收、竞争与血浆蛋白结合、代谢、排泄。

2.药效学方面

①协同作用:两药合用后可使药物的疗效或毒性较单一用药时有所增强;②相加作用:两药合用的效应是两药分别作用的代数和;③增强作用:两药合用的效应大于两药个别效应的代数和;④敏化作用:一种药物可以使另一种药物对其相应的作用部位的亲和力和敏感性增强,从而使药物的效应增强;⑤拮抗作用:一种药物的作用被另一种药物所拮抗,使药物的作用减弱甚至消失。

二、机体因素

(一)年龄

对于婴幼儿、老年人,其对药物的反应性、耐受性和器官功能与成人不同,故剂量与成年人不同。

(二)性别

妇女受月经、妊娠、分娩、哺乳期等影响,选择药物要注意。如在妊娠的最初三个月内,禁用抗代谢药、激素等能引起致畸的药物;临产前禁用吗啡等镇痛药,因可抑制胎儿的呼吸;哺乳期用药避免用影响婴儿的药物,因有些药物可进入乳汁。

(三)遗传因素

遗传因素包括对药动学和药效学的影响。

(四)精神因素

安慰剂是用乳糖或淀粉等无药理活性的物质制成与药物在形式上极为相似的空白制剂,也可取得一定的疗效,一般可达 20%～30%。

(五)病理状态

功能状态、病理状态、营养不良、其他疾病等。

(六)机体反应性变化

耐受性在连续用药过程中,有的药物的药效会逐渐减弱,需加大剂量才能显效。

抗药性(耐药性)在化学治疗中,病原体或肿瘤细胞对药物的敏感性降低。

躯体依赖性(生理依赖性或成瘾性)于反复用药造成身体适应状态,产生欣快感,一旦中断用药,可出现强烈的戒断综合征。

精神依赖性用药后产生愉快满足的感觉,使用药者在精神上渴望周期性或连续用药,以达到舒适感。

三、给药方法方面

(一)给药途径

给药途径不同,药物发挥作用的快慢和强弱不同,有时甚至作用性质也不同,如硫酸镁口服产生导泻和利胆作用,肌内注射则呈现抗惊厥、降血压作用,外用则可消肿止痛。不同给药途径出现作用的快慢顺序依次为:静脉注射＞吸入＞舌下＞肌内注射＞皮下注射＞直肠＞口服＞皮肤。掌握各种给药途径对药物作用的影响,以便根据病情需要,正确选择。常用的给药途径有以下几种。

1.口服

为最常用的给药途径,简便安全,适用于大多数药物和患者。口服给药的缺点是药物吸收较慢且不规则,易受胃肠功能、消化酶和胃肠内容物的影响,不适用于急救、昏迷和呕吐等患者。

2.注射给药

此法用量准确,显效较快,适用于危急和不能口服的患者或药物,但技术性操作要求较高。常用的注射方法有皮下注射、肌内注射、静脉注射、静脉滴注(静滴)。此外尚有皮内注射、穴位注射、动脉注射、胸膜腔注射和鞘内注射等。

注射用的药物制剂质量要求较高,且必须严格灭菌,用药前需仔细进行外观检查,并核实其批号和有效期等。由于药物作用或制剂等原因,有的药物如链霉素等,只能肌内注射而不能静脉注射或静滴;相反,有的药物如去甲肾上腺素等,只能静脉注射或静滴而不能肌内注射,临床注射给药时应予注意。

3.吸入给药

气体或易挥发的药物可经呼吸道吸入,药物吸入后迅速产生作用。不易挥发的药物可配成溶液喷成气雾吸入或制成细粉吸入,以治疗局部疾患或产生吸收作用。

4.舌下、直肠、皮肤和黏膜给药。

舌下给药,比如心绞痛发作时把硝酸甘油片含在舌下,让其自然溶解吸收。直肠给药,比如把退热栓通过肛门插入直肠,缓慢融化后被直肠黏膜吸收。皮肤和黏膜给药,比如涂擦外用药膏治疗皮肤病、眼药水滴眼、滴耳液滴耳、滴鼻液滴鼻等。

(二)给药时间和次数

给药的时间有时可影响药物疗效,临床用药时,需视具体药物和病情而定,如催眠药应在睡前服;助消化药需在饭前或饭时服用;驱肠虫药宜空腹或半空腹服用;有的药物如利福平等,因食物影响其吸收也特别注明空腹服用;对胃肠道有刺激性的药物宜饭后服等。

人体的生理功能活动表现为昼夜节律性变化,机体在昼夜 24 h 内的不同时间,对某些药物的敏感性不同。按照生物周期节律性变化,设计临床给药方案以顺应人体生物节律变化,能更好地发挥药物疗效,减少不良反应。如肾上腺糖皮质激素的分泌高峰在上午 8 时左右,然后逐渐降低,0 时达低谷。临床需长期应用糖皮质激素类药物治疗时,可依据此节律在上午 8 时一次顿服,既能达到治疗效果,又可减轻对肾上腺皮质的负反馈抑制作用。

每日用药的次数,除根据病情需要外,药物半衰期是给药间隔的基本参考依据,一般来说半衰期较短的药物,每日 3～4 次给药,半衰期较长的药物每日 1～2 次给药,这样可较好地维持有效血药浓度,且不会导致蓄积中毒。

四、药物相互作用

药物相互作用是指联用两种或两种以上药物时,由于药物之间或药物与机体之间相互影响,使药物在药效学或药动学方面发生改变,作用较单用时增强或减弱。使药物效应增强称为协同,使药物效应减弱称为拮抗。

(一)药物在体外的相互作用

药物在体外的相互作用是指药物在体外配伍时所发生的物理性的或化学性的相互作用,并有可能使疗效降低或毒性增大的现象称为药物配伍禁忌。如氢化可的松注射液(乙醇溶液)与氯化钾注射液(水溶性)混合时,由于溶剂性质的改变,可析出氢化可的松沉淀;酸性药物和碱性药物混合,产生中和反应而失效。在静脉滴注时尤应注意配伍禁忌。

(二)药动学方面药物相互作用

药动学方面药物相互作用是指药物在吸收、分布、生物转化和排泄过程中被其他药物干扰,使作用部位药物浓度改变,导致药物效应增强或减弱。

1.影响吸收

联合用药后,胃肠的蠕动、胃的排空、消化液的分泌及 pH 值的改变、药物的络合及吸附作用等均可影响药物吸收。如抗酸药可使胃肠道 pH 值升高,若与弱酸性药物阿司匹林合用,则可增加后者的解离而影响吸收;四环素与含 Al^{3+}、Fe^{2+}、Ca^{2+} 的药物合用,可形成不溶性络合物而影响吸收;促进胃排空的药物如甲氧氯普胺可加速药物吸收,而抑制胃排空和减慢肠蠕动的抗胆碱药则减慢药物的吸收。

2.竞争与血浆蛋白结合

血浆蛋白结合率不同的药物联合应用时,结合力强的药物可将结合力弱的药物从血浆蛋白上置换下来,使后者作用和毒性增强。如阿司匹林可从血浆蛋白结合部位置换格列齐特,使后者降糖作用增强,引起低血糖反应。

3.影响药物生物转化

药酶诱导剂如苯巴比妥、利福平、苯妥英钠及烟、酒等能使药酶活性增强,加快药物在肝脏的代谢而降低疗效。药酶抑制剂如氯霉素、异烟肼、西咪替丁等作用则相反。

4.影响排泄

①改变尿液 pH 值:不但影响药物排泄,有时还可改变药物效应。如碱化尿液可促进酸性药物经肾排泄,也可增强氨基苷类抗生素的效应等。②肾小管对药物分泌的影响:联合应用两种经肾小管分泌的药物如青霉素和丙磺舒时,两药可发生竞争性抑制,使青霉素的排泄减慢,作用增强。

(三)药效学方面药物相互作用

药效学方面药物相互作用是指靶系统、靶器官及靶细胞对药物的反应性被其他药物所改变,导致药物效应增强或减弱。①作用性质相似的两类药物合用,往往出现协同作用。如中枢抑制药(镇痛药)与另一种中枢抑制药(氯丙嗪)合用,可使中枢抑制加强。②作用性质相反的药物合用,往往出现拮抗作用。如中枢兴奋药尼可刹米可对抗中枢抑制药吗啡的呼吸抑制作用。③作用于同一靶细胞的受体、酶的活性部位或代谢过程的相同环节的两种药物可发生相互作用而引起药效改变。如阿托品和毛果芸香碱有 M 受体竞争性拮抗作用,故阿托品中毒可用毛果芸香碱解救。④联合应用作用于同一代谢过程的不同环节的药物,可使药物作用增强或减弱。如磺胺类可阻断,二氢叶酸合成酶,甲氧苄啶阻断二氢叶酸还原酶,二者合用,可在同一叶酸代谢过程的不同环节起到双重阻断作用,抗菌作用增强数倍至数十倍。

第四节　药物的一般知识

一、药典与药品管理

药典是国家对药品规格所定标准的法规文件。它规定了比较常用而有一定防治效果的药品和制剂的标准规格和检验方法,是国家管理药品生产、供应、使用与检验的依据。目前我国药典分为一、二两部,一部收载中药材、中药成方制剂,二部收载化学药品、抗生素、生物制品等各类药物和制剂。对于我国药品的生产、药品质量的提高和人民用药安全有效等方面均发挥了很大的作用。

按照药品的药理性质、临床应用范围及安全性等特性,将药品分为处方药和非处方药两类。处方药(POM)是指必须凭执业医师处方才可在正规药房或药店调配、购买和使用的药品;非处方药(OTC)是指经过国家药品监督管理部门按一定原则遴选认定,不需凭执业医师处方,消费者可自行购买和使用的药品。我国把实施药品分类管理作为实行医疗制度改革、促进药政管理与国际模式接轨的一项重要措施。

国家基本药物是指一个国家根据各自的国情,按照符合实际的科学标准从临床各类药品中遴选出的疗效可靠、不良反应较轻、质量稳定、价格合理、使用方便的药品。实施国家基本药物政策,保障基本药物的生产和供应,将有效地指导临床合理用药,杜绝药品的滥用和浪费,为我国实行医疗保险制度和药品分类管理奠定基础。

二、药物的制剂

根据医疗需要将药物进行适当加工制成具有一定形态和规格,便于使用和保存的制品,称为制剂。制剂的形态类型,称为剂型。

(一)液体制剂

1.溶液剂

溶液剂系一种或多种可溶性药物,溶解成溶液供口服或外用的制剂。口服溶液剂一般装在带格的瓶中,瓶签上注明用药的数量和次数等,外用溶液剂应在瓶签上注明"不能内服"字样或采用"外用瓶签"。

2.注射剂

注射剂是指供注射用的药物灭菌溶液、混悬液或乳剂以及供临用时溶解或稀释的无菌粉末或浓缩液。常封装在玻璃安瓿中称注射剂。大容积的注射剂封装在玻璃瓶或塑料瓶内称输液剂,如葡萄糖注射液。

3.乳剂

乳剂是油脂或树脂质与水的乳状混浊液。分油包水乳剂和水包油乳剂。水包油乳剂多供内服;油包水乳剂多供外用。

4.混悬剂

常用的口服混悬剂系指难溶性固体药物的微粒分散在液体介质中而形成的液体制剂,还有供外用或滴眼用的混悬剂。用时需摇匀。

5.合剂

合剂指两种或两种以上药物用水作溶媒,配制成的澄明液或混悬液。其中混悬液合剂瓶签上需注明"服时摇匀"。

6.糖浆剂

糖浆剂为含有药物或芳香物质的近饱和浓度的蔗糖水溶液,供口服,如远志糖浆。

7.洗剂

洗剂多是一种含有不溶性药物的悬浊液,专供外用,如炉甘石洗剂。

8.酊剂

酊剂是指药物用规定浓度的乙醇浸出或溶解而制得的溶液,如碘酊。

9.其他

如流浸膏、搽剂、醋剂、凝胶剂、气雾剂、滴眼剂、滴耳剂、浸剂等。

(二)固体制剂

1.片剂

片剂是指药物与适宜的辅料通过制剂技术制成片状或异形片状的制剂。以口服为主,也可供外用或植入。凡味道欠佳或具有刺激性的药物,制成片剂后可包糖衣或薄膜衣;对胃有刺激性或遇胃酸易被破坏以及需在肠内释放的药物,制成片剂后应包肠溶衣。此外,还有泡腾片、缓释片、微囊片、包衣片、咀嚼片、植入片、口含片、舌下含片、纸型片等。

2.胶囊剂

胶囊剂分硬胶囊剂、软胶囊剂和肠溶胶囊剂三种,供口服用。硬胶囊剂系将一定量的药物加适宜的辅料制成均匀的粉末或颗粒,充填于空心胶囊中制成,如头孢氨苄胶囊;软胶囊剂又称胶丸,系将一定量的液体密封在球形或椭圆形的软质囊材中制成,如维生素E胶丸;肠溶胶囊囊壳不易被胃酸破坏,但可在肠液中崩解而释出有效成分。

3.散剂

散剂又称粉剂,系一种或多种药物均匀混合而成的干燥粉末,可供内服或外用,如冰硼散等。易潮解的药物不易制成散剂。

4.颗粒剂

颗粒剂或称冲剂,是指药物与适宜的辅料制成的干燥颗粒状的制剂。分为可溶颗粒剂、混悬颗粒剂和泡腾颗粒剂等,口服时用开水或温开水冲服,如感冒冲剂。

5.膜剂

膜剂又称薄片剂,系指药物与适宜的成膜材料加工制成的膜状制剂,供口服或皮肤黏膜外用,如克霉唑口腔药膜。

6.海绵剂

海绵剂系用亲水性胶体溶液经加工制成的海绵状灭菌制剂,如海绵明胶、淀粉海绵等。海绵剂具有质软、多孔、有弹性、吸水性能强等特点。常用的原料为碳水化合物和蛋白质,有的还加入一些必要的药物。海绵剂常用于局部止血,其多孔可促进血栓形成,是外科常用的辅助止血剂。

(三)软体制剂

1.软膏剂

软膏剂系药物与适宜的基质均匀混合制成的膏状外用制剂。多用于皮肤、黏膜,如氧化氨基汞软膏。而专供眼科使用的细腻灭菌软膏,称眼膏剂,如红霉素软膏。

2.栓剂

栓剂是指药物与适宜基质混合制成的专供腔道给药的制剂,具有适宜的硬度和韧性,熔点接近体温,塞入腔道后能迅速软化或溶化,逐渐释出药物产生局部作用或被吸收而产生全身作用,如甘油明胶栓塞入肛门具有缓泻作用。

3.硬膏剂

硬膏剂是由药物与基质混匀后,涂于纸、布或其他薄片上的硬质膏药,遇体温则软化而贴敷在皮肤上,如伤湿止痛膏。

(四)气雾剂

气雾剂是指药物与适宜的抛射剂(液化气体或压缩空气)装于耐压密封容器中的液体制剂,当阀门打开后,借助气化的抛射剂的压力,将药液呈雾状定量或非定量地喷射出来。气雾剂吸入后,药物可达肺部深处,显效快,如异丙肾上腺素气雾剂。皮肤和黏膜用气雾剂,大都能在皮肤黏膜表面形成一层薄膜,有保护创面、消毒、局麻、止痛、消炎、消肿等作用。空间消毒用气雾剂主要用于杀虫和室内空气消毒。

(五)新型制剂

1.微囊剂

系利用天然的或合成的高分子物质将固体或液体药物包于囊心,使其成为半透明的封闭的微小胶囊。外观呈球状、葡萄串状,直径 4~5mm。其优点是释放缓慢,药效较长,封闭性可提高药物稳定性和减少胃肠道的不良反应等。

2.长效剂与控释剂

长效剂以制成溶解度小的盐或酯、与高分子化合物生成难溶性复盐、控制颗粒大小等方法减慢溶出速度或通过包衣、微囊化、乳化等方法减慢扩散速度达到延长药物作用的目的。控释剂可控制药物释放速度,使药物以接近零级释放速度,均匀平稳释放,达到延长作用时间、减少毒副作用的目的。控释剂可制成供口服、透皮吸收、腔道使用的不同剂型,如片剂、胶囊、注射剂、植入剂等。

3.定向制剂

定向制剂是一类能选择性分布于靶器官和靶组织的高新技术制剂,常用作抗癌药物的载体。通过各种给药途径,可将药物导向靶区,对全身其他组织器官则无明显影响,可明显提高药物的选择性,使药物剂量减少,疗效提高,毒副作用降低。该类制剂包括静脉用复合乳剂、脂质体、毫微胶囊、微球剂、磁性微球剂、单克隆抗体等。其靶向的方式主要通过淋巴系统定向、提高对靶细胞的亲和力、磁性定位及酶对前体药物的作用等方式来实现。

三、药物制剂质量的外观检查

制剂的外观检查,是指对制剂用肉眼进行的外观检查,不包括必要时对药品质量按药典规定进行的专门检查。医护人员向药房领取或使用制剂前需要进行外观质量的一般检查,凡变质、包装破损、标签不明、超过保质期等不合质量要求的药品,不应领取也不应使用。

(一)对固体剂型的检查

对固体剂型的检查包括对片剂、胶囊剂、散剂及栓剂等的检查。制剂的形态应完好无损,无潮解松软、变硬、变色等情况;糖衣片的片面不得有色斑或粘连。栓剂的栓体变软后难以应用。

(二)对液体剂型的检查

应注意液体不得有霉变、变色、出现絮状物及异味等。其中溶液剂及注射剂必须澄明、无沉淀、无异物。注射剂的安瓿或药瓶必须是标签明确、外观清洁、无裂痕、无破损、封口严密无松动者方可应用。

(三)对软体剂型的检查

应质地均匀、无变色、无霉变、无酸败异味等,否则不应使用。

四、药物批号、有效期和失效期的识别

(一)批号

系药厂按照各批药品生产的日期而编排的号码。一般采用 6 位数字表示,前二位表示年份、中间二位表示月份、末二位表示日期,如某药的生产日期为 2013 年 9 月 18 日,则该药的批号为 130 918。

(二)有效期

有效期是指在一定贮存条件下能够保持药品质量的期限。如某药物标明有效期为 2014 年 9 月,即表示该药可使用至 2014 年 9 月 30 日。有的药物只标明"有效期二年",则可从本药品的批号推算出其有效期限,如某药的批号为 130 818,则表示该药可使用至 2015 年 8 月 17 日。

(三)失效期

失效期是指药品在规定的贮存条件下其质量开始下降,达不到原质量标准要求的时间概念。如某药品标明失效期为 2014 年 6 月,即表示该药只能用到 2014 年 5 月 31 日,6 月 1 日开始失效。

五、特殊药品的管理

根据《中华人民共和国药品管理法》规定,对于麻醉药品、精神药品、毒性药品、放射性药品实行严格的特殊管理,既要保证医疗需要,又要防止产生流弊。

(一)麻醉药品

麻醉药品是指连续应用后,易产生生理依赖性的药物。包括阿片类、可卡因类、大麻类、合成麻醉药品类等。

(二)精神药品

精神药品是指直接作用于中枢神经系统,使之兴奋或抑制,连续使用后可产生精神依赖性的药物。根据使人体产生精神依赖性的难易程度和危害程度,分为两类。一类包括布桂嗪、复方樟脑酊、咖啡因、司可巴比妥等;二类主要包括巴比妥类(司可巴比妥除外)、苯二氮䓬类及氨酚待因等。

(三)医疗用毒性药品

医疗用毒性药品是指毒性强烈、治疗量与中毒剂量相近,使用不当会致人中毒或死亡的药物。如洋地黄毒苷、奎尼丁等。

(四)放射性药品

放射性药品是指用于临床诊断或者治疗的放射性核素制剂或者其标记物。

第二章 临床常用剂型

第一节 液体制剂

一、概述

(一)液体制剂的定义

液体制剂系指药物分散在液体分散介质中组成的内服或外用的液态状制剂。本节不包括由浸出法或经灭菌法制备的液体制剂。

液体制剂是其他剂型(如注射剂、软胶囊、软膏剂、栓剂、气雾剂等)的基础剂型,在这些剂型中,普遍使用液体制剂的基本原理,因此液体制剂在药剂学上的应用具有普遍意义。

(二)液体制剂的分类

液体制剂有若干种分类方法,主要分类方法如下。

1.根据药物分散情况分类

可将液体制剂分为均相和非均相液体制剂。均相液体制剂中的药物以分子、离子形式分散于液体分散介质中,属于热力学和动力学稳定体系。非均相液体制剂中的药物以分子聚集体(微粒或液滴)的形式分散在液体分散介质中。由于其分散相与液体分散介质之间存在相界面,因此是热力学或动力学不稳定体系。

2.根据分散相质点的大小分类

可以将液体制剂分为分子分散系统、胶体分散系统和粗分散系统三大类。分子分散系统中分散相的质点一般小于 1nm,以分子或离子状态分散在液体分散介质中,有时也称为溶液型液体制剂;胶体分散系统中分散相的质点在 1～500nm;分散相质点大于 500nm 的为粗分散系统,包括乳浊液和混悬液。亲水性高分子溶液中的高分子化合物虽然以分子形式分散,但由于分子较大(通常在 1～500nm),一般也将其归为胶体溶液。

3.根据给药途径和应用方法分类

根据各种药用溶液的给药途径,可将其分为口服溶液剂、耳用溶液剂、眼用溶液剂、外用溶液剂等。根据各种药用溶液的组成和用途,可分为合剂、芳香水剂、糖浆剂、醑剂、酊剂、滴眼剂、滴鼻剂、灌肠剂、涂膜剂等。

(三)液体制剂的特点和质量要求

1.液体制剂的特点

临床上广泛使用的液体制剂具有如下优点。

(1)与固体制剂相比,药物分散度大,接触面广,通常吸收快,作用迅速。

(2)可以控制每次服药的剂量,便于根据病情及患者个体调节用量。

(3)流动性大,便于腔道给药,如灌肠剂。

（4）能降低某些易溶药物的局部刺激性，如溴化物、水合氯醛口服后，局部浓度高，刺激性大，制成液体制剂后，易控制浓度以减少刺激性。

（5）能增加某些药物的稳定性和安全性；如甲醛和硝酸甘油，前者易挥发，后者易爆炸，制成溶液后可安全贮存和应用。

但液体制剂的缺点也很突出，如贮存携带不便；水性制剂易霉变，非水性制剂的溶剂常有药理作用；一般情况下，稳定性较固体制剂为差，化学性质不稳定药物制成液体制剂后更易分解失效，非均相液体制剂属于物理学不稳定体系。此外，液体制剂对包装材料要求高，易产生配伍禁忌等。

2.液体制剂质量要求

（1）溶液型液体制剂应澄明，乳浊液或混悬液应保证其分散相小而均匀，且在振摇时易于分散。

（2）液体分散介质最好用水，其次是酒精、甘油、植物油等，最后再考虑其他毒性较小的有机溶剂。

（3）液体制剂应剂量准确，稳定，无刺激性，且具有一定的防腐能力，口服制剂应适口。

（四）分散度与疗效

在液体制剂中，药物的分散度与其吸收速率与疗效密切相关。由于任何药物都必须通过溶解过程形成分子或离子后才能吸收，因此除了机体不能吸收的药物外，一般药物在液体分散介质中的分散度越大，吸收越快，起效也越快。所以溶液型液体制剂吸收最快，其次是胶体型液体制剂，再次是乳剂和混悬剂。通过控制药物的分散度以改变其溶解速度，这是药剂学中控制药物作用速率的一种重要手段，也是制备速效或缓效制剂的一种方法。

但是分散度的大小对制剂的稳定性也有较大的影响，分散度越大，表面能越大，制剂越不稳定，反之则可增加药物的稳定性。

分散溶剂的性质对药物的吸收也有一定的影响。例如将维生素 A 分别制成水溶液、乳剂、油溶液三种制剂，口服后发现水溶液吸收最快，其次是乳剂，油溶液的吸收最差。

因此，在考虑液体制剂的分散度时，首先应明确制剂是速效还是长效，药物的溶解度与稳定性如何，然后再考虑分散溶剂和分散体系。

二、常用溶剂

（一）概述

液体制剂的分散溶剂应具有以下条件：化学性质稳定，毒性小，成本低，无臭味且具防腐性，不妨碍主药的作用和含量测定。同时符合这些条件的分散溶剂很少，不同的分散溶剂各有其优缺点，只有充分掌握溶剂的性质后才能合理的利用。

常用溶剂按其极性可分为极性溶剂与非极性溶剂。

（二）溶剂

1.极性溶剂

由极性分子组成。常用的极性溶剂有下面几种。

（1）水：水是最常用的溶剂。药用水包括蒸馏水、纯水、注射用水、灭菌注射用水。水本身无药理作用，能与多数极性溶剂，如酒精、甘油、丙二醇等以任意比例混溶或溶解，不能被多数非极性溶剂溶解。水性液体制剂中的药物有时有不稳定现象,容易产生霉变,不宜长久贮存。

(2)酒精:酒精是药物制剂中仅次于水的最为常用的溶剂。酒精的溶解能力很强,苷类、生物碱、挥发油、树脂、色素等均溶于酒精,是许多有机化合物的首选溶剂。酒精能与水以任意比例混合,经常被用在口服产品处方中。酒精常与其他溶剂如丙二醇、甘油等合用以减少醇量。酒精可作为防腐剂,其20%溶液就具有防腐作用,它也经常与尼泊金酯类、苯甲酸类、山梨酸类等合用作防腐剂。40%以上浓度能延缓某些药物(如巴比妥钠等)的水解。但必须注意酒精的药理作用和潜在的毒性,特别是在儿童用药物制剂中。75%酒精,用作表面揉搓、卧床患者的擦洗、仪器的杀菌剂、注射前皮肤清洁剂等。由于其具有挥发性和易燃性,因此应保存在密闭容器中,注意防火。

(3)甘油:甘油是一种带有甜味的黏稠液体。甘油的溶解性能与酒精类似,能与水、酒精、丙二醇等任意混合,在挥发油及脂肪油中不溶。但甘油黏度大,溶解较缓慢。此外,甘油对无机盐的溶解度较酒精为大,能溶解溴、碘、磺胺类药物及其钠盐等,有些药物如酚、硼酸、鞣酸在甘油中的溶解度比在水中大。甘油口服毒性低,味甜,因此常在内服制剂中使用。内服制剂含12%以上甘油时能防止鞣质的析出。但内服过多的甘油有刺激性,而且其黏度大,成本高,故在使用上受到限制。甘油吸水性很强,在外用制剂中可作保湿剂,但过量使用对皮肤有脱水作用。

(4)丙二醇(PG):本品为澄明无色、黏稠、具吸湿性的液体,其味甜,类似于甘油,但微辛。性质与甘油基本相同,但优于甘油。表现为溶解性能好,可溶解很多药物,如磺胺类药、局部麻醉药、维生素 A、维生素 D、性激素、氯霉素及许多挥发性油等。此外本品的毒性和刺激性均较小。在口服液中使用浓度为 $10\% \sim 15\%$,在注射液中使用浓度为 $10\% \sim 60\%$,在外用制剂中使用浓度为 $5\% \sim 8\%$。

(5)聚乙二醇(PEG):低聚合度的聚乙二醇(如 PEG200、PEG300、PEG400、PEG600 等)为澄明无色、吸潮、具有轻微特殊臭味的黏稠液体,能与水、酒精、丙酮、氯仿及醇类以任意比例混合,不溶于乙醚和脂肪族碳氢化合物,但溶于芳香族碳氢化合物。本品溶解范围广,能溶解许多水溶性无机盐和水不溶性有机物。本品对一些易水解的药物具有一定的稳定作用。在外用洗剂中,本品能增加皮肤的柔韧性,并具有与甘油类似的保湿或脱水作用。

(6)二甲基亚砜(DMSO):本品为无色、几乎无味或微有苦味的透明液体。本品溶解能力极强,能与水、酒精、丙酮、醚、苯和氯仿任意混溶,能溶解石蜡等碳氢化合物,能溶解水溶性药物,也能溶解脂溶性药物,故有"万能溶剂"之称。本品能增加外用制剂中一些药物如氢化可的松、睾酮、水杨酸等的透皮吸收。但对皮肤略有刺激性,可引起烧灼不适、疼痛发痒、红疹等。

2.非极性溶剂

非极性溶剂不能溶解极性药物,但能溶解具有相似结构或相近分子间力的非极性药物。常用的非极性溶剂有如下几种。

(1)脂肪油:常用的有菜籽油、花生油、芝麻油、玉米油、豆油、棉籽油、蓖麻油、橄榄油等。脂肪油不溶于水,微溶于醇。能溶解生物碱、挥发油及许多芳香族化合物。各国药典收载的脂肪油,多用于外用制剂,如滴鼻剂、洗剂、搽剂等。缺点是气味差、易酸败、遇碱能皂化变质。

(2)液体石蜡:本品为无色透明油状液体,无臭、无味,是自石油中制得的多种液状烃的混合物。本品在氯仿、乙醚或挥发油中溶解，在水或酒精中均不溶。本品有轻质、重质之分。前者相对密度为 0.828～0.88，黏度为 37mPa·s，多用于外用液体制剂，如滴鼻剂、喷雾剂中；而后者相对密度为 0.86～0.905，黏度在 38.1mPa·s 以上，多用于软膏、糊剂中。

三、增加药物溶解度的方法

(一)溶解现象

1.溶解和溶解度

溶解系指溶剂和溶质分子间的引力大于溶质分子间的引力时，溶质分散在溶剂中形成溶液的过程。溶解度系指某种物质在一定温度下，在一定量特定溶剂中所能溶解的最大浓度，即饱和浓度。一般以百分数表示。

溶解的一般规律是"相似者相溶"，即溶质可以溶解在与其极性相似的溶剂中。极性溶质溶解在极性溶剂中，非极性溶质溶解在非极性溶剂中。此外，温度是决定药物溶解度的重要因素之一。大多数药物在温度升高后溶解度增加，但也有一些药物在温度降低时溶解度增加。

溶解速率和溶解度的概念不同，溶解速率系指单位时间内溶质溶解的量，反映的是溶解快慢的问题。溶解度属于热力学范畴，溶解速率属于化学动力学范畴。

在药物制剂制备过程中，许多药物的溶解度不能达到有效治疗浓度，针对这些难溶性药物，增加其溶解度在药剂学中具有特殊意义。

2.药物溶液的浓度表示法

药物制剂的浓度常用百分浓度（%）来表示，在未注明情况下，如果是气体或固体溶质，则百分浓度为重量/体积百分比；如果是液体溶质，则为体积/体积百分比。

(二)增加药物溶解度的方法

增加药物溶解度的方法很多，这里介绍四种常用的方法。

1.调节 pH 值（制成盐类）

弱酸或弱碱的溶解度通常取决于 pH 值，因此通过调节 pH 值制成盐类，可增加其溶解度。对于分子中有酸性官能团的物质，可考虑加碱成盐，如氢氧化钠、碳酸氢钠、氨水、氢氧化钾、乙二胺、二酒精胺等；有机碱类化合物可与酸成盐，如盐酸、硫酸、磷酸、氢溴酸、硝酸、枸橼酸、酒石酸等。但要注意的是，在同一药物形成的几种不同盐中，不仅溶解度有很大差别，而且使用效能、毒性和稳定性也有差异。因此在考虑溶解度的同时，必须综合考虑其稳定性、毒性、刺激性等。

通过调节 pH 值而增加溶解度对某些药物并不总是有效的。例如，弱酸或弱碱药物在通过成盐增加溶解度时，溶液的 pH 值可能超过生理耐受的范围，或者影响处方中其他成分的稳定性；而非电解质药物的溶解度不受 pH 值影响。

2.应用潜溶剂

在药物的处方或生产工艺过程中常常使用复合溶剂以提高药物的溶解度或溶解速度。药物在单一溶剂中溶解度较低，而在特定比例的混合溶剂中溶解却显著增加，这种现象被称为潜溶。显著增加溶质溶解度的复合溶剂称为潜溶剂。

典型的例子是硝酸纤维素，其微溶于酒精或乙醚，但在酒精和乙醚的混合溶剂中则易溶。又如，在药剂学中最常用于增加药物溶解度的复合溶剂是水和极性溶剂（如酒精、丙二醇、甘油、聚乙二醇等)的混合物;也有其他的一些混合溶剂,如苯甲酸苄酯与植物油、油酸乙酯与酒精、二甲基乙酰胺与水等。

生产过程中使用的复合溶剂更为广泛,一些有机溶剂,如酒精、氯仿、乙酸乙酯、丙酮、二氯乙烷等的混合溶剂常用于薄膜包衣、微囊或脂质体的制备、喷雾干燥、悬浮造粒等。

潜溶剂的选择主要考虑使用目的。如配制苯巴比妥溶液,可选用下述五种潜溶剂:30%以上的酒精溶液;35%以上的丙二醇溶液;25%丙二醇与5%酒精的水溶液;25%甘油与15%酒精的水溶液;50%甘油与5%酒精的水溶液。若苯巴比妥溶液用于静脉注射,上述潜溶剂均可选用;若用于肌内注射,为减少刺激性,应选用含酒精量少的潜溶剂;若用于口服,由于丙二醇有辛辣味,可选用不含丙二醇的潜溶剂。对于水性注射液,可选择的溶剂主要是丙二醇、甘油和聚乙二醇。有时为了获得更大的溶解度,也可用酒精,但应注意两点:一是尽可能选用低浓度的非水溶剂;二是此类采用潜溶剂的注射液和其他输液混合滴注时,由于溶剂系统改变可产生沉淀。

3.加入助溶剂

助溶系指在溶液中加入第三种物质以增加难溶性药物溶解度的方法。加入的第三种物质称为助溶剂。它们一般是低分子化合物,但不是胶体物质或表面活性剂。助溶剂在药剂中的主要应用是有利于难溶性药物液体制剂的配制,从而提高药物浓度,满足医疗要求。

助溶的机制主要是络合、形成复合物(复盐),分子缔合等。例如,碘与碘化钾形成KI_3、KI_2或KI等形式的络合物,使碘在水中的溶解度从0.03%提高到5%;苯甲酸钠和咖啡因形成复盐(安钠咖),使咖啡因的溶解度由2%提高到83.3%;乙二胺与茶碱形成分子缔合物(氨茶碱),使茶碱在水中的溶解度由0.83%提高到20%,这时乙二胺对茶碱起到良好的助溶作用。

助溶剂的选择目前尚无明显规律,一般仅根据难溶性药物的结构、性质进行选择。在选择助溶剂时,应考虑如下条件:较低的助溶剂便能使难溶性药物的溶解度有明显增加;不降低药物的疗效和稳定性;无刺激性、无不良反应;价廉易得。

常用的助溶剂有三类:①某些有机酸及其钠盐,如苯甲酸、水杨酸、枸橼酸、对羟基苯甲酸及其钠盐;②酰胺或胺类化合物,如乌拉坦、尿素、烟酰胺、乙醇胺、乙二胺等;③一些水溶性高分子,如聚乙二醇、聚乙烯吡咯烷酮、羧甲基纤维素钠等。

4.加入增溶剂

表面活性剂在水溶液中达到临界胶束浓度后,一些水不溶性或微溶性物质在胶束溶液中的溶解度可显著增加并形成透明胶体溶液,这种现象称为增溶,起增溶作用的表面活性剂称为增溶剂,被增溶的物质称为增溶质。

在选用增溶剂时,应注意以下几个原则。

(1)增溶剂的性质:同系列的表面活性剂,具有较长碳链的表面活性剂增溶能力较强。这是因为碳链越长,所形成的胶团的内部疏水区越大,有利于药物的增溶。此外,高HLB值的表面活性剂增溶效果好,常用于增溶的表面活性剂的HLB值在15～18。药物与增溶剂有匹配现象,即不同药物应选择与其相匹配的增溶剂。

(2)增溶剂的用量:表面活性剂增溶体系是水、表面活性剂(增溶剂)和增溶质形成的三元体系。为了配制澄明溶液并在使用稀释时仍保持澄明，须选择适宜的配比。可通过增溶相图确定增溶剂的量。方法是按不同比例称取增溶质和增溶剂混合均匀，分别滴水直至混浊，记录水量，继续滴加水，观察有无从混浊转为澄明、再由清转浊的现象，记录水量。计算所有混浊点处三组分的质量分数，在三角坐标图中定点连线即得增溶相图。增溶相图不仅可以决定增溶剂的最小用量，还可确定增溶质被增溶的最大浓度和可稀释程度，解释三组分产生相变的现象，对指导制剂处方设计有重要作用。

（3）增溶剂的不良反应：在选择增溶剂时须特别注意表面活性剂的毒性、刺激性和溶血等不良作用，这些不良作用与表面活性剂的类型、使用的浓度、制剂的给药途径有关。从毒性和刺激性而言，阳离子表面活性剂＞阴离子型＞非离子型；静脉值＞口服＞外用。从溶血作用而言，阴阳离子表面活性剂有较强溶血作用，不能用于注射剂；非离子表面活性剂的溶血作用随品种和浓度的不同而有所区别。在任何情况下，高浓度增溶剂的不良反应强于低浓度增溶剂。增溶剂的不良反应受多种因素影响，无普遍固定规律。药物制剂在应用增溶剂时，应作相应的药理、毒理试验。

（4）增溶剂的使用方法：一般情况下，先将增溶剂与增溶质混合，必要时加少量水，最好是完全溶解后，再与其他附加剂及溶剂混合，这样可使增溶量增加。若将增溶剂先溶于水后再加增溶质往往不能达到预期的效果。例如，用吐温 80 增溶棕榈酸维生素 A 时，若将吐温 80 先溶于水，再加入药物则几乎不溶。

四、溶液型液体制剂

溶液型液体制剂系指小分子药物以分子或离子状态分散在溶剂中形成供内服或外用的真溶液。下面介绍常用的溶液型液体制剂。

（一）溶液剂

溶液剂系指化学药物的内服或外用的均相、澄清溶液。其溶质一般为不挥发性化学药物，溶剂多为水，但也有用其他溶剂的。如维生素 D_2 用油作溶剂。

口服溶液剂常含有矫味剂、着色剂等以增加患者的顺应性；同时，经常加入稳定剂、防腐剂等提高产品的稳定性。

口服溶液剂一般制成适宜的体积以方便患者用药，如 5mL、10mL 或 15mL，有一些儿科用药则按滴给药，但有时个别品种的剂量非常大，如口服结肠灌洗液（含 PEG3350），成人推荐剂量为胃肠道镜检前服用 4L，患者按要求每 10min 饮服 240mL 溶液，直至 4L 全部服完。

外用溶液剂包括水性溶液以及含有酒精的酊剂。

溶液剂有 3 种制备方法：溶解法，稀释法和化学反应法。目前化学反应法应用较少。

（二）芳香水剂

芳香水剂系指芳香挥发性物质（多为挥发油）的饱和或近饱和水溶液。也可用水与酒精的混合溶剂制备浓芳香水剂。许多挥发性物质可制备成芳香水剂，如薄荷油、玫瑰油、橙花油、水杨酸甲酯、樟脑、氯仿等。芳香水剂的浓度较低，只作为芳香溶剂使用，可矫味、矫臭以及作分散剂。现已不再广泛使用。

如果是纯净的挥发油或化学药物，多用溶解法或稀释法制备；如果是挥发性成分的植物药材，多用蒸馏法制备。

(三)糖浆剂

糖浆剂系指含有药物或芳香物质的浓蔗糖水溶液。糖浆剂中的糖和芳香物质不仅可以掩盖某些药物的苦、咸等不适气味,且香甜诱人、很少或完全不含酒精,这些特点对不愿服药的儿童患者显得尤为重要,因此有许多药物被制成糖浆剂。

蔗糖在糖浆剂中应用最为广泛,但对于糖尿病患者或必须控制饮食的患者,也可使用其他替代物,如右旋糖酐、山梨醇、甘油等。

大部分糖浆剂含有高浓度的蔗糖,通常为 $60\%\sim80\%$。这样做的目的一方面是使溶液具有合适的甜度和黏稠度,另一个更重要的方面则是防腐。因为在浓蔗糖水溶液中水分极少,微生物,特别是酵母菌和霉菌,无法获得生长所必需的水分。例如,单糖浆是单纯蔗糖的近饱和水溶液,含蔗糖 85%(g/mL)或 64.7%(g/g),如制备和保存得当,无须再加入防腐剂。

但当糖浆剂中蔗糖的浓度低于 65% 时,应加适量的防腐剂以阻止或延缓微生物的繁殖。常用 $0.1\%\sim0.25\%$ 苯甲酸,$0.1\%\sim0.2\%$ 苯甲酸钠,$0.02\%\sim0.05\%$ 尼泊金,0.001% 8-羟基喹啉硫酸盐,或 $0.01\%\sim0.1\%$ 桂皮醛等。有些挥发油在糖浆中除有矫味作用外,也有防腐能力。如 0.01% 桂皮油能抑制霉菌,0.1% 则可抑制发酵。

糖浆剂可分为两类,一类是含药糖浆,如枸橼酸哌嗪糖浆、磷酸可待因糖浆,主要用于治疗疾病;另一类是矫味糖浆,如单糖浆、橙皮糖浆,主要用于矫味。

糖浆剂的制备方法包括溶解法(热溶法、冷溶法)和混合法。

热溶法是将蔗糖溶于一定量的沸水中,继续加热,在适宜的温度时加入药物搅拌溶解,过滤,再从滤器上加水至全量,本法适用于对热稳定的药物。对遇热不稳定或挥发性药物,应在糖浆制备后加入,并将溶液迅速冷却到室温。

为了避免加热引起蔗糖的转化,也可使用冷溶法,通过搅拌使蔗糖溶于冷的蒸馏水中,或含药水溶液中制成糖浆剂。可使用密闭容器或渗漉筒来完成。这种方法较热溶法费时,但产品的稳定性好。

混合法是将药物与糖浆直接混合而成。药物如为水溶性固体,可先用少量蒸馏水制成浓溶液;在水中溶解度较小的药物可酌加少量适宜溶剂使溶解,然后加入单糖浆中搅匀;药物如为含酒精的制剂,与单糖浆混合时往往发生混浊,此时可将药物置于研钵中,加滑石粉适量研磨,缓缓加入适量蒸馏水,搅匀,并反复滤过至澄清,再加蔗糖,搅拌使溶解,过滤,并添加蒸馏水至全量即得。

(四)醑剂

醑剂系指挥发性物质的酒精或酒精-水溶液。醑剂中酒精的浓度很高,通常在 60% 以上。凡用于制备芳香水剂的物质一般都可以制成醑剂,供内服或外用。由于挥发性物质在酒精中的溶解度一般比水中大,所以醑剂中挥发性成分的浓度比芳香水剂中大得多。但应注意的是,醑剂与水性制剂在混合时易发生混浊,这是由于一些挥发性成分因酒精浓度降低而分离出来。

与固体制剂相比,醑剂的优势在于其使用方便,有助于吞服固体制剂有困难的患者的服用。

醑剂有治疗用醑剂和非治疗用醑剂,治疗用醑剂如亚硝酸乙酯醑、樟脑醑、芳香氨醑等,可口服、外用或吸入,口服时为减少刺激性,可加入一定量的水;非治疗用醑剂仅作为芳香剂,如复方橙皮醑、薄荷醑等。醑剂可用溶解法、浸渍法或蒸馏法制备。

五、胶体溶液

(一)概述

一般说来,凡药物以 $1\sim500nm$ 大小的粒子均匀分散在液体分散溶剂中形成的液体制剂属于胶体溶液型制剂。如胶浆剂、火棉胶剂、涂膜剂等。胰岛素注射液以及一些含蛋白质的生物制品(如血清、类毒素、抗毒素等)亦属之。

胶体溶液主要分为两类,即分子胶体和微粒胶体。

分子胶体系指高聚物的溶液,也称亲水胶体,如高分子水溶液。高聚物分子溶解在分散溶剂中,以无规线团的形式存在,与分散溶剂之间无相界面,属于热力学稳定体系。

微粒胶体系指难溶性固体药物的微细粒子分散在溶剂中形成的非均态液体制剂,也称疏水胶体。由于分散相和分散溶剂之间有明显的界面,因而具有很大的界面能,是热力学不稳定体系。且胶体粒子有自发聚集以降低界面能的趋势,因此微粒胶体极易被破坏而聚沉,聚沉之后往往不能恢复。

(二)分子胶体

1.分子胶体的结构、性质与稳定性

亲水性聚合物分子结构中有很多亲水基团(或极性基团),如$-OH$、$-NH_2$、$-COOH$ 等,这些基团能和水发生水化作用,在高分子周围形成较坚固的水化膜。水化膜可阻碍质点的相互聚集,因此高分子溶液的稳定性较高。

但与水亲和力强的物质,如酒精、丙酮、大量的电解质等会争抢水分子,破坏水化膜,导致高分子聚集沉淀。这种性质可应用于高分子物质的纯化,如制备右旋糖酐、羧甲基淀粉钠时,加入大量酒精,使它们失去水化膜而沉淀分离,通过控制所加入的酒精浓度,还可获得不同相对分子质量的产品。由于大量电解质的加入,导致高分子质点水化膜的破坏使其沉淀,这一过程称为盐析。起盐析作用的主要是电解质中的阴离子,不同电解质阴离子盐析能力的强弱顺序称为感胶离子序,一般是:枸橼酸根＞酒石酸根＞SO_4^{2-}＞Ac^-＞Cl^-＞NO_3^-＞Br^-＞I^-。

高分子溶液在放置过程中自发地聚集而沉淀的现象称为陈化现象。这是由于光线、空气、盐类、pH 值、絮凝剂、射线等共同作用的结果。

高分子溶液常因吸附或解离而带电,如纤维素及其衍生物、阿拉伯胶、海藻酸钠等溶液带负电荷;血红素带正电荷;蛋白质分子中含有羧基和氨基,因此其荷电情况随溶液 pH 值的变化而变化,在等电点时蛋白质分子呈中性,在 pH 值大于等电点时,蛋白质分子带负电,在 pH 值小于等电点时,蛋白质分子带正电。这种电性的变化在药剂学中有重要的用途。同时要注意,两种带相反电荷的高分子溶液混合时,可因电荷中和而发生絮凝。

2.分子胶体的制备

形成高分子溶液的过程称为胶溶,一般需经过有限溶胀和无限溶胀两个过程。溶胀系指溶剂分子渗透进入高分子化合物分子间的空隙中,与极性基团发生水化作用而使体积膨胀,这一过程称为有限溶胀。由于水分子充满高分子化合物的分子间隙内,降低了分子间的相互作用(范德华力),溶胀过程不断进行,最后高分子化合物以分子、离子状态完全分散在水中,形成高分子溶液,这一过程称为无限溶胀。无限溶胀往往需要加热或搅拌才能完成。

有限溶胀和无限溶胀的快慢与高分子化合物的种类有直接关系。如制备胃蛋白酶溶液，有限溶胀和无限溶胀均很快，只需将其撒于水面，待其自然溶胀后，搅拌即可。切忌撒入水面即行搅拌，否则形成团块，水分难以渗入，反而影响溶解。

制备明胶溶液时，先将明胶碎成小块，水中浸泡 3～4h 使体积膨胀（有限溶胀过程），然后加热并搅拌使明胶溶解（无限溶胀过程）。制备甲基纤维素溶液时，冷水的溶解效果要优于热水。这是因为高温会破坏水分子和甲基纤维素极性基团形成的氢键，降低水化作用，导致溶液混浊；而低温条件下氢键复又形成，溶液重新澄明，因此在配制这类高分子溶液时不应加热，而应冷藏。

(三)微粒胶体

微粒胶体(亦称溶胶)是高度分散体系，质点很小，分散度大，存在强烈的布朗运动，能克服重力作用而不沉降，属于动力学稳定体系；但由于巨大的界面能，是热力学不稳定体系。一旦粒子相互聚集长大，微粒胶体的动力学稳定性亦将丧失，此时微粒胶体沉淀，这种现象称为聚集。微粒胶体聚集后往往不能恢复原状。

1.微粒胶体的结构与性质

该体系中分散相的质点可因吸附或解离而带电，为保证整个体系的电中性，带电微粒表面必然吸附带相反电荷的反离子。其中，一部分反离子紧密吸附在带电微粒表面，而另一部分反离子则扩散到溶液中。

带电微粒及其紧密吸附的反离子构成吸附层；而扩散的反离子构成扩散层；吸附层和扩散层所带电量相等，而所带电荷则正好相反，它们共同构成了胶体粒子的双电层结构。

在电场作用下，带电胶粒和分散介质(扩散层)之间发生相对移动，表现出电位差，称为电动电位(ξ电位或 zeta 电位)。ξ 电位的大小与溶液中电解质的浓度有密切关系，电解质浓度大，进入吸附层的反离子多，由于反离子进入吸附层，使吸附层中有较多的电荷被中和，因此 ξ 电位就降低。

2.微粒胶体的稳定性

微粒胶体的质点原本是疏水的，但表面形成双电层后，由于离子的水化作用，使胶粒表面溶剂化，带有一层薄的水膜。水膜的存在，也有利于微粒胶体的稳定。但与高分子溶液相比，微粒胶体的稳定性较差，因此在制备微粒胶体时必须加稳定剂。影响微粒胶体稳定性的因素很多，其中主要的有以下几点。

(1)电解质的聚沉作用：在溶胶中加入电解质，导致 ξ 电位下降，胶粒之间的静电斥力减小，胶粒易合并聚集而沉淀。通常把电解质使溶胶沉淀的作用称为聚沉作用，任何电解质浓度达到一定值时都能使溶胶沉淀。电解质中起聚沉作用的主要是反离子，反离子价数越高，聚沉效率越高，即：三价离子＞二价离子＞一价离子。

(2)溶胶的相互聚沉：电性相反的两种溶胶混合时也可发生相互聚沉。电荷相互中和是聚沉的重要原因。此外，两种胶体的稳定剂也可能发生相互作用，导致溶胶失去保护而聚沉。聚沉的程度与两胶体的比例有关，在等电点附近聚沉最完全；两者比例相差很大时，聚沉不完全或不发生。

(3)高分子溶液的保护和絮凝：在溶胶中加入一定数量的高分子溶液使其稳定性显著提高

的现象称为高分子的保护作用。这是由于高分子吸附在溶胶粒子表面,胶粒表面完全被高分子所覆盖,形成类似高分子粒子的表面结构,因而稳定性增加。但是,如果加入的高分子化合物量太少,反而会导致溶胶的稳定性下降,形成疏松絮状沉淀,这种现象称为高分子的絮凝作用。这是由于高分子溶液的浓度较低,不能完全覆盖溶胶粒子的表面,高分子的架桥作用反而使溶胶粒子加速聚集而絮凝。

3.微粒胶体的制备

微粒胶体的制备方法包括分散法和凝聚法。分散法是将大块物质分散成胶体粒子,而凝聚法则是将离子或分子凝聚成胶体大小的粒子。

(1)分散法:有机械分散法、超声分散法和胶溶法。机械分散法利用胶体磨等设备将大块固体物料粉碎成胶体大小的微粒,再分散在溶剂中。超声分散法利用20000Hz以上超声波产生的能量分散固体。胶溶法是将刚刚聚集的胶体粒子重新分散而成微粒胶体,胶体粒子之所以聚集,是由于溶液中含有过多的电解质或者在制备时未加入稳定剂,可设法洗去过量的电解质或者加入少量的稳定剂,则可形成微粒胶体,此法仅适用于新生沉淀。

(2)凝聚法:本法是使分子或离子凝聚成胶粒,基本原则是使药物分子溶液达到过饱和状态,然后控制适宜的条件,使分子或离子以胶体大小的质点析出。包括物理凝聚法和化学凝聚法。物理凝聚法是通过改变分散介质的性质使溶解的药物凝聚;化学凝聚法是借助于氧化、还原、水解、复分解等化学反应制备。

六、乳剂

(一)概述

乳剂系指一种液体(分散相、内相或不连续相)以小液滴的形式分散在另外一种液体(分散介质、外相或连续相)中,形成的非均相液体制剂。

根据乳剂中分散相液滴的大小,乳剂可分为普通乳、亚微乳和纳米乳。当分散相液滴在 $1\sim100\mu m$ 范围时,乳剂是普通乳,为常见的不透明乳白色液体,属于粗分散体系;当分散相液滴在 $0.1\sim0.5\mu m$ 时,乳剂为亚微乳,可静脉注射;当分散相液滴在 $0.01\sim0.1\mu m$ 时,乳剂是透明或半透明液体,又称微乳、纳米乳或胶团乳,属于胶体分散系统。不同的乳剂在性质上有非常显著的差异,但均属于热力学不稳定体系,这是由于乳剂中的内相液滴具有巨大的总表面积和很高的表面自由能的缘故。

乳剂中两种液体具有相反的性质,亲水的一相通常是水或水溶液,亲油的一相通常是各种植物油、矿物油或动物油脂等。水相和油相可以形成两种乳剂,即水包油型(O/W)乳剂和油包水型(W/O)乳剂。前者以油为内相、水为外相;后者则以水为内相、油为外相。

依据水或油的某些性质可鉴别乳剂的类型,常用的方法有稀释法、染色法及导电法。

乳剂可供内服,也可外用。乳剂型制剂很多,如口服乳剂、搽剂、洗剂、滴眼剂、注射剂、软膏剂、眼膏剂以及气雾剂中的部分制剂。乳剂的广泛应用和其自身特点有关:乳剂中液滴的分散度很大,药物吸收迅速,起效快,生物利用度高;油性药物制成乳剂能保证剂量准确,而且使用方便;水包油型乳剂可掩盖药物的不良嗅味,并可加入矫味剂;外用乳剂能改善对皮肤、黏膜的渗透性,减少刺激性;静脉注射乳剂注射后分布较快、药效高、有靶向性;静脉营养乳剂是高能营养输液的重要组成部分。

(二)乳剂形成理论

乳剂中的两种液体互不相溶,其中一种液体高度分散在另一种液体中,从而使体系具有相当大的界面以及界面自由能,造成体系的不稳定性,为了降低体系的能量,乳液中的小液滴有自发聚结趋势。欲得到稳定的乳液,必须加入起稳定作用的第三种物质即乳化剂。乳化剂之所以能起稳定乳剂的作用,主要是由于乳化剂具有降低界面张力、形成界面膜、形成电屏障等作用。

1.乳剂形成和稳定理论

(1)降低界面张力:常用乳化剂多具表面活性作用,可降低界面张力,一般能使油水两相之间的界面张力降低为原来的 1/20～1/25,从而降低分散相液滴的表面自由能以至不易重新聚合。

但应指出,降低界面张力是形成乳剂的有利因素但不是决定因素。如有的体系有很低的界面张力,但若没有形成界面膜,则不能获得稳定的乳液;相反,一些含有高分子物质的体系,尽管界面张力较高,仍能形成稳定的乳液。

(2)形成界面膜:乳液中高分散度液滴所具有的强吸附性以及乳化剂的两亲性结构,使乳化剂分子富集在两相界面形成坚固的界面膜,此膜可防止内相液滴的接触和融合,此膜的韧性越强,柔性越大,乳剂的稳定性就越好。

界面膜的机械强度决定了乳剂的稳定性。根据乳化剂的种类,界面膜分为 3 类:①单分子膜:形成单分子膜的乳化剂主要是表面活性剂。其有规律地吸附于分散相液滴表面,亲水基团朝向水相,亲油基团朝向油相,形成单分子膜,可明显地降低界面张力,同时有效地防止内相液滴相遇时发生合并,稳定乳剂。②多分子膜:高分子材料在乳剂形成时吸附在分散相液滴的界面上形成坚固的多分子膜,虽不能明显降低界面张力,但可有效阻止油滴的合并。此外,高分子溶液还可增加外相(水相)的黏度,也有利于乳剂的稳定。③固体微粒膜:极其细微的固体粉末如能同时被水相和油相所润湿,也可用作乳化剂,具形成的固体微粒膜可避免分散相液滴的接触和合并。

(3)形成电屏障:亲水性表面活性剂作 O/W 型乳剂的乳化剂时,其亲水基可因解离或吸附而带电,从而形成分散相液滴的电屏障,防止液滴的合并,稳定乳剂。但对 W/O 型乳剂,由于乳化剂的疏水基团向外,分散相液滴不具有电屏障,因此 W/O 型乳剂往往不如 O/W 型乳剂稳定。

乳化剂在乳剂的稳定过程中所起的作用往往是上述几种作用的综合结果,例如,降低界面张力在乳剂形成的初始过程中很重要,但随后形成的界面膜起着更重要的作用。

2.决定乳剂类型的因素

(1)乳化剂的类型:一般而言,乳化剂的类型决定了乳剂的类型,亲水型的乳化剂得到 O/W 型乳剂;亲油型的乳化剂得到 W/O 型乳剂。一些固体粉末,如皂土、氢氧化镁等,由于固体更多地为水相所润湿(与水相的亲和力大),所以形成 O/W 型乳剂;而另一些固体粉末,如氢氧化钙、氢氧化锌等,固体更多地被油相所润湿(与油相的亲和力大),所以形成 W/O 型乳剂。

(2)相体积:一般来说,相体积较大的一相易成为外相。但由于电屏障的缘故,形成具有较高相体积的 O/W 型乳剂也是可能的。相反,由于 W/O 型乳剂不具有电屏障,因此 W/O 型乳剂的相体积不能太大,否则容易转型。

(三)乳化剂

乳化剂的作用是降低界面张力、在分散相液滴表面形成界面膜或形成电屏障。乳化剂的选择对乳剂的形成和稳定有重要的影响。

1.常用乳化剂

(1)合成乳化剂:此类乳化剂多为表面活性剂,主要通过降低界面张力和形成单分子膜起稳定作用。如果将适当的表面活性剂混合使用或与油溶性极性化合物联用,可形成致密的复合膜,有利于乳剂的稳定。

常见的阴离子型乳化剂有:硬脂酸钠、硬脂酸钾、油酸钠、油酸钾、硬脂酸钙、十二烷基硫酸钠等。常见的两性离子型乳化剂有:卵磷脂,大豆磷脂等。常见的非离子型乳化剂有:司盘类、吐温类、波洛沙姆、蔗糖脂肪酸酯类、聚氧乙烯蓖麻油类、聚氧乙烯氢化蓖麻油类等。

(2)天然乳化剂:本类多为亲水性高分子化合物,主要是 O/W 型乳化剂,在内相液滴表面形成多分子膜、由于大多数此类乳化剂的水溶液有较大的黏度,能增加水相的黏度,故有利于乳剂的稳定。使用这类乳化剂一般需加入防腐剂。

常见的有:阿拉伯胶、西黄蓍胶、明胶、琼脂、卵磷脂等,其他的乳化剂还有:海藻酸钠、皂苷、果胶、蛋白等。

(3)固体粉末乳化剂:固体粉末和水的亲和力决定了乳剂的类型。被水润湿程度大,接触角 $\theta < 90°$,可形成 O/W 型乳剂,包括氢氧化镁、氢氧化铝、皂土、碳酸钙、二氧化硅等;被水润湿程度小,接触角 $\theta > 90°$,可形成 W/O 型乳剂。包括氢氧化钙、氢氧化锌、硬脂酸镁、炭黑、松香等。

(4)辅助乳化剂:辅助乳化剂本身乳化能力很弱或无乳化能力,但能提高乳剂的黏度,如阿拉伯胶、果胶等混合使用可使水相黏度增加,十六醇硬脂酸酯与蜂蜡合用可增加油相黏度,从而降低乳剂的分层,提高乳剂的稳定性。

有些辅助乳化剂能在内相液滴表面形成复合膜,增强界面膜的强度,有利于乳剂的稳定。

常用于增加水相黏度的辅助乳化剂有:甲基纤维素、羧甲基纤维素钠、西黄蓍胶等。常用于增加油相黏度的辅助乳化剂有:鲸蜡醇、蜂蜡、单硬脂酸甘油酯、硬脂醇等。

2.乳化剂的选择和使用

(1)乳化剂的 HLB 值及其应用:一般来说,每种乳化剂都有一个亲水部分和一个亲脂部分,其亲水亲油的能力可用 HLB 值表示。HLB 值在 3~6 的乳化剂一般具有较高的亲脂性,适宜制备 W/O 型乳剂;而 HLB 值在 8~18 的乳化剂一般具有较高的亲水性,适宜制备 O/W 型乳剂。

除了乳化剂有 HLB 值,乳剂中的油相成分也有确定的 HLB 值。在乳化时,只有选择合适的油相和乳化剂,使两者的 HLB 值相接近(保持差值范围在 0.5~1.0),才能得到稳定的乳剂。必要时,可将两种或多种乳化剂联合使用以达到所需的 HLB 值。此时混合乳化剂的 HLB 值具有加和性,可用下式计算。

$$HLB = (HLB_A \times W_A + HLB_B \times W_B)/(W_A + W_B)$$

式中，W_A 和 W_B 分别为乳化剂 A 和 B 的质量；HLB_A 和 HLB_B 分别为两者的亲水亲油平衡值。

油相的 HLB 值可查阅文献，也可通过试验获得。其中，系列乳化剂稳定性观察法是简单易行的方法，即对某一乳剂的油相成分，选用一系列不同 HLB 值的混合乳化剂，配制乳浊液，静置观察，最稳定的乳浊液所采用的乳化剂的 HLB 值就是油相的 HLB 值。

（2）根据乳剂的用途来选择：外用乳剂应选用对皮肤、黏膜无刺激性的表面活性剂，且应注意应用皮肤的性质和状况。如用于破裂皮肤的乳剂，最好不要使用表面活性剂作乳化剂，因可被吸收而出现毒性。一般不宜采用高分子溶液作乳化剂，因易于皮肤表面干结成膜，造成不适感。

内服乳剂的乳化剂必须无毒无刺激性，可选用阿拉伯胶、西黄蓍胶、琼脂等高分子乳化剂及多糖、蛋白质等。使用吐温等表面活性剂时，要尽量避免不良反应。

肌内注射的乳剂可选用非离子型表面活性剂作为乳化剂，如吐温 80 等。

静脉注射的乳剂可选用下述表面活性剂作为乳化剂，如 PluronicF-68 或精制豆磷脂、卵磷脂等。

（四）乳剂的制备

1.处方拟定的基本原则

（1）乳剂中内相的相体积比最好在 25%～50% 之间。

（2）根据乳剂的不同类型，选用和油相 HLB 值接近的乳化剂或混合乳化剂。

（3）根据乳剂的类型和用途选择适宜的辅助乳化剂以调节乳剂的黏度，从而使乳剂具有合适的流变性。

（4）乳剂中应根据原料的不同以及乳剂的用途，加入相应的防腐剂和抗氧剂。

2.制备工艺

（1）湿胶法：又称水中乳化剂法。先将胶与水溶解形成水溶液，制备时将油相（内相）逐渐加入含乳化剂的水相（外相）中，用力研磨，形成初乳，再加水稀释至全量。在初乳制备过程中，由于水是过量存在的，故有利于形成 O/W 型乳剂。

（2）干胶法：又称油中乳化剂法。取胶粉与油混合，加一定量的水乳化成初乳，再逐渐加水至全量。初乳中油、水、胶有一定的比例，植物油类的比例是 4:2:1；挥发油的比例是 2:2:1；液体石蜡的比例是 3:2:1。所用胶粉通常是阿拉伯胶或阿拉伯胶与西黄蓍胶的混合胶，用其他胶做乳化剂时其比例应有所改变。

（3）交替加液法：此法是将油和水分次少量地交替加入乳化剂中，研磨或搅拌以形成乳剂。此法由于两相液体的少量交替混合，黏度较大而有利于乳化。用琼脂、海藻酸钠和卵磷脂等乳化剂制备乳剂时常用此法。

（4）新生皂法：植物油中一般含有少量的游离脂肪酸，可以和碱发生皂化反应，根据此原理可制备乳剂。将植物油与含有碱的水相分别加热，然后将水相加入油相混合搅拌，生成的皂类乳化剂随即乳化而制得稳定的乳剂。与氢氧化钠、氢氧化钾或三酒精胺等生成的一价皂是 O/W 型乳化剂；与氢氧化钙等生成的二价皂是 W/O 型乳化剂。

（5）转相乳化法：先将乳化剂在油相中溶解，然后在缓慢搅拌下将预热的水相加入热的油相中,开始形成 W/O 型乳剂,随着水相体积的增加,黏度突然下降,转相变型为 O/W 型乳剂。若制备 W/O 型乳剂,则反之。由于发生了转相,乳剂粒径较细。

(6)直接匀化法:又称机械法,直接将预热好的水相、油相、乳化剂加入乳化设备中(如高效匀乳器)乳化即得,此法主要用于制备以表面活性剂为乳化剂的乳剂。

3.药物的加入方法

若药物能溶于水相,可先加于水相中,然后制成乳剂;若药物溶于油相,则将药物先溶于油相中再制成乳剂。若药物不溶于水相也不溶于油相,可与亲和性大的液体研磨,再制成乳剂;也可将药物先用少量乳剂研磨至细,再与剩余的乳剂混合均匀。

4.乳化器械

(1)机械搅拌器:乳剂可以用多种机械搅拌器制备,如浆式混合器、涡旋混合器等。搅拌制备乳剂,一般尚需进一步通过胶体磨或乳匀机以制备小而均匀的液滴。但由于搅拌时能带进相当量的空气,因此不适用于易氧化药物乳剂的制备。

(2)胶体磨:将乳剂通过高速旋转的转子和定子之间的狭小缝隙,粒子由于受到巨大的剪切力而粉碎。采用胶体磨制备的乳剂的质量不如乳匀机或超声波乳化器,主要用于制备较黏的乳剂。

(3)乳匀机:其原理是将其他方法制成的粗分散乳剂,在高压力下高速通过匀化阀的窄缝,强力的剪切作用使液滴的粒径减小。通常将两个匀化阀串联进行两步乳化,如目前国内使用两步乳匀机制备静脉脂肪乳。

(4)超声波乳化器:常用的超声波乳化器是将其他方法生产的粗分散乳剂经高压喷射,冲击在金属薄片刀刃上,使刀刃激发而产生共振频率震动,液流也受激动而上下震动。当此超声波频率足够高(频率大于 16kHz 时),液体受到激烈震荡,从而乳化成细的乳滴。其特点是乳化时间短,乳滴细而均匀,但应注意高能量可导致药物降解。

(五)乳剂的稳定性

1.乳剂的转相

乳剂从一种类型改变为另一种类型称为转相。

乳化剂的性质改变会导致转相,例如油酸钠可以形成 O/W 型乳剂,但加入足量的氯化钙溶液后,生成的油酸钙可使其转变为 W/O 型乳剂。相体积比是影响乳剂类型的另一因素,W/O 型乳剂的内相达到 50% 以上时容易发生转相,O/W 型乳剂的内相达到 60% 以,上时容易发生转相。温度升高可导致界面膜改变而引发转相,在 40℃ 以上尤为明显。

2.乳剂的分层和破裂

由于乳剂的分散相和连续相之间存在密度差,引起分散相液滴的上浮或下沉,这种现象称为分层或乳析。破裂系指乳剂的分散相小液滴不断合并成大液滴,最后形成油水两层的现象。

分层的乳剂并未破坏,经振摇后能再分散均匀,属可逆过程,但药品应避免发生这种情况,因为乳剂的分层使产品变得不美观,且有时振摇不充分易导致剂量不准。

乳剂液滴的分层速度受 Stokes 公式中诸因素的影响。为降低分层速度,提高乳剂的稳定性,应尽可能减小内相液滴的粒径,降低分散相和连续相之间的密度差,在合理范围内增加连续相的黏度。

乳剂的破裂比分层更具破坏性,破裂是不可逆的变化,破裂后的乳剂虽经振摇也不能恢复原有乳剂的状态。破裂与分层可同时发生,也可发生在分层之后。延缓分层,对阻止乳剂破裂有一定作用。通常,过冷或过热会促进乳剂的破裂,因此应注意乳剂产品的保存条件。同时,在乳剂处方的筛选优化过程中,应充分考察产品对温度的稳定性。

3.乳剂的败坏

乳剂受外界因素(光、热、空气等)及微生物的作用,使体系中油或乳化剂发生变质的现象称为乳剂的败坏,因此应在处方和包装中采取一些措施以尽可能降低这些负面影响。

对光敏感的乳剂使用不透光的容器。易氧化变质的乳剂通常可加抗氧剂,一般油相中可选用卵磷脂、羟基甲苯丁酸酯、次没食子酸丙酯和维生素 E 等,水相中可选用亚硫酸氢钠和焦亚硫酸钠等。在处方中加入防腐剂可避免微生物对乳剂的破坏性,如苯甲酸或苯甲酸钠、酒精、硝酸(或醋酸)苯汞、苯酚、甲酚或三氯叔丁醇、山梨酸、阳离子表面活性剂等,其中尼泊金类对霉菌、酵母菌及细菌的效果较好。在选用防腐剂时,要特别注意防腐剂在油水两相中的分配系数,使其在两相中都有一定的防腐能力。

(六)乳剂的质量评价

通常在确定乳剂的优质处方前,要制作很多试验样品,考察其稳定性。除采用留样观察法外,目前尚无统一量化的加速试验方法。下面几种方法有助于对各种乳剂质量和稳定性作定量的比较。

1.测定乳滴粒径

采用显微镜法、库尔特计数器、激光散射光谱法等多种方法测定乳剂乳滴的大小及分布情况。对不同处方乳剂进行稳定性比较。

乳剂的破坏分两个过程,首先是液滴的接近,但液滴间的液膜并未被破坏;其次是小液滴合并成大液滴。在破坏过程中必然伴随着液滴数量的减少,液滴大小分布曲线向大粒径方向移动。因此,测定乳剂中分散液滴数量或分布曲线随时间的变化即可了解乳剂的稳定性。

2.温度法

如果样品能在 37℃ 保存 3 个月不变化则可以认为其稳定,也可周期性地改变贮存温度以加速考察乳剂的稳定性。例如在 −20℃ 放置一天,然后在 50℃ 放置一天,循环 3~4 次,或在 4~40℃ 循环 6 次等,能够耐受这种循环的乳剂有较好的稳定性。

3.离心法

将乳剂以 4000r/min 的速度离心 15min,如不分层则认为乳剂较稳定,也可将乳剂放在 3750r/min,半径为 10mm 的离心机中离心 5h,相当于放置一年因密度不同产生分层的效果。离心法可以很快观察到乳剂的分层、絮凝或合并等现象,有助于在较短时间内评价处方的优劣。

(七)复乳

复乳是由普通乳剂进一步乳化形成的复杂乳剂体系,又称多层乳剂,如果是 W/O 型乳剂进一步乳化分散在水中,则形成 W/O/W 型复乳;O/W 型乳剂进一步乳化分散在油中,则形成 O/W/O 型复乳。

复乳中各相依次叫内相、中间相和外相,中间相也被称为液膜。在复乳中,内相和外相被液膜分隔,所以内相和外相虽性质相似(如均为水相,或均为油相),但组成成分可能不同,在各相中也可溶解不同的药物。

在复乳内相中的药物需通过液膜扩散,所以利用乳剂具有淋巴趋向性和复乳液膜控制药物释放的特点,复乳可被用作药物的靶向载体,特别是抗癌药物的靶向载体,也可用于其他一些胃肠道药物中毒的解毒。总之,复乳在医药领域具有广阔的应用前景。

复乳的制备通常采用两步乳化法,目前研究较多的是 W/O/W 型复乳,常用的经典方法是用油溶性的非离子型乳化剂Ⅰ先制得 W/O 初乳,再用水溶性的非离子型乳化剂Ⅱ的水溶液与初乳制得 W/O/W 型复乳。

复乳是不稳定的体系,其主要表现为液膜破裂及内相外溢,以 W/O/W 复乳为例,其稳定性常受下列因素的影响:

1.内水相微滴的大小

一般当内水相微滴小,而形成的二级乳剂的乳滴较大时,该复乳就较稳定。

2.内水相和外水相之间的渗透性

渗透性对复乳的稳定性影响较大。以 W/O/W 型复乳为例,如果内水相的渗透压高于外水相,则水分子由外水相渗入内水相,导致内水相膨胀;当内外水相的渗透压相等时,水分停止渗入,但此时油膜变薄,破裂的可能性增加;如内水相仍有较大的渗透压,则 W/O 型乳滴进一步膨胀而引起油膜破裂,内水相外溢,复乳即被破坏。

3.油膜的性质与厚度

在 W/O/W 型复乳中,油膜的性质是决定复乳稳定的主要因素,一般而言,膜的黏度越大,膜越厚,复乳越稳定。膜的黏度取决于两种乳化剂,也取决于内相和连续相中药物的性质。

可在复乳内外水相中加入高分子物质以提高复乳的稳定性,如在内水相中添加明胶,可吸附在油水界面形成具有一定机械强度的连续性界面膜,避免乳滴破坏;在外水相中加入高分子材料,如 1%PVP 溶液,可增加外水相黏度,降低复乳液膜的流动,提高复乳的稳定性。

(八)微乳

微乳是由水相、油相、表面活性剂与助表面活性剂在适当比例混合时自发形成的一种透明或半透明的低黏度、各向同性的油水混合系统。

微乳的粒径通常为 10~100nm,外观为透明或半透明状液体,属热力学稳定体系。微乳分为 W/O 型、O/W 型和双连续型。

与普通乳剂相比,微乳的粒径要小得多,所需乳化剂的用量更大,一般为油量的 20%~30%,并且通常需要加入助乳化剂。助乳化剂通常为短链醇、胺或其他较弱的两性化合物。

与胶束相比,两者在外观上相似,但在组成和结构上是有区别的。胶束一般小于 10nm,形成胶束的乳化剂只需达到临界胶束浓度即可,且不需要助乳化剂,水的胶束溶液可用水无限稀释而不出现混浊,对油的增溶量和乳化剂的量成正比。而 O/W 型微乳则不能用水无限稀释,油的增溶量和乳化剂的量无明显的定量关系。

20 世纪 90 年代后,微乳作为药物载体的应用逐渐受到人们的重视,微乳的理论和应用研究获得了迅速的发展。研究表明,在给药体系中使用微乳具有如下特点:口服时药物吸收比固体剂型更快、更有效;可增加扩散进入皮肤的药物量,促进透皮吸收;在开发人工血红细胞和将细胞毒药物靶向给药于癌细胞上有其独特的潜力。

微乳作为药用载体应用具有较大的潜力和广阔的前景。但仍有许多问题有待进一步的探讨。

七、混悬剂

(一)概述

混悬剂系指难溶性固体药物以微粒状态分散于液体介质中形成的非均相液体制剂。混悬剂属于粗分散体系,分散相粒子大小在 $0.1\sim10\mu m$,一般为 $10\mu m$ 以下,但也有的可达 $50\mu m$ 或更大。所用分散介质大多为水,也可用油类。混悬剂在医疗上应用较广,在口服制剂、外用制剂、注射剂、滴眼剂、气雾剂及长效制剂中都有应用。

制成混悬剂的重要原因之一在于药物的溶解度较低,不能以溶液的形式达到治疗浓度,将药物以固体形式分散在水中形成混悬剂,保证了剂量,同时具有液体制剂方便婴儿、儿童、老年人使用的优点。此外,有些药物在水溶液中化学性质不稳定,以混悬剂形式给药保证了药物的化学稳定性。有时为了达到长效的目的,也可考虑制成混悬剂。混悬剂可掩盖药物的不良嗅味,如氯霉素溶液剂气味不佳,矫味剂很难掩盖这种气味,将其制成不溶性衍生物氯霉素棕榈酸酯(又称无味氯霉素)后,以混悬剂形式给药,解决了这一问题,患者顺应性增强。但是应注意的是,剧毒及毒药或剂量小的药物不宜制成混悬剂使用,避免由于过量服用而导致不良反应。

除含量、外观等制剂的基本要求外,药用混悬剂还应符合以下要求。

(1)良好的混悬剂中药物微粒应缓慢下沉,在贮存中应不结块,且轻微振摇后能重新均匀分散。

(2)混悬剂应有适宜的黏度,易于倾倒,在使用时对机体组织无不适感。

(3)混悬剂在长期放置后,其混悬粒子的大小应保持不变。

(二)混悬剂的稳定性

混悬剂不仅要求化学稳定而且要求物理稳定。从实际角度看,物理稳定性是混悬剂存在的主要问题。由于混悬剂中分散相固体粒子粒径大于胶粒,易受重力作用而沉降,是动力学不稳定体系;同时,微粒具有很大的表面自由能,具有自发聚集和增长的趋势,是热力学不稳定体系。混悬剂的稳定性是个较为复杂的问题,与多种因素有关。

1.混悬微粒的沉降

混悬剂中影响粒子沉降的因素可用 Stokes 定律描述:

$$v=d^2(\rho2-\rho1)g/18\eta$$

式中,v-沉降速度;d-微粒直径;ρ_2-微粒的密度;ρ_1-分散介质的密度;η-分散介质的黏度;g-重力加速度。

该公式是由理想的均匀状态推导而来,不能精确应用于普通混悬剂,但该公式合理地说明了影响混悬剂微粒沉降的主要因素,并为寻求减慢微粒沉降速度的方法提供了理论依据。

由上式可见,①在其他因素不变时,大粒子的沉降速度快,小粒子的沉降速度慢,因此通过粉碎固体,减小微粒的半径,可有效减缓沉降速度。②减少分散介质和粒子的密度差可延缓微粒的沉降,但此法十分有限,因为大部分分散介质是水,粒子的密度一般大于介质。③增加分散介质的黏度是有效延缓沉降的措施,但过高的黏度会导致不易倾倒、剂量不准、难以分散等问题,因此,应在适宜的范围内增加混悬剂的黏度。

2.结晶长大与转型

混悬剂中微粒大小不可能完全一致,在放置过程中,由于具有更大表面自由能的小粒子溶解度较大,在结晶和溶解的动态平衡中,小粒子不断溶解,大粒子不断长大,混悬剂的物理稳定性降低。

很多药物存在多晶型现象,鉴于不同晶型的溶解度不同,在制备具有多晶型药物的混悬液时,溶解度更大的亚稳定型不断溶解,可能会转化为稳定型,并导致稳定型结晶的长大。晶型转化不仅会破坏混悬剂的物理稳定性,而且还可能降低药效。

针对上述情况,在处方设计及制备过程中,可采取以下措施:①尽量使混悬剂微粒的粒度均匀;②选取稳定型结晶制备混悬剂;③添加亲水性高分子材料表面活性剂(膜屏障)以延缓结晶转化及微粒成长。

3.微粒的荷电与水化

混悬剂中微粒可因本身解离或吸附分散介质中的离子而荷电,具有双电层结构,由于微粒表面带电,水分子在微粒周围可形成水化膜,这种水化作用的强弱随双电层的厚度而改变。微粒荷电使微粒间产生排斥作用,水化膜的存在也可阻止微粒间的相互聚结,这些因素均有利于混悬剂的稳定。

混悬剂中微粒的荷电和水化情况与药物本身的性质及外界因素有关。一般疏水性物质的水化作用弱,亲水性物质的水化作用强,因此亲水性药物的混悬剂稳定性优于疏水性药物;外加电解质对疏水性药物混悬剂的稳定性影响大于亲水性药物的混悬剂。

4.絮凝与反絮凝

混悬剂中的微粒具有双电层结构(即 zeta 电位),当 zeta 电位相对高时(±25mV 或更高),微粒间斥力大于引力,微粒间无法聚集而处于分散状态,称为反絮凝状态;而当 zeta 电位在±20~±25mV(即微粒间的斥力稍低于引力)时,微粒互相接近,形成疏松的易于分散的絮状聚集体,这种状态称为絮凝状态。

外加电解质通过影响 zeta 电位而改变混悬剂的状态,加入电解质后使混悬剂的 zeta 电位降低,使微粒絮凝的电解质称为絮凝剂;使混悬剂的 zeta 电位增加,防止其絮凝的电解质称为反絮凝剂。同一电解质可因用量不同,在混悬剂中可以起絮凝(降低 zeta 电位)或反絮凝(升高 zeta 电位)作用。

为了避免混悬粒子聚集成大的结晶或块状,形成絮凝状的混悬剂可能是更好的选择。因为絮凝粒子以一种较弱的键合力形成网格结构,从而阻止微粒的沉降。虽然其外观较反絮凝的混悬剂不佳,但这种疏松絮状的结构使聚集体易于再分散,利于混悬剂的稳定。

5.分散相的浓度和温度

在同一分散介质中,分散相的浓度增加使混悬微粒接触碰撞的机会增加,导致混悬剂稳定性下降。温度的变化可改变混悬剂的黏度,从而影响微粒的沉降速度。此外,温度还能促使结晶长大及晶型转化。因此,混悬剂在贮存过程中及跨地区远销时应考虑到气温变化或地区温差的影响。

6.混悬剂的流变性

从混悬剂的稳定性考虑,所配的混悬剂最好是塑性流体或假塑性流体。假塑性流体的特点是静置时(低切变应力情况)黏度大,混悬微粒沉降缓慢;倾倒时(高切变应力情况)黏度降低,方便使用。塑性流体的特点类似于假塑性流体,但具有塑变值,即只有切变应力高于塑变值时,液体才会流动。通过合理设计处方,可使塑变值落在静置的低切变应力以及倾倒的高切变应力之间,使混悬剂静置稳定且易于倾倒。

调整塑变值的方法包括调整微粒大小、微粒与分散介质之间的密度差或用假塑性物质来调整。实践中常将塑性物质(如羧乙烯聚合物)与假塑性物质(如西黄蓍胶等)合用作助悬剂。

触变性流体由于其自身的优点也被应用于混悬剂中,其特点是:在放置时形成网状凝胶,类似刚性基质,可增加混悬剂的稳定性;在振摇倾倒时基质会松弛形成溶液,具有液体制剂易于服用的特性。

(三)混悬剂的稳定剂

在制备混悬剂时,为增加混悬剂的稳定性,常需加入能使混悬剂稳定的附加剂,称为稳定剂,主要包括助悬剂、润湿剂、絮凝剂和反絮凝剂等。

1.助悬剂

在混悬剂中,把能增加分散介质的黏度、延缓微粒下沉的附加剂称为助悬剂。助悬剂多为亲水性物质,其助悬作用不仅在于增加分散介质的黏度以降低微粒的沉降速度;同时吸附于微粒表面,形成保护屏障,防止或减少微粒间的吸引或絮凝,维持微粒的分散状态。对多晶型药物,助悬剂可延缓亚稳定晶型向稳定晶型的转化,能阻止由于晶型转化或粒度不匀而造成的结晶成长。因此助悬剂是混悬剂中重要的稳定剂。

理想的助悬剂应具备:助悬效果好,不黏壁,容易重分散,絮凝颗粒细腻,无药理作用。下面介绍常见的助悬剂。

(1)低分子助悬剂:如甘油、糖浆、山梨醇等。亲水性药物的混悬剂可少加,疏水性药物可多加。在内服制剂中经常使用糖浆和山梨醇,有助悬和矫味双重作用。

(2)高分子助悬剂:分为天然高分子助悬剂和合成高分子助悬剂。

天然高分子助悬剂常用的有阿拉伯胶、西黄蓍胶、海藻酸钠、琼脂、果胶等。天然高分子助悬剂容易被微生物或酶类分解而失去黏性,在使用时应加防腐剂(如苯甲酸钠、尼泊金等)。

合成高分子助悬剂常用的有甲基纤维素、羧甲基纤维素、羟丙基纤维素、羟乙基纤维素、聚乙烯吡咯烷酮、聚乙烯醇等。它们的水溶液均透明,性质稳定,受 pH 值影响小,但应注意某些助悬剂能与药物或其他附加剂有配伍变化。如甲基纤维素与鞣质、浓盐溶液有配伍禁忌。

(3)皂土类:皂土又称硅皂土、膨润土,为天然产的硅胶状的含水硅酸铝。本品不溶于水,但在水中可膨胀,体积约增大 10 倍,形成兼具假塑性和触变性的高黏度的混悬剂。类似的有皂土镁,为皂土中铝被镁部分取代的产品。此类产品配伍禁忌少,且较稳定,但遇酸能减少水化,多用于外用制剂中。

2.润湿剂

润湿是液体在固体表面的黏附现象,其实质是固体表面由固-气二相的结合转变为固-液二相的结合。润湿剂广泛应用于疏水性药物的混悬剂,润湿剂可破坏疏水微粒表面的气膜或降低固液两相之间的界面张力,使之易于润湿,从而产生较好的分散效果。

良好的润湿剂应具有表面活性作用,且有合适的溶解度。一类润湿剂是表面张力小但能与水混溶的液体,如酒精、甘油等,但润湿效果有限;另一类是表面活性剂,润湿效果较好,主要包括吐温类、司盘类、长链烃基或烷烃芳基的硫酸盐和磺酸盐,应根据给药途径选择。

3.絮凝剂与反絮凝剂

常用的絮凝剂和反絮凝剂有:枸橼酸盐、酒石酸盐、酒石酸氢盐、磷酸盐等。在选用絮凝剂和反絮凝剂时,要注意以下几个原则:

(1)从用药目的、混悬剂的综合质量以及絮凝剂和反絮凝剂的作用特点来选择:如造影用混悬剂要求微粒细而分散好,以便充分显示造影后细微的病变情况,此时需使用反絮凝剂。但采用反絮凝剂制备的混悬剂,微粒易受重力作用先后沉降,大小微粒互相填充,形成牢固的不易分散的块状物。因此,对于大多数需贮放的混悬剂,则宜选用絮凝剂,使沉降物疏松,易于再分散。

(2)根据絮凝剂或反絮凝剂的能力确定使用品种和用量:絮凝剂或反絮凝剂的能力遵从Schulze-Hardy规则,即絮凝或反絮凝能力随离子价数的增加而增加,二价离子的絮凝或反絮凝作用是一价离子的10倍,三价离子是一价离子的100倍。所以在电解质分子中,多价离子显示了对絮凝或反絮凝效果的决定性作用。

(3)充分考虑絮凝剂与反絮凝剂之间的变化:同一电解质可因在混悬剂中用量不同,而呈现絮凝作用或反絮凝作用。如在zeta电位较高的混悬剂中加入带有相反高价电荷的电解质,由于电荷中和,zeta电位下降,微粒间的斥力降低而絮凝,此时电解质起到絮凝剂的作用。持续加入这种电解质,可使zeta电位降至零。若再继续加入同种电解质,微粒又可因吸附溶液中的高价离子而带原粒子的相反电荷,随带电量增加,微粒间斥力增强,微粒重又回到单个分散状态,此时电解质起到反絮凝作用。在zeta电位较低时,少量电解质的加入会使电荷增加,扩散层变厚,呈现反絮凝效果;适量加入呈絮凝效果;过量加入又呈反絮凝效果。因此在实际应用中应通过测定zeta电位、沉降容积比等参数加以判断和选择。

(4)絮凝剂的配伍禁忌:处方设计时,必须注意絮凝剂和助悬剂之间是否有配伍禁忌。常用的高分子助悬剂一般带负电荷,若混悬剂中的微粒亦带负电荷,此时加入的絮凝剂(带正电荷)会导致助悬剂凝结并失去助悬作用。

(四)混悬剂的制备

混悬剂的制备方法有分散法和凝聚法。制备完成的混悬剂一般应贮存在密闭容器中,容器上部应留有足够的空间,以保证产品可充分振摇以及易于倾倒。混悬剂应避免冷冻、过热和光照等条件。每次使用前均应振摇,这样做的目的是保证固体药物在液体介质中分散均匀,从而保证剂量的准确性。

1.分散法

分散法是制备混悬剂的主要方法,系将固体药物粉碎成微粒,直接分散在含有各种附加剂的液体中制得。在将药物分散于介质之前,应采用适宜的方法降低药物的粒径。如采用锤式磨、气流粉碎、喷雾干燥等进行微粉化,所得微粒大小应符合混悬剂中对分散相的要求。

采用该法时应特别注意分散相和分散介质的特征。当分散相和分散介质之间具有亲和性时,简单的研磨混合即可帮助药物均匀分散。当分散相不易被分散介质润湿时,药物粉末应首先被润湿剂分散使其能被分散介质渗透。小量制备可用乳钵,大量生产可用乳匀机、胶体磨等。药粉被润湿后,分散介质(已加入处方中的适宜成分)以一定的比例加入,充分混合后研磨均匀,再加入部分的介质。

总之,采用机械粉碎的粉末加液研磨和使用润湿剂加以分散是分散法制备混悬剂的主要生产手段。

2.凝聚法

凝聚法系使分子或离子态药物凝聚成不溶性的药物微粒从而制备混悬剂的方法。目前主要使用微粒结晶法。该法将药物溶解于良性溶剂中制成热饱和溶液,在急速搅拌下加入另一种冷却的不良溶剂中,使药物快速结晶,得到 $10\mu m$ 以下(占 $80\%\sim90\%$)的微粒,再将微粒混悬于分散介质中制得混悬剂。在本法中,影响微粒粒径和均匀度的因素很多,如药物量、溶剂的种类和用量、温度、搅拌速度、加入速度等,因此必须经过试验获得适宜的析晶条件。

(五)混悬剂的质量评价

1.微粒大小

混悬剂中微粒的大小及粒径分布是评定混悬剂质量的重要指标,因为微粒的大小和粒径分布直接影响混悬剂的质量和稳定性,同时和混悬剂的药效及生物利用度也有直接关系。常用的测定方法有显微镜法、库尔特计数法、激光散射光谱法等。

2.微粒的沉降

微粒的沉降是混悬剂物理稳定性的重要指标,可通过沉降容积比的测定进行评价。所谓沉降容积比(F)是指沉降物的高度(H_u)与混悬剂的原始高度(H_0)的比值。F 值在 $0\sim1$ 之间,F 值越大,说明微粒沉降的越少,混悬剂就越稳定。通过测定沉降容积比,不仅可以比较不同混悬剂的相对稳定性,也可以评价助悬剂和絮凝剂的效果。

3.再分散性

即使是优良的混悬剂,在长期放置后也不可避免地发生沉降,但如果一经振摇,沉降粒子就能很快重新分散均匀,说明混悬剂再分散性好,仍能保证服用时剂量的准确性。具体考察方法是:混悬剂放置在 $100mL$ 量筒内自然沉降,然后以每分钟 $20r/min$ 的速度旋转,如果一定时间后量筒底部的沉降物能重新分散均匀,说明该混悬剂具有较好的再分散性。

4.絮凝度

理论上絮凝形式的混悬剂较反絮凝形式的混悬剂有更高的物理稳定性。为评价混悬剂的絮凝程度,引入絮凝度的概念。絮凝度系指絮凝剂的加入导致沉降物体积增加的程度。可用:$\beta=F/F_\infty$ 表示。

式中,F 为絮凝混悬剂的沉降容积比;F_∞ 为无絮凝混悬剂的沉降容积比。

β 值越大,说明混悬剂的絮凝程度越高,物理稳定性越好,同时该值也可对比不同絮凝剂的絮凝效果。

5.黏度与流变参数

混悬剂大多属于非牛顿流体,了解混悬剂的流变学性质可以评价混悬剂的物理稳定性,选择适宜的助悬剂,帮助设计处方。流体的流变学性质可通过绘制流变曲线表现,采用旋转黏度计测定不同切变应力条件下的黏度就可得到混悬剂的流变曲线。

6.热贮试验和冷贮试验

将样品封入安瓿瓶中,在 50±20℃恒温箱里贮存 4 周后,分析药物的含量,其分解率应小于 5%,并无严重的相分离、结块和结晶现象,振摇后恢复成均一分散状态,并基本保持原有粒度大小、外观、黏度和分散性能。

在冰冻地区生产和使用的混悬剂必须进行冷贮试验。其方法是在冰箱中存放 24h,再放在室温下融化 8h,经 3 次反复试验而无相分离现象,且能恢复到原有物理性能。

第二节　软膏剂、乳膏剂与凝胶剂

一、概述

半固体制剂系指药物采用适宜的基质制成的一类半固体状药物制剂,主要供外用。此类制剂广泛应用皮肤和黏膜,起局部治疗作用;也可以透过皮肤或黏膜起全身治疗作用。局部皮肤用制剂是以皮肤为靶器官,只作用于皮肤治疗皮肤疾病;透皮吸收制剂则是使药物透过皮肤到达血液产生全身作用。

皮肤用半固体制剂主要包括软膏剂、乳膏剂、糊剂和凝胶剂等。软膏剂、乳膏剂和凝胶剂也可应用于眼、耳、鼻、阴道等部位。鉴于传统上软膏剂包括软膏剂与乳膏剂,本节在软膏剂中一并讨论乳膏剂;又鉴于某些硬膏剂具有半固体制剂的某些特性,在此一并叙述。

(一)软膏剂

系指药物与油脂性或水溶性基质混合制成均匀的半固体外用制剂。

(二)乳膏剂

系指药物溶解或分散于乳液型基质中形成均匀的半固体外用制剂。乳膏剂由于基质不同,可分为水包油型乳膏剂与油包水型乳膏剂。

(三)糊剂

系指大量的固体粉末(一般 25%以上)均匀地分散在适宜的基质中所组成的半固体外用制剂,可分为单相含水凝胶性糊剂和脂肪糊剂。

(四)凝胶剂

系指药物与能形成凝胶的辅料制成均一、混悬或乳液型的稠厚液体或半固体制剂。

(五)硬膏剂

系指药物溶解或混合于半固体或固体的黏性基质中,摊涂于纸、布或兽皮等裱褙材料上,供贴敷于皮肤上的外用剂型。中药硬膏剂称为膏药。

二、软膏剂

软膏剂主要是用于皮肤和黏膜的半固体剂型。它可以含药,也可以不含药,不含药的软膏剂主要用于保护、滋润或润滑皮肤,软膏基质在其中可以起到作为药物的载体或保护、滋润皮肤的物理作用。

(一)软膏剂常用基质及其分类

软膏剂主要由主药和基质两部分组成,软膏剂的理化特性、质量和药物疗效的发挥都与基质有重要关系。

《美国药典》将软膏基质分为碳氢化合物基质、吸收性基质、可水洗性基质和水溶性基质四类,其中烃类化合物属于碳氢化合物基质,吸水性强的脂肪醇类和羊毛脂类以及 W/O 型乳剂型基质称为吸收性基质,O/W 型乳剂基质称为可水洗性基质,水溶性高分子类称为水溶性基质。

《中国药典》1995 年版将软膏基质分为油脂性、水溶性和乳剂型三类。油脂性基质有烃类(如凡士林、液体石蜡等),动、植物油,类脂(如羊毛脂);水溶性基质多为天然或合成的水溶性高分子(如聚乙二醇、甘油明胶等);乳剂型基质主要分为 O/W 型和 W/O 型两大类。

《中国药典》2005 年版将乳膏剂、糊剂从软膏剂中分出。规定软膏剂是由油脂性或水溶性基质混合制成的半固体制剂。因药物在基质中分散状态不同,有溶液型软膏剂和混悬型软膏剂之分。溶液型软膏剂为药物溶解(或共熔)于基质或基质组分中制成的软膏剂;混悬型软膏剂为药物细粉均匀分散于基质中制成的软膏剂。而将乳膏剂定义为药物溶解或分散于乳液型基质中形成均匀的半固体外用制剂。乳膏剂由于基质不同,可分为水包油型乳膏剂与油包水型乳膏剂。

(二)软膏剂基质的选择

软膏剂基质的选择是由以下若干因素决定的:①药物从软膏中释放的速率;②药物起局部作用或是经皮吸收;③药物在基质中的稳定性;④软膏对皮肤的作用,期望起到保湿、保护作用还是希望基质很容易被水洗去等。基质的选择应尽可能的符合以上大部分要求。

(三)软膏剂的制备与举例

软膏剂的制备可归纳为研合法、熔合法和乳化法。方法的选择应根据药物与基质的性质、制备量及设备条件而定。

1.基质的处理

油脂性基质若质地纯净可直接取用,若混有异物或在大生产时都应加热过滤后使用。一般在加热熔融后须通过数层细布或 120 目铜丝筛趁热过滤,然后加热至 150℃、1h 灭菌并除去水分。

2.药物加入的方法

为减少软膏在病患部位的刺激,制剂必须均匀细腻,不含固体粗粒,且药物粒子愈细,对药效的发挥愈有利。因此在制备时应采取如下方法处理:

(1)可溶于基质中的药物宜溶解在基质中制成溶液型软膏。

(2)不溶性药物应先用适宜方法磨成细粉,并通过九号筛,先与少量基质研匀。若处方中含有液状石蜡、植物油、甘油等液体组分,可以研匀成细糊状后再与其余基质混匀。

(3)在处方中含量较小的药物如皮质激素类生物碱盐类等,可用少量溶剂溶解后再加至基质中混匀。水溶性药物用水溶解后,若与油脂性基质混合可先用羊毛脂或吸水性基质混匀,再与其余基质混匀;与乳剂基质混合时可加入水相;与水溶性基质混合时可直接混合。

(4)对于遇水不稳定的药物,如一些抗生素、盐酸氮芥等均不宜用水溶解或用含水基质配制。

（5）半固体黏稠性药物不易与凡士林混匀，可先加等量蓖麻油和羊毛脂混匀，再加入至基质中。

（6）樟脑、薄荷脑、麝香草酚等挥发性共熔成分共存时，可先研磨至共熔后再与冷至 45℃以下的基质混匀；单独使用时可用少量适宜溶剂溶解，再加入基质中混匀，或溶于约 40℃的基质中。

（7）加热不稳定或挥发性药物加入时，基质温度不宜过高，以减少药物的破坏和损失。

3.软膏剂的制备方法

（1）研合法：凡由半固体和液体组分组成的基质，在常温下通过研磨即能与药物均匀混合者可用此法。混入基质中的药物常不溶于基质。此法适用于少量制备，如 100g 以内的软膏，常在软膏板上用软膏刀进行配制或在乳钵中研合。

（2）熔合法：由熔点较高的组分组成的软膏基质，常温下不能均匀混合者用此法。一般应将熔点高的基质先熔化，再加入熔点低的物质。可溶于基质的主药可直接混溶于上述基质，不溶性药物细粉可筛入熔化或软化的基质中，用搅拌混合机混合。

（3）乳化法：将油溶性物质一起加热至 80℃左右使熔融；另将水溶性成分溶于水，加热至略高于油相温度，以防止两相混合时油相中的组分过早析出或凝结；在不断搅拌下将水溶液慢慢加入油相中，并搅拌至冷凝，制成乳剂基质。由乳化法制备而成的软膏剂现称为乳膏剂。大生产时，在温度降至 30℃时再通过乳匀机或胶体磨使其更细腻均匀。

4.软膏剂的质量要求和评定

优良的软膏剂应满足：①外观均匀、细腻、软滑、稠度适宜；②易涂布于皮肤或黏膜，无粗糙感；③性质稳定，贮存时应无酸败、变质、分层等现象；④所含药物有良好的释放和穿透性，能保证药物疗效的发挥；⑤无刺激性，过敏性等不良反应；⑥用于创面的软膏剂应无菌以及美观，容易洗除等；⑦眼膏剂、眼用乳膏剂基质应过滤并灭菌，应均匀、细腻、无刺激性，并易涂布于眼部，便于药物分散和吸收。

因此在软膏剂的处方和工艺设计时要充分考虑上述要求，进行软膏或基质的物理性质、刺激性、稳定性以及药物在软膏和皮肤或黏膜中的释放、穿透、吸收等项目的考察。

5.软膏剂的包装与贮藏

（1）包装材料：包装容器可采用锡管、金属盒、塑料盒、蜡纸盒、广口玻璃瓶等。药厂大量生产多采用软膏管（锡管、铝管或塑料管）包装，使用方便，密封性好，不易污染。

（2）包装方法：药厂多用软膏自动装管、轧尾、装盒联动机包装。除了制剂标签外，USP 规定某些软膏剂应标明所用基质的类型（如水溶性或水不溶性）。

（3）贮藏：在阴凉干燥处保存。贮藏温度不宜过高或过低，以免基质分层及药物化学降解而影响软膏的均匀性及疗效，光敏感的制剂应包装在不透明或遮光的容器内。

三、凝胶剂

凝胶剂除凝胶基质外，处方中还含有药物、复合溶剂、防腐剂、稳定剂等。药用凝胶剂可以有不同的给药途径，包括局部皮肤、眼部、鼻腔、直肠、阴道等给药途径。

凝胶剂分为单相凝胶剂和两相凝胶剂，单相凝胶剂是药物均匀分散，与凝胶剂没有明显分界限的凝胶。有些凝胶中含有絮状颗粒，分为两相，也称为胶浆。如镁胶浆，是含有氢氧化镁的明胶沉淀物,放置后可变厚,形成触变胶,在使用前必须使凝胶液化便于倒出。在临床上应用较多的是以水凝胶为基质的凝胶剂。本部分主要介绍水凝胶剂。

(一)水性凝胶的基质

常用的有羧基乙烯共聚物(如卡波沫)、海藻酸钠和纤维素衍生物等。这些高分子物质大多在水中溶胀成水性凝胶,一般药物在此类基质释放较快,无油腻性,易涂展、易洗除,对皮肤及黏膜无刺激性,能与水溶液混合并能吸收组织渗出液。但缺点是润滑作用较差,且易失水及霉败,故需加保湿剂及防腐剂。

1.卡波沫

商品名为 Carbopol(卡波普),系丙烯酸与丙烯基蔗糖交联的高分子聚合物。为一种引湿性很强的白色松散粉末,按黏度的不同分为 934、940、941 等规格。由于分子中存在大量的羧酸基团,1%水分散液的 pH 值约为 3.11,黏性较低。加碱中和后随大分子逐渐溶解,黏度也逐渐上升,在低浓度时形成澄明溶液,在浓度较大时形成半透明且稠厚的凝胶。中和剂可用氢氧化钠、氢氧化钾、碳酸氢钠、硼砂、碱性氨基酸类及有机碱类(如酒精胺或三酒精胺)。

卡波沫基质无油腻感,特别适用于脂溢性皮肤病的治疗。盐类电解质可使卡波沫凝胶的黏性下降,阳离子聚合物以及碱土金属离子等均可与之结合成不溶性盐,强酸也可使卡波沫失去黏性,在处方设计时须避免。

2.纤维素衍生物

常用的品种有甲基纤维素(MC)和羧甲基纤维素钠(CMC－Na),两者常用的浓度为2%～6%。本类基质涂布于皮肤时有较强黏附性,较易失水干燥而有不适感,常加入 10%～15%的甘油调节。基质中均需加入防腐剂,常用 0.2%～0.5%的羟苯乙酯。在 CMC－Na 基质中不宜加硝酸苯汞或其他重金属盐作防腐剂,也不宜与阳离子型药物配伍,否则可能与CMC－Na 形成不溶性沉淀物,从而影响防腐效果或药效,对基质稠度也会有影响。

3.甘油明胶

由明胶、甘油及水加热制成。明胶用量为 1%～3%,甘油为 10%～30%。

4.海藻酸钠

为黄白色粉末,缓缓溶于水形成黏稠凝胶,常用浓度为 1%～10%。本品水溶液可热压灭菌。加少量钙盐(如枸橼酸钙)能使溶液变稠,但浓度高时可沉淀。

(二)水凝胶剂的制备与举例

对能溶于水的药物常先溶于部分水或甘油中,其余处方成分按基质配制方法制成水凝胶基质,与药物溶液混匀后加水至足量搅匀即得。不溶于水的药物可先用少量水或甘油研细分散,再混合于基质中搅匀即得。

例:硝酸眯康唑软膏

处方:硝酸眯康唑 1.8g,Carbopol940 2g,甘油 5g,聚乙二醇 4000 1.6g,酒精 30mL,三酒精胺 2.7g,蒸馏水加至 100g。

制法:取 Carbopol940,加适量蒸馏水研磨均匀,滴加三酒精胺调节 pH 值使成凝胶状,再加入甘油,研匀。另取药物、PEG4000 水浴加热溶于无水酒精中。将药液缓缓加入上述基质中研匀,加蒸馏水至足量并继续研磨至均匀,即得。

四、硬膏剂

(一)硬膏剂的制备

目前,硬膏剂中以黑膏药及橡胶硬膏应用较广,其生产工艺过程分述如下。

1.黑膏药

黑膏药是中药膏药中最常用的一类,其基质是以植物油与红丹经高温炼制而成的铅硬膏。黑膏药一般为黑褐色坚韧固体,用前需烘热,软化后贴于皮肤上。

(1)基质原料的选择:①植物油:应选用质地纯净、沸点低、熬炼时泡沫较少、制成品软化点及黏着力适当的植物油。麻油较好,制品外观光润,质量较理想;其他如棉籽油、豆油、菜油、花生油、混合油等亦可应用。②红丹:主要成分为 Pb_3O_4 含量应在 95％以上。本品为橘红色非晶状粉末,使用前应炒去水分,粉碎、过筛使成细粉,否则容易聚成颗粒,不易与油充分反应。

(2)制备方法:①药材的提取:大部分不具挥发物质的动、植物药材(粗料)切碎后用油加热提取有效成分,除去药渣后备用。处方中芳香挥发性药物、矿物类、树脂类以及其他较贵重的药物(细料)如麝香、冰片、乳香等应研成细粉,在摊涂前掺加于制成的膏药中。②炼油:炼油是使油脂在高温条件下氧化、聚合,增加黏度以适合制膏要求,即将除去药渣的油继续加热熬炼,温度控制在 270～300℃。炼油程度应"老嫩"适宜,以取油少许,滴于水中能聚结成珠而不散为宜。过"嫩"则制成的膏药质软黏力强,贴后不易剥离;过"老"则制成的膏药松脆,黏着力小,容易脱落。③下丹:是指在炼成的油中加入红丹反应生成脂肪酸铅盐的过程,此外铅盐还可促进油脂进一步氧化、聚合、增稠而致成膏。下丹时将炼油送入下丹锅中,在搅拌中加热,在不低于270℃时徐徐加入红丹,继续搅拌使红丹与油充分化合,并成为黑褐色的稠厚液体,反应程度适宜即得。④去"火毒":油丹化合制成的膏药若直接应用,常对局部产生刺激性,轻则出现红斑、瘙痒,重则发泡溃疡,这种刺激因素俗称"火毒"。所谓"火毒"很可能是油在高温下氧化及分解生成的具刺激性的低分子分解产物。因此,通常将炼成的膏药以细流倾入冷水中并剧烈搅拌,待冷却凝结后取出反复揉搓,挤除内部水分制成团块,供摊涂;亦可将膏药置冷水中浸渍较长时间,这类操作过程称去"火毒"。⑤摊涂:将去"火毒"的膏药用文火加热熔化,离火稍冷,加入细料药物并混合均匀,按规定涂于裱褙材料上。膏面可衬纸或折合,放入纸盒或袋中,于干燥处避热贮存。

2.橡胶硬膏

橡胶硬膏是用橡胶、松香、油脂性物质及填充剂等混合而制成的基质,或与药物混合后均匀涂布在裱褙材料上制成的一种外用剂型。

橡胶硬膏由三部分组成:①裱褙材料,一般采用漂白细布;②膏面覆盖物,有硬质纱布、玻璃纸或塑料薄膜等,用以避免相互黏着及防止挥发性药物的挥散;③膏料层,由橡胶基质、治疗药物及其他辅助成分组成。

目前,国内制备橡皮膏的生产工艺主要有溶剂法及热压法。

(1)溶剂法:①药料的提取:按处方规定的药料和溶媒,根据医疗要求,选用适当的提取方法,将提取液处理和浓缩成适宜稠度的流浸膏状或稠膏状物。②基质的制备:取生橡胶压成薄片状或条状,投入汽油中,浸渍溶胀后,搅拌溶解,分次加入凡士林、羊毛脂、液体石蜡等,搅拌均匀备用。③调制:取配好的基质浆料,按处方规定的比例加入药料提取物,充分搅匀,过筛,筛滤出的膏料备用。④涂料：将调制好的基质浆料，放于装好布裱背的涂膏机上进行涂膏。⑤回收溶媒：涂料后的膏布传送进入溶媒回收装置回收溶媒，并自动卷成膏布卷。⑥切割、加衬与包装：将膏布卷按规定的规格切割成片状，并加衬后包装即可。

（2）热压法：①药料的提取：同溶剂法操作。②膏料的制备：取生橡胶压成网状，加入处方中挥发油浸泡，使溶胀成胶团，加入凡士林、羊毛脂等，反复炼压后备用。③涂料：将炼压好的膏料于80℃时在涂膏机上进行涂膏。④切割、加衬与包装：将膏布卷按规定的规格切割成片状，并加衬后包装即可。

（二）质量要求

1.外观

膏面应光洁，厚薄均匀，色泽一致，无脱膏现象。布面应平整，洁净，无漏膏现象。盖衬两端应大于胶布。

2.黏着强度试验

取大小适宜的样品，于37℃加热0.5 h，一端黏着在37℃加热0.5 h的酚醛型料板上，黏着面积应为2cm×2.5cm，并立即用重1kg的铁滚自然滚压2次；胶布的另一端及酚醛型料板均固定于黏着强度计上，开动仪器，至样品拉离酚醛型料板时，由黏着强度计读出其黏着强度，取10次试验结果的平均值。

3.含膏量试验

取供试品2片，除去盖衬，精密称定重量，置有盖玻璃容器中，加溶剂（氯仿、乙醚等）适量，浸渍，并不时振摇，待布与膏药分离后，取出布，用溶剂洗涤至布上不残留膏料，挥去溶剂，置150℃烘箱中干燥0.5 h，移入干燥器中冷却0.5 h，精密称定，减失重量即为含膏重。

4.耐热性试验

除另有规定外，取供试品2片，除去盖衬，置120℃烘箱中加热0.5 h，放冷后，膏背面应无泛黄及漏油现象；用手指触试膏面，应仍有黏性。

5.耐寒性试验

取样品，置0℃冰箱中放置72h，取出并做黏着强度试验，应符合规定。

第三节 丸剂、滴丸剂和微丸

丸剂系指药物与适宜的辅料均匀混合，以适当方法制成的球状或类球状的制剂，一般供口服用。丸剂的种类较多，主要有中药丸剂、滴丸剂与微丸三类。一般丸剂系指中药丸剂。

一、中药丸剂

（一）概述

中药丸剂系指中药材细粉或药材提取物加适宜的黏合剂等辅料制成的球形固体制剂。根据所用赋形剂与制法的不同，又可将其分为若干种类，如蜜丸、水蜜丸、水丸、糊丸、浓缩丸和微丸（中药）等。

1.蜜丸

蜜丸系指药材细粉以蜂蜜为黏合剂制成的中药丸剂。

2.水蜜丸

水蜜丸系指药材细粉以蜂蜜和水为黏合剂制成的中药丸剂。

3.水丸

水丸系指药材细粉以水(或以黄酒、醋、稀药汁、糖液等)为黏合剂制成的中药丸剂。

4.糊丸

糊丸系指药材细粉以面糊或米糊为黏合剂制成的中药丸剂。

5.浓缩丸

浓缩丸系指药材或部分药材提取的清膏或浸膏,与适宜的辅料或药物细粉,以水、蜂蜜或水和蜂蜜为黏合剂制成的中药丸剂(根据所用黏合剂不同,又可分为浓缩水丸、浓缩蜜丸和浓缩水蜜丸)。

6.微丸(中药)

将普通的各类中药丸剂制成直径小于 2.5mm 的小丸,称为微丸(中药),与下述的西药微丸相比既有各自的特点,也有相似之处。

中药丸剂是一种古老的传统剂型,其特点在于:作用持久、缓和,比散剂服用方便,便于携带;可通过包衣掩盖药物不良气味和防止氧化、变质、受潮;对毒剧、刺激性药物可因延缓吸收而减少毒性和不良反应。但自从片剂、胶囊剂等日益广泛的使用以来,丸剂的使用范围渐渐缩小,目前西方国家已很少使用。而我国的丸剂在市售成药中仍占较大比重,《中国药典》2000年版一部载中药丸剂 211 种,可见至今仍广为应用。但中药丸剂一般服用量较大,有待于改进。近年来,随着制丸设备、制丸技术的发展和新辅料的开发,中药丸剂的体积可以大幅度的减小,质量也不断得到提高,尤其是为了制成缓释、控释制剂,许多西药被制成微丸的形式,从而给中药丸剂这一古老剂型注入了新的活力。

(二)常用辅料

中药丸剂的主体是由药材粉末组成的,因此,所加入的辅料赋形剂主要是一些润湿剂、黏合剂、吸收剂或稀释剂,从而有助于丸剂的成型。

1.润湿剂

药材粉末本身具有黏性,故仅需加润湿剂诱发其黏性,便于制备成丸,常用的润湿剂有水、酒、醋、水蜜、药汁等。

(1)水:此处的水系指蒸馏水或冷沸水,药物遇水不变质者均可使用。

(2)酒:常用黄酒(含醇量 12%~15%)和白酒(含醇量 50%~70%),以水作润湿剂黏性太强时,可用酒代之。酒兼有一定的药理作用,因此,具有舒筋活血功效的丸剂常以酒作润湿剂。

(3)醋:常用药用米醋(含醋酸 3%~5%),醋能散瘀活血、消肿止痛,故具有散瘀止痛功效的丸剂常以醋作润湿剂。

(4)水蜜:一般以炼蜜 1 份加水 3 份稀释而成,兼具润湿与黏合作用(制成的丸剂即称为水蜜丸)。

(5)药汁:系将处方中难于粉碎的药材,用水煎煮取汁,作为润湿剂或黏合剂使用,这样既保留了该药材的有效成分,又不必外加其他的润湿剂或黏合剂。

2.黏合剂

一些含纤维、油脂较多的药材细粉,需加适当的黏合剂才能成型。常用的黏合剂有:蜂蜜、米糊或面糊、药材清(浸)膏、糖浆等。

(1)蜂蜜:所用蜂蜜应符合《中国药典》规定,蜂蜜作黏合剂独具特色,兼有一定的药理作用,是蜜丸的重要组成之一。作黏合剂使用时,一般需经炼制,炼制程度视制丸物料的黏性而定,一般分为以下3种。

嫩蜜:系指蜂蜜加热至105~115℃所得的制品,含水量18%~20%,相对密度1.34左右,用于黏性较强的药物制丸。

中蜜:系指蜂蜜加热至116~118℃出现翻腾着的均匀淡黄色细气泡的制品,含水量14%~16%,相对密度1.37左右,用于黏性适中的药物制丸。

老蜜:系指蜂蜜加热至119~122℃,出现较大红棕色气泡的制品,含水量10%以下,相对密度1.4左右,用于黏性较差的药物制丸。

(2)米糊或面糊:系以黄米、糯米、小麦及神曲等的细粉制成的糊,用量为药材细粉的40%左右,可用调糊法、煮糊法、冲糊法制备。所制得的丸剂一般较坚硬,胃内崩解较慢,常用于含毒剧药和刺激性药物的制丸。

(3)药材清(浸)膏:植物性药材用浸出方法制备得到的清(浸)膏,大多具有较强的黏性。因此,可以同时兼作黏合剂使用,与处方中其他药材细粉混合后制丸。

(4)糖浆:常用蔗糖糖浆或液状葡萄糖,既具黏性,又具有还原作用,适用于黏性弱、易氧化药物的制丸。

3.吸收剂

中药丸剂中,外加其他稀释剂或吸收剂的情况较少,一般是将处方中出粉率高的药材制成细粉,作为浸出物、挥发油的吸收剂,这样可避免或减少其他辅料的用量。另外,为了中药丸剂进入人体后的崩解和释放,常用适量的崩解剂,如 CMC、CMC-Na、HPMC 等。

(三)制备方法

中药丸剂的制备方法主要有塑制法和泛制法。

1.塑制法

塑制法是将药物细粉与适宜辅料(如润湿剂、黏合剂、吸收剂或稀释剂)混合制成具可塑性的丸块、丸条后,再分剂量制成丸剂的方法。

塑制法主要用于中药的蜜丸、糊丸及微丸的制备,大生产时可依次使用捏合机、螺旋式出条机和双滚筒式轧丸机制丸,也可使用具此三种功能的联合制丸机生产。

2.泛制法

系指药物细粉与润湿剂或黏合剂,在适宜翻滚的设备内,通过交替撒粉与润湿,使药丸逐层增大的一种制丸方法。

泛制法主要用于水丸、水蜜丸、糊丸、浓缩丸和微丸的制备。手工泛丸可用丸药匾,现已被机械泛丸所替代,常用设备为小丸连续成丸机及包衣锅。现代的包衣、造粒机就是利用了泛制法的基本原理,使物料混合、起模、成丸、包衣、干燥等过程在同一机器内完成,是制备西药微丸

(四)质量要求(包装贮藏及实例)

1.质量要求

《中国药典》一部附录中的"制剂通则"项下规定了中药丸剂的质量要求,主要有:

(1)外观:应圆整均匀、色泽一致,大蜜丸和小蜜丸尤应细腻、软硬适中。

(2)水分:取供试品依照水分测定法测定。除另有规定外,大蜜丸、小蜜丸、浓缩蜜丸中所含水分不得超过15.0%;水蜜丸、浓缩水蜜丸不得超过12.0%;水丸、糊丸和浓缩水丸不得超过9.0%;微丸按其所属丸剂类型的规定判定。

(3)重量差异:按丸服用的丸剂依照第一法检查,按重量服用的丸剂依照第二法检查。需包糖衣的丸剂应在包衣前检查丸芯的重量差异,符合规定后,方可包糖衣,包糖衣后不再检查重量差异。

(4)溶散时限:这是对丸剂特有的检查项目,但是使用的检查仪器和方法与检查片剂崩解时限相同。

所不同的是判断标准。所谓"溶散",是指丸剂在试验(水)中溶化、崩散,碎粒全部通过吊篮筛网,或虽未通过筛网但已软化没有硬的"芯",可作合格论。除另有规定外,小蜜丸、水蜜丸和水丸应在1 h内全部溶散;浓缩丸和糊丸应在2 h内溶散;微丸的溶散时限按所属丸剂类型的规定判定。大蜜丸不做溶散时限检查。

(5)微生物取度检查:按《中国药典》中"微生物限度检查法"作卫生学检查,应符合规定。

2.包装贮藏及实例

丸剂种类不同,其包装稍有差异,一般均应密封包装贮藏。通常水丸多装于纸袋或塑料袋中密封,含芳香药物或较贵重药物的水丸多装于玻璃质或瓷质小瓶中。大蜜丸的包装多用蜡纸盒、塑料盒或蜡皮包装。

二、滴丸剂

(一)概述

滴丸剂系指固体或液体药物与适当物质(一般称为基质)加热熔化混匀后,滴入不相混溶的冷凝液中、收缩冷凝而制成的小丸状制剂,主要供口服使用。亦可供外用和局部(如耳鼻、直肠、阴道)使用,还有眼用状滴丸。《中国药典》一、二部均有收载。滴丸是在中药丸剂的基础上发展起来的,具有传统丸剂所没有的多种优点,所以发展非常迅速。其主要特点有以下几点。

(1)溶出速率快,生物利用度高,不良反应小。如联苯双酯滴丸,其剂量只需片剂的1/3。

(2)液体药物可制成固体滴丸,便于携带和服用。如芸香油滴丸和牡油滴丸。

(3)增加药物的稳定性。因药物与基质熔融后,与空气接触面积小,从而减少药物氧化挥发,若基质为非水性,则不易水解。

(4)根据药物选用不同的基质,还可制成长效或控释的滴丸剂。如灰黄霉素制成滴丸,其疗效是片剂的二倍,用于耳腔内治疗的氯霉素滴丸可起长效作用。

(5)生产设备简单,操作容易,生产车间内无粉尘,有利于劳动保护;而且生产工序少,周期短,自动化程度高,成本低。

(6)但由于目前可使用的基质少,很难制成大丸,因此只能应用于剂量较小的药物。

(二)基质和冷却液

滴丸剂中除主药以外的赋形剂均称为基质,常用的有水溶性和脂溶性两大类。

1.水溶性基质

常用的有 PEG 类,如 PEG6000、PEG4000 及肥皂类如硬脂酸钠和甘油明胶等。

2.脂溶性基质

常用的有硬脂酸、单硬脂酸甘油酯、十六醇、十八醇、虫蜡、氢化植物油等。

在实际应用中常采用水溶性和脂溶性基质的混合物作滴丸的基质。

用来冷却滴出液使之收缩而制成滴丸的液体称为冷凝液。它的选择通常根据主药的基质的性质来决定,主药与基质均应不溶于冷凝液中;冷凝液的密度应适中,能使滴丸在冷凝液中缓慢上升或下降。脂溶性基质常用的冷凝液有水或不同浓度的酒精溶液;水溶性基质常用的冷凝液有液体石蜡、二甲基硅油和植物油等。

(三)滴丸剂制造工艺及实例

1.工艺流程与设备

滴制法是指将药物均匀分散在熔融的基质中,再滴入不相混溶的冷凝液里,冷凝收缩成丸的方法。工业生产滴丸的设备主要是用滴丸机。其主要部件有:滴管系统(滴头和定量控制器)、保温设备(带加热恒温装置的贮液槽)、控制冷凝液温度的设备(冷凝柱)及滴丸收集器等。其型号规格多样,有单、双滴头和多至 20 个滴头的,可根据情况选用。

2.滴制方法

(1)将主药溶解、混悬或乳化在适宜的基质内制成药液。

(2)将药液移入加料漏斗,保温(80~90℃)。

(3)选择合适的冷凝液,加入滴丸机的冷凝柱中。

(4)将保温箱调至适宜温度(80~90℃,依据药液性状和丸重大小而定),开启吹气管及吸气管;关闭出口,药液滤入贮液瓶内;待药液滤完后,关闭吸气管,由吹气管吹气,使药液虹吸进入滴瓶中,至液面淹没到虹吸管的出口时即停止吹气,关闭吹气管,由吸气管吸气以提高虹吸管内药液的高度。当滴瓶内液面升至一定高度时,调节冷凝液中冷凝,收集,即得滴丸。

(5)取出丸粒,清除附着的冷凝液,剔除废次品。

(6)干燥、包装即得。根据药物的性质与使用、贮藏的要求,在滴制成丸后亦可包糖衣或薄膜衣。

要保证滴丸圆整成形、丸重差异合格的制备关键是:选择适宜基质,确定合适的滴管内外口径,滴制过程中保持恒温,滴制液静液压恒定,及时冷凝等。

滴丸剂亦规定了重量差异与溶散时限检查,检查方法与上述中药丸剂略有差异,溶散时限的要求是:普通滴丸应在 0.5 h 内全部溶散,包衣滴丸应在 1 h 内全部溶散。

三、微丸

(一)概述

微丸特指由药物与辅料构成的直径小于 2.5mm 的球状实体,与通常所述的丸剂相比,其主要特点在于:由于在胃肠道的分布面积较大,吸收较快,生物利用度高,可以制成速释微丸制剂;可以对微丸进行包衣处理或加入适当的阻滞材料,制成缓释微丸;稳定性好,流动性好,不易碎,制备工艺较为简单。

(二)制备方法

微丸的制备方法较多,早期采用搓丸法和泛丸法,随着物理机械学的发展,出现了离心抛射法、沸腾制粒法、喷雾制粒法、包衣锅法、挤出滚圆法、液中制粒法等新方法制备微丸。

第三章　药物的相互作用和配伍禁忌

第一节　药物的相互作用

药物相互作用(DDI):是指两种或两种以上药物在体外所产生的物理化学变化(配伍禁忌),以及在体内造成的药理作用与效应的改变。

药物相互作用的临床表现为作用加强或减弱。作用加强包括疗效提高和毒性增加;作用减弱包括毒性减小和疗效降低。毒性增加和疗效降低称为不良的药物相互作用,疗效提高和毒性减小称为有效的药物相互作用。药物在体内的相互作用按照其作用机制的不同可分为药动学相互作用和药效学相互作用。

一、药动学相互作用

药动学相互作用是指同时或先后使用一种药物致使另一种药物在体内吸收、分布、代谢或排泄等过程发生变化,由此改变了药物在体内作用部位的浓度,从而改变药物的作用强度,但药理效应的类型不改变。这种改变可根据每种药物的药动学特点或血浆药物浓度的监测或通过对患者的临床体征加以预测。

(一)影响药物的吸收

药物通过不同的给药途径被吸收进入血液循环。最主要的吸收器官是胃肠道,改变胃肠道的 pH 值,药物与其他物质的吸附或络合作用,改变胃肠蠕动,均可以影响药物的吸收。

1.改变胃肠道 pH 值

药物在胃肠道的吸收主要通过被动扩散的方式,药物的脂溶性是决定这一被动扩散过程的重要因素。药物的不解离部分脂溶性较高,易扩散通过细胞膜;解离部分脂溶性低,扩散能力亦差。pH 值对药物的解离程度有重要影响:酸性药物在酸性环境以及碱性药物在碱性环境的解离程度低,药物的不解离部分占多数,因脂溶性较高,较易扩散通过细胞膜被吸收;反之,酸性药物在碱性环境或碱性药物在酸性环境的解离程度高,因脂溶性较低,扩散通过膜的能力差,吸收减少。如阿司匹林与碳酸氢钠同服,阿司匹林解离度增加,吸收减少(但溶解增加,有助吸收)。制酸剂、抗胆碱药、H_2 受体阻滞剂、质子泵抑制剂等均可减少酸性药物的吸收。

2.吸附或联合作用

含二价或三价金属离子(钙、镁、铁、铋、铝)的化合物在胃肠道内可与某些药物发生相互作用,形成难溶的络合物,影响药物的吸收。如四环素类抗生素能与钙、镁、铝等金属离子形成难溶的络合物,使其肠道的吸收受阻,在体内达不到有效抗菌浓度。因此,服用某些食物(牛奶)或药物(铝碳酸镁咀嚼片、含钙和铁的制剂)能显著减少四环素的吸收。抗酸药也能显著减少 A 组抗结核药物(如环丙沙星)的吸收,可能是由于金属离子与该药物形成复合物的结果。

离子交换树脂,临床用于降低血中胆固醇,如考来烯胺和考来替泊除了能与胆酸结合,阻止胆酸再吸收外,还能与胃肠道中其他药物特别是酸性药物(如华法林、阿司匹林、洋地黄毒苷)结合。考来烯胺与洋地黄毒苷并用,可减少洋地黄毒苷的吸收,降低其血药浓度与作用。而洋地黄毒苷中毒时可以利用考来烯胺的这一作用促进其排泄而解毒。某些止泻药物(如白陶土、蒙脱石散等)可以吸附其他药物,使药物吸收减少,服用这些制剂时与其他药物之间间隔时间应尽可能延长。

3.改变胃肠蠕动

胃肠蠕动会影响药物吸收。由于大多数药物在小肠上部吸收,所以,改变胃排空、肠蠕动速率能明显地影响药物到达小肠吸收部位和药物在小肠滞留的时间。胃肠的蠕动加快,药物很快通过胃到达小肠,药物起效快,但在小肠滞留时间短,经粪便排出也快,因此可能吸收不完全。相反,胃肠蠕动减慢,药物起效慢,但可能吸收完全。

如胃肠动力药(如甲氧氯普胺、多潘立酮、西沙比利等)或泻药可增加胃肠道蠕动而加速其他药物通过胃肠道,由此引起其他药物吸收减少,特别是那些需要与吸收表面长期接触的药物以及在胃肠道特殊部位被吸收的药物影响更大。而止泻药、抗胆碱药,如地芬诺酯、洛哌丁胺、颠茄、阿托品等能使肠蠕动减弱,使一些口服药物在消化道内停留的时间延长,吸收增加,血浓度升高,引起不良反应的增加,如溴丙胺太林(普鲁本辛)与地高辛合用,后者的血浓度可提高30%左右。

4.改变胃肠吸收

一些药物如新霉素、对氨基水杨酸和环磷酰胺等能损害肠黏膜的吸收功能,引起吸收不良。新霉素与地高辛合用时,后者吸收减少,血浆浓度降低;对氨基水杨酸可使与之合用的利福平血药浓度降低一半;环磷酰胺使合用的 β-乙酰地高辛吸收减少,血药浓度降低。

口服地高辛以后,部分药物可在肠道细菌的作用下转换为无强心作用的双氢地高辛和双氢地高辛苷元,但口服红霉素等药物后可抑制肠道里这些细菌的转换作用,使地高辛的转换减少,在肠道里的吸收增加,血浓度升高,可引起中毒。

(二)影响药物分布

药物被吸收入血后,有一部分与血浆清蛋白发生可逆性结合,称结合型,另一部分为游离型。结合型药物有以下特性:无药理活性;不能通过血-脑脊液屏障;不被肝脏代谢灭活;不被肾脏排泄。只有游离型药物才起药物作用。

当同时给予两种能在蛋白结合部位发生竞争的药物时,与蛋白结合能力较强的药物将使与蛋白结合能力较弱的药物被置换出来变成游离型,加大了该药物游离型的比例,有更多的游离型药物作用于靶位受体,这样在剂量不变的情况下,可能会加大该药的毒性。在与血浆蛋白结合率高的药物合用时更应予以关注。

(三)影响药物代谢

药物被吸收入血后,在肝脏、肾脏等器官被代谢为有活性或者无活性的代谢产物,其中肝脏是最主要的代谢器官,当肝脏的血流量及肝药酶变化时,药物的代谢必定会受到一定的影响。

1.细胞色素 P450 酶与药物代谢

肝脏进行生物转换依赖于肝微粒体中的多种酶系,其中最主要的是细胞色素 P450 混合功能氧化酶系(CYP450s)。目前已经发现了数百种细胞色素同工酶,其中有 7 种同工酶特别重要,分别是 CYP1A2、CYP2B6、CYP2C9、CYP2C19、CYP2D6、CYP2E1 和 CYP3A4。体内以 CYP3A4 含量最多,约占人体肝脏 CYP 总量的 30%,底物最广泛(约 50% 的药物经其催化代谢),因此在药物代谢中具有相当重要的地位。

CYP450s 可受遗传因素、年龄、机体状态、吸烟等各种因素的影响,药物能显著影响药酶的活性。诱导酶活性增强的药物称为药酶诱导剂,可使肝药酶代谢的药物代谢加速,药效减弱。抑制或减弱药酶活性的药物称为药酶抑制剂,可使肝药酶代谢的药物代谢减慢,药效增强。

2.肝药酶诱导

酶诱导作用是指增强肝药酶活性的作用。酶诱导的结果是使受影响药物的作用减弱或时间缩短,这可解释连续应用这些药物产生耐受性、交叉耐受性或停药敏化现象。例如,苯巴比妥可增加肝微粒体酶的合成,有酶诱导作用,它可使华法林的代谢增快,导致华法林的抗凝作用减弱,表现为凝血酶原时间缩短。因此,这两种药物同时使用时必须增加华法林的剂量才能维持其治疗作用。具有酶诱导作用的药物有利福平、苯巴比妥、水合氯醛、格鲁米特、苯妥英钠、扑米酮、卡马西平、保泰松、尼可刹米、螺内酯、灰黄霉素、酒精等 200 多种化合物。

3.肝药酶抑制

酶抑制作用是指引起肝药酶活性减弱的作用。一种药物可以通过抑制肝药酶活性而降低另一种药物的代谢,从而使其活性延长或加强。临床上由于肝药酶的抑制而引起的药物相互作用远比由于酶诱导引起的常见,后果也较为严重。具有酶抑制作用的药物有:氯霉素、西咪替丁、异烟肼、三环类抗抑郁药、吩噻嗪类药物、保泰松、胺碘酮、红霉素、甲硝唑、诺氟沙星、环丙沙星、依诺沙星、酮康唑、氟西汀、氟伏沙明、奎尼丁、美沙酮、氯喹、普罗帕酮等。

氨茶碱主要经肝脏代谢,仅 10% 以原型从尿中排出,异烟肼、依诺沙星、环丙沙星、红霉素等可抑制肝微粒体酶的活性,从而使茶碱在体内代谢减慢,长期合用使茶碱血药浓度升高,甚至出现中毒症状。因此,这些药物与氨茶碱联合使用时应注意观察患者有无氨茶碱中毒症状,并建议监测氨茶碱血药浓度。

4.改变肝血流量

一些药物作用于心血管系统可改变组织的血流量,从而改变肝血流量,影响经肝脏代谢的药物的药动力学。如去甲肾上腺素减少肝血流量,减少利多卡因在肝脏的分布及代谢,增高了利多卡因在血中的浓度。相反,注射异丙肾上腺素,再注射利多卡因,因肝脏的血流量增加,因而增加了利多卡因在肝脏的分布及代谢,降低其在血中的浓度。

(四)影响药物的排泄

除吸入麻醉药外,大多数药物由肾脏排出体外。药物在肾脏的转运可归纳为:①肾小球滤过:游离型及低分子量药物可通过肾小球滤过作用进入肾小管管腔,结合型药物不能通过。②肾小管分泌(排泌):肾小管通过两种特殊转运系统,分别将酸性药(酸性通道)与碱性药(碱性通道)分泌到肾小管管腔。③肾小管主动重吸收:通过上述两种特殊转运系统分别将酸性药与碱性药主动再吸收。④肾小管被动重吸收（主要形式）：在肾小管管腔内的药物可通过被动扩散方式（取决于脂溶性）再吸收。⑤不被肾小管再吸收的药物由尿中排出体外。

如果一种药物影响另一种药物在肾脏的转运，即可能影响其排泄。主要有以下3种：

1.干扰肾小管分泌

肾小管分泌是一主动转运过程，需要特殊的转运载体，即酸性药物载体和碱性药物载体。当两种酸性药物（或碱性药物）合用时，可相互竞争酸性（或碱性）载体，竞争力弱的由肾小管分泌途径排出的就少，可引起一些不良反应。例如，痛风患者合用丙磺舒和吲哚美辛，后者的不良反应发生率可明显增加。双香豆素也能减少氯磺丙脲由肾小管分泌排出，引起低血糖反应。

2.影响尿液 pH 值

肾小管的重吸收率可随尿液 pH 值的改变而改变，例如奎尼丁与氢氯噻嗪合用，后者可使尿液碱化，前者大部分不解离，脂溶性强，易被肾小管重吸收，使血浓度升高，引起心脏毒性反应。如必须用利尿药，可改用不使尿液碱化的呋塞米等利尿药。

3.改变肾脏血流量

减少肾脏血流量的药物会妨碍药物的经肾排泄，但这种情况在临床上并不多见。肾脏的血流量部分受到肾组织中扩血管的前列腺素生成量的调控。有报道指出，如果这些前列腺素的合成被吲哚美辛等药物抑制，则锂的肾排泄量会降低并伴有血清锂水平的升高。这提示，服用锂盐的患者需要合用非甾体抗感染药时，应密切监测血清锂水平。

二、药效学相互作用

两种药物合用时，一种药物对另一种药物的血浓度可能没有明显影响，但却会改变后者的药理效应。①改变组织或受体的敏感性：一种药物可使组织或受体对另一种药物的敏感性增强。例如，排钾利尿药可降低血钾浓度，使心脏对强心苷药物的敏感性增加，容易发生心律失常。长期服用胍乙啶后使肾上腺素受体的敏感性增强，可使去甲肾上腺素或肾上腺素的升压作用增强。锂制剂与甲基多巴和氟哌啶醇合用，可引起严重的帕金森综合征和精神失常。②对受体以外部位的影响：这一类相互作用可能与受体无关，如麻醉性镇痛药、酒精、抗组胺药、抗抑郁药、抗惊厥药可加强催眠药的作用；利尿药、麻醉药、中枢神经系统抑制剂和普萘洛尔能加强抗高血压药的降血压作用，引起不良反应；帕吉林和多巴胺类药物或胍乙啶合用可引起血压升高等。③改变体液和电解质的平衡：这种相互作用多作用于心肌、神经肌肉突触传递及肾脏的药物。例如，甘珀酸钠（生胃酮钠）、两性霉素 B 和排钾利尿药可增加强心苷的毒性；注射琥珀胆碱突然释出的钾可使合用强心苷的患者产生窦性心律失常；保泰松、吲哚美辛可加重皮质激素类的水钠潴留等。

（一）相加或协同作用

如果两种具有相似药理作用的药物联合用药，则可出现相加或协同作用。相加作用：药物合用后药理作用等于各药单独应用时所产生的作用的总和。协同作用：药物合用后药理作用大于各药单独应用时所产生的作用的总和。

临床上这种相互作用可增加药物不良反应的风险。例如，合用具有中枢抑制作用的药物，如抗抑郁药、催眠药、抗癫痫药和抗组胺药，可导致极度嗜睡。某些抗心律失常药、精神安定剂、三环类抗抑郁药和能引起电解质平衡紊乱的药物（如利尿剂）均有诱发心律失常的倾向，若合并用药,则可导致严重的室性心律失常。

(二)拮抗作用

拮抗作用指两药联合所产生的效应小于单独应用其中一种药物的效应。同一受体的拮抗剂与激动剂合用将产生竞争性拮抗作用。例如,选择性 β_2 肾上腺素受体激动剂沙丁胺醇的扩张支气管作用可被 β_2 肾上腺素受体阻滞药普萘洛尔拮抗。临床可利用这种拮抗作用来纠正另一些药物的有害作用。例如,用阿片受体阻滞药纳洛酮抢救吗啡过量中毒。

作用于不同受体但效应相反的药物合用则可出现功能性拮抗。例如,较大剂量的氯丙嗪用于治疗精神分裂症时,因阻断黑质、纹状体通路的多巴胺受体,可引起锥体外系反应;苯海索具有中枢抗胆碱作用,可减轻锥体外系反应。

第二节　常用药物配伍禁忌

所谓药物的配伍禁忌,是指药物因配合不当而对患者产生不利的种种变化。临床实践中使用的药物种类很多,每一种药物都有其物理、化学特性,不同的药物的药理作用也不尽相同,有时其药效截然相反。因此,合理配伍用药是治疗过程中的重要环节。

一、药物配伍禁忌的分类

(一)物理性配伍禁忌

某些药物相互配合在一起时,由于物理性质的改变而产生分离、沉淀、液化或潮解等变化,从而影响疗效。

(二)化学性配伍禁忌

某些药物配伍在一起时,能发生分解、中和、沉淀或生成毒物等化学变化。

(三)药理性配伍禁忌

亦称疗效性配伍禁忌,是指处方中某些成分的药理作用间存在着拮抗,从而降低治疗效果或产生严重的不良反应及毒性。青霉素与四环素类、磺胺类合并用药是药理性配伍禁忌的典型。

二、配伍禁忌的一般规律

(1)静脉注射的非解离性药物(如葡萄糖等)较少与其他药物产生配伍禁忌,但应注意其溶液的 pH 值。

(2)无机离子中的 Ca^{2+} 和 Mg^{2+} 常易形成难溶性沉淀,所以不能与生物碱配伍。

(3)阴离子型的有机化合物(如生物碱类、拟肾上腺素类、盐基抗组胺药类、盐基抗生素类),其游离基溶解度较小,若与 pH 值高的溶液或具有大缓冲容量的弱碱性溶液配伍时可能产生沉淀。阴离子型有机化合物与阴离子型有机化合物的溶液配伍时,也可能出现沉淀。

(4)两种高分子化合物配伍可能形成不溶性化合物,如两种电荷相反的高分子化合物溶液相遇会产生沉淀。如抗生素类、水解蛋白、胰岛素、肝素等。

(5)使用某些抗生素(如青霉素类、红霉素类等),要注意溶媒的 pH 值。溶媒的 pH 值应与抗生素的稳定 pH 值相近,差距越大,分解失效越快。

三、抗菌药物的配伍禁忌

(一)青霉素类

常用的有氨苄西林钠、阿莫西林、青霉素 G 等。

(1)四环素、两性霉素 B 不宜与青霉素钾盐联用。

(2)庆大霉素不宜与青霉素配伍静脉滴注,两药联用时应分别给药。

(3)维生素 C 不宜与青霉素或红霉素在同一个容器中静脉滴注。但也有报道认为,加入一定量的维生素 C,在一定的时间内能使青霉素在 10% 葡萄糖液中的稳定性增加。红霉素、两性霉素 B、苯妥英钠、间羟胺或维生素 C,不能与青霉素或头孢菌素类加入同一容器中,易出现混浊。

(4)口服避孕药与广谱青霉素联用能使避孕失败。

(5)复方新诺明为慢效抑菌剂,而青霉素类为繁殖期杀菌剂,两药联用影响青霉素的杀菌作用,普鲁卡因青霉素也可致复方新诺明降效。

(6)氨基酸营养液不可与青霉素 G 混合给药,因为两者混合可增强青霉素的抗原性。

(7)日本禁止抗癫痫药和碳青霉烯类抗生素联用。

(8)利巴韦林(三氮唑核苷)与青霉素溶液混合后抗微生物作用有所减弱,稳定性稍有降低,因而不宜联用。

(9)复方氨基比林与青霉素混合可引起过敏性休克及大脑弥散性损害。

(10)清开灵注射液与青霉素联合静脉滴注可致不良反应(高热、不安、抽搐、血压下降等)。

(11)青霉素静脉滴注后与培氟沙星联用可致过敏性休克,应慎用。

(12)甲硝唑与氨苄西林混合配伍 0.5 h 颜色开始变黄,配伍 4 h pH 值由 8.89 降至 8.59。氨苄西林浓度由 100% 降至 79.46%,故两药不宜配伍使用。甲硝唑与青霉素钠配伍后应间歇快速、高浓度输入为好。甲硝唑与哌拉西林(氧哌嗪青霉素)、头孢哌酮、小诺霉素、柱晶白霉素或头孢拉定在室温下配伍稳定。甲硝唑与苯唑西林配伍 2 h,外观颜色变为淡黄色,应于 2 h 内用完。

(13)青霉素可使 MTX 从肾脏排泄减少,引起 MTX 中毒。

(14)头孢噻肟钠与美洛西林一起滴注,头孢噻肟的清除率降低 40%。

(15)口服华法林的患者,应用氨苄西林时延长凝血酶原时间,静脉滴注青霉素 G2400 万 U,发生低凝血酶原血症。其作用机制可能是抗凝血酶原 I 活性改变,血小板和纤维蛋白原向纤维蛋白转换的改变等。

(16)氯喹可减少口服青霉素类的吸收。

(二)头孢菌素类

常用的有头孢噻吩、头孢氨苄、头孢唑啉、头孢呋辛、头孢噻肟、头孢哌酮、头孢曲松等。

(1)头孢菌素与含钙和镁的药物在高浓度下配伍时易产生沉淀,应稀释后再配伍可得到澄清溶液。

(2)头孢菌素与氨基糖苷类抗生素可形成相互灭活,与该两类药物同时应用时应在不同部位给药,两类药物不能混入同一容器中。

(3)头孢菌素的最适宜酸碱度为 4～6,过低时可使药液出现结晶,过高又可使药物的分解速度加快,均不利于发挥最大的药效。

(4)头孢噻啶和庆大霉素联用,对肾脏的毒性增加。

(5)头孢噻吩与多黏菌素联用,可引起肾衰竭。

(6)头孢菌素类与酒精不能同时使用,因头孢菌素可抑制酒精氧化。

(7)头孢菌素类与强利尿剂(如呋噻米、甘露醇)同用时,有增加肾脏中毒的可能性,如合用时,抗生素应降低剂量。

(8)头孢噻吩与氨基苷类抗生素、髓袢利尿药、多黏霉素类、万古霉素、曲霉素和杆霉肽等多肽类抗生素以及卡莫司丁等抗肿瘤药合用可增加肾毒性。

(9)头孢唑林与硫酸阿米卡星、硫酸卡那霉素、盐酸金霉素、盐酸土霉素、盐酸四环素、硫酸多黏霉素 B、戊巴比妥、葡萄糖酸钙等药物有配伍禁忌。

(10)注射用头孢拉定中含碳酸钠,因此与含钙溶液有配伍禁忌,且不宜与其他抗生素混合给药。

(11)同时应用考来烯胺(消胆胺)可使头孢氨苄的平均血药浓度降低。

(12)丙磺舒可使头孢氨苄的肾排泄延迟。

(13)头孢呋辛与强利尿剂联合应用可致肾毒性。

(14)头孢哌酮与非甾体镇痛药,特别是阿司匹林或其他水杨酸制剂、血小板凝聚抑制剂、磺吡酮等合用时可由于对血小板的累加抑制作用而增加出血的危险。

(15)亚胺培南与乳酸盐溶液存在配伍禁忌。

(16)有报道更昔洛韦与头孢菌素类合用易导致癫痫发作。

(三)氨基糖苷类

此类主要有庆大霉素、卡那霉素、新霉素、妥布霉素、阿米卡星等。

(1)氨基糖苷类遇碱性药物可使氨基糖苷类药物作用增强,故碱性药物又可引发氨基糖苷类药物中毒反应。必须联用时,氨基糖苷类药物应减量。

(2)氨基糖苷类抗生素互相之间都可能增加毒性,引起积累性中毒,所以氨基糖苷类抗生素之间不宜合用。

(3)双氢链霉素本身有较强的耳神经毒作用,与卡那霉素或强利尿药物合用更加重对耳内听神经等的毒性。

(4)庆大霉素和克林霉素联用,则可导致肾衰竭。

(5)链霉素、卡那霉素与肌松药(如琥珀胆碱)合用能加重神经肌肉的麻痹和抑制呼吸的毒性作用。

(6)硫酸庆大霉素不可与两性霉素 B、肝素钠、氯唑西林等配伍合用,均可引起本品溶液沉淀。

(7)阿米卡星与环丙沙星配伍后,会有沉淀和变色。

(8)氨基糖苷类抗生素与头孢菌素类联用时,均可导致患者的肾损害。

(9)氨基糖苷类抗生素不宜与万古霉素联用,因两药的肾毒性和耳毒性均明显增加,其中庆大霉素和氯霉素合用,不但毒性大增,而且可导致呼吸衰竭。

(10)氨基糖苷类药物与强利尿药物不能合用,即使间隔用药也不安全,因为这两类药物均可引起听力损害和耳毒性,两药合用,毒性更大。

(11)链霉素、卡那霉素、庆大霉素、妥布霉素、阿米卡星、奈替米星与其他氨基糖苷类不可同用或先后连续局部或全身应用,以免增加耳毒性、肾毒性以及神经肌肉阻滞作用。

(12)链霉素与神经肌肉阻滞剂合用,可加重神经肌肉阻滞作用,导致肌肉软弱、呼吸抑制或呼吸暂停。

(13)链霉素与卷曲霉素、顺铂、依他尼酸、万古霉素等合用,或先后连续局部或全身应用,可能增加耳毒性与肾毒性,可能发生听力损害。

(14)链霉素与头孢噻吩或头孢唑啉同时应用或全身应用,可能增加肾毒性。

(15)链霉素与多黏霉素类合用,或先后连续局部或全身应用,可能增加肾毒性和神经肌肉阻滞作用。

(四)四环素类

此类主要有四环素、盐酸米诺环素等。

(1)四环素类抗生素忌与红霉素和利福平配伍应用,若配伍后应用时,药物对肝脏毒性大大增加。

(2)四环素类抗生素与含二价、三价阳离子口服药,如含铝、钙、镁、铋、铁等制剂合用时,由于螯合作用在肠道内可形成难溶解的或难以吸收的络合物,可影响四环素类吸收。

(3)四环素类能抑制肠道细菌合成维生素 K,与口服抗凝药合用可增加抗凝作用导致出血。

(4)多西霉素、米诺环素与苯妥英钠、卡马西平、苯巴比妥合用时,可增加肝脏诱导酶作用,缩短药物的消除半衰期。

(5)与苯巴比妥合用可引起中枢神经系统抑制。

(6)与全麻药甲氧氟烷同用时,增加其毒性。

(7)与强利尿剂,如呋塞米等合用可加重肾损害。

(8)与抗酸药如碳酸氢钠同用时,因胃内 pH 值增高,可使四环素类药物的吸收减少,抗菌作用减弱,故服药后 1~3 h 内不宜服抗酸药。

(五)大环内酯类

此类药物有红霉素、罗红霉素、阿奇霉素、克拉霉素、琥乙红霉素等。

(1)红霉素与青霉素、氨苄西林、四环素等配伍后,溶液可出现沉淀及变色。

(2)注射用红霉素也不可与生理盐水或复方氯化钠注射液配伍,否则发生凝固现象。

(3)红霉素与麦迪霉素呈拮抗作用。

(4)红霉素与西咪替丁合用时因西咪替丁可抑制人体内的微粒体 P450 酶,引起红霉素瞬间增高,造成一过性耳聋。

(5)红霉素应避免与 β-内酰胺类等繁殖期杀菌剂合用,不宜与作用部位相近的氯霉素或林可霉素合用。

(6)静脉应用时,与下列药物有配伍禁忌:复方 B 族维生素、维生素 C、多黏菌素及苯妥英钠。

(六)氯霉素类

此类药物包括氯霉素、甲砜霉素等。

(1)氯霉素和氢化可的松混合使用时因溶解度的改变会产生混浊或沉淀,出现物理性配伍禁忌。氯霉素具有拮抗诺氟沙星(氟哌酸)和林可霉素的作用。

(2)氯霉素可抑制肝微粒体代谢酶,使苯妥英钠、甲苯磺丁脲、氯磺丙脲和双香豆素等药物在肝内的代谢延缓,血浓度增高、半衰期延长而出现毒性反应。

(3)利福平、苯巴比妥、苯妥英钠则有促酶作用,可加速氯霉素在肝内的代谢,使氯霉素血浓度下降而影响疗效。

(4)与抗肿瘤药、秋水仙碱、保泰松及青霉胺等合用可增加其对造血系统的毒性。

(七)林可霉素类

此类药物包括林可霉素、克林霉素等。

(1)与甲硝唑、庆大霉素、新霉素合用可以使疗效增强。但克林霉素不宜加入组分复杂的输液中,以免发生配伍禁忌。与红霉素有拮抗作用。

(2)林可霉素有神经肌肉接头阻滞作用,与其他神经肌肉阻滞剂合用时,可增加其应用,引起呼吸抑制。

(八)多肽类抗生素

此类常用的有万古霉素、去甲万古霉素、替考拉宁等。

(1)万古霉素与髓袢利尿药和其他肾毒性或耳毒性药物合用可加重耳毒性和肾毒性。

(2)与抗组胺药、吩噻嗪类合用时,可能掩盖耳鸣、头昏、眩晕等耳毒性症状。

(3)与碱性溶液有配伍禁忌,遇重金属离子可发生沉淀。

(4)多黏菌素类不宜与肌肉松弛剂、麻醉药合用,以免引起神经肌肉接头阻滞。

(5)不宜与肾毒性药物合用,以免加重肾毒性。

(九)喹诺酮类抗菌药

此类药物常用的有氧氟沙星、诺氟沙星、洛美沙星等。

(1)此类药物若与碱性药物(如碳酸氢钠)或与磺胺类药物同用,可增加对肾脏的损害。

(2)不能与含镁(如硫酸镁)、钙(如碳酸钙)、铁(如硫酸亚铁)、锌(如硫酸锌)等成分的药物联用,因此类药物可与镁、钙、铁、锌等多价阳离子发生螯合反应,影响喹诺酮类药物的吸收并降低其药效。

(十)抗真菌药

此类药物常用的有两性霉素 B、伊曲康唑、酮康唑和氟康唑类抗真菌药。

(1)禁止特非那定与酮康唑或伊曲康唑合用,因有出现节律位点改变的危险,尽管有大量的警告和产品标签的修订,但还是不断有两者合用的情况出现。

(2)当西沙必利与酮康唑或伊曲康唑合用时,可出现严重的心律失常,包括室性心动过速、室颤、节律位点改变和 QT 间期延长。

(3)两性霉素 B 与肾上腺皮质激素合用可加重低血钾症。

(4)与洋地黄类药合用时可增加洋地黄类对心脏的毒性反应。

(5)与具有潜在肾毒性的药物,如氨基糖苷类、万古霉素、多黏菌素等合用时,可加重其肾毒性。

第四章　药物依赖性和药物滥用

第一节　药物依赖性

一、药物依赖性

药物依赖性指在药物滥用条件下,机体与滥用药物相互作用所形成的一种特殊精神状态,有些滥用药物还会形成一种特殊身体状态。这些特殊的精神或身体状态表现为欲求定期或不间断地用药,以期体验用药后的心理效应,或避免由于停用药物所引起的严重身体不适和痛苦。这种状态有时伴有对该种滥用药物的耐受性。

药物依赖性的临床表现十分复杂,可依其呈现的特殊精神状态或身体状态,分为生理依赖性和精神依赖性两类。

(一)生理依赖性

生理依赖性又称身体依赖性,是指药物滥用所造成的一种特殊身体状态。在这种身体状态下,一旦中断用药,用药者会相继发生严重的精神和身体症状,使用药者感受异常痛苦,甚至可能危及生命,此即药物戒断综合征。药物戒断综合征的临床表现随用药者滥用药品的类别不同而有差异。在出现戒断综合征的同时,都伴有渴求再次用药的心理体验和觅药行为。

(二)精神依赖性

精神依赖性又称心理依赖性,是药物滥用所致的一种特殊精神状态。滥用药物使用药者产生欢愉和满足感,这种虚幻的欣快情绪驱使用药者欲求周期地或连续用药,以满足欢愉感觉或避免不适,出现强迫性用药行为。

有些药物的滥用仅引起精神依赖性,停药后并不出现药物戒断症状。有些药物滥用既可产生精神依赖性,又可引发生理依赖性。药物所致精神依赖性是导致药物滥用的生物学基础。药物依赖性的发展,会导致药物依赖性患者的意志衰退、削弱劳动能力、行为堕落,甚至走上犯罪道路,危害社会。

(三)交叉依赖性

人体对一种药物产生生理依赖性时,停用该药所引发的戒断综合征可能为另一性质相似的药物所抑制,并维持原已形成的依赖性状态,这种现象称作上述两药间的交叉依赖性。药物的交叉依赖性,可表现为两药间所有药理作用的相互替代,亦可能仅表现于两药的部分药理作用间的交叉依赖。

二、药物耐受性

药物耐受性指人体在重复用药条件下形成的一种对药物的反应性逐渐减弱的状态。在此状态下,该药原用剂量的效应明显减弱,必须增加剂量方可达到原用剂量的相同效应。药物滥用形成的药物依赖性常同时伴有对该药物的耐受性。

产生药物耐受性的人体,对药物不同作用的耐受程度并非完全相同。人体对有些作用可能迅速产生耐受性,而对另外一些作用的耐受性则产生迟缓。如人体对吗啡的镇静、欣快、镇痛、呼吸抑制和催吐作用可能迅速产生耐受性,而对其缩瞳和致便秘的作用则无明显耐受性。

人体的药物耐受性具有可逆性,即停止用药后,机体对该药的耐受性可逐渐消失,对药物的反应性可恢复到用药初期的程度。故药物滥用者经相对长时间停用药物后,若再度滥用,并使用停药前相同大剂量,则可由此产生滥用药物的急性中毒。

人体的药物耐受性亦可能呈现交叉耐受性特征,即人体对某药产生耐受性后,亦可能表现出对其他化学结构类似或作用机制类似的同类药物敏感性降低。

三、致依赖性药物的分类、特征及依赖性的治疗

(一)致依赖性药物的分类

具有依赖性作用的药物,有的原属于医用药物,有的属社会消遣物质,有的则是实验室合成的活性化合物。为加强对致依赖性药物的国际管制,国际禁毒公约将具有依赖性特性的药物分为麻醉药品和精神药物两大类进行国际管制,它们有时被统称为"精神活性药物";世界卫生组织将尚未列入国际管制的精神活性物质如酒、烟草及挥发性溶剂也纳入依赖性药物范畴,因此,将具有依赖性特性的药物分为三大类。

1.麻醉药品

麻醉药品指连续使用后易产生生理依赖性和精神依赖性,停药后产生戒断症状的药物。

(1)阿片类:包括天然来源的阿片以及其中所含的有效成分,如吗啡、可待因;也包括人工合成或半合成的化合物如海洛因、哌替啶(杜冷丁)、美沙酮、芬太尼等。

(2)可卡因类:包括可卡因碱、盐酸可卡因、古柯叶、古柯糊等。

(3)大麻类:大麻植物中最广泛被滥用的品种是印度大麻,它的制品一般通称大麻。大麻的有效成分是大麻酚,有多种异构体,最主要的是Δ9－四氢大麻酚(Δ9－THC)。

2.精神药物

也称精神药品,指主要作用于中枢神经系统,能使之兴奋或抑制,反复应用能产生精神依赖性的药品。

(1)镇静催眠药和抗焦虑药:如巴比妥类、苯二氮䓬类等。

(2)中枢兴奋剂:如苯丙胺,甲基苯丙胺(去氧麻黄碱,冰毒)等。

(3)致幻剂:如麦角酸二乙胺、麦司卡林、西洛西宾等。

3.其他

烟草、酒精、挥发性有机溶剂。

(二)药物依赖性的主要类型特征与依赖性的治疗

1.阿片类

本类药物如阿片、吗啡、海洛因等具有严重的精神依赖性和生理依赖性,也有严重的耐受性。当前阿片类成瘾的流行性具有如下特点:吸毒人群年轻化,25岁以下青少年占绝大多数,男性高于女性;沿海与边疆地带以滥用海洛因为主,贵州、内蒙古等内陆山区以吸食阿片为主;滥用途径除吸入外,还采取静脉注射,这成为HIV主要传播途径;流行地区犯罪率急剧上升,影响社会安全。

（1）中毒症状：阿片类药物的镇痛作用及致欣快作用，对消除患者的剧烈疼痛作用显著。一般健康人初次应用阿片类药物，可能出现轻度恶心、呕吐等不适感，但重复应用时，其欣快作用使人情绪松弛、忘乎所以。由此，渴求再次用药，渐至滥用产生药物依赖性。其中海洛因是当前全球范围内滥用最为严重的毒品之一。

急性中毒症状表现为中枢神经系统抑制、瞳孔缩小成针尖大小、呼吸抑制三联症，其他如心动过缓、体温降低、低血压休克、肺炎等。

（2）戒断症状：阿片类药物依赖性者一旦停药，即产生明显戒断综合征。一般在停药 18～24h 后出现明显的戒断症状，表现为 3 个方面。①精神状态及行为活动异常，如忧虑，不安、好争吵、开始为困倦，以后转为失眠；②躯体症状，如呼吸困难、关节与肌肉疼痛、肌强直、肌无力、意向震颤、斜视、脱水、体重减轻、发冷、体温升高；③自主神经系统症状，如频频呵欠、大汗淋漓、汗毛竖立、瞳孔散大、流泪、流涕、流涎、食欲缺乏、恶心、呕吐、腹泻、胃肠绞痛、皮肤苍白、心动过速、血压增高、高血糖等。至停药后 36h 左右症状达高峰，此后经 1 周以上时间症状才可能逐渐缓解。

滥用者如保持连续用药，就不会发生上述戒断症状，或在戒断症状发生期间应用适当阿片类药物，上述症状立即消失。滥用者难于忍受戒断症状带来的极端痛苦，这也是迫使滥用者不断滥用毒品的重要因素。

（3）阿片类药物的依赖性治疗：现今应用的戒毒药物大体上可分为作用于阿片受体具特异性特点的替代递减治疗药物；主要作用于肾上腺素受体的非阿片类药物，如可乐定或洛非西定；作用于阿片受体部分激动剂如丁丙诺啡。

美沙酮替代递减疗法：用于各种阿片类成瘾的戒毒治疗。当前国内多采取 2～3 周的治疗方法。通常凡静脉滥用海洛因 1g 以上的成瘾者，美沙酮初始用量为每日 30～40mg，而吸入滥用者可自每日 10～20mg 开始。首次剂量应用后应注意观察戒断症状控制程度，瞳孔变化以及对美沙酮的耐受情况，根,据表现美沙酮可上下调定用量以每日 5～10mg 为宜。一般规定在 1～3 周内逐渐减少乃至停药。多数治疗者采用先快后慢的药物递减幅度，戒断症状控制比较稳定时每日可减少 20% 用量，减到每日 10mg 左右可改为每 1～3 日减少 1mg。因美沙酮与阿片类药物呈部分交叉依赖性，停用美沙酮后，可用苯二氮䓬类即可。

可乐定疗法：可乐定系 α_2 肾上腺素受体激动药，可有效抑制中枢神经系统蓝斑神经元肾上腺素能神经冲动的传递，并抑制节前交感神经活动。阿片类药物依赖性患者，其中枢蓝斑亦受阿片类药物的抑制，一旦停药，蓝斑神经元高度兴奋，自主神经系统功能紊乱，出现恶心、呕吐、肌肉痉挛、流汗、心动过速、血压增高等临床症状。可乐定抑制戒断期间蓝斑电活动，从而有效抑制临床戒断症状。

可乐定用于脱毒治疗的剂量一般高于临床抗高血压剂量。成人可由每次 0.1mg，每日 3 次开始，逐增至 1.5mg/d 以下，以期有效控制戒断症状，而无严重不良反应发生。治疗剂量维持 1 周后，可于 1 周内递减完毕。

丁丙诺啡疗法：平均每日分别给予丁丙诺啡 3mg，4mg 和 6mg，分 3～4 次舌下含服。最大剂量每日不超过 8mg。第 5 日递减剂量，第 7 日停药。

纳洛酮疗法：可阻断阿片受体，短期快速脱毒，但痛苦加剧，一般不用。

2.中枢神经抑制药类

中枢神经抑制药包括巴比妥类、苯二氮䓬类、水合氯醛等。巴比妥类和苯二氮䓬类药物是临床常用镇静催眠药,其中苯二氮䓬类药物的应用尤为广泛,在部分社会人群中已造成滥用。这类药物的滥用多从医疗用药开始,在对其潜在依赖性失去警惕的情况下,长期应用并逐步增量和增加用药次数,即可进入依赖状态。

(1)急性中毒症状:各类药物急性中毒的临床表现相似,包括中枢神经系统抑制,不同程度的呼吸抑制、低血压、低体温、肺水肿等。

巴比妥类中毒特点表现为中枢神经和心血管抑制、不同程度的呼吸抑制、低血压、低体温等。

苯二氮䓬类中毒症状较轻。水合氯醛中毒的唯一特征是对消化道具有腐蚀作用,出现恶心、呕吐等胃炎症状,重者有出血性胃炎。少数患者可有黄疸、蛋白尿、心律失常。甲丙氨酯中毒的特征为持续的低血压,中枢神经系统抑制程度较轻。

(2)戒断症状:苯二氮䓬类药物依赖性表现为滥用者用药后感受欣快和对用药的渴求,于停药后36h左右出现戒断综合征,表现为焦虑、烦躁、头痛、心悸、失眠或多梦、肌肉震颤,甚至惊厥,严重者可能导致死亡。巴比妥类的戒断综合征与此类似,一般于停药后12~24h出现,且症状更为严重。镇静催眠药依赖性者对本类药物的耐受性高,且同类药间交叉耐受性显著。该类药物的严重依赖性者实质处于药物慢性中毒状态,患者思维和记忆力衰退、情绪不稳、语言含糊、躯体活动出现共济失调。

(3)依赖性药物治疗:可以用慢弱效类催眠药或抗焦虑药进行替代治疗。也可用递减法逐渐脱瘾。短效的苯二氮䓬类药物依赖性可用长效地西泮替代递减。

长时作用的苯二氮䓬类可用苯巴比妥替代递减。使用苯巴比妥对各种作用时间的苯二氮䓬类脱毒,安全有效。苯巴比妥的最高用量不超过每日500mg。

3.大麻类

被广为滥用的大麻品种是印度大麻。其制品中的主要活性成分是四氢大麻酚。印度大麻叶、花瓣或将其加入烟叶制成的烟卷也是在人群中造成滥用的重要毒品。

(1)中毒症状:大麻显著影响人的精神活动。一般剂量(相当四氢大麻酚20mg)即可产生欣快感,短程记忆受损,视、听、触或味觉增敏,出现自感时间流逝迟缓的异常时间感,且情绪反常,无端发笑。加大剂量可引发幻觉与妄想患者思维紊乱、焦虑不安。滥用者长期大量应用,进而表现情绪淡漠、表情呆滞、记忆障碍,精神不能集中,思维联想障碍,甚至形成偏执意念。同时伴有心率加快、血压增高等心血管功能的改变。

(2)戒断症状:大麻滥用者对大麻制剂产生耐受性。但戒断症状较轻,一般于停药后10h出现。可表现为情绪烦躁、食欲缺乏、失眠多梦,甚至畏寒震颤,经4~5d可逐渐消除。

(3)依赖性药物治疗:大麻中毒维持时间不长,一般无须处理。如果吸食大麻者焦虑和猜疑严重,甚至发生惊恐反应,则应有陪护,进行解释和安慰,让吸毒者清楚这是吸食大麻的反应,几小时便消失。有时需要置患者于静室,口服或注射地西泮。

4.苯丙胺类

苯丙胺为中枢兴奋剂,能促进去甲肾上腺素能神经末梢释放去甲肾上腺素,兴奋中枢,并且能抑制食欲,故广泛用于减肥,但同时也产生了依赖性。

本药有很强的精神依赖性和耐受性。目前认为中枢多巴胺系统是形成心理依赖的关键因素,其他如 5-HT、Ach、GABA 等也可能参与调整。尽管对兴奋剂是否形成躯体依赖仍有争论,但戒断症状即使少量短期应用也会出现,其表现恰与中毒症状相反。

苯丙胺的作用为精神兴奋、消除疲劳、提高情绪、活动过度、情感冲动、欣快、偏执、妄想、自我约束力下降、幻觉、性欲亢进。

(1)中毒症状:烦躁易怒、不安、话多、头昏头痛、心悸、恶心、呕吐、无力、失眠、震颤、焦虑、幻觉、精神错乱、定向力障碍、惊恐、敌意、易致人身伤害。

(2)戒断症状:抑郁、行动缓慢、刻板动作、疲乏无力、嗜睡或者多梦、饥饿感和再次使用兴奋剂的渴求。甲基苯丙胺是本类中毒性最大的一种,使用 1 次便会产生精神依赖性,久用可致精神失常甚至致中毒性精神病。

5.可卡因

可卡因系古柯树叶中的活性成分,曾作为局部麻醉药用于临床。本品对中枢神经系统有明显兴奋作用。

(1)急性中毒症状:可卡因滥用者在吸食可卡因后,产生欣快感,并觉体力超人。进而出现幻觉、妄想等精神障碍,甚至失去自我控制能力。

本品的精神依赖性潜力强,滥用者渴求用药甚严重。长期大量滥用者亦有生理依赖性,停药后出现轻度戒断综合征,如疲乏思睡、精神抑郁、心动过缓等症状。

(2)依赖性药物治疗:抗抑郁药如地昔帕明、丙咪嗪、氟西汀、安非他酮。拟多巴胺药:溴隐亭、金刚烷胺、培高利特。抗癫痫药如卡马西平。阿片受体拮抗剂如纳曲酮。阿片受体部分激动剂如丁丙诺啡。

6.致幻剂类

致幻剂是一类不影响意识和记忆的情况下改变人的知觉、思维和情感活动的化合物。除下面所列的药物外,很多其他药物,如抗胆碱药物、溴化物可卡因、苯丙胺及类固醇激素等,当达到一定剂量时,都可以引起幻觉和情绪障碍。

麦角酰二乙胺(LSD)口服吸收快,作用持续 10～12h,只用 10μg 就能引起明显的欣快和致幻作用,与脑内升高 5-HT 有关。

中毒症状:瞳孔散大、高热、心率快、血压升高、出汗、寒战、头痛、恶心、呕吐、幻觉、时间失真(时间过得特慢或特快,在时间中漫游)、听、视、触觉失真,产生"感觉互相沟通"现象,如听到了颜色,看见了声音,最后由欣快变为粉身碎骨的恐惧感,本品有严重的精神依赖性,及明显生理依赖性,但有耐受性,且和西洛西宾之间有交叉耐受性。

二甲基色胺:作用与中毒症状似 LSD,产生欣快、幻觉、令人陶醉,有明显耐受性和精神依赖性,无生理依赖性。

苯环己哌啶:1956 年合成,1957 年用作麻醉剂,能抑制中枢神经系统,现已不用。

近 10 年来本品进入毒品领域,使用后产生感觉障碍、痛觉迟钝、兴奋、谵妄、幻觉、自大高傲、觉得自己力大无穷、血压升高、心动过速、反射亢进、瞳孔缩小、精神错乱、定向力障碍,只能坐以待毙,使众多用药者因缺乏定向力而在浅水中溺死,或从大楼窗口摔下,或与慢速行驶的汽车相撞,或在大火中烧死。

7.酒精

酒精的不同浓度水溶液谓之酒。

(1)酒精急性中毒症状:分3期。①兴奋期:当血中酒精浓度达0.05%时,血管扩张、愉快、欣快、语言直爽、情绪不稳。②共济失调期:当血中酒精浓度达0.1%时,平衡失调、动作笨拙、举步不稳、语无伦次、行为失常、甚至出现攻击伤害行为;血中酒精浓度达0.2%时,则可酩酊大醉。③昏迷期:当血中酒精浓度达0.4%时,知觉意识丧失、昏迷不醒;当血中酒精浓度达0.5%时,面色苍白、皮肤湿冷、口唇微紫、脉搏快、呼吸快、瞳孔散大、血压下降,可死于呼吸衰竭。

酒精中毒机制:酒精首先抑制CNS抑制性突触,故先兴奋(使大脑皮质下高级中枢脱抑制),结果随着浓度增加,皮质下兴奋性突触也受到抑制,则出现全面抑制甚至昏迷。

(2)酒精慢性中毒症状:①中枢神经系统症状:失眠、焦虑、肌肉震颤、嗅、视、听幻觉。酒精性柯萨可夫精神病:神经心理障碍、记忆再现障碍、知觉运动障碍、定向力障碍、逆行性遗忘。酒精中毒性痴呆与遗忘症:大脑萎缩,无目的无目标地到某一生疏地点,醒后全然不知,此症称旅行综合征。②对生殖的影响:长期饮酒者均可致男女性腺萎缩,分泌及功能低下,慢性酒精中毒者中80%的男性和25%的女性有性功能障碍。对男性,酒精能使生殖细胞分化障碍,精子精液数量和质量下降,约70%精子发育不全或活力差,头尾形态异常,重者可致睾丸萎缩,出现男性女性化,胡须减少,乳房增大,嗓音变细。在慢性中毒者中,70%~80%为阳痿患者。对女性,绝经提前,性欲减退,月经紊乱,40岁左右停经,孕妇饮酒后,可致胎儿畸形,甚至发生严重"胎儿酒精综合征"。具体表现为出生前后生长缓慢,头围小,身长短;中枢神经功能低下;面部先天畸形。③对消化系统的影响:酒精性肝炎、脂肪肝、肝硬化胃酸分泌减少、胃炎、溃疡、出血。④对心血管系统的影响:兴奋心脏、增加耗氧、诱发高血压、心绞痛和心肌梗死。⑤对骨骼的影响:致骨质疏松,身材变矮。由于钙吸收减少,骨盐溶解及抑制性激素分泌所致。⑥对免疫功能的影响:减少T细胞数,抑制免疫功能。⑦致癌:口腔、咽、食管、喉、肝癌等发病率高。

(3)酒精中毒的治疗:急性酒精中毒后,无特效药对抗。输液利尿意义不大,因经肾排泄很少,可用绿茶水灌肠,静脉注射安钠咖,脱水降颅内压,身体保温,人工呼吸或以呼吸机维持。近有人发现用纳洛酮静脉滴注抢救急性酒精中毒疗效好,方法是0.8mg纳洛酮加入50%葡萄糖20mL中缓慢静脉点滴,每半小时一次,一般经1~4次即可使意识恢复,患者苏醒,但对慢性酒精中毒无效。其机制是在酒精急性中毒时,体内β-内啡肽大量释放,而引起中枢抑制,纳洛酮可阻断阿片受体而解除其抑制。

(4)酒的戒断症状与治疗:酒精具有很强的耐受性、精神依赖性和生理依赖性。

戒断症状:抑郁、焦虑、烦躁、易怒、失眠、妄想、幻觉、震颤、心慌、多汗、胸闷、定向障碍、意识错乱、乏力、记忆力下降、四肢抽搐、自主神经紊乱、虚脱等。

(5)依赖性药物治疗:目前采用厌恶疗法。①戒酒硫(双硫醒、酒畏):本身无作用,可抑制乙醛脱氢酶,故酒后乙醛增加而产生令人极难以忍受而厌恶的多种感觉,如头痛、发热、心悸、脉速、恶心呕吐、眩晕乏力、呼吸困难等,使饮酒者对酒产生厌恶,而达戒酒之目的,本身除抑制乙醛脱氢酶外,尚可抑制多巴胺β-羟化酶而减少多巴胺和去甲肾上腺素合成等,也促进全身不适。②呋喃唑酮(痢特灵)：为单胺氧化酶抑制剂。服后在肠中产生代谢物为 2-羟乙胺,可明显增强机体对酒精敏感性,另外呋喃唑酮可直接抑制乙醛脱氢酶而呈现双硫醒反应。即使少量饮用酒精,也能产生明显的不适:恶心、呕吐、头晕、眼花、心慌、气急等从而产生对酒厌恶感。③甲硝唑:能抑制乙醛脱氢酶,增加乙醛浓度,而呈现双硫醒样反应。④人工冬眠:氯丙嗪50mg,异丙嗪 50mg,哌替啶 100mg 加入 5％葡萄糖液 250mL 中,缓慢静脉点滴。应密切观察患者体温、脉搏、血压、呼吸,保持呼吸道通畅,并应补充血容量,纠正酸中毒。

第二节　药物滥用

一、药物滥用

药物滥用指人们背离医疗、预防和保健目的,间断或不间断地自行过量用药的行为。这种用药具有无节制反复用药的特征,往往导致对用药个人精神和身体的危害,并进而酿成对社会的严重危害。

二、药物滥用的危害

药物滥用及由此造成的药物依赖性对个人、家庭和社会危害深重。如果不采取有效的措施预防和控制,药物滥用及其与之有关的疾病将会很快在全球泛滥成灾,任何国家都处于这种危险之中。

(一)对个人的危害

1.药物滥用者身心健康的严重危害

药物滥用者必然出现所用药物的各类毒性作用。如阿片滥用者常有便秘、恶心、呕吐、甚至呼吸困难等不良反应;而苯丙胺的长期滥用,导致慢性中毒性精神病的发生。一旦药物滥用产生生理依赖性,停药即出现严重戒断综合征,置药物滥用者于极大痛苦与恐怖之中。药物滥用者智力减退、判断能力下降、工作效率降低、责任感丧失、身心健康受到严重摧残。

2.滥用药物过量,常致中毒死亡

药物滥用者急性中毒病死率甚高。造成急性中毒的原因有以下三种。

(1)吸毒者从非法途径所得毒品质量差异甚大,实际用量无法掌握而致过量。

(2)滥用者在一段时间被迫停药后,再度使用高剂量,因耐受性已降低,而产生急性中毒。

(3)药物滥用者常因精神过度抑郁,蓄意过量用药自杀。

药物滥用妇女不仅危害自身健康,在孕期还会累及胎儿。如孕妇吸食阿片类毒品,其胎儿亦会产生依赖性。一旦胎儿娩出,可因严重戒断症状而致死。

3.降低机体免疫力,引发各种感染

药物滥用者免疫功能降低,抵抗力下降,极易并发各种病毒或细菌感染性疾病,如急性或慢性传染性肝炎、局部脓肿、败血症及心内膜炎等,尤易并发结核病和艾滋病。吸毒者通过静脉注射方式滥用药物成为艾滋病传播的重要途径之一。

（二）对社会的危害

药物滥用不仅危害药物依赖性患者个人，而且危害家庭，扰乱治安，严重危及社会的稳定与发展。

1.药物滥用破坏家庭正常生活

药物依赖性患者丧失对家庭的责任感，对亲人和子女漠不关心，造成夫妻情感破裂，家庭气氛紧张。为购买毒品大肆挥霍钱财，严重破坏家庭的正常生活，家庭暴力时有发生，甚至酿成家破人亡、妻离子散的人间悲剧。

家庭失和或道德格调低下的家庭模式或夫妻离婚会严重影响子女心理健康的发展与成长。生活在这类家庭中的未成年子女，出现异常行为或精神病的概率较高。他们学习成绩下降，升学率和就业率均低于出身于普通家庭中的子女。

2.药物滥用促发犯罪行为

药物滥用者，惯用诈骗、抢劫甚至卖淫等犯罪手段获取钱财或毒品。不法分子为进行贩运和走私毒品，往往结成犯罪团伙，进行非法活动，严重危害社会治安。此外，药物依赖性患者包括一些急慢性酒精中毒患者，常因意识恍惚、丧失警觉、失去机械操作敏捷性，导致各类交通事故，造成过失性犯罪。可见，药物滥用与犯罪行为是紧密相连的社会丑行。

3.药物滥用耗竭社会经济、阻碍社会发展

药物滥用一旦成为群体现象，将直接消耗巨额毒资，并严重破坏社会生产力。同时社会为打击制造、贩卖毒品的犯罪行为，开展禁毒戒毒工作，必然耗费大量人力、物力和财力。更有甚者，吸毒造成社会风尚败坏、伦理道德丧失，势必严重阻碍人类社会的进步与发展。

第三节 常见的致依赖性

不同类别的致依赖性药物所产生的药物依赖性各具不同特征。对目前滥用最广的致依赖性药物的依赖性特征作如下归纳，以利于临床诊断和治疗。

一、阿片类

（一）作用和戒断症状

阿片类药物的药理作用主要有镇痛、镇静、镇咳、抑制呼吸和对情绪的影响等。阿片类药物依赖性患者一旦停药，即产生明显戒断综合征。一般在停药8～16h后即出现不安、哈欠、流涕、流泪、出汗、恶心、食欲缺乏、难以入眠，呈现自主神经系统功能亢奋等症状。停药24h左右症状加重、瞳孔扩大、自感发冷发热，并出现呕吐腹泻，四肢、躯体与腹部疼痛，甚至肌肉抽搐、蜷缩成团，呈极度痛苦状态。停药后36h左右症状达高峰，此后经1周以上时间症状才可能逐渐缓解。继而呈现血压体温略降、心率减慢、瞳孔略大、失眠、焦虑、关节肌肉疼痛等戒断症状。此类症状可持续至停药后半年以上，常是导致戒毒后复吸毒品的重要原因。

（二）对机体的损害

阿片类致依赖性药物对机体的损害较为严重，包括以下内容。

(1)可引起呼吸抑制、便秘、恶心、呕吐等一般不良反应。

(2)由于对免疫系统和内分泌功能的不良影响,导致吸毒者体质下降、消瘦,对外伤、手术和感染等应激状态的抵抗力降低,性欲、性交能力和生育能力均降低。

(3)因可引起胰腺管和胆管痉挛,有时可造成胰腺炎和胆管梗阻。

(4)海洛因可引起肺部积液(非心源性肺水肿)和海洛因肾病,可能由于异常免疫反应所致。

(5)由于使用不洁注射器引起各种感染,包括病毒性肝炎、局部脓肿、败血症和急慢性心内膜炎等。共用不洁注射器和针头,导致艾滋病(获得性免疫缺陷综合征,AIDS)、病毒性肝炎等传播。

(6)急性中毒表现为中枢神经系统抑制、瞳孔缩小成针尖大小、呼吸抑制三联症。

二、中枢神经抑制药类

中枢神经抑制药包括巴比妥类、苯二氮䓬类及水合氯醛等。

(一)作用和戒断症状

中等用量的巴比妥类药物可以缩短或抑制快动眼睡眠时相,减少梦境和做梦时的生动性,但减少用量时快动眼睡眠时相会反跳性延长,伴有多梦,导致睡眠障碍,容易产生药物依赖。因为本类药物是肝药酶的诱导剂,能加速这些药物本身的转化和降解,故易形成药物耐受性。巴比妥类依赖性的特点是躯体依赖性、精神依赖性均较严重。苯二氮䓬类药物依赖性的特点是躯体依赖性、精神依赖性均较巴比妥类弱,药物耐受性形成较缓慢。两类药物突然停药可出现类似的戒断症状,表现为震颤、兴奋、焦虑、头昏、厌食、恶心、呕吐、失眠、幻觉、低血压等。轻者以震颤和兴奋开始,重者可立即出现惊厥发作。多有脑电图异常。短效的巴比妥类和苯二氮䓬类药物,在停药后 2~3d 内即可出现戒断症状,而长效的巴比妥类药物的戒断症状出现较迟缓。

(二)对机体的损害

巴比妥类对机体的损害主要表现为营养状况差、性格异常、智能障碍较明显。此外,这类药物有肝毒性,故常伴有药物中毒性肝炎。智能障碍主要表现为大脑皮层抑制,包括思考困难、反应迟钝,不能进行简单计算等。小脑功能障碍主要表现眼球震颤、运动失调、步态蹒跚、肢端颤抖等。苯二氮䓬类药物对机体的损害较巴比妥类药物轻。急性中毒也是滥用镇静催眠药的主要危害之一。

三、大麻类

被广为滥用的大麻品种是印度大麻,其粗制品为大麻浸膏。印度大麻的活性成分为大麻酚,其主要成分是四氢大麻酚(THC)。印度大麻叶、花瓣或将其加入烟叶制成的烟卷也是在人群中造成滥用的重要毒品。

(一)作用和戒断症状

大麻是一种独特的精神活性药物。对中枢神经系统的作用有两重性,小剂量时,既有兴奋作用,又有抑制作用;大剂量时,则以抑制作用为主。大麻依赖性特点是躯体依赖性、精神依赖性均较弱,戒断反应也比较轻。大麻对情绪的影响主要为一种幸福感或欣快感,自觉精神松弛、内心宁静、诙谐、对人友好。在宁静的情绪中,听觉增强,如对音乐的鉴赏力增强;对颜色的感觉也很生动、深刻；触觉、味觉及嗅觉均可相应地增强；也有时感到时间过得特别缓慢。大量长期滥用者有人格解体体验，如幻觉、妄想、谵妄、恐惧、极端焦虑、好斗等精神病样症状。中断用药后，出现的戒断症状较轻，出现烦躁、焦虑、抑郁、失眠、噩梦、震颤、出汗、厌食等。一般在停药 10h 左右出现，维持 4～5d。

(二)对机体的损害

大麻能引起脑退行性变化，部分长期滥用者外观变得呆板、不修边幅等，可有人格异常。此外，注意力、记忆力、计算和判断力都有不同程度的降低。其对心血管系统、呼吸系统、免疫系统、生殖系统也产生影响。如心率加快、直立性低血压、肺功能减退抑制胎儿发育、致畸、致癌、致突变、影响核酸和蛋白质合成、抑制免疫功能。另一成分大麻二酚可抑制肝微粒体酶，使在肝内代谢的药物作用增强。

四、苯丙胺类兴奋药

常被滥用的苯丙胺类有苯丙胺(安非他命)、3,4-亚甲基二氧基甲基苯丙胺(俗称摇头丸)、麻黄碱、脱氧麻黄碱(甲基苯丙胺，俗称冰毒)等。3,4-亚甲基二氧基甲基苯丙胺、脱氧麻黄碱的中枢神经兴奋作用是所有被滥用药物中最强的，药物依赖性最严重。

(一)作用和戒断症状

苯丙胺类为一种中枢兴奋药，曾应用于发作性睡病；亦有抑制食欲作用，故亦曾用于治疗肥胖症，因其不良反应严重，苯丙胺已禁用于治疗肥胖症。苯丙胺类药物的滥用可引起中毒性精神病，表现为幻觉、妄想、焦虑、行为呆板等症状，类似精神分裂症。滥用者精神依赖性严重，且有一定生理依赖性，停药后可表现全身乏力、精神萎靡、忧郁过量饮食以及持久性睡眠等症状。

(二)对机体的损害

滥用苯丙胺类药物对机体最常见的损害是引起精神病，表现与偏执型精神分裂症相似。主要表现为在意识清晰的状态下出现幻听或幻视、妄想、活动亢进、易激惹、焦虑等，伴有注意力和记忆损害。精神病可在长期用药中逐渐出现，也可在一次静脉注射后发生。停药 2～3d 后幻觉消失，妄想可持续较长时间。急性中毒可导致惊厥、昏迷和心律失常而死亡。由于厌食和慢性消耗，可导致严重的营养不良。

五、可卡因

可卡因是古柯树叶中的有效成分，曾作为第一个局部麻醉药应用于临床，因其毒性太大，目前已被淘汰。可卡因直接加热容易被破坏，不能用于抽吸。可卡因的滥用方式主要是鼻吸、性器官和直肠用药。

(一)作用和戒断症状

可卡因为中枢神经系统兴奋剂，与苯丙胺的药理作用类似，具有中枢神经系统兴奋、心血管系统毒性、局部麻醉、食欲抑制及血管收缩作用。小剂量可卡因引起愉快感、警觉度或警觉水平提高、精力旺盛不知疲倦、包括听、视和触觉在内的各种感官的灵敏度显著提高、自信心增强、丧失食欲和睡眠需要减少。此外，可卡因还可引起收缩压和舒张压增高，心率减慢。大剂量时，愉快感代之以抑郁情绪与欣快感相混杂，过分自信，情感强烈且不稳定，易出现冲动行为，伴有思维速度加快，语言过多，谈话内容不适当，出现无目的刻板动作甚至幻视、幻听、幻触、恐惧、妄想等偏执狂精神分裂症为特征的精神病样表现。可卡因的精神依赖性潜力强,滥用者渴求用药甚严重。长期大量滥用者亦有躯体依赖性。停药后出现轻度的戒断综合征,如疲乏思睡、精神抑郁、心动过缓等症状。

(二)对机体的损害

长期滥用可卡因可引起多系统损害,患者常常出现多种躯体和精神障碍。

(1)神经系统出现以偏执狂精神分裂症为特征的可卡因精神病,酷似苯丙胺精神病,亦可诱发癫痫发作,部分滥用者感到有昆虫在皮肤上爬行,常抓伤皮肤或自残。

(2)心血管系统发生病理改变,容易出现心功能衰竭、心律失常而死亡或引起冠状动脉痉挛导致心肌梗死,血压突然升高可引起脑血管意外。

(3)呼吸系统可引起肺炎、肺水肿、肺泡出血、鼻中隔穿孔等,或引起呼吸抑制而死亡。

(4)性功能障碍,开始应用可卡因时,性兴奋增强,但性兴奋作用很快发生耐受性,长期滥用可出现各种性功能障碍,持续时间长,在停用可卡因后仍继续存在。

(5)妊娠期间滥用可卡因可造成胎盘损伤和胎盘早剥,引起胎儿死亡和新生儿发育异常、新生儿死亡,可卡因比海洛因更易引起自发性流产,可卡因可分泌至乳汁,新生儿因吸吮母乳而出现可卡因中毒症状,主要表现为血压增高、出汗等。

(6)急慢性心内膜炎等各种感染。

六、致幻剂

致幻剂是能改变人的知觉、思维和情感活动,并能引起与某些精神病相似的精神异常的一类化合物。常见的药物有麦角衍生物如麦角酸二乙酰胺;吲哚烷胺类如西洛西宾;苯烷胺类如麦司卡林;其他类如苯环利啶,其中以麦角酸二乙酰胺和苯环利啶最具代表性。这些药物作用机制尚未完全阐明。滥用方式有口服、闻吸、抽吸、静脉注射或肌内注射。

(一)作用和戒断症状

致幻剂的药效反应主要表现在感知觉障碍和情绪的改变,与苯丙胺类药物相似。戒断症状表现为焦虑、抑郁情绪,记忆损害、非真实感和人格解体等类似精神分裂症样表现,症状持续时间较长。

(二)对机体的损害

其与兴奋剂类似,易导致中毒性精神病。过量中毒可导致高血压、抽搐和心律失常。死亡的原因主要是心律失常、抽搐和脑血管意外。酸化尿液可加速苯环利啶的排泄。

七、氯胺酮

氯胺酮,俗称K粉,属于静脉麻醉药,临床上用作手术麻醉剂或麻醉诱导剂。吸食方式为鼻吸或溶于饮料内饮用。

(一)作用和戒断症状

氯胺酮具有催眠、镇痛及令人产生幻觉的作用,有一定精神依赖性潜力。滥用的基础是幻觉,有些梦境或幻觉是"愉悦性"的,滥用者会感受到温和而幻彩的"世界",令人产生"幸福感"。有些则是不愉快的痛苦梦境。

(二)对机体的损害

氯胺酮能兴奋心血管系统,慢性中毒可造成记忆缺失、认知功能损害和精神病,吸食过量可致死。

八、挥发性有机溶剂

挥发性有机溶剂有很多种类。常见的醇类滥用溶剂有甲醇和异丙醇,各种溶剂、染料和树脂内大都含有甲醇。汽油中含有多种烃类化合物,包括脂肪族烃类、芳香族烃类等。芳香族烃类溶剂主要有苯和甲苯、二甲苯。塑料、染料、油漆等都含有苯。亚硝酸类主要是亚硝酸异戊酯。萘的滥用也较常见。挥发性有机溶剂滥用方式多为鼻嗅或口吸。

(一)作用和戒断症状

大多数溶剂起效快,持续时间较短。首先出现欣快感,兴奋话多,同时可伴有幻视、幻听、恶心、呕吐、头痛。随后出现言语不清、共济失调、眩晕。上述感觉一般持续 20～50min,然后进入昏睡状态。大量滥用者可进入中枢抑制期,最终因呼吸、心脏抑制而死亡。戒断症状可在撤药后 6h 左右出现,表现为细微的静止性震颤、易激惹、焦虑和失眠,部分病例出现抽搐。

(二)对机体的损害

长期滥用者出现慢性中毒,表现有头痛、头晕、乏力、失眠多梦、记忆力减退、心肌受损、肝细胞变性和坏死、肾损害等。此外,甲醇可导致视网膜水肿,视物模糊甚至导致失明,亦可导致男性不育症;吸入大量含铅汽油可致肺出血、肺炎、支气管炎和铅中毒;苯可导致造血功能损害,出现白血病、再生障碍性贫血和血小板减少症;萘急性中毒表现有恶心、呕吐、头痛和溶血性贫血等;亚硝酸异戊酯可致眩晕、昏厥、低血压、心动过速、抽搐等,严重时出现高铁血红蛋白症,临床表现为发绀和呼吸急促等。

第四节　戒毒治疗

致依赖性药物导致精神依赖性的主要原因是其正性强化效应,能改善人的情绪,使用这些物质后,用药主体往往会产生一种无法用语言表述的欣快感,正是这种良性诱导强制使用者不间断地去追求使用药物。致依赖性药物也具有负性强化效应。即停药后出现的戒断症状。因此治疗致依赖性药物的依赖性必须从避免或减轻戒断综合征和尽快消除心理渴求两方面考虑。

以海洛因医学干预为例。治疗一般包括脱毒(消除负性强化作用)、防复发(消除正性强化作用)和回归社会三个有机联系的过程。回归社会需要全社会的共同关心,主要依赖于社会群体监督治疗,因此属于广泛意义上的治疗过程。国内外目前的治疗主要集中在脱毒和防复发两个阶段。脱毒的主要目的是缓解药物滥用者因停药所致的戒断症状,因此脱毒药主要针对的是躯体依赖性,同时还需同时配合心理康复治疗。脱毒的治疗方法很多,包括替代治疗、非替代治疗和对症治疗等。防复发的主要目的是防止药物滥用者在停用毒品后对此类毒物的记忆性欣快效应而主动再次使用该类物质,主要与致依赖性药物所致的精神依赖性有关。

现有的治疗措施包括:阿片受体阻断药、脱毒期过后为防止患者复发并重新回归社会针对性地采取的药物治疗,认知行为治疗,复吸预防,家庭、群体及社会治疗。

一、脱毒期治疗药

临床大量研究表明,阿片类药物躯体依赖性有明显的自限性。在不用任何药物治疗的情况下,停用阿片类药物 7～10d,躯体依赖性就会自然消失。但在这 7～10d 内机体将经历无法忍受的痛苦。脱毒是指经过一定的治疗手段缓解由于停用阿片类药物所带来的戒断综合征和稽延症状,从而减弱此类药物的负性强化作用,防止突然停药所带来的不良生理和心理反应,使患者在安全舒适的状态下顺利摆脱对毒品的躯体依赖性。

脱毒期治疗的疗效评价主要以患者在治疗过程中的主观感觉和客观评价指标为依据,多采用国内外公认的一些自评和临床评价量表,如海洛因稽延性戒断症状评价量表、汉密尔顿抑郁量表、阿片类药物依赖戒断症状自评量表等,从主观和客观两方面可以评价戒毒治疗的效果。

(一)替代治疗

替代治疗主要是用长效阿片受体激动药或阿片受体部分激动药来代替阿片受体的强激动药,以减轻戒断症状,使患者很好地度过停药期,然后逐渐减少替代药物,直至最后停用。这样既能解除机体对毒品的躯体依赖性,又不至于使机体对脱毒治疗的阿片类药物产生新的依赖性。临床最常用的替代药是美沙酮、丁丙诺啡。

(二)非替代治疗

非替代治疗主要是用一些非阿片类药物来对抗戒断综合征的治疗方法。研究过程中发现许多非阿片类药物如 α_2 肾上腺素受体激动药、NOS 抑制剂、NMDA 受体阻断药,虽不与阿片受体产生直接的相互作用,但能抑制阿片激动药所致的躯体依赖性。目前应用最广泛的是 α_2 肾上腺素受体激动药可乐定,该药能通过抑制蓝斑和中枢神经交感神经元活动,从而达到控制阿片戒断期自主神经功能紊乱和情绪反应。

(三)对症治疗

对症治疗针对脱毒期的戒断综合征和稽延性戒断症状,适当地进行对症辅助治疗,可以缓解患者的不适感,增强脱毒药的治疗效果。例如中草药对戒断后前三天的戒断症状治疗作用较差,但可促进机体康复、促进食欲。针对治疗也能起到一定的作用。镇静催眠药如地西泮和莨菪碱等药物,在临床上应用也较为广泛。

二、防复发治疗药

经脱毒治疗后,由于精神依赖性并未得到纠正,患者在心理上极度渴求再次用药,加之稽延性戒断症状的存在和周围吸毒环境的干扰,复发率极高,彻底脱毒治疗后半年内复发率可达 95%。因此如何预防复发是戒毒工作中最大的困难。当前国内外的防复发模式有三种,其一是阿片受体阻断药纳曲酮;其二是美沙酮终身替代;其三是以康复治疗为目的的社区治疗模式。根据临床治疗后的跟踪观察和流行病学调查,可以评价某种方法在防复发治疗中的实际效果,因此目前评价防复发药物治疗效果的主要依据是治疗一定时间以后的复发率。

第五章　神经系统药物

第一节　抗癫痫药

一、苯妥英钠

(一)其他名称

大仑丁。

(二)药理作用

本品为抗癫痫药、抗心律失常药。治疗剂量不引起镇静催眠作用。

(1)动物实验证明,本品对超强电休克、惊厥的强直相有选择性对抗作用,而对阵挛相无效或反而加剧,故其对癫痫大发作有良效,而对失神性发作无效。其抗癫痫作用机制尚未阐明,一般认为,增加细胞钠离子外流,减少钠离子内流,而使神经细胞膜稳定,提高兴奋阈,减少病灶高频放电的扩散。

(2)本品缩短动作电位间期及有效不应期,还可抑制钙离子内流,降低心肌自律性,抑制交感中枢,对心房、心室的异位节律点有抑制作用,提高房颤与室颤阈值。

(3)可稳定细胞膜及降低突触传递,具有抗神经痛及骨骼肌松弛作用。

(4)本品可抑制皮肤成纤维细胞合成或分泌胶原酶。还可加速维生素 D 代谢。可引起淋巴结肿大,有抗叶酸作用,对造血系统有抑制作用。可引起过敏反应,有酶诱导作用,静脉用药可扩张周围血管。

(三)适应证

(1)用于治疗全身强直-阵挛性发作、复杂部分性发作(精神运动性发作、颞叶癫痫)、单纯部分性发作(局限性发作)和癫痫持续状态。

(2)用于治疗三叉神经痛,隐性营养不良性大疱性表皮松解,发作性舞蹈手足徐动症,发作性控制障碍(包括发怒、焦虑和失眠的兴奋过度等的行为障碍疾患),肌强直症及三环类抗抑郁药过量时心脏传导障碍等。

(3)用于洋地黄中毒所致的室性及室上性心律失常。对其他各种原因引起的心律失常疗效较差。

(四)用法用量

1.片剂

(1)抗癫痫:成人常用量:开始时每次 100mg,每日 2 次,1～3 周内增加至每次 250～300mg,分 3 次口服。极量:一次 300mg,每日 500mg。由于个体差异及饱和药动学特点,用药需个体化。应用达到控制发作和血药浓度达稳态后,可改用长效(控释)制剂,一次顿服。小儿常用量:开始每日 5mg/kg,分 2～3 次服用,按需调整,以每日不超过 250mg 为度。维持量为

4～8mg/kg 或 250mg/m²，分 2～3 次服用。

（2）抗心律失常：成人常用量：100～300mg，一次或分 2～3 次服用，或第 1 日 10～15mg/kg，第 2～4 日 7.5～10mg/kg，维持量 2～6mg/kg。小儿常用量：开始 5mg/kg，分 2～3 次口服，根据病情调整，每日量不超过 300mg，维持量 4～8mg/kg，或 250mg/m²，分 2～3 次口服。

（3）胶原酶合成抑制：成人开始每日 2～3mg/kg，分 2 次服用，在 2～3 周内，增加到患者能够耐受的用量，血药浓度至少达 8μg/mL，一般每日 100～300mg。

2.注射剂

加入 5％葡萄糖注射液 20～40mL 缓慢静脉注射。

（1）抗惊厥：成人常用量：150～250mg，每分钟不超过 50mg，必要时 0.5 h 后可再次静脉注射 100～150mg，一日总量不超过 500mg。小儿常用量：静脉注射 5mg/kg 或 250mg/m²，一次或分 2 次注射。

（2）抗心律失常：成人常用量：为终止心律失常以 100mg 缓慢静脉注射 2～3min，根据需要每 10～15min 重复一次至心律失常终止，或出现不良反应为止，总量不超过 500mg。

（五）不良反应

（1）常见齿龈增生，儿童发生率高，应加强口腔卫生和按摩齿龈。

（2）长期服用后或血药浓度达 30μg/mL 可能引起恶心、呕吐甚至胃炎，饭后服用可减轻。

（3）神经系统不良反应与剂量相关，常见眩晕、头痛，严重时可引起眼球震颤、共济失调、语言不清和意识模糊，调整剂量或停药可消失。较少见的神经系统不良反应有头晕、失眠、一过性神经质、颤搐、舞蹈症、肌张力不全、震颤、扑翼样震颤等。

（4）可影响造血系统，致粒细胞和血小板减少，罕见再障；常见巨幼红细胞性贫血，可用叶酸加维生素 B₁₂ 防治。

（5）可引起过敏反应，常见皮疹伴发热，罕见严重皮肤反应，如剥脱性皮炎、多形性红斑、系统性红斑狼疮和致死性肝坏死、淋巴系统霍奇金病等。一旦出现症状立即停药并采取相应措施。

（6）小儿长期服用可加速维生素 D 代谢，造成软骨病或骨质异常。

（7）孕妇服用偶致畸胎。

（8）可抑制抗利尿激素和胰岛素分泌使血糖升高。

（9）有致癌的报道。

（六）禁忌

（1）对乙内酰脲类药有过敏史者禁用。

（2）阿-斯综合征、Ⅱ～Ⅲ度房室传导阻滞、窦房结阻滞、窦性心动过缓等心功能损害者禁用。

（七）注意事项

（1）对乙内酰脲类中一种药过敏者，对本品也可能过敏。

（2）有酶诱导作用，可对某些诊断产生干扰，如地塞米松试验、甲状腺功能试验，使血清碱性磷酸酶、丙氨酸氨基转移酶、血糖浓度升高。

（3）用药期间需检查血常规、肝功能、血钙、口腔、脑电图、甲状腺功能，并经常检测血药浓度,防止毒性反应。妊娠期每月测定一次、产后每周测定一次血药浓度以确定是否需要调整剂量。

(4)下列情况应慎用:嗜酒,使本品的血药浓度降低;贫血,增加严重感染的危险性;心血管病(尤其老人);糖尿病,可能升高血糖;肝肾功能损害,改变本药的代谢和排泄;甲状腺功能异常者。

(5)本品能通过胎盘,可能致畸,但有认为癫痫发作控制不住致畸的危险性大于用药的危险性,应权衡利弊。凡用本品能控制发作的患者,孕期应继续服用,并保持有效血浓,分娩后再重新调整。产前1个月应补充维生素K,产后立即给新生儿注射维生素K减少出血危险。FDA对本药的妊娠安全性分级为D级。本品可分泌入乳汁,一般主张服用苯妥英的母亲避免母乳喂养。

(6)小儿由于分布容积与消除半衰期随年龄而变化,因此应经常做血药浓度测定。新生儿或婴儿期对本品的药动学较特殊,临床对中毒症状评定有困难,一般不首先采用。学龄前儿童肝脏代谢强,需多次监测血药浓度以决定用药次数和用量。

(7)老年人应用本品时须慎重,用量应偏低,并经常监测血药浓度。

(八)药物相互作用

(1)长期应用对乙酰氨基酚患者应用本品可增加肝脏中毒的危险,并且疗效降低。

(2)与皮质激素、洋地黄类(包括地高辛)、口服避孕药、环孢素、雌激素、左旋多巴、奎尼丁、土霉素或三环类抗抑郁药合用时,可降低这些药物的效应。

(3)长期饮酒可降低本品的浓度和疗效,但服药同时大量饮酒可增加血药浓度;与氯霉素、异烟肼、保泰松、磺胺类合用可能降低本品代谢,使血药浓度增加,增加本品的毒性;与抗凝剂合用,开始增加抗凝效应,持续应用则降低。

(4)与含镁、铝药物或碳酸钙等合用时可能降低本品的生物利用度,两者应相隔2～3 h服用。

(5)与降糖药或胰岛素合用时,因本品可使血糖升高,需调整后两者用量。

(6)原则上用多巴胺的患者,不宜用本品。

(7)本品与利多卡因或普萘洛尔合用,可能加强心脏的抑制作用。

(8)虽然本品消耗体内叶酸,但增加叶酸反可降低本品浓度和作用。

(9)苯巴比妥或扑米酮对本品的影响变化很大,应经常监测血药浓度;与丙戊酸类合用有蛋白结合竞争作用,应经常监测血药浓度,调整本品用量。

(10)与卡马西平合用,后者血药浓度降低。如合并用大量抗精神病药或三环类抗抑郁药可能使癫痫发作,需调整本品用量。

(九)规格

片剂:50mg;100mg。注射剂:100mg;250mg。

二、卡马西平

(一)其他名称

痛惊宁、酰胺咪嗪。

(二)药理作用

本品为抗惊厥药和抗癫痫药。卡马西平的药理作用表现为抗惊厥、抗癫痫、抗神经性疼痛、抗躁狂-抑郁症、改善某些精神疾病的症状、抗中枢性尿崩症,产生这些作用的机制可能分别为:①阻滞各种可兴奋细胞膜的钠离子通道,故能明显抑制异常高频放电的发生和扩散。②抑制 T 型钙通道。③增强中枢的去甲肾上腺素能神经的活性。④促进抗利尿激素(ADH)的分泌或提高效应器对 ADH 的敏感性。

(三)适应证

1.癫痫

①部分性发作:复杂部分性发作、简单部分性发作和继发性全身发作。②全身性发作:强直、阵挛、强直-阵挛发作。

2.抗神经性疼痛

用于三叉神经痛和舌咽神经痛发作,亦用作三叉神经痛缓解后的长期预防性用药。也可用于脊髓痨和多发性硬化、糖尿病性周围神经痛、幻肢痛和外伤后神经痛以及疱疹后神经痛。

3.预防或治疗躁狂-抑郁症

对锂剂、抗精神病药、抗抑郁药无效的或不能耐受的躁狂-抑郁症,可单用或与锂盐和其他抗抑郁药合用。

4.中枢性部分性尿崩症

可单用或氯磺丙脲或氯贝丁酯等合用。

(四)用法用量

1.成人

(1)抗惊厥:初始剂量每次 0.1～0.2g,每日 1～2 次,逐渐增加剂量直至最佳疗效。

(2)镇痛:开始一次 0.1g,一日 2 次;第 2 日后每隔一日增加 0.1～0.2g,直到疼痛缓解,维持量每日 0.4～0.8g,分次服用。每日不超过 1.2g。

(3)尿崩症:单用时每日 0.3～0.6g,如与其他抗利尿药合用,每日 0.2～0.4g,分 3 次服用。

(4)抗躁狂或抗精神病:开始每日 0.2～0.4g,逐渐增加至最大量 1.6g,分 3～4 次服用。

2.小儿

(1)6 岁以前:开始每日按体重 5mg/kg,每 5～7 日增加一次用量,达每日 10mg/kg,必要时增至 20mg/kg,维持血药浓度 8～12μg/kg。

(2)6～12 岁儿童:第 1 日 0.1g,服 2 次,隔周增加 0.1g,直至出现疗效;维持量调整到最小有效量,一般为每日 0.4～0.8g,不超过 1g,分 3～4 次服用。

(五)不良反应

(1)神经系统常见的不良反应有头晕、共济失调、嗜睡和疲劳。

(2)因刺激抗利尿激素分泌可引起水潴留和低钠血症(或水中毒),发生率为 10%～15%。

(3)较少见的不良反应有 Stevens-Johnson 综合征或中毒性表皮坏死松解症、皮疹、荨麻疹、瘙痒、儿童行为障碍、严重腹泻、红斑狼疮样综合征(荨麻疹、瘙痒、皮疹、发热、咽喉痛、骨或关节痛、乏力)。

(4)罕见的不良反应有腺体病,心律失常或房室传导阻滞(老年人尤其注意),骨髓抑制,中枢神经系统中毒(语言困难、精神不安、耳鸣、震颤、幻视),过敏性肝炎,低钙血症,直接影响骨代谢导致骨质疏松,肾脏中毒,周围神经炎,急性尿紫质病,栓塞性脉管炎,过敏性肺炎,急性间歇性卟啉病,甲状腺功能减退。曾有一例合并无菌性脑膜炎的肌阵挛性癫痫患者,接受本品治疗后引起脑膜炎复发。偶见粒细胞减少,可逆性血小板减少,再障,中毒性肝炎。

(六)禁忌

(1)已知对卡马西平相关结构药物(如三环类抗抑郁药)过敏者禁用。

(2)有房室传导阻滞、血清铁严重异常、骨髓抑制、严重肝功能不全等病史者禁用。

(七)注意事项

(1)与三环类抗抑郁药有交叉过敏反应。

(2)下列情况应慎用:乙醇中毒,心脏损害,冠心病,糖尿病,青光眼,对其他药物有血液反应史者(易诱发骨髓抑制),肝病,抗利尿激素分泌异常或其他内分泌紊乱,尿潴留,肾病。

(3)一般疼痛不宜用本品。

(4)糖尿病患者可能引起尿糖增加,应注意。

(5)癫痫患者不能突然撤药。

(6)已用其他抗癫痫药的患者,本品用量应逐渐递增,避免自身诱导所致血药浓度下降。

(7)下列情况应停药:肝中毒或骨髓抑制症状出现,心血管系统不良反应或皮疹出现。

(8)用于特异性疼痛综合征止痛时,如果疼痛完全缓解,应逐渐减量至停药。

(9)饭后服用可减少胃肠反应,漏服时应尽快补服,不可一次服双倍量,可一日内分次补足。

(10)用药期间注意检查:全血细胞(包括血小板、网织红细胞及血清铁,应经常复查达2~3年),尿常规,肝功能,眼科情况,卡马西平血药浓度测定。

(11)本品能通过胎盘,是否致畸尚不清楚,妊娠早期需慎用。FDA对本药安全性分级为D级。本品能分泌入乳汁,约为血药浓度的60%,哺乳期妇女不宜应用。

(12)老年患者对本品敏感者多,常可引起认知功能障碍、激越、不安、焦虑、精神错乱、房室传导阻滞或心动过缓,也可引起再障。

(八)药物相互作用

(1)与对乙酰氨基酚合用,尤其是单次超量或长期大量应用,肝脏中毒的危险性增加,有可能使后者疗效降低。

(2)与香豆素类抗凝药合用,由于本品的肝酶的正诱导作用,使抗凝药的血浓度降低,半衰期缩短,抗凝效应减弱,应测定凝血酶原时间而调整药量。

(3)与碳酸酐酶抑制药合用,骨质疏松的危险增加。

(4)由于本品的肝酶诱导作用,与氯磺丙脲、氯贝丁酯、去氨加压素、赖氨加压素、垂体后叶素、加压素等合用,可加强抗利尿作用,合用的各药都需减量。

(5)与含雌激素的避孕药、环孢素、洋地黄类(可能地高辛除外)、雌激素、左甲状腺素及奎尼丁合用时,由于卡马西平对肝药酶的诱导,这些药的效应都会降低,用量应做调整。与口服避孕药合用可能出现阴道大出血。

(6)与多西环素合用,后者的血药浓度可能降低,必要时需要调整用量。

（7）红霉素与醋竹桃霉素以及右丙氧芬可抑制卡马西平的代谢,引起后者血药浓度的升高,出现毒性反应。

（8）氟哌啶醇、洛沙平、马普替林、噻吨类或三环类抗抑郁药可增强卡马西平的代谢,引起后者血药浓度升高,出现毒性反应。

（9）锂盐可以降低卡马西平的抗利尿作用。

（10）卡马西平（与三环类抗抑郁药结构相似）与单胺氧化酶（MAO）抑制药合用,可引起高热或（和）高血压危象、严重惊厥甚至死亡,两药应用至少要间隔 14 d。当卡马西平用作抗惊厥剂时,MAO 抑制药可以改变癫痫发作的类型。若临床情况允许可停服单胺氧化酶抑制剂。

（11）卡马西平可以降低诺米芬辛的吸收并加快其消除。

（12）苯巴比妥和苯妥英可加速卡马西平的代谢,可将卡马西平的 $t_{1/2}$ 降至 9～10 h。

（九）规格

片剂:0.1g;0.2g。

三、奥卡西平

（一）其他名称

氧痛惊宁。

（二）药理作用

卡马西平 10－酮基结构类似物,为新型抗癫痫药。本品主要通过其活性代谢产物 10－单羟基代谢物（MHD）发挥作用。本品和 MHD 能阻滞电压敏感性钠通道,稳定过渡兴奋性神经细胞膜,抑制神经元重复放电,减少突触冲动传递,这些作用对防止癫痫发作在整个大脑的扩散非常重要。另外,本品可增加钾通道传导性和调节高电位激活钙通道,这有助于抑制癫痫发作。本品及其活性成分 MHD 可防止啮齿类动物电诱导的强直-阵挛发作,对化学诱导的肌阵挛发作也有一定的保护作用,还可消除或减少 Rhesus 猴难治性癫痫发生率。

（三）适应证

本品适用于成年人和 5 岁以及 5 岁以上儿童患者的癫痫原发性全面强直-阵挛发作和部分性发作伴有或不伴有继发性全面性发作。

（四）用法用量

本品可单独或与其他抗癫痫药联合使用。应从临床有效剂量开始用药,一天内分 2 次给药。根据患者的临床反应增加剂量。如果本品与其他抗癫痫药联合使用,由于患者总体的抗癫痫药物剂量的增加,需要减少其他抗癫痫药的剂量或（和）更加缓慢地增加本品的剂量。本品可以空腹或与食物一起服用。

1.成人

（1）单独治疗:起始剂量每日 600mg,分 2 次给药。为了获得理想的效果,可以每隔 1 周增加每日的剂量,每次增加剂量不超过 600mg。每日维持剂量范围在 600～2400mg,绝大多数患者对每日 900mg 的剂量即有效。

（2）联合治疗:起始剂量为每日 600mg,分 2 次给药。为了获得理想的效果,可以每隔 1 周增加每日的剂量,每次增加剂量不超过 600mg。每日维持剂量范围在 600～2400mg。

2.5 岁以及 5 岁以上的儿童

起始治疗剂量为每日 8～10mg/kg,分为 2 次给药。联合治疗中,平均大约每日 30mg/kg 的维持剂量就能获得较好的治疗效果。如果临床提示需要增加剂量,可以每隔 1 周增加每日的剂量,每次增量不要超过每日 10mg/kg,最大剂量为每日 46mg/kg。

3.肝功能损害患者

中度以下患者不需要调整剂量。

4.肾功能损害患者

肌酐清除率＜30mL/min 的患者在服用本品时应从初始剂量的一半(300mg/d)开始,并逐渐缓慢加量,达到所需临床疗效。有肾功能损害的患者在增加剂量时,必须进行仔细的监测。

(五)不良反应

本品最常见的(发生率≥5％)不良反应有头晕、嗜睡、复视、疲倦、恶心、呕吐、共济失调、视力异常、腹痛、震颤、消化不良及步态障碍。

因不良反应导致成人患者停药的常见症状有头晕(6.4％)、复视(5.95％)、共济失调(5.2％)、呕吐(5.1％)、恶心(4.9％)、嗜睡(3.8％)、头痛(2.9％)、疲倦(2.1％)、视力异常(2.1％)、震颤(1.8％)、步态障碍(1.7％)、皮疹(1.4％)及低钠血症(1.0％)。

因不良反应导致儿童患者停药的常见症状有嗜睡(2.4％)、呕吐(2.0％)、共济失调(1.8％)、复视(1.3％)、头晕(1.3％)、疲倦(1.1％)及眼球震颤(1.1％)。

(六)禁忌

(1)对本品或其任一成分过敏的患者禁用。

(2)房室传导阻滞患者禁用。

(七)注意事项

(1)本品可引起低钠血症,服药期间应定时检查血钠。若血钠＜125mmol/L,通过减量、停药或保守处理(如限制饮水)后血钠水平可恢复正常。

(2)本品可能降低激素避孕药效果,建议服用本品期间改用其他不含激素的避孕方法。

(3)应逐渐减量至停药,以最大可能地避免癫痫发作频率增加。

(4)本品可引起头晕和嗜睡,服用本品后不要驾驶车辆或操作机器。

(5)对卡马西平过敏的患者只有在可能的益处大于潜在的危险时才可服用本品,如出现过敏反应迹象或临床症状,应立即停药。

(6)目前没有充分研究本品对妊娠期妇女的影响。但本品结构和卡马西平相似,后者对人有致畸作用,本品可能对人也有致畸作用,因此,只有在确定本品对胎儿的益处大于潜在危险时,孕妇才可服用。

(7)本品和 MHD 可分泌入母乳,对哺乳期婴儿可能有严重不良反应,因此应根据服药对患者是否必要决定哺乳母亲停止哺乳或停止用药。

(八)药物相互作用

(1)本品和 MHD 可诱导 CYP3A 族亚类(CYP3A4 和 CYP3A5),后者在二氢吡啶类钙通道拮抗剂和口服避孕药的代谢中有重要作用,从而降低这些药物的血药浓度。

(2)本品与卡马西平合用,本品代谢物 MHD 血药浓度降低。

(3)本品与苯巴比妥合用,苯巴比妥血药浓度增加,本品代谢物 MHD 血药浓度降低。

(4)本品与苯妥英钠合用,本品代谢物 MHD 的血药浓度降低,苯妥英钠的血药浓度增加,此时本品应减量。

(5)丙戊酸钠与本品合用,本品代谢物 MHD 血药浓度降低。

(6)非洛地平与本品合用,非洛地平 AUC 降低。

(7)本品与维拉帕米合用,本品代谢物 MHD 血药浓度降低。

(8)西咪替丁、红霉素和右旋丙氧芬不影响 MHD 的药代动力学。

(9)华法林与单剂或多剂本品合用时,无明显相互作用。

(九)规格

片剂:0.3g。

四、丙戊酸钠

(一)药理作用

本品为抗癫痫药。其作用机理尚未完全阐明。实验见本品能增加 γ-氨基丁酸(GABA)的合成和减少 GABA 的降解,从而升高抑制性神经递质 GABA 的浓度,降低神经元的兴奋性而抑制发作。在电生理实验中见本品可产生与苯妥英相似的抑制钠通道的作用。

(二)适应证

主要用于单纯或复杂失神发作、肌阵挛发作,大发作的单药或合并用药治疗,有时对复杂部分性发作也有一定疗效。

(三)用法用量

1.片剂、糖浆剂

①成人:每日 600~1200mg,分次 2~3 次服。1 周后递增,至能控制发作为止。每日最大量为 30mg/kg。②小儿:每日 15mg/kg,分 2~3 次服用,按需每隔 1 周增加 5~10mg/kg,至有效或不能耐受为止。

2.注射剂

成人癫痫持续状态时静脉注射 400mg,每日 2 次。

(四)不良反应

(1)常见不良反应表现为腹泻、消化不良、恶心、呕吐、胃肠道痉挛、月经周期改变。

(2)较少见短暂的脱发、便秘、嗜睡、眩晕、疲乏、头痛、共济失调、轻微震颤、异常兴奋、不安和烦躁。

(3)长期服用偶见胰腺炎及急性重型肝炎。

(4)可使血小板减少引起紫癜、出血和出血时间延长,应定期检查血常规。

(5)对肝功能有损害,可引起血清碱性磷酸酶和氨基转移酶升高,服用 2 个月要检查肝功能。

(6)偶有过敏。

(7)偶有听力下降和可逆性听力损坏。

（五）禁忌

（1）有药源性黄疸个人史或家族史者禁用。

（2）有肝病或明显肝功能损害者禁用。

（六）注意事项

（1）有血液病、肝病史、肾功能损害、器质性脑病时慎用。

（2）用药期间避免饮酒，饮酒可加重镇静作用。

（3）停药应逐渐减量以防再次出现发作；取代其他抗惊厥药物时，本品应逐渐增加用量，而被取代药应逐渐减少用量。

（4）外科手术或其他急症治疗时应考虑可能遇到的时间延长，或中枢神经抑制药作用的增强。

（5）用药前和用药期间应定期做全血细胞（包括血小板）计数、肝肾功能检查。

（6）对诊断的干扰：尿酮试验可出现假阳性，甲状腺功能试验可能受影响。

（7）可使乳酸脱氢酶、丙氨酸氨基转移酶、门冬氨酸氨基转移酶轻度升高，并提示无症状性肝脏中毒。血清胆红素可能升高，提示潜在的严重肝脏中毒。

（8）本药能通过胎盘，动物实验有致畸的报道，孕妇应权衡利弊，慎用。FDA 对本药的妊娠安全性分级为 D 级。

（9）本品亦可分泌入乳汁，浓度为母体血药的 $1\% \sim 10\%$。哺乳期妇女应慎用。

（10）本品可蓄积在发育的骨骼内，应注意。

（七）药物相互作用

（1）饮酒可加重镇静作用。

（2）全麻药或中枢神经抑制药与本品合用，前者的临床效应可更明显。

（3）与抗凝药如华法林或肝素等以及溶血栓药合用，出血的危险性增加。

（4）与阿司匹林或双嘧达莫合用，可由于减少血小板凝聚而延长出血时间。

（5）与苯巴比妥类合用，后者的代谢减慢，血药浓度上升，因而可增加镇静作用而导致嗜睡。

（6）与扑米酮合用，也可引起血药浓度升高，导致中毒，必要时需减少扑米酮的用量。

（7）与氯硝西泮合用防止失神发作时，曾有报道少数病例反而诱发失神状态。

（8）与苯妥英合用时，因与蛋白结合的竞争可使两者的血药浓度发生改变，由于苯妥英浓度变化较大，需经常测定。但是否需要调整剂量应视临床情况与血药浓度而定。

（9）与卡马西平合用，由于肝酶的诱导而致药物代谢加速，可使二者的血药浓度降低和半衰期缩短，故须监测血药浓度以决定是否需要调整用量。

（10）与对肝脏有毒性的药物合用时，有潜在肝脏中毒的危险。有肝病史者长期应用须经常检查肝功能。

（11）与氟哌啶醇、洛沙平、马普替林、单胺氧化酶抑制药、吩噻嗪类、噻吨类和三环类抗抑郁药合用，可以增加中枢神经系统的抑制，降低惊厥阈和丙戊酸的效应，须及时调整用量以控制发作。

(八)规格

片剂:100mg;200mg。糖浆剂:5mL:200mg;5mL:500mg。注射剂:0.4g。

五、拉莫三嗪

(一)药理作用

本品为电压依从性的钠离子通道阻滞剂。在培养的神经细胞中,它反复放电和抑制病理性谷氨酸释放(这种氨基酸对癫痫发作的形成起着关键性的作用),也抑制谷氨酸诱发的动作电位的爆发。

(二)适应证

癫痫。

1.对12岁以上儿童及成人的单药治疗

①简单部分性发作。②复杂部分性发作。③继发性全身强直-阵挛性发作。④原发性全身强直-阵挛性发作。

2.2岁以上儿童及成人的加用疗法

①简单部分性发作。②复杂部分性发作。③继发性全身强直-阵挛性发作。④原发性全身强直-阵挛性发作。

本品也可用于治疗合并有 Lennox-Gastaut 综合征的癫痫发作。

(三)用法用量

1.单药治疗剂量

成人及12岁以上儿童,初始剂量是25mg,每日1次,连服2周;随后用50mg,每日1次,连服2周。此后,每隔1～2周增加剂量,最大增加量为50～100mg,直至达到最佳疗效。通常达到最佳疗效的维持剂量为100～200mg/d,每日1次或分2次给药。

2.加用疗法剂量

(1)成人及12岁以上儿童:①对合用丙戊酸钠的患者,不论其是否服用其他抗癫痫药,本品的初始剂量为25mg,隔日服用,连服2周;随后两周每日1次,每次25mg。此后,应每隔1～2周增加剂量,最大增加量为25～50mg,直至达到最佳的疗效。通常达到最佳疗效的维持量为每日100～200mg,1次或分2次服用。②对合用具酶诱导作用的抗癫痫药的患者,不论是否服用其他抗癫痫药(丙戊酸钠除外),本品的初始剂量为50mg,每日1次,连服2周;随后两周每日100mg,分2次服用。此后,每隔1～2周增加一次剂量,最大增加量为100mg,直至达到最佳疗效。通常达到最佳疗效的维持量为每日200～400mg,分2次服用。

(2)2～12岁儿童:①服用丙戊酸钠加或不加任何其他抗癫痫药的患者,本品的初始剂量是每日0.15mg/kg,每日服用1次,连服两周;随后两周每日1次,每次0.3mg/kg。此后,应每隔1～2周增加剂量,最大增加量为0.3mg/kg,直至达到最佳的疗效。通常达到最佳疗效的维持量为每日1～5mg/kg,单次或分两次服用。②服用具酶诱导作用的抗癫痫药的患者,不论加或不加其他抗癫痫药(丙戊酸钠除外),本品的初始剂量为每日0.6mg/kg,分两次服,连服两周;随后两周剂量为每日1.2mg/kg。此后,每隔1～2周增加一次剂量,最大增加量为1.2mg/kg,直至达到最佳的疗效。通常达到最佳疗效的维持量是每日5～15mg/kg,分2次服用。

如患者所服用的抗癫痫药与本品的药代动力学的相互作用目前尚不清楚,所增加的剂量应采用本品与丙戊酸钠合用时的推荐剂量,直至达到最佳疗效。

3.肝功能受损患者的剂量

初始、递增和维持剂量在中度(Child-Pugh B 级)和重度(Child-Pugh C 级)肝功能受损患者通常应分别减少约 50% 和 75%。递增和维持剂量应按临床疗效进行调整。

(四)不良反应

(1)常见不良反应包括头痛、头晕、皮疹、恶心、呕吐、嗜睡、共济失调、复视、视力模糊等。

(2)较少见不良反应包括光敏性皮炎、变态反应、颜面水肿、肢体坏死、食欲缺乏、腹胀、体重减轻等。

(3)罕见致命性皮疹(Stevens-Johnson 综合征、中毒性表皮坏死松解,大部分患者停药后可恢复)、弥散性血管内凝血和多器官功能衰竭。

(4)其他的不良反应包括失眠、疲倦、结膜炎、焦虑、精神错乱和幻觉。

(5)有以下不良反应的报道:皮疹伴发热、淋巴结病变等全身过敏性症状;精神病或精神症状(如攻击行为、焦躁、易激惹、抑郁)、肌阵挛性癫痫加重、横纹肌溶解;运动紊乱(如抽搐、不安、眼球震颤和震颤等)、舞蹈病、手足徐动症、出现锥体外系症状;帕金森病症状加重;中性白细胞减少症、白细胞减少、血小板减少、全血细胞减少;肝功能异常。

(6)自杀风险。

(五)禁忌

对本品过敏的患者禁用。

(六)注意事项

(1)肾衰患者、严重肝功能受损患者应慎用。

(2)FDA 对本药的妊娠安全性分级为 C 级。在动物的生殖实验中,本品不损害生育力,超过人类治疗剂量时并未有致畸作用。人类妊娠期使用的资料不足,还不能评价其安全性。妊娠期用药应权衡利弊。

(3)资料显示拉莫三嗪能进入乳汁,其浓度通常可达到血浆浓度的 40%~60%。哺乳期妇女用药应权衡利弊。

(4)因为对儿童进行的相应的研究所获得的数据尚不充分,故无法推荐对于 12 岁以下儿童进行单药治疗的剂量。

(七)药物相互作用

(1)诱导肝药物代谢酶的抗癫痫药(例如苯妥英、卡马西平、苯巴比妥和扑米酮)会增强拉莫三嗪的代谢,需增加使用剂量。

(2)丙戊酸钠与拉莫三嗪竞争肝药物代谢酶,可降低拉莫三嗪的代谢,拉莫三嗪的平均半衰期增加近两倍。

(3)正在服用卡马西平的患者,服用拉莫三嗪之后有中枢神经系统反应的报告,包括头痛、恶心、视力模糊、头晕、复视和共济失调。这些反应在减少卡马西平的剂量后通常都会消失。

(八)规格

片剂:50mg;100mg。

六、托吡酯

(一)药理作用

本品可阻断神经元持续去极化导致的反复电位发放,此作用与使用本品后的时间密切相关,表明托吡酯可以阻断钠通道;本品可以增加 γ-氨基丁酸(GABA)激活 CABAA 受体的频率,加强氯离子内流,表明本品可增强抑制性中枢神经递质的作用;本品可降低谷氨酸 AMPA 受体的活性,表明本品可降低兴奋性中枢神经递质的作用。上述作用不被苯二氮䓬类拮抗剂氟马西尼阻断,本品也不增加通道开放的持续时间,因此,托吡酯与苯巴比妥调节 GABA 受体的方式不同。

(二)适应证

(1)用于初诊为癫痫的患者的单药治疗或曾经合并用药现转为单药治疗的癫痫患者。

(2)用于成人及 2~16 岁儿童部分性癫痫发作的加用治疗。

(三)用法用量

对成人和儿童皆推荐从低剂量开始治疗,然后逐渐增加剂量,调整至有效剂量。

1.加用治疗

(1)成人(17 岁及以上):推荐日总量为 400mg,分 2 次服用。治疗应从 50mg/d 开始,逐渐调整到有效剂量。

(2)2~16 岁儿童患者:推荐日总量为 5~9mg/kg,分 2 次服用。剂量调整应在第 1 周从 25mg 开始(或更少,剂量范围每日 1~3mg/kg),在晚间服用。然后每间隔 1 或 2 周每日加量 1~3mg/kg(分 2 次给药),直至达到最佳的临床效果。剂量的调整应根据临床效果进行。

2.单药治疗

当撤出其他合用的抗癫痫药物而转用托吡酯单药治疗时,应考虑撤药对癫痫控制的影响。除非因安全性考虑要快速撤出其他抗癫痫药物,一般情况下,应缓慢撤药,建议每 2 周减掉1/3 的药量。

当撤出酶诱导类药物时,托吡酯血药浓度会升高,出现临床症状时,应降低托吡酯的服用量。

(1)成人(17 岁及以上):剂量调整应从每晚 25mg 开始,服用 1 周。随后,每周或每两周增加剂量 25~50mg,分 2 次服用。如果患者不耐受,应调整剂量方案,或降低剂量增加量,或延长剂量调整时间间隔。剂量应根据临床疗效进行调整。单药治疗,推荐日总量为 100mg,最大为 500mg。上述推荐的剂量适用于所有成人包括老年人和无肾脏疾患的患者。

(2)2~16 岁儿童:剂量调整应从每晚 0.5~1mg/kg 给药开始,服用 1 周后,每间隔 1~2 周递增每日 0.5~1mg/kg(分 2 次服用)。如果儿童不耐受,应调整剂量方案,或降低剂量增加量,或延长剂量调整时间间隔。剂量应根据临床疗效进行调整。单药治疗,推荐日总量为 3~6mg/kg。

(3)肾功能受损患者:推荐肾功能受损的患者(肌酐清除率<70mL/min)服用成人剂量的一半。这些患者可能需要稍长的时间达到每个剂量的稳态。

(4)进行血液透析的患者:托吡酯以正常人 4~6 倍的速度经血液透析清除,因此,延长透析时间可能会导致托吡酯浓度降至维持其抗癫痫疗效所需的浓度以下。为避免血液透析时托吡酯血浆浓度迅速下降,可能需补充托吡酯剂量。实际上,剂量调整应考虑透析时间、透析系统的清除速度、透析患者肾脏对托吡酯有效的清除率。

(四)不良反应

多数不良反应为轻中度。

成年癫痫患者的加用治疗试验中,发生率超过5%的不良反应包括嗜睡、头晕、疲乏、烦躁不安、体重下降、智力迟钝、感觉异常、复视、协调障碍、恶心、眼球震颤、昏睡、厌食症、发音困难、视力模糊、食欲下降、记忆障碍和腹泻。

儿童癫痫患者的加用治疗试验中,发生率超过5%的不良反应包括食欲下降、疲乏、嗜睡、昏睡、易怒、注意力障碍、体重下降、攻击、皮疹、行为异常、厌食症、平衡障碍、便秘。

成年癫痫患者的单药治疗试验中,发生率超过5%的不良反应包括感觉异常、体重下降、疲乏、厌食症、抑郁、记忆障碍、焦虑、腹泻、虚弱、味觉障碍、感觉迟钝。

儿童癫痫患者的单药治疗试验中,发生率超过5%的不良反应(以发生频率的降序排列)包括体重下降、感觉异常、腹泻、注意力障碍、发热、脱发。

(五)禁忌

对本品过敏者禁用。

(六)注意事项

(1)对于癫痫患者,包括本品在内的抗癫痫药物应逐渐停药以使发作频率增加的可能性减至最低。

(2)服用托吡酯时应保持足够的饮水量。足够的饮水可以减少肾结石发生的风险。

(3)在使用本品的治疗中,曾观察到情绪障碍和抑郁的发生率有所增加。

(4)包括本品在内的抗癫痫药可能增加任何适应证而服用此类药物的患者产生自杀想法或行为的风险。

(5)某些患者,尤其是伴有潜在肾结石病因素的患者可能有增加肾结石形成以及出现有关体征和症状如肾绞痛、肾区疼痛和侧腹疼痛的危险。

(6)肝功能受损的患者应慎用本品,因其对本品的清除能力可能下降。

(7)与所有抗癫痫药物一样,本品作用于中枢神经系统,可产生嗜睡、头晕或其他相关症状,也可能导致视觉障碍和(或)视力模糊。这些不良事件均可能使患者在驾驶车辆或操纵机器时发生危险,特别是处于用药早期的患者。

(8)接受托吡酯治疗的患者中,有报告出现假性近视和继发性闭角型青光眼综合征者,症状包括突发视力下降和(或)眼睛痛。

(9)伴有高氯血症的非阴离子间隙的代谢性酸中毒可能与使用托吡酯治疗有关。

(10)动物实验表明,本品具有生殖毒性。尚未在妊娠期妇女中进行本品足够的、良好对照的研究。只有在潜在利益超过对胎儿可能的风险时才可在妊娠期应用本品。

(11)托吡酯可自哺乳大鼠的乳汁中排出。在研究中未对托吡在母乳中的排泄进行评价,对患者有限的观察显示了托吡酯会经母乳排出。由于许多药物可经母乳排泄,哺乳期妇女用药应权衡利弊,用药期间应停止哺乳。

（七）药物相互作用

（1）托吡酯与其他抗癫痫药物（苯妥英、卡马西平、丙戊酸、苯巴比妥、扑米酮）加用治疗时，除在极少数患者中发现托吡酯与苯妥英合用时可导致苯妥英血浆浓度增高外，托吡酯对其他药物的稳态血浆浓度无影响。

（2）苯妥英和卡马西平可降低托吡酯的血浆浓度。在托吡酯治疗时加用或停用苯妥英或卡马西平时可能需要调整托吡酯的剂量。

（八）规格

片剂：25mg；50mg；100mg。胶囊剂：15mg；25mg。

七、加巴喷丁

（一）药理作用

加巴喷丁在结构上与神经递质 GABA 相似，抗惊厥作用的机制尚不明确。但不与 GABA 受体产生相互作用，它既不能代谢转化为 GABA 或 GABA 激动剂，也不是 GA-BA 摄取或降解的抑制剂。

（二）适应证

1.疱疹感染后神经痛

用于成人疱疹后神经痛的治疗。

2.癫痫

癫痫用于成人和 12 岁以上儿童伴或不伴继发性全身发作的部分性发作的辅助治疗。也可用于 3～12 岁儿童的部分性发作的辅助治疗。

（三）用法用量

1.疱疹感染后神经痛

第 1 日一次性服用 0.3g；第 2 日服用 0.6g，分 2 次服完；第 3 日服用 0.9g，分 3 次服完。随后，根据缓解疼痛的需要，可逐渐增加剂量至每日 1.8g，分 3 次服用。

2.癫痫

加巴喷丁可与其他抗癫痫药物合用进行联合治疗。①12 岁以上患者：在给药第 1 日可采用每日 1 次，每次 0.3g；第 2 日为每日 2 次，每次 0.3g；第 3 日为每日 3 次，每次 0.3g；之后维持此剂量服用。②3～12 岁的患者：开始剂量为每日 10～15mg/kg，分 3 次服用，在大约 3 d 达到有效剂量。5 岁以上的患者加巴喷丁的有效剂量为每日 25～35mg/kg，分 3 次服用。3～4 岁患者的有效剂量是每日 40mg/kg，分 3 次服用。如有必要，剂量可增为每日 50mg/kg。长期临床研究表明剂量增加到每日 50mg/kg 耐受性良好。

两次服药之间的间隔时间最长不能超过 12 h。为减少头晕、嗜睡等不良反应的发生，第一天用药可在睡前服用。

在治疗过程中，加巴喷丁的停药或新治疗方案的加入均需逐渐进行，时间最少为 1 周。

（四）不良反应

1.用于疱疹感染后神经痛时

主要是眩晕、嗜睡以及周围性水肿。国外临床试验中发生的其他发生率高于 1% 并高于安慰剂对照组的不良事件包括：衰弱、感染、头痛、意外外伤、腹痛；腹泻、便秘、口干、恶心、呕吐、胃肠胀气;体重增加、高血糖;共济失调、思维异常、异常步态、不配合、感觉迟钝;咽炎;皮疹;弱视、复视、结膜炎、中耳炎。

2.用于抗癫痫时

最常见的不良事件是嗜睡、疲劳、眩晕、头痛、恶心、呕吐、体重增加、紧张、失眠、共济失调、眼球震颤、感觉异常及厌食。偶有出现衰弱、视觉障碍(弱视、复视)、震颤、关节脱臼、异常思维、健忘、口干、抑郁及情绪化倾向。

3.加巴喷丁胶囊治疗的患者

有发生出血性胰腺炎的报道,还有个别病例服用加巴喷丁胶囊治疗时发生过敏反应的报道(Stevens-Johnson 综合征、多形性红斑)。

(五)禁忌

已知对该药中任一成分过敏者、急性胰腺炎患者禁服。

(六)注意事项

(1)不应突然停止服用,因为可能增加癫痫发作的频率。

(2)研究(包括对照和非对照的)表明,用加巴喷丁治疗的 2 074 名患者中有 31 名(1.5%)出现癫痫持续状态。但没有足够的资料说明加巴喷丁是否与癫痫持续状态的发生有关系。

(3)临床对照研究中,16%的患者出现了可能有临床意义的血糖波动($<3.3mmol/L$ 或者$\geq7.8mmol/L$)。因此糖尿病患者需经常监测血糖,如必要,随时调整降糖药剂量。

(4)本品作用于中枢神经系统,可引起镇静、眩晕或类似症状,降低反应速度,使驾驶能力、操纵复杂机器的能力和在暴露环境中工作的能力受到损害,特别在治疗初期、药物加量、更换药物时或者同时饮酒时。

(5)目前尚无孕期妇女使用本品的经验,只有在充分评估利益及风险后,才可以使用本品。FDA 对本药的妊娠安全性分级为 C 级。

(6)本品在母乳中有分泌,因尚不能排除本品可致婴儿严重不良事件的可能,所以哺乳期妇女在必须使用本品时,应停止哺乳或停止使用本品。

(七)药物相互作用

(1)加巴喷丁很少代谢,也不干扰其他一般合用的抗癫痫药物的代谢。

(2)氢氧化铝可降低加巴喷丁的生物利用度。建议加巴喷丁在氢氧化铝服用后至少 2 h 服用。

(八)规格

胶囊剂:0.1g。

八、扑米酮

(一)其他名称

扑痫酮。

(二)药理作用

本品在体内的主要代谢产物为苯巴比妥,与其共同发挥作用。体外电生理实验见其使神经细胞的氯离子通道开放,细胞去极化,拟似 γ-氨基丁酸(GABA)的作用。在治疗浓度时可降低谷氨酸的兴奋作用,加强 γ-氨基丁酸的抑制作用,抑制中枢神经系统单突触和多突触传递,导致整个神经细胞兴奋性降低,提高运动皮质电刺激阈,使发作阈值提高,还可以抑制致痫灶放电的传播。

(三)适应证

用于癫痫强直-阵挛性发作(大发作),单纯部分性发作和复杂部分性发作的单药或联合用药治疗,也用于特发性震颤和老年性震颤的治疗。

(四)用法用量

1.成人

50mg 开始,睡前服用,3 d 后改为每日 2 次,1 周后改为每日 3 次,第 10 日开始改为 250mg,每日 3 次,总量不超过每日 1.5g;维持量一般为 250mg,每日 3 次。

2.小儿

(1)8 岁以下,每日睡前服 50mg;3 日后增加为每次 50mg,每日 2 次;1 周后改为 100mg,每日 2 次;10 d 后根据情况可以增加至 125～250mg,每日 3 次,或每日 10～25mg/kg,分次服用。

(2)8 岁以上同成人。

(五)不良反应

(1)患者不能耐受或服用过量可产生视力改变、复视、眼球震颤、共济失调、认识迟钝、情感障碍、精神错乱、呼吸短促或障碍。

(2)少见者为儿童和老人异常的兴奋或不安等反常反应。

(3)偶见有过敏反应(呼吸困难、眼睑肿胀、喘鸣或胸部紧迫感)、粒细胞减少、再障、红细胞发育不良、巨幼红细胞性贫血。

(4)可发生手脚不灵活或引起步态不稳、关节挛缩、眩晕、嗜睡。少数患者出现性功能减退、头痛、食欲缺乏、疲劳感、恶心或呕吐,但继续服用往往会减轻或消失。可出现中毒性表皮坏死。

(六)禁忌

对本品过敏者禁用。

(七)注意事项

(1)下列情况慎用:①肝肾功能不全者(可能引起本品在体内的积蓄)。②有卟啉病者(可引起新的发作)。③哮喘、肺气肿或其他可能加重呼吸困难或气道不畅等呼吸系统疾患。④脑功能障碍患者。

(2)对巴比妥类过敏者对本品也可能过敏。

(3)对诊断的干扰:血清胆红素可能降低。酚妥拉明试验可出现假阳性,如需做此试验需停药至少 24 h,最好 48～72 h。

(4)个体间血药浓度差异很大,用药需个体化。

(5)停药时用量应递减,防止重新发作。

(6)用药期间应注意检查血细胞计数,定期测定扑米酮及其代谢产物苯巴比妥的血药浓度。

(7)本品能通过胎盘,可能致畸,也有胎儿发生苯妥英综合征的报道(生长迟缓,颜面部及心脏异常,指甲及指节的发育不良)。只有在充分评估利益及风险后,才可以使用本品。FDA对本药的妊娠安全性分级为 D 级。

(8)本品分泌入乳汁可致胎儿中枢神经受到抑制或嗜睡,哺乳期妇女慎用。

(9)少数可出现认知功能障碍,烦躁不安,兴奋或嗜睡。

(八)药物相互作用

(1)饮酒、全麻药、具有中枢神经抑制作用的药、注射用硫酸镁与本品合用时可增加中枢神经活动或呼吸的抑制,用量需调整。

(2)与抗凝药、皮质激素、洋地黄、地高辛、盐酸多西环素或三环类抗抑郁药合用时,由于苯巴比妥对肝酶的诱导作用,使这些药物代谢增快而疗效降低。

(3)与单胺氧化酶抑制药合用时,本品代谢抑制,可能出现中毒。

(4)本品可减低维生素 B_{12} 的肠道吸收,增加维生素 C 由肾排出。由于肝酶的诱导作用,可使维生素 D 代谢加快。

(5)与垂体后叶素合用,有增加心律失常或冠脉供血不足的危险。

(6)与卡马西平合用,由于两者相互的肝酶诱导作用而疗效降低,应测定血药浓度。

(7)与其他抗癫痫药合用,由于代谢的变化可引起癫痫发作的形式改变,需及时调整用量。

(8)与丙戊酸钠合用,本品血药浓度增加,同时丙戊酸半衰期缩短,应调整用量,避免引起中毒。

(9)不宜与苯巴比妥合用。

(10)与苯妥英钠合用时本品代谢加快。

(11)与避孕药合用时可致避孕失败。

(九)规格

片剂:50mg;100mg;250mg。

九、左乙拉西坦

(一)药理作用

左乙拉西坦是一种吡咯烷酮衍生物,其化学结构与现有的抗癫痫药物无相关性。左乙拉西坦抗癫痫作用的确切机制尚不清楚。在多种癫痫动物模型中评估了左乙拉西坦的抗癫痫作用。左乙拉西坦对电流或多种致惊厥剂最大刺激诱导的单纯癫痫发作无抑制作用,在亚最大刺激和阈值试验中仅显示微弱活性。但对毛果芸香碱和红藻氨酸诱导的局灶性发作继发的全身性发作观察到保护作用。左乙拉西坦对复杂部分性发作的大鼠点燃模型的点燃过程和点燃状态均具有抑制作用。体外、体内试验显示,左乙拉西坦抑制海马癫痫样突发放电,而对正常神经元兴奋性无影响,提示左乙拉西坦可能选择性抑制癫痫样突发放电的超同步性和癫痫发作的传播。左乙拉西坦在浓度高至一定值时,对多种已知受体无亲和力,如苯二氮䓬类、GABA、甘氨酸、NMDA、再摄取位点和第二信使系统。体外试验显示左乙拉西坦对神经元电压门控的钠离子通道或 T 型钙电流无影响。左乙拉西坦并不直接易化 GABA 能神经传递,但研究显示对培养的神经元 GABA 和甘氨酸门控电流负调节子活性有对抗作用。在大鼠脑组织中发现了左乙拉西坦的可饱和的和立体选择性的神经元结合位点,但该结合位点功能目前尚不明确。

(二)适应证

抗癫痫药,用于成人及 4 岁以上儿童癫痫患者部分性发作的加用治疗。

(三)用法用量

(1)成人和青少年(12～17 岁,体重≥50kg 者):起始治疗剂量为每次 500mg,每日 2 次。根据临床效果及耐受性,每日剂量可增加至每次 1 500mg,每日 2 次。剂量的变化应每 2～4 周增加或减少每次 500mg,每日 2 次。

(2)老年人(≥65 岁):根据肾功能状况,调整剂量。

(3)4～11 岁的儿童和青少年(12～17 岁,体重≤50kg 者):起始治疗剂量为 10mg/kg,每日 2 次。根据临床效果及耐受性,剂量可以增加至 30mg/kg,每日 2 次。剂量变化应每 2 周增加或减少 10mg/kg,每日 2 次。应尽量使用最低有效剂量。

(4)婴儿和小于 4 岁的儿童患者:目前尚无相关的充足的资料。

(5)肾功能受损的患者:成人肾功能受损患者,根据肾功能状况,按肌酐清除率调整日剂量。轻度异常(肌酐清除率 50～79mL/min):每次 500～1000mg,每日 2 次。中度异常(肌酐清除率 30～49mL/min):每次 250～750mg,每日 2 次。严重异常(肌酐清除率<30mL/min):每次 250～500mg,每日 2 次。正在进行透析晚期肾病患者:500～1 000mg,每日 1 次。服用第一天推荐负荷剂量为左乙拉西坦 750mg。透析后,推荐给予 250～500mg 附加剂量。

(6)肝病患者:对于轻度和中度肝功能受损的患者,无需调整给药剂量。

(四)不良反应

成人最常见的不良反应有嗜睡、乏力和头晕,常发生在治疗的开始阶段。随时间的推移,中枢神经系统相关的不良反应发生率和严重程度会随之降低。左乙拉西坦不良反应没有明显的剂量相关性。

儿童最常见的不良反应有嗜睡、敌意、神经质、情绪不稳、易激动、食欲减退、乏力和头痛。除行为和精神方面不良反应发生率较成人高外,总的安全性和成人相仿。

(五)禁忌

对左乙拉西坦、吡咯烷酮衍生物或者其他任何成分过敏的患者禁用。

(六)注意事项

(1)根据当前的临床实践,如需停止服用本品,建议逐渐停药。一些患者对加用左乙拉西坦治疗有效应,可以停止原合并应用的抗癫痫药物。

(2)临床研究中报告有 14% 服用左乙拉西坦的成人及儿童患者癫痫发作频率增加 25% 以上,但在服用安慰剂的成人及儿童患者中,也各有 26% 及 21% 患者癫痫发作频率增加。

(3)由于个体敏感性差异,在治疗初始阶段或者剂量增加后,会产生嗜睡或者其他中枢神经症状。因而,对于需要服用药物的患者,不推荐操作需要技巧的机器,如驾驶车辆或者操纵机械。

(七)药物相互作用

(1)体外研究数据显示,治疗剂量范围内获得的高于 C_{max} 水平的浓度时左乙拉西坦及其主要代谢物既不是人体肝脏细胞色素 P450、环氧化水解酶或尿苷二磷酸-葡萄苷酶的抑制剂,也不是它们具有高亲和力的底物,因此,不易出现药代动力学相互作用。另外,左乙拉西坦不影响丙戊酸的体外葡萄苷酶作用。左乙拉西坦血浆蛋白结合率低(<10%),不易产生因与其他药物竞争蛋白结合位点所致临床显著性的相互作用。

(2)左乙拉西坦与其他抗癫痫药物间的相互作用:苯妥英与左乙拉西坦(每日3 000mg)同用治疗难治性的癫痫患者,本品对苯妥英药代动力学特性不产生作用,苯妥英的应用也不影响本品的药代动力学特性。

丙戊酸钠与左乙拉西坦(1 500mg,每日2次)同用不改变健康志愿者丙戊酸钠药代动力学特性。丙戊酸钠500mg,每日2次,不改变左乙拉西坦吸收的速率或程度,或其血浆清除率,或尿液排泄,也不影响主要代谢物的暴露水平和排泄。

左乙拉西坦不影响其他抗癫痫药物(卡马西平、加巴喷丁、拉莫三嗪、苯巴比妥、苯妥英、扑米酮和丙戊酸钠)的血药浓度,这些常用的抗癫痫药物也不影响本品药代动力学特性。

(3)儿童患者抗癫痫药物的作用:同时服用酶诱导型抗癫痫药,本品体内表观总清除率增加约22%,但无需进行剂量调整。左乙拉西坦不影响卡马西平、丙戊酸钠、托吡酯或拉莫三嗪的血浆药物浓度。

(4)其他药物相互作用:本品不影响避孕药功效。口服避孕药也不影响本品的药代学特性。

地高辛与左乙拉西坦(1 000mg,每日2次)同用不影响每日剂量0.25mg地高辛的药代动力学和药效学特性。应用地高辛并不影响本品的药代学特性。

华法林与左乙拉西坦(1 000mg,每日2次)同用不影响R和S型华法林的药代动力学特性。凝血时间不受左乙拉西坦影响。应用华法林并不影响本品的药代学特性。

目前尚无左乙拉西坦合并丙磺舒用药的研究,左乙拉西坦合并应用其他主动分泌药物对药效影响(例如非甾体消炎药、磺胺药和氨甲蝶呤),尚不明确。

(八)规格

片剂:250mg;500mg;1 000mg。

第二节　镇静、催眠药及抗惊厥药

一、苯二氮䓬类

(一)溴替唑仑

1.药理作用

本品具有催眠、抗激动、抗惊厥、肌肉松弛等作用。低剂量时具有良好的催眠效果,可缩短入睡时间,减少醒觉次数,延长总睡眠时间。

2.适应证

失眠症。

3.用法用量

推荐剂量为0.25mg,睡前服。老年人0.125mg。术前催眠0.5mg。

4.不良反应

偶见胃肠道不适、头痛、眩晕、高血压患者血压下降。大剂量用药时(尤其对本品敏感的患者),可见次晨乏力、注意力不集中。本品可能产生耐药性或进展性健忘。

5.禁忌

(1)对苯二氮䓬类过敏者禁用。

(2)重症肌无力、精神病、急性闭角型青光眼、急性呼吸功能不全、肝功能不良等患者禁用。

(3)妊娠、哺乳期妇女及 18 岁以下青少年禁用。

6.药物相互作用

与中枢抑制药、抗组胺药、巴比妥类药同服时,可增加本品作用。

7.规格

片剂:0.25mg。

(二)咪达唑仑

1.药理作用

本品为苯二氮䓬类的一种,通过与苯二氮䓬受体(BZ 受体)结合发挥作用。BZ 受体位于神经元突触膜上,与 GABA 受体相邻,偶合于共同的氯离子通道上。在 BZ 受体水平存在着 GABA 调控蛋白,它能阻止 GABA 与其受体结合,而本品与 BZ 受体结合时就阻止调控蛋白发生作用,从而增强 GABA 与其受体的结合,并依据和 BZ 受体结合的多少,依次产生抗焦虑、镇静、催眠甚至意识消失。

2.适应证

(1)麻醉前给药。

(2)全麻醉诱导和维持。

(3)椎管内麻醉及局部麻醉时辅助用药。

(4)诊断或治疗性操作(如心血管造影、心律转复、支气管镜检查、消化道内镜检查等)时患者镇静。

(5)ICU 患者镇静。

3.用法用量

(1)肌内注射,用 0.9％氯化钠注射液稀释。静脉给药,用 0.9％氯化钠注射液、5％或 10％葡萄糖注射液、5％果糖注射液、林格液稀释。

(2)麻醉前给药:在麻醉诱导前 20～60 min 使用,剂量为 0.05～0.075mg/kg,肌内注射,老年患者剂量酌减;全麻诱导常用 5～10mg(0.1～0.15mg/kg)。

(3)局部麻醉或椎管内麻醉辅助用药:分次静脉注射 0.03～0.04mg/kg。

(4)ICU 患者镇静:先静脉注射 2～3mg,继之以 0.05mg/(kg·h)速度静脉滴注维持。

4.不良反应

(1)麻醉或外科手术时最大的不良反应为降低呼吸容量和呼吸频率,发生率为 10.8％～23.3％。静脉注射后,有 15％的患者可发生呼吸抑制。严重的呼吸抑制易见于老年人,可表现为呼吸暂停、窒息、心跳暂停甚至死亡。

(2)咪达唑仑静脉注射,特别当与阿片类镇痛剂合用时,可发生呼吸抑制、停止,有些患者可因缺氧性脑病而死亡。

(3)长期用作镇静后,患者可发生精神运动障碍,亦可出现肌肉颤动,躯体不能控制的运动或跳动,罕见的兴奋,不能安静等。当出现这些症状时应当处理。

(4)常见的不良反应有:①低血压,静脉注射的发生率约为1%。②急性谵妄、朦胧、失定向、警觉、焦虑、神经质或不安宁、心跳增快或不规则、皮疹、过度换气、呼吸急促等。③肌内注射局部硬块、疼痛;静脉注射后,静脉触痛等。

5.禁忌

(1)对苯二氮䓬过敏的患者禁用。

(2)重症肌无力患者、精神分裂症患者、严重抑郁状态患者禁用。

6.注意事项

(1)用作全麻诱导术后常有较长时间再睡眠现象,应注意保持患者气道通畅。

(2)本品不能用碱性注射液稀释或与之混合。

(3)长期静脉注射咪达唑仑,突然撤药可引起戒断综合征,推荐逐渐减少剂量。

(4)肌内或静脉注射咪达唑仑后至少3 h不能离开医院或诊室,之后应有人伴随才能离开。至少12 h内不得开车或操作机器等。

(5)慎用于体质衰弱者、慢性阻塞性肺疾病、慢性肾衰、肝功能损害或充血性心衰患者,若使用咪达唑仑应减小剂量并进行生命体征的监测。

(6)急性酒精中毒时应用将抑制生命体征。

(7)老年人危险性的手术和斜视、白内障切除的手术中,可推荐应用咪达唑仑,但可能会有意识朦胧或失定向的感觉。

(8)不能用于孕妇。在分娩过程中应用需特别注意,单次大剂量可致新生儿呼吸抑制、肌张力减退、体温下降以及吸吮无力。FDA对本药的妊娠安全性分级为D级。

(9)咪达唑仑可随乳汁分泌,通常不用于哺乳期妇女。

(10)60岁以上老人属高风险患者。

7.药物相互作用

(1)咪达唑仑可增强催眠药、镇静药、抗焦虑药、抗抑郁药、抗癫痫药、麻醉药和镇静性抗组胺药的中枢抑制作用。

(2)一些肝酶抑制药,特别是细胞色素P4503A抑制药物,可影响咪达唑仑的药代动力学,使其镇静作用延长。

(3)酒精可增强咪达唑仑的镇静作用。

8.规格

注射剂:5mL:5mg;3mL:15mg。

二、巴比妥类

(一)苯巴比妥

1.其他名称

鲁米那。

2.药理作用

本品为镇静催眠药、抗惊厥药,是长效巴比妥类的典型代表。对中枢神经的抑制作用随着剂量加大,表现为镇静、催眠、抗惊厥及抗癫痫。大剂量对心血管系统、呼吸系统有明显的抑制。过量可麻痹延髓呼吸中枢致死。体外电生理实验见苯巴比妥使神经细胞的氯离子通道开放,细胞过极化,拟似 γ-氨基丁酸(GABA)的作用。治疗浓度的苯巴比妥可降低谷氨酸的兴奋作用,加强 γ-氨基丁酸的抑制作用,抑制中枢神经系统单突触和多突触传递,抑制痫灶的高频放电及其向周围扩散。

3.适应证

主要用于治疗焦虑、失眠(用于睡眠时间短、早醒患者)、癫痫及运动障碍。是治疗癫痫大发作及局限性发作的重要药物。也可用作抗高胆红素血症药及麻醉前用药。

注射剂用于治疗癫痫,对全身性及部分性发作均有效,一般在苯妥英钠、卡马西平、丙戊酸钠无效时选用。也可用于其他疾病引起的惊厥及麻醉前给药。

4.用法用量

(1)片剂:①成人:催眠,30～100mg,晚上一次顿服。镇静,一次 15～30mg,每日 2～3 次。抗惊厥,每日 90～180mg,可在晚上一次顿服,或每次 30～60mg,每日 3 次。抗高胆红素血症,一次 30～60mg,每日 3 次。②小儿:用药应个体化。镇静,每次 2mg/kg 或 60mg/m²,每日 2～3 次;抗惊厥,每次 3～5mg/kg;抗高胆红素血症,每次 5～8mg/kg,分次口服,3～7 d 见效。

(2)注射剂:①肌内注射:抗惊厥与癫痫持续状态,成人一次 100～200mg,必要时可 4～6 h重复 1 次。儿童抗惊厥,一次 3～5mg/kg。②麻醉前给药:成人术前 0.5～1 h肌内注射 100～200mg。

5.不良反应

(1)用于抗癫痫时最常见的不良反应为镇静,但随着疗程的持续,其镇静作用逐渐变得不明显。

(2)可能引起微妙的情感变化,出现认知和记忆的缺损。

(3)长期用药,偶见叶酸缺乏和低钙血症。

(4)罕见巨幼红细胞性贫血和骨软化。

(5)大剂量时可产生眼球震颤、共济失调和严重的呼吸抑制。

(6)用本品的患者中 1%～3% 的人出现皮肤反应,多见者为各种皮疹,严重者可出现剥脱性皮和多形性红斑或 Stevens-Johnson 综合征,中毒性表皮坏死极为罕见。

(7)有报道用药者可出现肝炎和肝功能紊乱。

(8)长时间使用可发生药物依赖,停药后易发生停药综合征。

6.禁忌

严重肺功能不全、肝硬化、血卟啉病史、有哮喘史、未控制的糖尿病、过敏者禁用。

7.注意事项

(1)对一种巴比妥过敏者,可能对本品也过敏。

(2)作抗癫痫药应用时,可能需 10～30 d 才能达到最大效果,需按体重计算药量,如有可能应定期测定血药浓度,以达最大疗效。

(3)肝功能不全者,用量应从小量开始。

（4）长期用药可产生精神或躯体的药物依赖性，停药需逐渐减量，以免引起撤药症状。

（5）与其他中枢抑制药合用，对中枢产生协同抑制作用，应注意。

（6）下列情况慎用：轻微脑功能障碍症、低血压、高血压、贫血、甲状腺功能低下、肾上腺功能减退、心肝肾功能损害、高空作业者、驾驶员、精细和危险工种作业者。

（7）本药可通过胎盘，妊娠期长期服用，可引起依赖性及致新生儿撤药综合征；可能由于维生素 K 含量减少引起新生儿出血；妊娠晚期或分娩期应用，由于胎儿肝功能尚未成熟，可引起新生儿（尤其是早产儿）呼吸抑制；可能对胎儿产生致畸作用。FDA 对本药的妊娠安全性分级为 D 级。

（8）哺乳期应用可引起婴儿的中枢神经系统抑制。

（9）可能引起反常的兴奋，应注意。

（10）本药的常用量可引起兴奋、神经错乱或抑郁，因此用量宜较小。

8.药物相互作用

（1）本品为肝药酶诱导剂，可提高药酶活性，长期用药不但加速自身代谢，还可加速其他药物代谢。如在应用氟烷、恩氟烷、甲氧氟烷等制剂麻醉之前长期服用巴比妥类药物者，可增加麻醉剂的代谢产物，增加肝脏毒性的危险。巴比妥类与氯胺酮同时应用时，特别是大剂量静脉给药，可增加血压降低、呼吸抑制的危险。

（2）与口服抗凝药合用时，可降低后者的效应。

（3）与口服避孕药合用，可降低避孕药的可靠性。与雌激素合用降低雌激素作用。

（4）与皮质激素、洋地黄类（包括地高辛）、土霉素或三环类抗抑郁药合用时，可降低这些药物的效应。

（5）与环磷酰胺合用，理论上可增加环磷酰胺烷基化代谢产物，但临床上的意义尚未明确。

（6）与奎尼丁合用时，由于增加奎尼丁的代谢而减弱其作用。

（7）与钙通道阻滞剂合用，可引起血压下降。

（8）与氟哌丁醇合用治疗癫痫，可引起癫痫发作形式改变，需调整用量。

（9）与吩噻嗪类和四环类抗抑郁药合用时可降低抽搐阈值，增加抑制作用；与布洛芬类合用，可减少或缩短半衰期而减少作用强度。

9.规格

片剂：15mg；30mg；100mg。注射剂：1mL：0.1g；2mL：0.2g。

（二）司可巴比妥钠

1.其他名称

速可眠。

2.药理作用

本品为短时巴比妥类催眠药。对中枢的抑制作用随着剂量加大，表现为镇静、催眠、抗惊厥及抗癫痫。大剂量对心血管系统、呼吸系统有明显的抑制。过量可麻痹延髓呼吸中枢致死。体外电生理实验见本类药物使神经细胞的氯离子通道开放，细胞超极化，拟似 γ-氨基丁酸（GABA）的作用。治疗浓度的司可巴比妥可降低谷氨酸的兴奋作用，加强 γ-氨基丁酸的抑制作用，抑制中枢神经系统单突触和多突触传递，抑制痫灶的高频放电及其向周围扩散。

3.适应证

用于不易入睡的患者。也可用于抗惊厥(如破伤风等)。

4.用法用量

(1)成人:①催眠,50～200mg,睡前一次顿服。②镇静,一次 30～50mg,每日 3～4 次。③麻醉前用药,200～300mg,术前 1 h 服。成人极量一次 300mg。

(2)小儿:①镇静,每次 2mg/kg 或 60mg/m²,每日 3 次。②麻醉前用药,50～100mg,术前 1 h 给药。

5.不良反应

(1)对巴比妥类过敏的患者可出现皮疹以及哮喘,严重者发生剥脱性皮炎和 Stevens-Johnson 综合征,可致死。一旦出现皮疹,应当停药。

(2)长时间使用可发生药物依赖,或心因性依赖、戒断综合征;停药后易发生停药综合征。

(3)较少发生的不良反应有过敏而出现意识模糊,抑郁或逆向反应(兴奋)以老年、儿童患者及糖尿病患者为多。

(4)偶有粒细胞减少,皮疹,环形红斑,眼睑、口唇、面部水肿,幻觉,低血压,血小板减少,肝功能损害,黄疸,骨骼疼痛,肌肉无力。

6.禁忌

严重肺功能不全、肝硬化、卟啉病病史、贫血、有哮喘史、未控制的糖尿病、过敏者禁用。

7.注意事项

(1)对一种巴比妥过敏者可能对本品也过敏。

(2)作抗癫痫药应用时,可能需 10～30 d 才能达到最大效果,需按体重计算药量,如有可能应定期测定血药浓度,以达最大疗效。

(3)肝功能不全者,用量应从小量开始。

(4)长期用药可产生精神或躯体的药物依赖性,停药需逐渐减量,以免引起撤药症状。

(5)与其他中枢抑制药合用,对中枢产生协同抑制作用,应注意。

(6)下列情况慎用:轻微脑功能障碍症、低血压、高血压、贫血、甲状腺功能低下、肾上腺功能减退、心肝肾功能损害、高空作业者、驾驶员、精细和危险工种作业者。

(7)本药可通过胎盘,妊娠期长期服用,可引起依赖性及致新生儿撤药综合征。可能由于维生素 K 含量减少引起新生儿出血。妊娠晚期或分娩期应用,由于胎儿肝功能尚未成熟,可引起新生儿(尤其是早产儿)呼吸抑制。用于抗癫痫可能产生胎儿致畸,应慎用。FDA 对本药的妊娠安全性分级为 D 级。

(8)哺乳期应用可引起婴儿的中枢神经系统抑制,应慎用。

(9)可能引起反常的兴奋,应注意。

(10)本药的常用量可引起兴奋、神经错乱或抑郁,因此用量宜较小。

8.药物相互作用

(1)本品为肝药酶诱导剂,可提高药酶活性,长期用药不但加速自身代谢,还可加速其他药物代谢。乙醇、全麻药、中枢性抑制药或单胺氧化酶抑制药等与巴比妥类药合用时,可相互增强效能。

（2）与口服抗凝药合用，可降低后者的效应。

（3）与口服避孕药合用，可降低避孕药的可靠性。与雌激素合用降低雌激素作用。

（4）与皮质激素、洋地黄类（包括地高辛）、土霉素或三环类抗抑郁药合用时，可降低这些药物的效应。

（5）与环磷酰胺合用，理论上可增加环磷酰胺烷基化代谢产物，但临床上的意义尚未明确。

（6）与奎尼丁合用时，由于增加奎尼丁的代谢而减弱其作用。

（7）与钙离子拮抗剂合用，可引起血压下降。

（8）与氟哌丁醇合用，可引起癫痫发作形式改变，需调整用量。

（9）与吩噻嗪类和四环类抗抑郁药合用时可降低抽搐阈值，增加抑制作用；与布洛芬类合用，可减少或缩短半衰期而减少作用强度。

9.规格

胶囊剂：0.1g。

（三）异戊巴比妥

1.药理作用

本品为巴比妥类催眠药、抗惊厥药，中等作用时间（3～6 d），对中枢的抑制作用随着剂量加大，表现为镇静、催眠、抗惊厥及抗癫痫。大剂量对心血管系统、呼吸系统有明显的抑制。过量可麻痹延髓呼吸中枢致死。体外电生理实验见本类药物使神经细胞的氯离子通道开放，细胞过极化，拟似 γ-氨基丁酸（GABA）的作用。治疗浓度的异戊巴比妥可降低谷氨酸的兴奋作用，加强 γ-氨基丁酸的抑制作用，抑制中枢神经系统单突触和多突触传递，抑制痫灶的高频放电及其向周围扩散。

2.适应证

主要用于催眠、镇静、抗惊厥（小儿高热惊厥、破伤风惊厥、子痫、癫痫持续状态）和麻醉前给药。

3.用法用量

深部肌内或静脉注射。

（1）成人：催眠，100～200mg；镇静，一次 30～50mg，每日 2～3 次。极量一次 250mg，一日 500mg。

（2）小儿：催眠，个体差异大；镇静，每次 2mg/kg 或 60mg/m²，每日 2～3 次。

4.不良反应

（1）用于抗癫痫时最常见的不良反应为镇静，但随着疗程的持续，其镇静作用逐渐变得不明显。

（2）可能引起微妙的情感变化，出现认知和记忆的缺损。

（3）长期用药，偶见叶酸缺乏和低钙血症。

（4）罕见巨幼红细胞性贫血和骨软化。

（5）大剂量时可产生眼球震颤、共济失调和严重的呼吸抑制。

（6）用本品的患者中 1％～3％的人出现皮肤反应，多见者为各种皮疹以及哮喘，严重者可出现剥脱性皮炎和多形性红斑或 Stevens-Johnson 综合征，中毒性表皮坏死极为罕见。

（7）有报道用药者可出现肝炎和肝功能紊乱。

（8）长时间使用可发生药物依赖，停药后易发生停药综合征。

5.禁忌

严重肺功能不全、肝硬化、血卟啉病史、贫血、有哮喘史、未控制的糖尿病、过敏者禁用。

6.注意事项

(1)对一种巴比妥过敏者可能对本品也过敏。

(2)下列情况慎用：轻微脑功能障碍症、低血压、高血压、贫血、甲状腺功能低下、肾上腺功能减退、心肝肾功能损害、高空作业者、驾驶员、精细和危险工种作业者。

(3)肝功能不全者，用量应从小量开始。

(4)不宜长期用药，如连续使用达 14 d 可出现快速耐药性。

(5)长期用药可产生精神或躯体的药物依赖性，停药需逐渐减量，以免引起撤药症状。

(6)与其他中枢抑制药合用，对中枢产生协同抑制作用，应注意。

(7)作抗癫痫药应用时，可能需 10～30 d 才能达到最大效果，需按体重计算药量，如有可能应定期测定血药浓度，以达最大疗效。

(8)本药可通过胎盘，妊娠期长期服用，可引起依赖性及致新生儿撤药综合征；由于维生素 K 含量减少可能引起新生儿出血；妊娠晚期或分娩期应用，由于胎儿肝功能尚未成熟，可引起新生儿(尤其是早产儿)呼吸抑制；用于抗癫痫可能产生胎儿致畸。FDA 对本药的妊娠安全性分级为 D 级。哺乳期应用可引起婴儿的中枢神经系统抑制。在以上情况下，应尽量避免使用本药。

(9)可能引起反常的兴奋，应注意。

(10)本药的常用量可引起兴奋、神经错乱或抑郁，因此用量宜较小。

7.药物相互作用

(1)本品为肝酶诱导剂，可提高药酶活性，不但加速自身代谢，还可加速其他药物代谢。乙醇、全麻药、中枢性抑制药或单胺氧化酶抑制药等与巴比妥类药合用时，可相互增强效能。与乙酰氨基酚类合用，会增加肝中毒的危险性。

(2)与口服抗凝药合用，可降低后者的疗效。

(3)与口服避孕药合用，可降低避孕药的可靠性。与雌激素合用降低雌激素作用。

(4)与皮质激素、洋地黄类(包括地高辛)、土霉素或三环类抗抑郁药合用，可降低这些药物的效应。

(5)与环磷酰胺合用，理论上可增加环磷酰胺烷基化代谢产物，但临床上的意义尚未明确。

(6)与奎尼丁合用时，由于增加奎尼丁的代谢而减弱其作用，应按需调整后者的用量。

(7)与钙离子拮抗剂合用，可引起血压下降。

(8)与氟哌丁醇合用治疗癫痫，可引起癫痫发作形式改变，需调整用量。

(9)与吩噻嗪类和四环类抗抑郁药合用，可降低抽搐阈值，增加抑制作用；与布洛芬类合用，可减少或缩短半衰期而减少作用强度。

8.规格

注射剂：100mg；250mg。

三、其他类催眠药

(一)佐匹克隆

1.其他名称

唑吡酮。

2.药理作用

本品常规剂量具有镇静、催眠和肌肉松弛作用。其作用于苯二氮䓬受体,但结合方式不同于苯二氮䓬类药物。本品为速效催眠药,能延长睡眠时间,提高睡眠质量,减少夜间觉醒和早醒次数。本品的特点为次晨残余作用低。

3.适应证

各种失眠症。

4.用法用量

常用量 7.5mg,临睡时服;老年人最初临睡时剂量减半,必要时按常用量;肝功能不全者,减半服为宜。

5.不良反应

与剂量及患者的敏感性有关。

(1)偶见思睡、口苦、口干、肌无力、遗忘、醉态,有些人出现异常的易恐、好斗、易受刺激或精神错乱、头痛、乏力。

(2)长期服药后突然停药会出现戒断症状(因药物半衰期短故出现较快),可能有较轻的激动、焦虑、肌痛、震颤、反跳性失眠及噩梦、恶心及呕吐,罕见较重的痉挛、肌肉颤抖、神志模糊(往往继发于较轻的症状)。

6.禁忌

(1)对本品过敏者禁用。

(2)失代偿的呼吸功能不全患者,重症肌无力、重症睡眠呼吸暂停综合征患者禁用。

7.注意事项

(1)肌无力患者用药时需注意医疗监护,呼吸功能不全者和肝肾功能不全者应适当调整剂量。

(2)使用本品时应绝对禁止摄入含酒精的饮料。

(3)连续用药时间不宜过长,突然停药可引起停药综合征,应谨慎,服药后不宜操作机械及驾车。

(4)孕期妇女慎用;因本品在乳汁中浓度高,哺乳期妇女不宜使用。

(5)15 岁以下儿童不宜使用本品。

8.药物相互作用

(1)与神经肌肉阻滞药或其他中枢神经抑制药同服可增强镇静作用。

(2)与苯二氮䓬类抗焦虑药和催眠药同服,戒断综合征的出现概率可增加。

9.规格

片剂:7.5mg。

(二)唑吡坦

1.药理作用

通过选择性与中枢神经系统的 ω_1 受体的亚型结合,产生药理作用。本品小剂量时,能缩短入睡时间,延长睡眠时间;在较大剂量时,第二相睡眠、慢波睡眠(第三和第四相睡眠)时间延长,REM 睡眠时间缩短。

2.适应证

适用于下列情况下严重睡眠障碍的治疗:①偶发性失眠症。②暂时性失眠症。

3.用法用量

成人常用剂量,每次 10mg,睡前服用。老年患者或肝功能不全的患者剂量应减半即为 5mg。每日剂量不得超过 10mg。

本品的治疗时间应尽可能短,最长不超过 4 周。对偶发性失眠(例如旅行期间),治疗 2～5 d;对暂时性失眠(例如烦恼期间),治疗 2～3 周。

4.不良反应

(1)少数患者可能产生以下不适症状:眩晕、嗜睡、恶心、呕吐、头痛、记忆减退、夜寝不安、腹泻、摔倒、麻醉感觉和肌痛。

(2)有报道使用镇静或催眠药时可发生一系列思维和行为的异常改变,可表现为抑制力减弱(如与性格不符的攻击性和外向性),类似于酒精和其他中枢神经系统抑制剂产生的作用。其他行为改变包括古怪行为、兴奋、幻觉和人格分裂。有报道抑郁症患者服用镇静/催眠药后抑郁加重。

(3)首次服用本品初期可能出现过敏性休克(严重过敏反应)和血管性水肿(严重面部浮肿)。

(4)服用本品可能引起睡眠综合征行为,包括驾车梦游、梦游做饭和吃东西等潜在危险行为。

5.禁忌

(1)对本品过敏者禁用。

(2)严重呼吸功能不全、睡眠呼吸暂停综合征、严重肝功能不全(有肝性脑病风险)、肌无力者禁用。

(3)孕妇和哺乳期妇女禁用。

(4)15 岁以下儿童禁用。

6.注意事项

(1)连续服用本品几周后,其药效和催眠效果可能会有所降低,而产生耐药性。

(2)依赖性:使用本品可能会产生身体和精神依赖性,产生依赖性的风险随剂量的增加及治疗期的延长而增加。具有滥用药物和酗酒史者风险更大。一旦出现生理依赖性,立即停药会出现戒断症状,包括头痛、肌肉痛、极度焦虑紧张、烦躁、兴奋和谵妄,严重时会现意识障碍、失去理智、听觉过敏、麻木、四肢麻刺感,对光、声音和身体接触过敏,出现幻觉和癫痫发作。

(3)失眠症反弹:由本品引起的短暂综合症状可能会使失眠症复发并增强。

(4)对驾车和操作机械能力的影响:虽然研究表明服用本品模拟车辆驾驶未受影响,但司机和机械操作者应注意,同别的催眠药一样,服用本品次日上午可能有睡意。

(5)FDA 对本药的妊娠安全性分级为 C 级。

(6)老年患者可能对本品比较敏感,故应减量服用。

(7)应避免同时饮用酒精和同时服用含有酒精的药物。

7.药物相互作用

(1)酒精能加强本品的镇静作用,降低警觉性,驾驶或操作机器时可能产生危险。

(2)与安定类镇静药、抗焦虑药、麻醉止痛剂、抗癫痫药和有镇静作用的抗组胺药合用,能增强中枢抑制作用。

(3)与抑制肝酶(特别是细胞色素 P450)的化合物合用,可能会增强本品的作用。

8.规格

片剂:10mg。

(三)扎来普隆

1.药理作用

本品化学结构不同于苯二氮䓬类、巴比妥类及其他已知的催眠药,可能通过作用于 γ-氨基丁酸－苯二氮䓬(GABA－BZ)受体复合物而发挥其药理作用。临床研究结果显示扎来普隆能缩短入睡时间,但还未表明能增加睡眠时间和减少唤醒次数。

2.适应证

适用于入眠困难的失眠症的短期治疗。

3.用法用量

成人口服一次 5～10mg,睡前服用或入睡困难时服用。体重较轻的患者,推荐剂量为一次 5mg。老年病患者、糖尿病患者和轻中度肝功能不全的患者,推荐剂量为一次 5mg。每晚只服用一次。

持续用药时间限制在 7～10 d。如果服用 7～10 d 后失眠仍未减轻,应对患者失眠的病因重新进行评估。

4.不良反应

(1)服用后,可能会出现较轻的头痛、嗜睡、眩晕、口干、出汗、厌食、腹痛、恶心、呕吐、乏力、记忆困难、多梦、情绪低落、震颤、站立不稳、复视及其他视力问题、精神错乱等不良反应。

(2)其他不良反应包括:①服用扎来普隆(10 或 20mg)1 h 左右会出现短期的记忆缺失,20mg 剂量时缺失作用更强,但 2 h 后没有缺失作用。②服用扎来普隆(10 或 20mg)1 h 左右有预期的镇静和精神障碍作用,但 2 h 后就没有这种作用。③反弹性失眠是剂量依赖性的,临床试验表明,5mg 和 10mg 组在停药后的第 1 个晚上没有或很少有反弹性失眠,20mg 组有一些,但在第 2 日晚上即消失。④偶见一过性白细胞升高。⑤偶见一过性转氨酶升高。

5.禁忌

(1)对本品过敏者禁用。

(2)严重肝肾功能不全者,睡眠呼吸暂停综合征患者,重症肌无力患者,严重的呼吸困难或胸部疾病者禁用。

(3)哺乳期妇女及将要或已经怀孕妇女禁用。

(4)18 岁以下患者禁用。

6.注意事项

(1)长期服用可能会产生依赖性。有药物滥用史的患者慎用。

(2)第一次服用本品,在第 2 日仍然会有一些药效,当需要头脑清醒时,比如驾驶汽车、操作机器等须慎用。

(3)停止服药后的第 1 或第 2 个晚上,可能入睡困难。

(4)为了更好地发挥本品作用,请不要在用完高脂肪的饮食后立即服用。

(5)因为本品的不良反应是剂量相关的,因此应尽可能用最低剂量,特别是老年人。

(6)怀孕期间服用本品的安全性未得到数据证实,而且本品代谢入乳汁中,因此哺乳期母亲及将要或已经怀孕妇女禁用本品。FDA对本药的妊娠安全性分级为C级。

(7)没有数据证实儿童服用本品的安全性,所以儿童(小于18岁者)禁用本品。

7.药物相互作用

本品可增强乙醇对中枢神经系统的损伤作用,但不影响乙醇的药代动力学。

第三节 镇痛药

一、吗啡

(一)药理作用

阿片受体激动剂,有强大的镇痛作用,同时也有明显的镇静作用,并有镇咳作用(因其可致成瘾而不用于临床)。对呼吸中枢有抑制作用,使其对二氧化碳张力的反应性降低,过量可致呼吸衰竭而死亡。兴奋平滑肌,增加肠道平滑肌张力引起便秘,并使胆道、输尿管、支气管平滑肌张力增加。可使外周血管扩张,尚有缩瞳、镇吐等作用(因其可致成瘾而不用于临床)。

(二)适应证

适用于其他镇痛药无效的急性锐痛,如严重创伤、战伤、烧伤、晚期癌症等疼痛。心肌梗死而血压尚正常者,应用本品可使患者镇静,并减轻心脏负担。应用于心源性哮喘可使肺水肿症状暂时有所缓解。麻醉和手术前给药可保持患者宁静进入嗜睡状态。因对平滑肌的兴奋作用较强,故不能单独用于内脏绞痛(如胆、肾绞痛等),而应与阿托品等有效的解痉药合用。

根据世界卫生组织和国家食品药品监督管理总局提出的癌痛治疗三阶梯方案的要求,吗啡是治疗重度癌痛的代表性药物。注射液不适宜慢性重度癌痛患者长期使用。

(三)用法用量

1.普通片

首次剂量范围可较大,每日3~6次,临睡前一次剂量可加倍。①常用量:一次5~15mg,一日15~60mg。②极量:一次30mg,一日100mg。③对于重度癌痛患者,应按时口服,个体化给药,逐渐增量,以充分缓解癌痛。

2.缓释片、控释片

必须整片吞服,不可掰开或嚼碎。成人每隔12 h服用1次,用量应根据疼痛的严重程度、年龄及服用镇痛药史决定用药剂量,个体间可存在较大差异。最初应用者,宜从每12 h服用10mg或20mg开始,根据镇痛效果调整剂量,以达到缓解疼痛的目的。

3.注射液

①皮下注射:成人常用量:一次5~15mg,一日15~40mg。极量:一次20mg,一日60mg。②静脉注射:成人镇痛时常用量5~10mg。用作静脉全麻按体重不得超过1mg/kg,不够时加

用作用时效短的本类镇痛药,以免苏醒迟延、术后发生血压下降和长时间呼吸抑制。③手术后镇痛注入硬膜外间隙,成人自腰脊部位注入,一次极限 5mg,胸脊部位应减为 2~3mg,按一定的间隔可重复给药多次。注入蛛网膜下腔,一次 0.1~0.3mg。原则上不再重复给药。④对于重度癌痛患者,首次剂量范围较大,每日 3~6 次,以预防癌痛发生及充分缓解癌痛。

(四)不良反应

1.心血管系统

可致外周血管扩张,产生直立性低血压,偶可产生轻度心动过缓或心动过速。鞘内和硬膜外给药可致血压下降。

2.呼吸系统

可能会导致某些患者(开胸术后)出现肺不张和感染。少见支气管痉挛和喉头水肿。严重的可抑制呼吸甚至出现呼吸停止。

3.精神神经系统

可出现嗜睡、注意力分散、思维能力减弱、表情淡漠、抑郁、烦躁不安、惊恐畏惧、视力减退、视物模糊或复视,甚至妄想、幻觉。

4.胃肠道

常见恶心、呕吐、便秘、腹部不适、腹痛、胆绞痛、胆管内压上升等。

5.泌尿系统

可见少尿、尿频、尿急、排尿困难。

6.戒断症状

对本品成瘾或有依赖性的患者,突然停用或给予麻醉拮抗剂可出现戒断症状。

(五)禁忌

(1)呼吸抑制已显示发绀、颅内压增高和颅脑损伤、支气管哮喘、肺源性心脏病代偿失调、甲状腺功能减退、皮质功能不全、前列腺肥大、排尿困难及严重肝功能不全、休克尚未纠正控制前、炎性肠梗阻等患者禁用。

(2)孕妇、临盆产妇及哺乳期妇女禁用。

(六)注意事项

(1)未明确诊断的疼痛,尽可能不用本品,以免掩盖病情,贻误诊断。

(2)可干扰对脑脊液压升高的病因诊断,这是本品使二氧化碳滞留,脑血管扩张的结果。

(3)可使血浆淀粉酶和脂肪酶均升高,可持续 24 h。

(4)对血清碱性磷酸酶、丙氨酸氨基转移酶、门冬氨酸氨基转移酶、胆红素、乳酸脱氢酶等测定有一定影响,应在本品停药 24 h 以上方可进行以上项目测定,以防可能出现假阳性。

(5)因对平滑肌的兴奋作用较强,故不能单独用于内脏绞痛(如胆、肾绞痛),而应与阿托品等有效的解痉药合用,单独使用反使绞痛加剧。

(6)应用大量吗啡进行静脉全麻时,常和神经安定药并用,诱导中可发生低血压,手术开始遇到外科刺激时血压又会骤升,应及早对症处理。

(7)吗啡注入硬膜外间隙或蛛网膜下腔后,应监测呼吸和循环功能,前者 24 h,后者 12 h。

(8)可通过胎盘屏障到达胎儿体内,致胎儿成瘾,能对抗催产素对子宫的兴奋作用而延长产程,故禁用于孕妇、临盆产妇。FDA 对本药的妊娠安全性分级为 D 级。

(9)少量经乳汁排出,禁用于哺乳期妇女。

(10)在儿童体内清除缓慢,半衰期长,易致呼吸抑制,慎用。

(11)在老年人体内清除缓慢,半衰期长,易致呼吸抑制,慎用。

(12)连用 3～5 d 即产生耐受性,1 周以上可成瘾,故不宜长期使用,但在慢性癌痛的第三阶梯用药时例外。

(13)注射液不得与氨茶碱、巴比妥类药钠盐等碱性液、溴或碘化合物、碳酸氢盐、氧化剂(如高锰酸钾)、植物收敛剂、氢氯噻嗪、肝素、苯妥英钠、呋喃妥因、新生霉素、甲氧西林、氯丙嗪、异丙嗪、哌替啶、磺胺嘧啶、磺胺甲基异恶唑以及铁、铝、镁、银、锌化合物等接触或混合,以免发生混浊甚至出现沉淀。

(七)药物相互作用

(1)与吩噻嗪类、镇静催眠药、单胺氧化酶抑制剂、三环抗抑郁药、抗组织胺药等合用,可加剧及延长吗啡的抑制作用。

(2)可增强香豆素类药物的抗凝血作用。

(3)与西咪替丁合用,可能引起呼吸暂停、精神错乱、肌肉抽搐等。

(4)可增强硫酸镁静脉给药后的中枢抑制作用。

(5)可增强氮芥、环磷酰胺的毒性。

(6)静脉注射或肌内注射可增强筒箭毒碱的神经肌肉阻断作用。

(7)与 M 胆碱受体阻断药合用,便秘可加重,并可增加麻痹性肠梗阻和尿潴留的危险性。

(8)降压药、利尿药与本药合用,可发生直立性低血压。

(八)规格

片剂:5mg;10mg。缓释片、控释片:10mg;30mg。注射液:0.5mL:5mg;1mL:10mg。

二、哌替啶

(一)其他名称

度冷丁。

(二)药理作用

阿片受体激动剂,是人工合成的强效镇痛药。与吗啡相似,通过激动中枢神经系统的 μ 及 κ 受体而产生镇痛、镇静作用,效力为吗啡的 $1/10～1/8$,但维持时间较短;具呼吸抑制作用,无吗啡的镇咳作用。能短时间提高胃肠道括约肌及平滑肌的张力,减少胃肠蠕动,但引起便秘及尿潴留发生率低于吗啡。对胆道括约肌的兴奋作用使胆道压力升高,但亦较吗啡弱。有轻微的阿托品样作用,可引起心率增快。

(三)适应证

适用于各种剧痛,如创伤性疼痛、手术后疼痛;麻醉前用药,局麻及静吸复合麻醉辅助用药等。对内脏绞痛应与阿托品配伍应用。用于分娩止痛时,须监护对新生儿的抑制呼吸作用。麻醉前给药、人工冬眠时,常与氯丙嗪、异丙嗪组成人工冬眠合剂应用。用于心源性哮喘,有利于肺水肿的消除。慢性重度疼痛的晚期癌症患者不宜长期使用。

(四)用法用量

1.片剂

镇痛:成人常用量:一次 50～100mg,一日 200～400mg;极量:一次 150mg,一日 600mg。小儿一次 1.1～1.76mg/kg。对于重度癌痛患者,首次剂量视情况可以大于常规剂量。

2.注射液

(1)镇痛:成人肌内注射常用量:一次 25～100mg,一日 100～400mg;极量:一次 150mg,一日 600mg。静脉注射:成人一次 0.3mg/kg。

(2)分娩镇痛:阵痛开始时肌内注射,常用量:25～50mg,每 4～6 h 按需重复;极量:一次 50～75mg。

(3)麻醉用药:麻醉前用药,30～60 min 前按体重肌内注射 1～2mg/kg。麻醉维持中,按 1.2mg/kg 计算 60～90min 总用量,配成稀释液,成人一般每分钟静滴 1mg,小儿滴速相应减慢。

(4)小儿基础麻醉:在硫喷妥钠 3～5mg/kg 应用 10～15 min 后,追加哌替啶 1mg/kg 加异丙嗪 0.5mg/kg,稀释至 10mL 缓慢静脉注射。

(5)手术后镇痛:硬膜外间隙注药,24 h 总用量按 2.1～2.5mg/kg。

(6)晚期癌症患者解除中重度疼痛:应个体化给药,剂量可较常用量为大,应逐渐增加剂量,直至疼痛满意缓解,但不提倡使用。

(五)不良反应

(1)可出现轻度的眩晕、出汗、口干、恶心、呕吐、心动过速及直立性低血压等。

(2)治疗剂量时可出现脑脊液压力升高、胆管内压升高。静脉注射后可出现外周血管扩张、血压下降。

(3)严重时可出现呼吸困难、焦虑、兴奋、疲倦、排尿困难、尿痛、震颤、发热、咽痛。

(六)禁忌

室上性心动过速、颅脑损伤、颅内占位性病变、慢性阻塞性肺疾患、支气管哮喘、严重肺功能不全等禁用。

(七)注意事项

(1)肝功能损伤者、甲状腺功能不全者、老年人慎用。

(2)未明确诊断的疼痛,尽可能不用本品,以免掩盖病情贻误诊治。

(3)务必在单胺氧化酶抑制药(如呋喃唑酮、丙卡巴肼等)停用 14 d 以上方可给药,而且应先试用小剂量(1/4 常用量),否则会发生难以预料的严重的并发症,临床表现为多汗、肌肉僵直、血压先升高后剧降、呼吸抑制、发绀、昏迷、高热、惊厥,终致循环衰竭而死亡。

(4)注意勿将药液注射到外周神经干附近,否则产生局麻或神经阻滞。

(5)能通过胎盘屏障,用于产妇分娩镇痛时剂量应酌减。FDA 对本药的妊娠安全性分级为 C 级,长期或大剂量使用时的妊娠安全性分级为 D 级。

(6)能分泌入乳汁,哺乳期间使用时剂量应酌减。

(7)1 岁以下婴儿通常不应静脉注射本品或行人工冬眠,婴幼儿慎用。

(8)耐受性和成瘾性介于吗啡和可待因之间,通常连续使用不能超过 10 d,否则易产生耐受性。

(9)可使血浆淀粉酶和脂肪酶均升高。

(10)对血清碱性磷酸酶、丙氨酸氨基转移酶、门冬氨酸氨基转移酶、胆红素、乳酸脱氢酶等测定有一定影响,应在本品停药 24 h 以上方可进行以上项目测定,以防可能出现假阳性。

(八)药物相互作用

(1)与芬太尼因化学结构有相似之处,两药可有交叉敏感。

(2)能使香豆素、茚满二酮等抗凝药物增效,并用时后者应按凝血酶原时间而酌减。

(3)吩噻嗪类药、巴比妥类药、三环抗抑郁药、硝酸酯类抗心绞痛药等可增强本品作用。

(4)与西咪替丁合用,可能引起意识混乱、定向障碍和气喘等。

(5)可增强硫酸镁静脉给药后的中枢抑制作用。

(6)与 M 胆碱受体阻断药合用,便秘可加重,并可增加麻痹性肠梗阻和尿潴留的危险性。

(7)降压药、利尿药与本药合用,可发生直立性低血压。

(8)与全麻药、局麻药(静脉给药)、吩噻嗪类中枢抑制药及三环类抗抑郁药合用,呼吸抑制和(或)低血压可更明显,便秘发生率上升,药物依赖性也更容易产生。

(9)注射液不能与氨茶碱、巴比妥类药钠盐、肝素、碘化物、碳酸氢钠、苯妥英钠、磺胺嘧啶、磺胺甲恶唑、甲氧西林配伍,否则发生浑浊。

(九)规格

片剂:25mg;50mg。注射液:1m:50mg;2mL:100mg。

三、美沙酮

(一)其他名称

阿米酮、非那酮。

(二)药理作用

人工合成阿片受体激动剂。起效慢,作用时间长。镇痛效能与吗啡相当;能产生呼吸抑制、镇咳、降温、缩瞳的作用,但欣快作用不如吗啡;镇静作用较弱,但重复给药仍可引起明显的镇静作用。其特点为口服有效,抑制吗啡成瘾者的戒断症状的作用期长,重复给药仍有效。耐受性及成瘾发生较慢,戒断症状略轻,但脱瘾较难。

(三)适应证

(1)适用于慢性疼痛。对急性创伤疼痛少用。

(2)用于各种阿片类药物的戒毒治疗,尤其是用于海洛因依赖,也用于吗啡、阿片、哌替啶、二氢埃托啡等的依赖。

(四)用法用量

1.片剂

①疼痛:成人每次 5～10mg,一日 10～15mg;极量:一次 10mg,一日 20mg。②脱瘾治疗:剂量应根据戒断症状严重程度和患者躯体状况及反应而定。开始剂量 15～20mg,可酌情加量。剂量换算为 1mg 美沙酮替代 4mg 吗啡、2mg 海洛因、20mg 哌替啶。

2.注射液

肌内注射或皮下注射。三角肌内注射血浆峰值高,作用出现快,因此可采用三角肌内注射。每次 2.5～5mg,一日 10～15mg。极量:一次 10mg,一日 20mg。

(五)不良反应

(1)主要有性功能减退,男性服用后精液减少,且可有乳腺增生。

(2)亦有眩晕、恶心、呕吐、出汗、嗜睡等,也可引起便秘及药物依赖。

(3)可使脑脊液压力升高。

(4)能促使胆道括约肌收缩,使胆管系的内压上升。

(六)禁忌

(1)呼吸功能不全者禁用。

(2)妊娠、分娩期间禁用。

(七)注意事项

(1)注射液仅供皮下或肌内注射,不得静脉注射,能释放组胺,忌作麻醉前和麻醉中用药。

(2)妊娠期间本药能渗透过胎盘屏障,引起胎儿染色体变异,死胎和未成熟新生儿多。本药成瘾的产妇所分娩的新生儿,常出现迟延的戒断症状,在出生后 6～7 d 才发现,持续 6～17日不等,这些新生儿尿内药物浓度,可 10～16 倍于血液,又常伴有低血糖,处理上有一定困难。

(3)对哺乳期妇女用药的安全性尚不明确。

(4)可使血浆淀粉酶和脂肪酶均升高。

(5)对血清碱性磷酸酶、丙氨酸氨基转移酶、门冬氨酸氨基转移酶、胆红素、乳酸脱氢酶等测定有一定影响,应在本品停药 24 h 以上方可进行以上项目测定,以防可能出现假阳性。

(八)药物相互作用

(1)氟伏沙明和氟康唑可增加本品的血药浓度

(2)异烟肼、吩噻嗪类、尿液碱化剂可减少本品的排泄,合用时需酌情减量。

(3)与其他镇痛药、镇静催眠药、抗抑郁药等合用时,可加强这些药物的作用。

(4)与抗高血压药合用,可致血压下降过快,严重的可发生昏厥。

(5)苯妥英钠和利福平等能促使肝细胞微粒体酶的活性增强,因而本品在体内的降解代谢加快,用量应相应增加。

(6)注射液与碱性液、氧化剂、糖精钠以及苋菜红等接触,药液显混浊。

(7)与女性避孕药同用,可终日疲倦乏力。

(8)与颠茄合用,可发生严重便秘。

(九)规格

片剂:2.5mg。注射液:1mL:5mg。

四、芬太尼

(一)药理作用

强阿片类镇痛药。镇痛作用机制与吗啡相似,为阿片受体激动剂,作用强度为吗啡的 60～80倍。与吗啡和哌替啶相比,本品作用迅速,维持时间短,不释放组胺,对心血管功能影响小,能抑制气管插管时的应激反应。本品对呼吸的抑制作用弱于吗啡,但静脉注射过快则易抑制呼吸。纳洛酮等能拮抗本品的呼吸抑制和镇痛作用。有成瘾性。

(二)适应证

(1)用于麻醉前、中、后的镇静与镇痛,是目前复合全麻中常用的药物。①用于麻醉前给药及诱导麻醉,并作为辅助用药与全麻药及局麻药合用于各种手术。氟哌利多 2.5mg 和本品 0.05mg 的混合液,麻醉前给药,能使患者安静,对外界环境漠不关心,但仍能合作。②用于手术前、后及手术中等各种剧烈疼痛。

(2)用于治疗中度到重度慢性疼痛。

(三)用法用量

1.注射液

(1)静脉注射:成人全麻时初量:①小手术 0.001～0.002mg/kg(以芬太尼计,下同)。②大手术 0.002～0.004mg/kg。③体外循环心脏手术时按 0.02～0.03mg/kg 计算全量,维持量可每隔 30～60 min 给予初量的一半或连续静滴,一般每小时 0.001～0.002mg/kg。④全麻同时吸入氧化亚氮时 0.001～0.002mg/kg。⑤局麻镇痛不全,作为辅助用药时 0.0015～0.002mg/kg。

(2)肌内注射:成人:麻醉前用药或手术后镇痛,按 0.0007～0.0015mg/kg 肌内或静脉注射。小儿:镇痛,2 岁以下无推荐剂量,2～12 岁按 0.002～0.003mg/kg 肌内或静脉注射。

(3)硬膜外给药:成人手术后镇痛,初量 0.1mg,加氯化钠注射液稀释到 8mL,每 2～4 h 可重复,维持量每次为初量的一伴。

2.贴剂

剂量应根据患者的个体情况而决定,并应在给药后定期进行剂量评估。应在躯干或上臂未受刺激及未受辐射的平整皮肤表面上贴用。最好选择无毛发部位,如有毛发,应在使用前剪除(勿用剃须刀剃除)。在使用前可用清水清洗贴用部位,不能使用肥皂、油剂、洗剂或其他有机溶剂,因其可能会刺激皮肤或改变皮肤的性质。在使用本贴剂前皮肤应完全干燥。

应在打开密封袋后立即使用。在使用时需用手掌用力按压 2min,以确保贴剂与皮肤完全接触,尤其应注意其边缘部分。

可以持续贴用 72 h。在更换贴剂时,应更换粘贴部位。几天后才可在相同的部位重复贴用。

(1)初始剂量选择:初始剂量应依据患者使用阿片类药物的既往史确定,包括对阿片类药物的耐受性、患者的身体状况和医疗状况。

不能在使用芬太尼贴剂后的 24 h 内即评价其最佳镇痛效果。这是因为在使用本贴剂最初 24 h 内血清芬太尼的浓度逐渐升高。在首次使用贴剂时,应逐渐停止以前的镇痛治疗直至芬太尼产生镇痛效果。

(2)剂量的调整及维持治疗:每 72 h 应更换一次贴剂。应根据个体情况调整剂量直至达到足够的镇痛效果。如果镇痛不足,可在初次使用后每 3 天进行一次剂量调整。剂量增加的幅度通常为 25μg/h。但同时应考虑附加的其他疼痛治疗(口服吗啡 90mg/d≈芬太尼 25μg/h)及患者的疼痛状态。当剂量大于 50μg/h 时,可以使用一片以上的贴剂。患者可能定时需要短效镇痛药,以缓解突发性疼痛。在芬太尼剂量超过 300μg/h 时,一些患者可能需要增加或改变阿片类药物的用药方法。

(3)治疗的终止:去除贴剂后,由于芬太尼浓度逐渐降低,应逐渐开始其他阿片类药物的替代治疗,并从低剂量起始,缓慢加量。一般来说,任何阿片类镇痛药都应逐步停药,以避免出现戒断症状。一些患者在更换药品或剂量调整时可能出现阿片类药物戒断症状。

(四)不良反应

(1)一般不良反应为眩晕、视物模糊、恶心、呕吐、低血压、胆道括约肌痉挛、喉痉挛及出汗等。偶有肌肉抽搐。

(2)严重副反应为呼吸抑制、窒息、肌肉僵直及心动过缓,如不及时治疗,可发生呼吸停止、循环抑制及心脏停搏等。

(3)使用透皮贴剂进行镇痛时,有引起死亡和由于本品过量而导致的其他严重不良反应的报道;也可出现局部皮肤反应,如发红等。

(4)能促使胆道括约肌收缩,使胆管系的内压上升。

(5)可使脑脊液压力升高。

(6)本品有成瘾性,但较哌替啶轻。轻度的戒断症状有呵欠、打喷嚏、流涕、冒汗、食欲缺乏;中度为神经过敏、难以入眠、恶心呕吐、腹泻、全身疼痛、原因不明的低热;严重时表现为激动、不安、发抖、震颤、胃痉挛痛、心动过速、极度疲乏等,最终可导致虚脱。

(五)禁忌

(1)支气管哮喘、呼吸抑制、对本品特别敏感的患者以及重症肌无力患者禁用。

(2)2岁以下儿童禁用。

(3)禁止与单胺氧化酶抑制剂(如苯乙肼、帕吉林等)合用。

(4)贴剂不应用于急性或手术后疼痛的治疗,因为在这种情况下不能在短期内调整芬太尼的用量,并且可能会导致严重的或威胁生命的通气不足。

(六)注意事项

(1)心律失常、肝肾功能不良、慢性阻塞性肺疾病、呼吸储备力降低及脑外伤昏迷、颅内压增高、脑肿瘤等易陷入呼吸抑制的患者慎用。

(2)务必在单胺氧化酶抑制药停用14 d以上方可给药,而且应先试用小剂量(1/4常用量),否则会发生难以预料的、严重的并发症,临床表现为多汗、肌肉僵直、血压先升高后剧降、呼吸抑制、发绀、昏迷、高热、惊厥,终致循环虚脱而死亡。

(3)因为血清芬太尼浓度在停止使用贴剂17(13~22) h后降低大约50%,所以出现严重不良反应的患者应在停止使用后继续观察24 h。

(4)不能将贴剂分拆、切割或以任何其他方式损坏,因为这样会导致芬太尼的释放失控。

(5)注射液有一定的刺激性,不得误入气管、支气管,也不得涂敷于皮肤和黏膜。

(6)硬膜外注入镇痛时,一般4~10 min起效,20min脑脊液的药物浓度达到峰值,同时可有全身瘙痒,作用时效3.3~6.7 h,而且仍有呼吸频率减慢和潮气量减小的可能,处理应及时。

(7)本品绝非静脉全麻药,虽然大量快速静脉注射能使意识消失,但患者的应激反应依然存在,常伴有术中知晓。

(8)快速推注可引起胸壁、腹壁肌肉僵硬而影响通气。

(9)严禁用药后驾驶及操作机器。

(10)动物实验显示了一些生殖毒性,尚不知对人体的潜在风险。除非确实需要,否则不应在妊娠期使用。可透过胎盘,可能导致新生儿呼吸抑制,不建议在分娩过程中使用。FDA对本药的妊娠安全性分级为C级。芬太尼可被分泌至母乳,可能会使新生儿或婴儿出现镇静或呼吸抑制,对哺乳的妇女不推荐使用。

(11)在儿童中使用的有效性和安全性尚未明确。

(12)年老、体弱的患者首次剂量应适当减量,根据首次剂量的效果确定剂量的增加量。

(13)可使血清淀粉酶和脂肪酶均升高。

(14)对血清碱性磷酸酶、丙氨酸氨基转移酶、门冬氨酸氨基转移酶、胆红素、乳酸脱氢酶等测定有一定影响,应在本品停药 24 h 以上方可进行以上项目测定,以防可能出现假阳性。

(七)药物相互作用

(1)同时应用其他中枢神经系统抑制剂,包括阿片类药物、镇静剂、催眠药、全身麻醉剂、吩噻嗪类药物、安定类药物、骨骼肌松弛剂、镇静性抗组胺药及酒精饮料,可产生相加性抑制作用,可能发生肺通气不足、低血压及深度的镇静或昏迷。合用时应慎重并适当调整剂量。

(2)芬太尼与 CYP3A4 强抑制剂(如利托那韦)合用,会使芬太尼血浆浓度升高,从而加强或延长芬太尼的治疗效果和不良反应,也可能引起严重的呼吸抑制。

(3)与肌松药合用时,肌松药的用量应相应减少。肌松药能解除本品引起的肌肉僵直,但有呼吸暂停时,又可使呼吸暂停的持续时间延长。

(4)与 M 胆碱受体阻断药合用时,不仅使便秘加重,还可有发生麻痹性肠梗阻和尿潴留的危险。

(5)静脉注射硫酸镁后的中枢抑制作用,会因同时使用本品而加剧。

(6)与钙离子拮抗剂及 β 受体阻滞药合用,可引起严重的低血压。

(八)规格

注射液:1mL:0.05mg;2mL:0.1mg。

五、舒芬太尼

(一)药理作用

强效阿片类镇痛药,特异性 μ 阿片受体激动剂,对 μ 受体的亲和力比芬太尼强 7～10 倍。舒芬太尼的麻醉镇痛效力比芬太尼强,引起的心血管抑制较弱,而且有较宽的安全范围。

(二)适应证

作为复合麻醉的镇痛用药,作为全身麻醉的麻醉诱导和维持用药。

(三)用法用量

应该根据个体反应和临床情况的不同来调整使用剂量,须考虑如下因素:

患者的年龄、体重、一般情况和同时使用的药物等。剂量也取决于手术难度和持续时间以及所需要的麻醉深度。在计算进一步的使用剂量时应考虑初始用药的作用。

在诱导麻醉期间可以加用氟哌利多以防止恶心和呕吐的发生。

静脉注射或静脉滴注给药。用药的时间间隔长短取决于手术的持续时间。根据个体的需要可重复给予额外的(维持)剂量。

(1)当作为复合麻醉的一种镇痛成分进行诱导应用时,按 0.1～5.0μg/kg 作静脉注射或者静脉滴注。当临床表现显示镇痛效应减弱时可按 0.15～0.7μg/kg 追加维持剂量。

(2)在以枸橼酸舒芬太尼为主的全身麻醉中,舒芬太尼成人用药总量可为 8～30μg/kg,当临床表现显示镇痛效应减弱时可按 0.35～1.4μg/kg 追加维持剂量;2～12 岁儿童用药总量建

议为 $10\sim12\mu g/kg$，如果临床表现镇痛效应降低时，可给予额外的剂量 $1\sim2\mu g/kg$。

非代偿性甲状腺功能减退、肺部疾患（尤其是那些呼吸贮备降低的疾病）、肝和（或）肾功能不全、肥胖和酒精中毒等患者，其用药量应酌情给予。对这些患者，建议做较长时间的术后观察。

对体弱患者、老年患者以及已经使用过能抑制呼吸的药物的患者，应减少用量。而对那些接受过阿片类药物治疗的或有过阿片类滥用史的患者，则可能需要使用较大的剂量。

（四）不良反应

（1）典型的阿片样症状，如呼吸抑制、呼吸暂停、骨骼肌强直（胸肌强直）、肌阵挛、低血压、心动过缓、恶心、呕吐、眩晕、缩瞳和尿潴留。在注射部位偶有瘙痒和疼痛。

（2）其他较少见的不良反应有：①咽部痉挛。②过敏反应和心搏停止。因在麻醉时使用其他药物，很难确定这些反应是否与舒芬太尼有关。③偶尔可出现术后恢复期的呼吸再抑制。

（五）禁忌

（1）对舒芬太尼或其他阿片类药物过敏者禁用。

（2）分娩期间，或实施剖宫产手术期间婴儿剪断脐带之前，静脉内禁用本品，因为舒芬太尼可以引起新生儿的呼吸抑制。

（3）本品禁用于新生儿、妊娠期和哺乳期的妇女。如果哺乳期妇女必须使用舒芬太尼，则应在用药后 24 h 方能再次哺乳婴儿。

（4）禁与单氨氧化酶抑制剂同时使用。在使用舒芬太尼前 14 d 内用过单胺氧化酶抑制剂者，禁用本品。

（5）急性间歇性卟啉病禁用。

（6）因用其他药物而存在呼吸抑制者禁用。

（7）患有呼吸抑制疾病的患者禁用。

（8）低血容量、低血压患者禁用。

（9）重症肌无力患者禁用。

（六）注意事项

（1）对脑血流量减少的患者，应避免快速静脉注射给药。

（2）深度麻醉的呼吸抑制，可持续至术后或复发。呼吸抑制往往与剂量相关，可用特异性拮抗剂（如纳洛酮）使其完全逆转。由于呼吸抑制持续的时间可能长于其拮抗剂的效应，有可能需要重复使用拮抗剂。麻醉期间的过度换气可能减少呼吸中枢对二氧化碳的反应，也会影响术后呼吸的恢复。

（3）舒芬太尼可以导致肌肉僵直，包括胸壁肌肉的僵直，可以通过缓慢地静脉注射加以预防（通常在使用低剂量时可以奏效），或同时使用苯二氮䓬类药物及肌肉松弛药。

（4）如果术前所用的抗胆碱药物剂量不足，或与非迷走神经抑制的肌肉松弛药合并使用时，可能导致心动过缓甚至心搏停止。心动过缓可用阿托品治疗。

（5）对甲状腺功能低下、肺病疾患、肝肾功能不全、老年人、肥胖、酒精中毒和使用过其他已知对中枢神经系统有抑制作用的药物的患者，在使用时均需要特别注意。建议对这些患者做较长时间的术后观察。

（6）使用本品后，患者不能驾车与操作机械。

(7)舒芬太尼用于2岁以下儿童的有效性和安全性的资料非常有限。

(8)FDA对本药的妊娠安全性分级为C级。

(七)药物相互作用

(1)同时使用巴比妥类制剂、阿片类制剂、镇静剂、神经安定类制剂、酒精及其他麻醉剂或其他对中枢神经系统有抑制作用的药物,可能导致本品对呼吸和中枢神经系统抑制作用的加强。

(2)同时给予高剂量的本品和高浓度的氧化亚氮时可导致血压、心率降低以及心排血量的减少。

(3)一般建议麻醉或外科手术前两周,不应该使用单胺氧化酶抑制剂。

(4)本品主要由细胞色素的同工酶CYP3A4代谢。实验资料提示CYP3A4抑制剂,如红霉素、酮康唑、伊曲康唑和利托那韦会抑制舒芬太尼的代谢,从而延长呼吸抑制作用。如果必须与上述药物同时应用,应该对患者进行特殊监测,并且应降低本品的剂量。

(5)规格:注射液:1mL:50μg;2mL:100μg;5mL:250μg(以舒芬太尼计)。

六、瑞芬太尼

(一)药理作用

强效、超短效阿片受体激动剂。选择性作用于μ阿片受体,具镇痛、呼吸抑制、镇静、肌张力增强和心动过缓等阿片样药理效应,起效快,维持时间短,与用药量及时间无关,且阿片样作用不需药物逆转。本品相对效价为芬太尼的50～100倍。

(二)适应证

用于全麻诱导和全麻中维持镇痛。

(三)用法用量

静脉滴注。成人负荷剂量0.5～1μg/kg,给药时间应大于60 s;维持剂量0.25μg/(kg·min),或间断静脉推注0.25～1μg/kg。65岁以上老年患者用药时初始剂量为成人剂量的一半,持续静滴给药剂量应酌减。2～12岁儿童用药与成人一致。

(四)不良反应

典型的不良反应有恶心、呕吐、呼吸抑制、心动过缓、低血压和肌肉强直上述不良反应在停药或降低输注速度后几分钟内即可消失。

可能出现的还有寒战、发热、眩晕、视觉障碍、头痛、呼吸暂停、瘙痒、心动过速、高血压、激动、低氧血症、癫痫、潮红和过敏。

(五)禁忌

(1)已知对本品中各种组分或其他芬太尼类药物过敏的患者禁用。

(2)重症肌无力及易致呼吸抑制患者禁用。

(3)禁与单胺氧化酶抑制药合用。

(4)禁与血、血清、血浆等血制品经同一路径给药。

(5)支气管哮喘患者禁用。

(六)注意事项

(1)心律失常、慢性阻塞性肺疾病、呼吸储备力降低及脑外伤昏迷、颅内压增高、脑肿瘤等易陷入呼吸抑制的患者慎用。

（2）在推荐剂量下，本品能引起肌肉强直。肌肉强直的发生与给药剂量和给药速率有关，因此，单剂量注射时应缓慢给药，给药时间应不低于 60s。提前使用肌肉松弛药可防止肌肉强直的发生。

（3）本品务必在单胺氧化酶抑制药（如呋喃唑酮、丙卡巴肼）停用 14 d 以上方可给药，而且应先试用小剂量，否则会发生难以预料的严重的并发症。

（4）使用本品出现呼吸抑制时应妥善处理，包括减小输注速率 50% 或暂时中断输注。本品即使延长给药时间也未发现引起再发性呼吸抑制，但由于合用麻醉药物的残留作用，在某些患者身上停止输注后 0.5 h 仍会出现呼吸抑制，因此，保证患者离开恢复室前完全清醒和足够的自主呼吸非常重要。

（5）本品能引起剂量依赖性低血压和心动过缓，可以预先给予适量的抗胆碱能药（如葡糖吡咯或阿托品）抑制这些反应。低血压和心动过缓可通过减小本品输注速率或合用药物来处置，在合适的情况下使用输液、升压药或抗胆碱能药。

（6）肝肾功能受损的患者不需调整剂量。肝肾功能严重受损的患者对瑞芬太尼呼吸抑制的敏感性增强，使用时应监测。

（7）本品可通过胎盘屏障，产妇应用时有引起新生儿呼吸抑制的危险。FDA 对本药的妊娠安全性分级为 C 级。

（8）本品可经母乳分泌，不推荐哺乳期妇女使用。在必须使用时，医生应权衡利弊。

（9）因尚没有临床资料，2 岁以下儿童不推荐使用。

（10）本品主要用于全身麻醉，但不推荐单独使用。

（11）禁止硬膜外和鞘内给药。

（12）本品能引起呼吸抑制和窒息，需在呼吸和心血管功能监测及辅助设施完备的情况下给药。

（七）药物相互作用

（1）本品与硫喷妥、异氟烷、丙泊酚及咪达唑仑等麻醉药有协同作用，同时给药时，后者剂量减至 75%。

（2）中枢神经系统抑制药物与本品也有协同作用，合用时应慎重，并酌情减量。

（八）规格

注射剂：1mg（以瑞芬太尼计）。

七、丁丙诺啡

（一）其他名称

叔丁啡、布诺啡。

（二）药理作用

阿片受体的部分拮抗-激动剂。镇痛作用强于哌替啶、吗啡，其起效慢，持续时间长。对呼吸有抑制作用，但临床未见严重呼吸抑制发生。也能减慢心率，使血压轻度下降，对心排血量无明显影响。药物依赖性近似吗啡。可通过胎盘和血-脑脊液屏障。

（三）适应证

用于各类手术后疼痛、癌症疼痛、烧伤后疼痛、脉管炎引起的肢痛及心绞痛和其他内脏痛，也可作为戒瘾的维持治疗。

（四）用法用量

1.注射液

肌内注射，一次 0.15～0.3mg，可每隔 6～8 h 或按需注射。疗效不佳时可适当增加用量。静脉注射，缓慢推注，其余参见肌内注射。

2.舌下片

舌下含服，每次 0.2～0.8mg，每隔 6～8 h1 次。

（五）不良反应

(1)常见头晕、嗜睡、恶心、呕吐、头痛等。

(2)可见出汗、皮疹、肝细胞坏死或黄疸。

(3)罕见直立性低血压、昏厥、呼吸抑制。

（六）禁忌

(1)对本品有过敏史、重症肝损伤、脑部损害、意识模糊及颅内压升高患者禁用。

(2)6 岁以下儿童、孕妇、哺乳期妇女以及轻微疼痛或疼痛原因不明者禁用。

（七）注意事项

(1)呼吸机能低下或紊乱者、已接受其他中枢神经抑制剂治疗者和高龄与虚弱者慎用。

(2)与受体亲和力高，常规剂量拮抗剂如纳洛酮，对已引起的呼吸抑制无用，推荐使用呼吸兴奋剂(如多沙普仑)。

(3)动物实验有难产、哺乳困难和胎儿生存率低等报道。药物可通过胎盘，可经乳汁分泌，故孕妇及哺乳期妇女不宜使用。FDA 对本药的妊娠安全性分级为 C 级。

(4)如出现肝细胞坏死或黄疸，应停药。

（八）药物相互作用

(1)与另一种阿片受体激动剂合用，可引起这些药物的戒断症状。

(2)与单胺氧化酶抑制剂有协同作用。

（九）规格

注射液:1mL:0.15mg;1mL:0.3mg。舌下片:0.2mg;0.4mg。

八、二氢埃托啡

（一）其他名称

双氢埃托啡、双氢乙烯啡。

（二）药理作用

高效镇痛药，是阿片受体的纯激动剂，与 μ、δ、κ 受体的亲和力都远远大于吗啡，特别对 μ 受体的亲和力大于 δ 和 κ 受体上千倍。其镇痛作用的量-效关系与吗啡-样呈直线型，药理活性强度比吗啡强 6000～10000 倍。故安全系数(即治疗指数)比吗啡大，生理依赖性潜力比吗啡明显为轻。二氢埃托啡还具有镇静和解痉的中枢作用。对呼吸的抑制作用相对比吗啡轻，在规定的镇痛剂量下很少发生呼吸抑制(0.83%),当超剂量使用时可明显抑制呼吸。长期应用同样有耐受性的产生,也有依赖现象。本品的主要不足为镇痛有效时间较短。

(三)适应证

适用于各种重度疼痛的止痛,如创伤性疼痛、手术后疼痛、急腹痛、痛经、晚期癌症疼痛,包括使用吗啡、哌替啶无效的剧痛。也可作为麻醉诱导前用药及静脉复合麻醉、阻滞麻醉辅助用药等。

(四)用法用量

1.片剂

舌下含化。常用剂量,每次 20~40μg,视需要可于 3~4 h 后重复给药。极量,每次 60μg,一日 180μg。一般连续用药不得超过 3 日。晚期癌症患者长期应用对本品产生耐受性时,可视需要适当增加剂量,最大可用至每次 100μg,一日 400μg。

2.注射液

(1)用于止痛:肌内注射 10~20μg,10 min 左右疼痛可获明显减轻。视需要可于 3~4 h 后重复用药。急性剧痛时可行静脉滴注,每小时 0.1~0.2μg/kg。持续滴注时间不超过 24 h,以免耐受和依赖。允许使用最大剂量,肌内注射每次 30μg,一日 90μg。连续用药一般不超过 3 d。

(2)用于麻醉:①全身静脉内麻醉:气管插管后,在辅助或控制呼吸下,每小时静脉注射 0.4~0.5μg/kg,手术毕前 1 h 停用,总量不超过 3μg/kg。由于该药无睡眠作用,必须定时给予地西泮或羟基丁酸钠维持患者入睡。同时滴注 1%普鲁卡因,可减少本品用量。需肌肉松弛者应常规给予肌松剂。②静吸复合麻醉:气管插管辅助或控制呼吸下,每小时静脉注射 0.2~0.3μg/kg,持续吸入氧化亚氮(50%)或低浓度恩氟烷及异氟烷,也可同时静滴恩氟烷、1%普鲁卡因及间断吸入恩氟烷、异氟烷控制过高血压,需肌松者按常规注射肌松剂。③辅助阻滞麻醉或局麻不全时用药:由于患者未建立人工气道管理,首次用药应减量,可先静脉注射 5~10μg,严密观察 10 min,若无呼吸抑制,必要时再追注 10μg。术中至少间隔 2 h 再静脉注射 10μg。

(五)不良反应

(1)少数患者可出现头晕、恶心、呕吐、乏力、出汗,卧床患者比活动患者反应轻。这些反应可不经任何处理而自愈。

(2)偶见呼吸抑制。

(3)本品有耐受性和依赖性。

(六)禁忌

(1)脑外伤神志不清或肺功能不全者禁用。

(2)婴幼儿、早产儿禁用。

(七)注意事项

(1)肝肾功能不全者慎用本品,或酌减用量。

(2)非剧烈疼痛者,如牙痛、头痛、风湿痛、痔疮痛或局部组织小创伤痛等不宜使用本品,以免产生不良反应。

(3)不得用作海洛因成瘾脱毒治疗的替代药。

（4）片剂只可舌下含化，不可将药片吞服，否则影响止痛效果。

（5）注射液严禁静脉快速推注，以免呼吸骤停。用于麻醉静脉给药太快或用量大于 $0.4\mu g/kg$ 时，易出现呼吸抑制，甚至呼吸暂停，因此应做常规气管内插管或行人工呼吸。

（6）本品无致畸、致突变作用。对哺乳的影响尚不明确。

（7）呼吸减慢至每分钟 10 次左右，用呼吸兴奋药尼可刹米可纠正，也可用吸氧纠正。

（八）药物相互作用

（1）中枢神经系统抑制药与本品有协同作用，如用于晚期肿瘤患者镇痛，同服地西泮可使作用时间延长，但会加重呼吸抑制。

（2）尼可刹米、洛贝林可部分拮抗本品的呼吸抑制作用。

（九）规格

片剂：$20\mu g$；$40\mu g$。注射液：$1mL:20\mu g$。

九、羟考酮

（一）药理作用

阿片受体纯激动剂。对脑和脊髓的阿片受体具有亲和力，作用类似吗啡。主要药理作用是镇痛，其他药理作用包括抗焦虑、止咳和镇静。

（二）适应证

用于缓解持续的中度到重度疼痛。

（三）用法用量

每 12 h 服用 1 次，用药剂量取决于患者的疼痛严重程度和既往镇痛药用史。

疼痛程度增加，需要增大给药剂量以达到疼痛的缓解。对所有患者而言，恰当的给药剂量是能 12 h 控制疼痛，且患者能很好地耐受。当脱离给药方案的需求超出每日 2 次，表明应增加该药的药剂量。每次剂量调整的幅度是在上一次用药剂量的基础上增长 25%～50%。

首次服用阿片类药物或用弱阿片类药物不能控制其疼痛的中重度的疼痛的患者，初始用药剂量一船为 5mg，每 12 h 服用 1 次。继后，根据病情调整剂量，直至理想止痛。大多数患者的最大用药剂量为 200mg/12h，少数患者可能需要更高的剂量。

已接受口服吗啡治疗的患者，改用本品的每日用药剂量换算比例：口服本品 10mg 相当于口服吗啡 20mg。

（四）不良反应

1.常见不良反应

便秘（缓泻药可预防便秘）、恶心、呕吐、头晕、瘙痒、头痛、口干、多汗、思睡和乏力。如果出现恶心和呕吐反应，可用止吐药治疗。

2.偶见不良反应

厌食、紧张、失眠、发热、精神错乱、腹泻、腹痛、血管舒张、消化不良、感觉异常、皮疹、焦虑、欣快、抑郁、呼吸困难、直立性低血压、寒战、噩梦、思维异常、呃逆。

3.罕见不良反应

眩晕、抽搐、胃炎、定向障碍、面红、情绪改变、心悸（在戒断综合征的情况下）、幻觉、支气管痉挛、吞咽困难、嗳气、肠梗阻、味觉反常、激动、遗忘、张力过高、感觉过敏、张力过低、不适、肌肉不自主收缩、言语障碍、震颤、视觉异常、戒断综合征、闭经、性欲减退、阳痿、低血压、室上性心动过速、昏厥、脱水、水肿、口渴、皮肤干燥、荨麻疹、过敏性反应、类过敏性反应、瞳孔缩小。可能发生排尿困难、胆道痉挛或输尿管痉挛。

(五)禁忌

(1)缺氧性呼吸抑制、颅脑损伤、麻痹性肠梗阻、急腹症、胃排空延迟、慢性阻塞性肺疾病、肺源性心脏病、慢性支气管哮喘、高碳酸血症、已知对羟考酮过敏、中重度肝功能障碍、重度肾功能障碍(肌酐清除率<10mL/min)、慢性便秘者禁用。

(2)孕妇及哺乳期妇女禁用。

(六)注意事项

(1)甲状腺功能低下者应适当减低用药剂量。

(2)慎用于下列情况:颅内高压、低血压、低血容量、胆道疾病、胰腺炎、肠道炎性疾病、前列腺肥大、肾上腺皮质功能不全、急性酒精中毒、慢性肝肾疾病和疲劳过度的年长或体弱的患者。

(3)可能出现麻痹性肠梗阻的患者,不宜服用,一旦发生或怀疑发生麻痹性肠梗阻时,应立即停药。

(4)由于用药剂量和个体对药物敏感程度等因素影响,羟考酮可能改变患者的反应能力。因此,如果患者的反应能力受到药物的影响,不得从事驾驶或操作机器等工作。

(5)羟考酮可随母乳分泌。并可能引起新生儿呼吸抑制。

(6)目前,尚缺乏18岁以下患者的用药资料,因此不推荐用于18岁以下的患者。

(7)必须整片吞服,不得掰开、咀嚼或研磨。如果掰开、嚼碎或研磨药片,会导致羟考酮的快速释放与潜在致死量的吸收。

(8)手术前或手术后24 h内不宜使用。

(七)药物相互作用

(1)单胺氧化酶抑制剂可使本品作用增强,导致意识紊乱、焦虑、呼吸抑制和昏迷出现的可能性增加。不推荐两药合用,停用单胺氧化酶抑制剂至少2周,才能使用本品。

(2)本品与下列药物有叠加作用:镇静剂、麻醉剂、催眠剂、酒精、抗精神病药、肌肉弛缓剂、抗抑郁药、吩噻嗪类和降压药。

(3)部分羟考酮经CYP2D6酶作用,代谢成为羟氢吗啡酮,某些药物(如抗抑郁剂,胺碘酮和奎尼丁等心血管药物)可能阻断该代谢途经。然而,合用具有抑制CYP2D6酶作用的奎尼丁,并未影响羟考酮的药效。可能抑制羟考酮代谢的其他药物包括西咪替丁、酮康唑和红霉素等。

(八)规格

控释片:5mg;10mg;20mg;40mg。

十、布桂嗪

(一)其他名称

强痛定。

(二)药理作用

速效镇痛药,镇痛作用为吗啡的1/3,但比解热镇痛药强,为氨基比林的4~20倍。对皮肤、黏膜、运动器官(包括关节、肌肉、肌腱等)的疼痛有明显的抑制作用,对内脏器官疼痛的镇痛效果较差。无抑制肠蠕动作用,对平滑肌痉挛的镇痛效果差。与吗啡相比,本品不易成瘾,但有不同程度的耐受性。

(三)适应证

适用于偏头痛、三叉神经痛、牙痛、炎症性疼痛、神经痛、月经痛、关节痛、外伤性疼痛、手术后疼痛以及癌症疼痛(属二阶梯镇痛药)等。

(四)用法用量

(1)片剂:口服。成人每次 30～60mg,一日 90～180mg;小儿每次 1mg/kg;疼痛剧烈时用量可酌增。对于慢性中重度癌痛患者,剂量可逐渐增加,首次及总量可以不受常规剂量的限制。

(2)注射液:皮下或肌内注射,成人每次 50～100mg,一日 1～2 次。疼痛剧烈时用量可酌增。对于慢性中重度癌痛患者,剂量可逐渐增加,首次及总量可以不受常规剂量的限制。

(五)不良反应

(1)少数患者可见有恶心、眩晕或困倦、黄视、全身发麻感等,停药后可消失。

(2)引起依赖性的倾向与吗啡类药相比为低,据临床报道,连续使用本品,可耐受和成瘾,故不可滥用。

(六)注意事项

孕妇及哺乳期妇女用药的安全性尚不明确。

(七)药物相互作用

作用尚不明确。

(八)规格

片剂:30mg。注射液:2mL:50mg;2mL:100mg。

十一、曲马朵

(一)其他名称

反胺苯环醇。

(二)药理作用

非阿片类中枢性镇痛药,但与阿片受体有很弱的亲和力,对 μ 受体的亲和力相当于吗啡的 1/6000,对 K 和 δ 受体的亲和力仅为 μ 受体的 1/25。曲马朵系消旋体,其(＋)对映体作用于阿片受体,而(－)对映体则抑制神经元突触对去甲肾上腺素的再摄取,并增加神经元外 5-羟色胺浓度,从而影响痛觉传递而产生镇痛作用,其作用强度为吗啡的 1/8～1/10。有镇咳作用,强度为可待因的 50％。不影响组胺释放,也无致平滑肌痉挛的作用。

(三)适应证

用于急、慢性疼痛,中、轻度癌症疼痛,骨折或各种术后疼痛,牙痛。亦用于心脏病突发性疼痛、关节痛、神经痛及分娩痛。

(四)用法用量

1.口服

成人:用于中度疼痛,一次 50～100mg,必要时 4～6 h 后可重复使用。连续使用不超过

48 h，累计使用不超过 800mg。治疗癌痛时可考虑使用相对较大的剂量。儿童：14 岁以上儿童同成人。1 岁以上儿童单次剂量 1～2mg/kg。

2.肌内注射

成人：一次 50～100mg，必要时可重复，日剂量不超过 400mg。儿童：14 岁以上儿童同成人。1 岁以上儿童单次剂量 1～2mg/kg。

3.皮下注射

成人：一次 50～100mg，必要时可重复，日剂量不超过 400mg。

4.静脉注射

成人：一次 100mg，缓慢注射。日剂量不超过 400mg。儿童：14 岁以上儿童同成人。1 岁以上儿童单次剂量 1～2mg/kg。

(五)不良反应

(1)可出现恶心、呕吐、出汗、口干、眩晕、嗜睡等症状。

(2)少数病例对心血管系统也有影响，如出现心悸、心动过速、直立性低血压和循环性虚脱，尤其在患者直立、疲劳情况下更易出现。

(3)可见头痛、便秘、胃肠功能紊乱、皮肤瘙痒、皮疹。运动无力、食欲减退、排尿紊乱极少发生。

(4)精神方面不良反应极少见，也因人而异，包括情绪的改变（多数是情绪高昂，但有时也表现为心境恶劣）、活动的改变（多数是活动减少，有时是增加）、认知和感觉能力的改变（判断和理解障碍）。

(5)个别病例报道过惊厥，但这种情况一般出现于注射大剂量的盐酸曲马朵或与神经阻滞剂合用时。

(6)过敏性休克亦不能完全排除。

(六)禁忌

酒精、安眠药、镇痛剂或其他精神药物中毒者禁用。

(七)注意事项

(1)肝肾功能不全者、心脏疾患者酌情减量使用或慎用。

(2)长期使用不能排除产生耐药性或药物依赖性的可能。禁止作为对阿片类有依赖性患者的代用品，因不能抑制吗啡的戒断症状。

(3)有药物滥用或依赖性倾向的患者不宜使用。

(4)妊娠期间长期使用，可导致药物依赖，新生儿出生后出现戒断症状。孕妇用药应权衡利弊。FDA 对本药的妊娠安全性分级为 C 级。

(5)乳汁中药物浓度为母体血药浓度的 0.1%，哺乳期妇女用药应权衡利弊。

(6)1 岁以下婴儿慎用。

(7)用药期间不宜驾驶和操作机械。

(8)缓释制剂应吞服，勿嚼碎。

(八)药物相互作用

(1)与中枢神经系统抑制剂（如地西泮等）合用时，镇静和镇痛作用增强，需减量。

（2）与巴比妥类药物合用可延长作用时间。

（3）与地高辛合用，可增加地高辛的不良反应。

（4）与单胺氧化酶抑制剂合用，可引起躁狂、昏迷、惊厥甚至严重的呼吸抑制导致死亡，故不得与单胺氧化酶抑制剂同用。

（5）卡马西平可降低本品的血药浓度，从而减弱本品的镇痛作用。

（九）规格

片剂：50mg。胶囊剂：50mg。缓释片剂：100mg。缓释胶囊剂：100mg。注射液：2mL：50mg；2mL：100mg。

十二、普瑞巴林

（一）其他名称

乐瑞卡。

（二）药理作用

普瑞巴林与中枢神经系统中 α_2-δ 亚基的位点（电压门控钙通道的一个辅助性亚基）有高度亲和力。普瑞巴林的作用机制尚不明确，但是转基因小鼠和结构相关化合物（例如加巴喷丁）的研究结果提示，在动物模型中的镇痛及抗惊厥作用可能与普瑞巴林与 α_2-δ 亚基的结合有关。

体外研究显示，普瑞巴林可能通过调节钙通道功能而减少一些神经递质的钙依赖性释放。虽然普瑞巴林是抑制性神经递质 γ-氨基丁酸（GABA）的结构衍生物，但它并不直接与 GABA$_A$、GABA$_B$ 或苯二氮䓬类受体结合，不增加体外培养神经元的 GABA$_A$ 反应，不改变大鼠脑中 GABA 浓度，对 GABA 摄取或降解无急性作用。但是研究发现，体外培养的神经元长时间暴露于普瑞巴林，GABA 转运蛋白密度和功能性 GABA 转运速率增加。普瑞巴林不阻滞钠通道，对阿片类受体无活性，不改变环加氧酶活性，对多巴胺及 5-羟色胺受体无活性，不抑制多巴胺、5-羟色胺或去甲肾上腺素的再摄取。

（三）适应证

治疗外周神经痛以及辅助性治疗局限性部分癫痫发作。

（四）用法用量

本品可与食物同时服用，也可单独服用。

起始剂量为每次 75mg，每日 2 次，或者每次 50mg，每日 3 次。可在 1 周内根据疗效及耐受性增加至每次 150mg，每日 2 次。由于本品主要经肾脏排泄清除，肾功能减退的患者应调整剂量。

（五）不良反应

最常出现的不良反应为头晕和嗜睡。

（六）禁忌

对本品所含活性成分或任何辅料过敏者禁用。

（七）注意事项

（1）本品可能引起外周水肿，心功能Ⅰ或Ⅳ级的充血性心衰患者应慎用。

（2）本品相关的头晕及嗜睡可能影响驾驶或操作机械的能力。

（3）服用后可出现肌酸激酶升高，如疑似或确诊为肌病或肌酸激酶显著升高时，应停用本品。

(4)本品可能引起躯体依赖性。

(5)孕妇慎用,哺乳期妇女用药期间应停止哺乳。

(6)17岁以下的患者不宜使用。

(7)如需停用普瑞巴林,建议至少用1周时间逐渐减停。

(八)药物相互作用

(1)不被细胞色素P450系统代谢,因此,很少与其他药物发生相互作用。不影响抗癫痫药(如丙戊酸钠、苯妥英钠、拉莫三嗪、卡巴西平、苯巴比妥、托吡酯)、口服避孕药、口服降糖药、利尿剂、胰岛素等的药动学。

(2)本品与氧可酮同用时,其识别功能降低,运动功能损伤增强。

(3)与劳拉西泮和乙醇有相加作用。

(九)规格

片剂:75mg。

十三、佐米曲普坦

(一)药理作用

佐米曲普坦是一种选择性5-HTIB/ID受体激动剂。通过激动颅内血管(包括动静脉吻合处)和三叉神经系统交感神经上的5-HTIB/ID受体,引起颅内血管收缩并抑制炎症神经肽的释放。

(二)适应证

适用于伴有或不伴有先兆症状的偏头痛的急性治疗。

(三)用法用量

治疗偏头痛发作的推荐剂量为2.5mg。如果24h内症状持续或复发,再次服药仍有效。如需二次服药,时间应与首次服药时间最少相隔2h。服用本品2.5mg,头痛减轻不满意者,在随后的发作中,可用5mg。通常服药1h内效果最明显,偏头痛发作期间无论何时服用本品,都同样有效,建议发病后尽早服用。反复发作时,建议24h内服用总量不超过15mg。本品不作为偏头痛的预防性药物。肾损害患者使用本品无须调整剂量。

(四)不良反应

本品耐受性好。不良反应很轻微或缓和、短暂,且不需治疗亦能自行缓解。可能的不良反应多出现在服药后4h内,继续用药未见增多。最常见的不良反应包括:偶见恶心、头晕、嗜睡、温热感、无力、口干。感觉异常或感觉障碍已见报道。咽喉部、颈部、四肢及胸部可能出现沉重感、紧缩感和压迫感(心电图上没有缺血改变的证据),还可出现肌痛、肌肉无力。

(五)禁忌

禁用于对本品任何成分过敏的患者。血压未经控制的患者不应使用。

(六)注意事项

(1)本品仅应用于已诊断明确的偏头痛患者。要注意排除其他严重潜在性神经科疾病。尚无偏瘫性或基底动脉性偏头痛患者使用本品的资料,不推荐使用。

(2)症状性帕金森综合征或患者与其他心脏旁路传导有关的心律失常者不应使用本品。

(3)此类化合物(5HTID激动剂)与冠状动脉的痉挛有关,因此,临床试验中未包括缺血性心脏病患者。故此类患者不推荐使用本品。由于还可能存在一些未被识别的冠状动脉疾病患者，所以建议开始使用5HTID激动剂，治疗前先做心血管的检查。

（4）与使用其他5HTID激动剂类似，服用佐米曲普坦后，心前区可出现非典型心绞痛的感觉，但是临床试验中，此类症状与心律失常或心电图上显示的缺血改变无关。

（5）目前尚无肝损害者使用本品的临床或药代动力学的经验，不推荐使用。

（6）使用本品不会损害患者驾驶及机械操纵的能力，但仍要考虑到本品可能引起嗜睡。

（7）儿童及65岁以上老年人用药的安全性和有效性尚未确定。

（8）孕妇用药应权衡利弊：FDA对本药的妊娠安全性分级为C级。动物实验显示本药可泌入乳汁，哺乳期妇女慎用。

（七）药物相互作用

（1）没有证据表明使用偏头痛预防性药物（例如β受体阻滞剂、口服双氢麦角碱、苯噻啶）对本品的疗效有任何影响。急性对症治疗，如使用对乙酰氨基酚、甲氧氯普胺及麦角胺不影响本品的药代动力学及耐受力。

（2）司来吉兰（一种单胺氧化酶B抑制剂）和氟西汀（一种选择性5-羟色胺再摄取抑制剂）对本品的药代动力学参数没有影响。使用本品治疗12 h内应避免使用其他5HTID激动剂。使用吗氯贝胺（一种特殊的单胺氧化酶A抑制剂）后，佐米曲普坦的曲线下面积有少量增加（26％），活性代谢物的曲线下面积有3倍增加。因而对于使用单胺氧化酶A抑制剂的患者，建议24 h内服用本品的最大量为7.5mg。

（3）与西咪替丁、口服避孕药合用时，也可使本品的血药浓度增加。

（4）与普萘洛尔合用可延缓本品的代谢。

（八）规格

片剂：2.5mg。

第四节　解热、镇痛抗炎药

一、阿司匹林

（一）其他名称

乙酰水杨酸、醋柳酸。

（二）药理作用

非甾体消炎药。具有以下作用：

1.镇痛作用

主要是通过抑制前列腺素及其他能使痛觉对机械性或化学性刺激敏感的物质（如缓激肽、组胺）的合成，属于外周性镇痛药。但不能排除中枢镇痛（可能作用于下丘脑）的可能性。

2.解热作用

可能通过作用于下丘脑体温调节中枢引起外周血管扩张，皮肤血流增加，出汗，使散热增加而起解热作用。此种中枢性作用可能与前列腺素在下视丘的合成受到抑制有关。

3.抗炎作用

可能由于本品作用于炎症组织,通过抑制前列腺素或其他能引起炎性反应的物质(如组胺)的合成而起抗炎作用。抑制溶酶体酶的释放及白细胞趋化性等也可能与其有关。

4.抑制血小板聚集的作用

通过抑制血小板的环氧酶,减少前列腺素的生成而起作用。

(三)适应证

1.镇痛、解热

缓解轻度或中度的疼痛,如头痛、牙痛、神经痛、肌肉痛及月经痛,也用于感冒和流感等退热。本品只能缓解症状,不能治疗引起疼痛和发热的病因,故需同时应用其他药物对病因进行治疗。

2.抗炎、抗风湿

为治疗风湿热的常用药物。用药后可解热,使关节疼痛等症状缓解,同时使血沉下降,但不能改变风湿热的基本病理变化,也不能治疗和预防风湿性心脏损害及其他并发症。

3.关节炎

除风湿性关节炎外,本品也用于治疗类风湿关节炎,可改善症状,但须同时进行病因治疗。此外,本品也用于骨关节炎、强直性脊柱炎、痛风性关节炎、幼年型关节炎以及其他非风湿性炎症的骨骼肌肉疼痛,也能缓解症状。但近年在这些疾病已很少应用本品。

4.抑制血小板黏附聚集

不稳定性心绞痛(冠状动脉血流障碍所致的心脏疼痛);急性心肌梗死;预防心肌梗死复发;动脉血管的手术后(动脉外科手术或介入手术后,如主动脉冠状动脉静脉搭桥术);预防大脑一过性的血流减少(短暂性脑缺血发作)和已出现早期症状(如面部和手臂肌肉一过性瘫痪或一过性失明)后的脑梗死。

5.儿童皮肤-黏膜-淋巴结综合征(川崎病)

川崎病又称皮肤黏膜淋巴结综合征,是一种急性、全身性、血管炎症性疾病,容易累及中等大小动脉,特别是冠状动脉。而阿司匹林的作用主要是减轻急性炎症反应,缓解血小板聚集。通过阿司匹林的服用可以减轻血管的急性炎症反应,避免冠状动脉病变出现。

若病情发展迅速,已经出现了冠状病动脉病变的川崎病患儿,服用阿司匹林的时间应更长。此时需要通过阿司匹林来防止血小板聚集,以免血小板聚集形成血栓,堵塞冠状动脉或者血栓脱落堵塞肺动脉,引起危及生命的情况出现。

(四)用法用量

1.成人

口服。

(1)解热、镇痛:一次 0.3～0.6g,一日 3 次。必要时可每 4～6 h1 次,但 24 h 不超过 2g。

(2)抗炎、抗风湿:一日 3～6g,分 4 次服。

(3)抑制血小板聚集:应用小剂量,通常为一次 0.075～0.15g,一日 1 次。在急性心肌梗死或血管重建手术开始可以用较高剂量(0.16～0.325g)作为负荷剂量,以后改为常用低剂量。

肠溶片:不稳定性心绞痛,一日 0.075～0.3g,建议每日 0.1g。急性心肌梗死,一日 0.1～

0.16g，建议每日 0.1g。预防心肌梗死复发，一日 0.3g。动脉血管术后，一日 0.1～0.3g，建议每日 0.1g。预防一过性脑缺血发作，一日 0.03～0.3g。建议每日 0.1g。

2.小儿

口服。

(1)解热、镇痛：①每日 1.5g/m²，分 4～6 次口服，或每次 5～10mg/kg，必要时可每 4～6h 1 次。②泡腾片：1～3 岁，体重 10～15kg，一次 50～100mg；4～6 岁，体重 16～21kg，一次 150～200mg；7～9 岁，体重 22～27kg，一次 200～250mg；10～12 岁，体重 28～32kg，一次 300mg。若症状持续，可每 4～6 h 给药 1 次，24 h 内给药不超过 4 次。③肠溶片：8～14 岁，一次 300mg，可隔 4～6 h 给药 1 次，24 h 内不超过 1.2g；14 岁以上同成人剂量。④栓剂：1～6 岁，一次 100mg，如发热或疼痛持续不缓解，可间隔 4～6 h 给药 1 次，24 h 内不超过 400mg；6 岁以上，一次 150～300mg，一日 2 次。

(2)抗风湿：每日 80～100mg/kg，分 3～4 次服，如 1～2 周未获疗效，可根据血药浓度调整剂量。

(3)儿童皮肤-黏膜-淋巴结综合征(川崎病)：开始每日 80～100mg/kg，每日 3～4 次；退热 2～3 d 后改为每日 30mg/kg，每日 3～4 次；症状解除后减少剂量至每日 3～5mg/kg，每日 1 次，连续服用 2 个月或更久；血小板增多、血液呈高凝状态期间，一日 5～10mg/kg，顿服。

(五)不良反应

一般用于解热镇痛的剂量很少引起不良反应。长期大量用药(治疗风湿热)，尤其当药物血浓度＞200μg/mL 时较易出现不良反应。血药浓度愈高，不良反应愈明显。

1.中枢神经系统

出现可逆性耳鸣、听力下降、头晕、头痛、精神障碍等，多在服用一定疗程，血药浓度达 200～300μg/mL 后出现。少见眩晕。

2.过敏反应

出现于 0.2％的患者，表现为哮喘、荨麻疹、血管神经性水肿或休克。多为易感者，服药后迅速出现呼吸困难，严重者可致死亡，称为阿司匹林哮喘。有的是阿司匹林过敏、哮喘和鼻息肉三联症，往往与遗传和环境因素有关。

3.肝肾功能损害

与剂量大小有关，尤其是剂量过大使血药浓度超过 250μg/mL 时易发生。损害均是可逆性的，停药后可恢复，但有引起肾乳头坏死的报道。

4.胃肠道

对胃黏膜有直接刺激作用，胃肠道不良反应最常见，表现为恶心、呕吐、上腹部不适或疼痛等，停药后多可消失。少见胃肠道出血、溃疡或穿孔。

5.血液系统

长期使用可使凝血因子Ⅱ减少，凝血时间延长，出血倾向增加。本品引起的胃肠道出血可导致缺铁性贫血。可促使葡萄糖－6－磷酸脱氢酶缺陷患者发生溶血性贫血。服大剂量本品治疗风湿性关节炎的患者可出现叶酸缺乏性巨幼细胞贫血。本品还有引起再生障碍性贫血、粒细胞减少、血小板减少的报道。

6.代谢及内分泌系统

小剂量用药能引起血浆皮质激素浓度受抑制、血浆胰岛素浓度升高及尿酸排泄减少,易感者可出现痛风发作;中至大剂量用药可引起糖尿病患者的血糖降低;大剂量用药能引起血清胆固醇浓度降低。

(六)禁忌

(1)活动性溃疡病或其他原因引起的消化道出血。

(2)血友病或血小板减少症。

(3)有阿司匹林或其他非甾体消炎药过敏史者,尤其是出现哮喘、神经血管性水肿或休克者。

(4)孕妇及哺乳期妇女。

(七)注意事项

下列情况应慎用:①有哮喘及其他过敏性反应时。②葡萄糖－6－磷酸脱氢酶缺陷者(本品偶见引起溶血性贫血)。③痛风(本品可影响排尿酸药的作用,小剂量时可能引起尿酸滞留)。④肝功能减退时(可加重肝脏毒性反应,加重出血倾向,肝功能不全和肝硬化患者易出现肾脏不良反应)。⑤心功能不全或高血压(大量用药时可能引起心力衰竭或肺水肿)。⑥肾功能不全时(有加重肾脏毒性的危险)。

对诊断的干扰:①长期每日用量超过 2.4g 时,硫酸铜尿糖试验可出现假阳性,葡萄糖酶尿糖试验可出现假阴性。②可干扰尿酮体试验。③当血药浓度超过 $130\mu g/mL$ 时,用比色法测定血尿酸可得假性高值,但用尿酸氧化酶法则不受影响。④用荧光法测定尿 5－羟吲哚醋酸(5-HIAA)时可受本品干扰。⑤香草基扁桃酸(VMA)的测定,由于所用方法不同,结果可高可低。⑥由于本品抑制血小板聚集,可使出血时间延长。剂量小到 40mg/d 也会影响血小板功能,但是临床上尚未见小剂量(<150mg/d)引起出血的报道。⑦肝功能试验,当血药浓度超过 $250\mu g/mL$ 时,丙氨酸氨基转移酶、门冬氨酸氨基转移酶及血清碱性磷酸酶可有异常改变,剂量减小时可恢复正常。⑧大剂量应用,尤其是血药浓度超过 $300\mu g/mL$ 时,凝血酶原时间可延长。⑨每日用量超过 5g 时血清胆固醇可降低。⑩由于本品作用于肾小管,使钾排泄增多,可导致血钾降低。⑪大剂量应用本品时,用放射免疫法测定血清甲状腺素(T_4)及三碘甲腺原氨酸(T_3)可得较低结果。⑫由于本品与酚磺酞在肾小管竞争性排泄,而使酚磺酞排泄减少(即 PSP 排泄试验)。

长期大量用药时应定期检查血细胞比容、肝功能及血清水杨酸含量。

本品易于通过胎盘:动物实验在妊娠头 3 个月应用本品可致畸胎,如脊椎裂、头颅裂、面部裂、腿部畸形,以及中枢神经系统、内脏和骨骼的发育不全。也有报道在人类应用本品后发生胎儿缺陷者。此外,在妊娠后 3 个月长期大量应用本品可使妊娠期延长,也有增加过期产综合征及产前出血的危险。在妊娠的最后 2 周应用,可增加胎儿出血或新生儿出血的危险。在妊娠晚期长期用药也有可能使胎儿动脉导管收缩或早期闭锁,导致新生儿持续性肺动脉高压及心力衰竭。曾有报道,在妊娠晚期因过量应用或滥用本品而增加了死胎或新生儿死亡的发生率(可能由于动脉导管闭锁、产前出血或体重过低)。FDA 对本药的妊娠安全性分级为 C 级,妊娠晚期足量给药时为 D 级。

本品可在乳汁中排泄,故长期大量用药时婴儿有可能产生不良反应。

儿童患者(尤其有发热及脱水时)使用本品易出现毒性反应。急性发热性疾病,尤其是流感及水痘患儿使用本品,可能发生 Reye's 综合征,但在国内尚不多见。12 岁以下儿童慎用。

老年患者由于肾功能下降,服用本品易出现毒性反应。

(八)药物相互作用

(1)与其他非甾体消炎药同用时疗效并不加强,因为本品可以降低其他非甾体消炎药的生物利用度。本品与对乙酰氨基酚长期大量同用有引起肾脏病变(包括肾乳头坏死、肾癌或膀胱癌)的可能。

(2)与任何可引起低凝血酶原血症、血小板减少、血小板聚集功能降低或胃肠道溃疡出血的药物同用时,可有加重凝血障碍及引起出血的危险。

(3)与抗凝药(香豆素、肝素等)、溶栓药(链激酶、尿激酶)同用,可增加出血的危险。

(4)尿碱化药(碳酸氢钠等)、抗酸药(长期大量应用)可增加本品自尿中排泄,使血药浓度下降。但当本品血药溶度已达稳定状态而停用碱性药物,又可使本品血药浓度升高到毒性水平。碳酸酐酶抑制药可使尿碱化,但可引起代谢性酸中毒,不仅能使血药浓度降低,而且使本品透入脑组织中的量增多,从而增加毒性反应。

(5)尿酸化药可减低本品排泄,使其血药浓度升高。本品血药浓度已达稳定状态的患者加用尿酸化药后可能导致本品血药浓度升高,毒性反应增加。

(6)糖皮质激素可增加本品的排泄,同用时为了维持本品的血药浓度,必要时应增加本品的剂量。本品与糖皮质激素长期同用,尤其是大量应用时,有增加胃肠道溃疡和出血的危险性。不主张两种药物同时应用。

(7)胰岛素或口服降糖药物的降糖效果可因与本品同用而加强和加速。

(8)与氨甲蝶呤同用时,可减少氨甲蝶呤与蛋白的结合,减少从肾脏的排泄,使血药浓度升高而增加毒性反应。

(9)丙磺舒或磺吡酮的排尿酸作用,可因同时应用本品而降低;当水杨酸盐的血药浓度超过 $50\mu g/mL$ 时即明显降低,超过 $150\mu g/mL$ 时更甚。丙磺舒可降低水杨酸盐自肾脏的清除率,从而使后者的血药浓度升高。

(九)规格

片剂:0.025g;0.1g。肠溶片:0.025g;0.1g。泡腾片:0.1g。栓剂:0.1g;0.3g。

二、对乙酰氨基酚

(一)其他名称

扑热息痛。

(二)药理作用

乙酰苯胺类解热镇痛药。通过抑制下丘脑体温调节中枢前列腺素的合成,起解热的作用,其解热作用强度与阿司匹林相似。通过抑制中枢神经系统前列腺素的合成以及阻断痛觉神经末梢的冲动而产生镇痛作用,作用较阿司匹林弱。本品无明显抗炎作用。

(三)适应证

用于退热,缓解轻中度疼痛如头痛、关节痛、神经痛等。

(四)用法用量

1.口服给药

成人,一次 0.3～0.6g,根据需要一日 3～4 次,一日用量不宜超过 2g。退热治疗一般不超过 3 d,镇痛给药不宜超过 10 d。儿童,一次 10～15mg/kg,每 4～6 h1 次。3～12 岁下儿童每 24 h 不超过 5 次剂量,疗程不超过 5 d。

2.直肠给药

成人,一次 0.3g,若持续高热或疼痛,可间隔 4～6 h 重复一次,24 h 内不超过 1.2g。3～12 岁下儿童,一次 0.15～0.3g,一日 1 次。

(五)不良反应

常规剂量下,对乙酰氨基酚的不良反应很少,偶尔可引起恶心、呕吐、出汗、腹痛、皮肤苍白等,少数病例可发生过敏性皮炎(皮疹、皮肤瘙痒等)、粒细胞缺乏、血小板减少、高铁血红蛋白血症、贫血、肝肾功能损害等,很少引起胃肠道出血。

(六)禁忌

严重肝肾功能不全患者及对本品过敏者禁用。

(七)注意事项

(1)酒精中毒、患肝病或病毒性肝炎(有增加肝脏毒性的危险)、肾功能不全者(长期大量使用,有增加肾脏毒性的危险)应慎用。

(2)对阿司匹林过敏者一般对本品不发生过敏反应。但有报告在因阿司匹林过敏发生哮喘的患者中,少数患者可在服用本品后发生支气管痉挛。

(3)若服用本品后出现红斑或水肿症状,应立即停药。

(4)对诊断的干扰:①血糖测定:应用葡萄糖氧化酶/过氧化酶法测定时可得假性低值,而用己糖激酶/6-磷酸脱氢酶法测定时则无影响。②血清尿酸测定:应用磷钨酸法测定时可得假性高值。③尿 5-羟吲哚乙酸测定:用亚硝基萘酚试剂做定性过筛试验时可得假阳性结果,定量试验不受影响。④肝功能试验:大剂量或长期使用时,凝血酶原时间、血清胆红素、血清乳酸脱氢酶、血清转氨酶均可增高。

(5)本品可透过胎盘和在乳汁中分泌,故孕妇及哺乳期妇女不推荐使用。FDA 对本药的妊娠安全性分级为 B 级。

(6)3 岁以下儿童因其肝肾功能发育不全,应避免使用。

(7)老年患者由于肝肾功能发生减退,本品半衰期有所延长,易发生不良反应,应慎用或适当减量使用。

(八)药物相互作用

(1)在长期饮酒或应用其他肝酶诱导剂,尤其是应用巴比妥类或抗惊厥药的患者,长期或大量服用本品时,更有发生肝脏毒性的危险。

(2)本品与氯霉素合用,可延长后者的半衰期,增强其毒性。

(3)与抗凝血药合用,可增强抗凝血作用,故要调整抗凝血药的用量。

(4)长期大量与阿司匹林或其他非甾体消炎药合用时,有明显增加肾毒性的危险。

(5)与抗病毒药齐多夫定合用时,可增加其毒性,应避免同时应用。

(九)规格

片剂:0.3g。胶囊剂:0.3g。混悬液:30mL:0.96g;100mL:3.2g。滴剂:10mL:1g。栓剂:0.15g;0.3g。

三、贝诺酯

(一)药理作用

为对乙酰氨基酚与阿司匹林的酯化物,具解热、镇痛及抗炎作用。其作用机制基本同阿司匹林及对乙酰氨基酚,主要通过抑制前列腺素的合成而产生镇痛抗炎和解热作用。作用时间较阿司匹林及对乙酰氨基酚长。

(二)适应证

用于急慢性风湿性关节炎、类风湿关节炎、痛风性关节炎以及发热、头痛、神经痛、手术后疼痛等。

(三)用法用量

口服。

1.解热镇痛

成人一次 0.5～1g,一日 3～4 次,疗程不超过 10 d。老年人用药一日不超过 2.6g,疗程不超过 5 d。

2.活动性类风湿及风湿性关节炎

口服混悬液一次 20mL,早晚各 1 次;或一次 10mL,一日 3～4 次。

3.幼年类风湿关节炎

口服混悬液一次 5mL,一日 3～4 次。

(四)不良反应

(1)胃肠道反应较轻,可有恶心、胃灼热、消化不良及便秘,也有报道引起腹泻者。

(2)可引起皮疹。

(3)可引起嗜睡、头晕及定向障碍等神经精神症状。

(4)在小儿急性发热性疾病,尤其是流感及水痘患儿有引起 Reye's 综合征的危险,但中国尚不多见。

(5)长期用药可影响肝功能,并有引起肝细胞坏死的报道。

(6)长期应用有可能引起药物性肾病。

(7)用量过大时,有些患者可发生耳鸣或耳聋。

(五)禁忌

肝肾功能不全、对阿司匹林和对乙酰氨基酚以及其他非甾体消炎药引起过哮喘、鼻炎及鼻息肉综合征者禁用。

(六)注意事项

(1)交叉过敏:对阿司匹林或其他非甾抗炎药过敏者对本品也可能过敏。

(2)作为抗风湿药物较长期应用时须谨慎。

(3)尚无本品致畸的报道,但本品有引起出血的危险,孕妇慎用。

(4)本品及代谢物可经乳汁分泌,哺乳期妇女慎用。

(5)老年人应用本品时,应注意防止肾脏受损。

(七)药物相互作用

(1)与口服抗凝药合用时,可增加出血危险。

(2)与水痘疫苗合用,发生 Reye's 综合征的危险性增加,接种 6 周内不应使用本品。

(八)规格

片剂:0.2g;0.5g。口服混悬液:50mL:10g。

四、吲哚美辛

(一)其他名称

消炎痛。

(二)药理作用

本品具有抗炎、解热及镇痛作用,其作用机理为通过对环氧化酶的抑制而减少前列腺素的合成。制止炎症组织痛觉神经冲动的形成,抑制炎性反应,包括抑制白细胞的趋化性及溶酶体酶的释放等。作用于下丘脑体温调节中枢,引起外周血管扩张及出汗,使散热增加,产生退热作用。这种中枢性退热作用也可能与在下丘脑的前列腺素合成受到抑制有关。

(三)适应证

1.关节炎,可缓解疼痛和肿胀。

2.软组织损伤和炎症。

3.解热。

4.其他:用于治疗偏头痛、痛经、手术后痛、创伤后痛等。

(四)用法用量

口服。

1.成人

①抗风湿:初始剂量一次 25～50mg,一日 2～3 次,一日最大量不超过 150mg。②镇痛:首剂一次 25～50mg,继之 25mg,一日 3 次,直到疼痛缓解。③退热:一次 6.25～12.5mg,一不超过 3 次。

2.小儿

一日 1.5～2.5mg/kg,分 3～4 次,待有效后减至最低量。

(五)不良反应

1.消化系统

出现消化不良、胃痛、胃烧灼感、恶心反酸等症状,出现溃疡、胃出血及胃穿孔。

2.神经系统

出现头痛、头晕、焦虑及失眠等,严重者可有精神行为障碍或抽搐等。

3.泌尿系统

出现血尿、水肿、肾功能不全,在老年人中多见。

4.皮肤

各型皮疹,最严重的为大疱性多形性红斑(Stevens-Johnson 综合征)。

5.血液系统

造血系统受抑制而出现再生障碍性贫血、白细胞减少或血小板减少等。

6.过敏反应

哮喘、血管性水肿及休克等。

(六)禁忌

(1)活动性溃疡病,溃疡性结肠炎及有此病史者,癫痫,帕金森病及精神病患者,肝肾功能不全者,对本品或对阿司匹林或其他非甾体消炎药过敏者,血管神经性水肿或支气管哮喘者禁用。

(2)孕妇及哺乳期妇女禁用。

(3)14岁以下小儿禁用。

(七)注意事项

(1)下列情况应慎用:①心功能不全及高血压等患者(导致水钠潴留)。②血友病及其他出血性疾病患者(使出血时间延长,加重出血倾向)。③再生障碍性贫血、粒细胞减少等患者(对造血系统有抑制作用)。

(2)交叉过敏反应:本品与阿司匹林有交叉过敏性。由阿司匹林过敏引起的喘息患者,应用本品时可引起支气管痉挛。对其他非甾体消炎镇痛药过敏者也可能对本品过敏。

(3)本品解热作用强,通常一次服6.25mg或12.5mg即可迅速大幅度退热,故应防止大汗和虚脱,应补充足量液体。

(4)本品因对血小板聚集有抑制作用,可使出血时间延长,停药后此作用可持续1 d,用药期间血尿素氮及血肌酐含量也常增高。

(5)用药期间应定期检查血常规及肝肾功能。个案报道提及本品能导致角膜色素沉着及视网膜改变(包括黄斑病变),遇有视力模糊时应立即做眼科检查。

(6)为减少药物对胃肠道的刺激,本品宜于饭后服用或与食物或制酸药同服。

(7)本品不能控制疾病过程的进展,故必须同时应用能使疾病过程改善的药物。由于本品的毒副反应较大,治疗关节炎一般已不做首选用药,仅在其他非甾体消炎药无效时才考虑应用。

(8)本品用于妊娠的后3个月时可使胎儿动脉导管闭锁,引起持续性肺动脉高压,孕妇禁用。FDA对本药的妊娠安全性分级为B级,如持续使用超过48 h或在妊娠34周以后用药为D级。

(9)本品可自乳汁排出,对婴儿可引起毒副反应。

(10)儿童对本品较敏感,有使用本品后因潜在性感染被激发而死亡者。在幼儿体内代谢缓慢,对幼儿血小板聚集的抑制作用较强。可诱导幼儿动脉导管闭锁,产生严重的全身性中毒反应。14岁以下小儿禁用。

(11)老年患者易发生不良反应,应慎用。

(八)药物相互作用

(1)与对乙酰氨基酚长期合用可增加肾脏毒性,与其他非甾体消炎药同用时消化道溃疡的发病率增高。

（2）与阿司匹林或其他水杨酸盐同用时并不能加强疗效，而胃肠道不良反应则明显增多。由于抑制血小板聚集的作用加强，可增加出血倾向。

（3）饮酒或与皮质激素、促肾上腺皮质激素同用，可增加胃肠道溃疡或出血的危险。

（4）与洋地黄类药物同用时，可使洋地黄的血药浓度升高（因抑制从肾脏的清除）而增加毒性，需调整洋地黄剂量。

（5）与肝素、口服抗凝药及溶栓药合用时，本品可竞争性结合蛋白，使抗凝作用加强。同时本品有抑制血小板聚集作用，有增加出血的潜在危险。

（6）与胰岛素或口服降糖药合用，可加强降糖效应，须调整降糖药物的剂量。

（7）与呋塞米同用时，可减弱后者排钠及抗高血压作用。

（8）与氨苯蝶啶合用时可致肾功能减退（肌酐清除率下降、氮质血症）。

（9）与硝苯地平或维拉帕米同用时，可致后二者血药浓度增高，因而毒性增加。

（10）丙磺舒可减少本品自肾及胆汁的清除，增高血药浓度，使毒性增加，合用时须减量。

（11）与秋水仙碱、磺吡酮合用时可增加胃肠溃疡及出血的危险。

（12）与锂盐同用时，可减少锂自尿液排泄，使血药浓度增高，毒性加大。

（13）本品可使氨甲蝶呤血药浓度增高，并延长高血浓度时间。正在用本品的患者如需作中或大剂量氨甲蝶呤治疗，应于 24～48 h 前停用本品，以免增加其毒性。

（14）与抗病毒药齐多夫定同用时，可使后者清除率降低，毒性增加。同时本品的毒性也增加，故应避免合用。

（九）规格

片剂：25mg。胶囊剂：25mg。肠溶片：25mg。

五、双氯芬酸

（一）药理作用

非甾体消炎镇痛药，可抑制炎症渗出，减轻红肿，减轻炎症递质致炎致痛的增敏作用。其作用机理为抑制环氧化酶活性，从而阻断花生四烯酸向前列腺素的转化。同时，它也能促进花生四烯酸与甘油三酯结合，降低细胞内游离的花生四烯酸浓度，而间接抑制白三烯的合成。

本品对前列腺素合成的抑制作用强于阿司匹林和吲哚美辛等。

（二）适应证

（1）缓解类风湿关节炎、骨关节炎、脊柱关节病、痛风性关节炎、风湿性关节炎等各种关节炎的关节肿痛症状。

（2）治疗非关节性的各种软组织风湿性疼痛，如肩痛、腱鞘炎、滑囊炎、肌痛及运动后损伤性疼痛等。

（3）治疗急性轻、中度疼痛，如手术后、创伤后、劳损后、痛经、牙痛、头痛等。

（4）对成人和儿童的发热有解热作用。

（三）用法用量

1.成人

每日剂量为 100～150mg。对轻度患者或需长期治疗的患者，每日剂量为 75～100mg。通常将每日剂量分 2～3 次服用。对原发性痛经，通常每日剂量为 50～150mg，分次服用。必要时可在若干个月经周期内提高剂量达到最大剂量200mg/d。症状一旦出现应立即开始治疗，并持续数日，治疗方案依症状而定。

2.小儿

一日0.5～2.0mg/kg，最大量为3mg/kg，分3次服。

(四)不良反应

(1)胃肠道反应为最常见的不良反应，约见于10％服药者，主要为胃不适、烧灼感、反酸、食欲缺乏、恶心等，停药或对症处理即可消失。其中少数可出现溃疡、出血、穿孔。

(2)神经系统表现有头痛、眩晕、嗜睡、兴奋等。

(3)可起浮肿、少尿、电解质紊乱等不良反应，轻者停药并相应治疗后可消失。

(4)其他少见的有血清转氨酶一过性升高，极个别出现黄疸、皮疹、心律失常、粒细胞减少、血小板减少等，停药后均可恢复。

(五)禁忌

(1)对本品过敏者禁用。

(2)对阿司匹林或其他非甾体消炎药引起哮喘、荨麻疹或其他变态反应的患者禁用。

(3)胃肠道溃疡者禁用。

(4)1岁以下婴儿禁用。

(六)注意事项

(1)有肝肾功能损害或溃疡病史者慎用。

(2)本品可通过胎盘，动物实验表明，本品对胎鼠有毒性，但不致畸，孕妇慎用。FDA对本药的妊娠安全性分级为：口服给药B级，眼部用药C级，如在妊娠晚期或临近分娩时为D级。

(3)少量本品活性物质可进入乳汁，哺乳期妇女慎用。

(4)本品可能诱导或加重老年人胃肠道出血、溃疡和穿孔，老年患者慎用。

(七)药物相互作用

(1)饮酒或与其他非甾体消炎药同用时增加胃肠道不良反应，并有致溃疡的危险。长期与对乙酰氨基酚同用时可增加对肾脏的毒副作用。

(2)与阿司匹林或其他水杨酸类药物同用时，药效不增强，而胃肠道不良反应及出血倾向发生率增高。

(3)与肝素、香豆素等抗凝药及血小板聚集抑制药同用时有增加出血的危险。

(4)与呋塞米同用时，后者的排钠和降压作用减弱。

(5)与维拉帕米、硝苯地平同用时，本品的血药浓度增高。

(6)可增高地高辛的血药浓度，同用时须注意调整地高辛的剂量。

(7)可增强抗糖尿病药(包括口服降糖药)的作用。

(8)与抗高血压药同用时可影响后者的降压效果。

(9)丙磺舒可降低本品的排泄，增加血药浓度，从而增加毒性，故同用时宜减少本品剂量。

(10)可降低氨甲蝶呤的排泄，增高其血药浓度，甚至可达中毒水平，故本品不应与中或大剂量氨甲蝶呤同用。

(11)与锂剂合用时,本品可能会增高其血药浓度。

(12)与糖皮质激素类药合用时,可能会增加不良反应的发生。

(八)规格

肠溶片:25mg。

六、萘普生

(一)药理作用

为非甾体消炎药,具镇痛、抗炎、解热作用,通过抑制前列腺素合成而起作用。本品疗效与布洛芬基本相同;在治疗风湿性关节炎和类风湿关节炎时,疗效与阿司匹林类似。

(二)适应证

用于治疗风湿性和类风湿性关节炎、骨关节炎、强直性脊柱炎、痛风、关节炎、腱鞘炎。亦可用于缓解扭伤、挫伤、损伤以及痛经等所致的疼痛。

(三)用法用量

口服。

1.片剂、胶囊剂

(1)成人:①抗风湿:一次 0.25～0.5g,早晚各 1 次。②止痛:首次 0.5g,以后每次 0.25g,必要时每 6～8 h1 次。③痛风性关节炎急性发作:首次 0.75g,以后每次 0.25g,每 8 h1 次,直到急性发作停止。④痛经:首次 0.5g,以后每次 0.25g,每 6～8 h1 次。

(2)小儿:抗风湿,一次 5mg/kg,一日 2 次。

2.缓释片、缓释胶囊剂

一次 0.5g,一日 1 次。

(四)不良反应

(1)皮肤瘙痒、呼吸短促、呼吸困难、哮喘、耳鸣、下肢水肿、胃烧灼感、消化不良、胃痛或不适、便秘、头晕、嗜睡、头痛、恶心及呕吐等。

(2)视力模糊或视觉障碍、听力减退、腹泻、口腔刺激或痛感、心慌及多汗等。

(3)胃肠出血、肾脏损害(过敏性肾炎、肾病、肾乳头坏死及肾衰竭等)、荨麻疹、过敏性皮疹、精神抑郁、肌肉无力、出血或粒细胞减少及肝功损害等。

(五)禁忌

对本品或同类药有过敏史者,对阿司匹林或其他非甾体消炎药引起过哮喘、鼻炎及鼻息肉综合征者,胃、十二指肠活动性溃疡患者禁用。

(六)注意事项

(1)下列情况应慎用:有凝血机制或血小板功能障碍时、哮喘、心功能不全或高血压、肝肾功能不全。

(2)交叉过敏:对阿司匹林或其他非甾体消炎药过敏者对本品也可能过敏。

(3)对诊断的干扰:可影响尿 5—羟吲哚醋酸及 17—酮类固醇的测定值。

(4)长期用药应定期进行肝肾功能、血常规及眼科检查,并须根据患者对药物的反应而调整剂量,一般应用最低的有效量。

(5)本品对胎儿的影响研究尚不充分,由于其他非甾体消炎药可使胎儿动脉导管早闭,又因可抑制前列腺素合成导致难产或产程延长,孕妇不宜应用。

(6)本品分泌入乳汁中的浓度相当于血药浓度的1%,哺乳期妇女不宜用。

(7)本品在老年患者体内消除半衰期延长,用量应酌减。

(七)药物相互作用

(1)饮酒或与其他非甾体消炎药同用时,胃肠道的不良反应增多,并有溃疡发生的危险。

(2)与肝素及香豆素等抗凝药同用,出血时间延长,可出现出血倾向,并有导致消化性溃疡的可能。

(3)可降低呋塞米的排钠和降压作用。

(4)可抑制锂随尿液排泄,使锂的血药浓度升高。

(5)与丙磺舒同用时,本品的血药浓度升高,可增加疗效,但毒性反应也相应加大。

(6)与抗高血压药同用时可影响后者的降压效果。

(7)可降低氨甲蝶呤的排泄,增高其血药浓度,甚至可达中毒水平,故本品不应与中或大剂量氨甲蝶呤同用。

(8)可增强口服降糖药的作用。

(八)规格

片剂:0.1g;0.125g;0.25g。胶囊剂:0.125g;0.2g;0.25g。缓释片:0.25g;0.5g。缓释胶囊剂:0.25g。

七、布洛芬

(一)药理作用

为非甾体消炎镇痛药,具镇痛、抗炎、解热作用。其作用机制通过对环氧化酶的抑制而减少前列腺素的合成,由此减轻因前列腺素引起的组织充血、肿胀,降低周围神经痛觉的敏感性。通过下丘脑体温调节中枢而起解热作用。

(二)适应证

(1)缓解类风湿关节炎、骨关节炎、脊柱关节病、痛风性关节炎、风湿性关节炎等各种慢性关节炎的急性发作期或持续性的关节肿痛症状。

(2)治疗非关节性的各种软组织风湿性疼痛,如肩痛、腱鞘炎、滑囊炎、肌痛及运动后损伤性疼痛等。

(3)急性的轻、中度疼痛,如手术后、创伤后、劳损后、原发性痛经、牙痛、头痛等。

(4)急性上呼吸道感染等引起的发热。

(三)用法用量

1.成人

(1)抗风湿:一次0.4~0.8g,一日3~4次。类风湿关节炎比骨关节炎用量要大些。最大限量一般为每日2.4g。

(2)轻或中等疼痛及痛经的止痛:一次0.2~0.4g,每4~6h1次。最大限量一般为每日2.4g。缓释胶囊,一次0.3g,早晚各1次。

(3)发热:一次0.2g,一日3~4次。

(4)抗炎:缓释胶囊,一次0.3g,早晚各1次。

2.小儿

12 岁以上儿童同成人(除风湿性疾病外)。

(1)发热:混悬液,一日 20mg/kg,分 3 次服用。混悬滴剂,一次 5～10mg/kg,需要时每 6～8 h 重复使用,每 24 h 不超过 4 次。

(2)疼痛:混悬液,一日 30mg/kg,分 3 次服用。混悬滴剂用法用量同发热。

(3)风湿性疾病:用于 12 岁以上儿童,混悬液,一次 0.3～0.4g,一日 3～4 次。

(四)不良反应

(1)消化道症状包括消化不良、胃烧灼感、胃痛、恶心、呕吐,停药上述症状消失,不停药者大部分亦可耐受。少数(<15%)出现胃溃疡和消化道出血,亦有因溃疡穿孔者。

(2)神经系统症状如头痛、嗜睡、晕眩、耳鸣少见,出现在 1%～3%患者。

(3)肾功能不全很少见,多发生在有潜在性肾病变者。但少数服用者可出现下肢浮肿。

(4)其他少见症状有皮疹、支气管哮喘发作、肝酶升高、白细胞减少等。

(五)禁忌

对阿司匹林或其他非甾体消炎药过敏者禁用。

(六)注意事项

(1)有下列情况者应慎用:①原有支气管哮喘者(可加重)。②心功能不全、高血压(可致水潴留、水肿)。③血友病或其他出血性疾病包括凝血障碍及血小板功能异常(用药后出血时间延长,出血倾向加重)。④有消化道溃疡病史者。⑤肾功能不全者。

(2)对血小板聚集有抑制作用,s 可使出血时间延长,但停药 24 h 即可消失。

(3)可使血尿素氮及血清肌酐含量升高,肌酐清除率下降。

(4)长期用药时应定期检查血常规及肝肾功能。

(5)用于晚期妊娠妇女可使孕期延长,引起难产及产程延长。FDA 对本药的妊娠安全性分级为 B 级,妊娠晚期为 D 级。

(七)药物相互作用

(1)饮酒或与其他非甾体消炎药同用时增加胃肠道不良反应,并有致溃疡的危险。长期与对乙酰氨基酚同用时可增加对肾脏的毒副作用。

(2)与阿司匹林或其他水杨酸类药物同用时,药效不增强,而胃肠道不良反应及出血倾向发生率增高。

(3)与肝素、香豆素等抗凝药及血小板聚集抑制药同用时有增加出血的危险。

(4)与呋塞米同用时,后者的排钠和降压作用减弱。

(5)与维拉帕米、硝苯地平同用时,本品的血药浓度增高。

(6)可增高地高辛的血药浓度,同用时须注意调整地高辛的剂量。

(7)可增强抗糖尿病药(包括口服降糖药)的作用。

(8)与抗高血压药同用时可影响后者的降压效果。

(9)丙磺舒可降低本品的排泄,增加血药浓度,从而增加毒性。

(10)可降低氨甲蝶呤的排泄,增高其血药浓度,甚至可达中毒水平,不应与中或大剂量氨甲蝶呤同用。

(八)规格

片剂:0.1g;0.2g。缓释胶囊剂:0.3g。混悬液:60mL:1.2g;100mL:2g。

混悬滴剂:15mL:0.6g。

八、洛索洛芬

(一)药理作用

为非甾体消炎镇痛药,具有镇痛、抗炎及解热作用,其镇痛作用很强。本品为前体药物,经消化道吸收后转化为活性代谢物,通过抑制环氧化酶,减少前列腺素的合成,抑制中性粒细胞向炎症部位的趋向性及趋向因子的形成而发挥作用。

(二)适应证

(1)下述疾患及症状的消炎和镇痛:类风湿关节炎、骨性关节炎、腰痛症、肩关节周围炎、颈肩腕综合征。

(2)手术后、外伤后及拔牙后的镇痛和消炎。

(3)急性上呼吸道感染(包括伴有急性支气管炎的急件上呼吸道感染)的解热和镇痛。

(三)用法用量

口服。应随年龄及症状适宜增减剂量。

1.消炎和镇痛

成人每次60mg,一日3次。出现症状时可一次口服60～120mg。

2.急性上呼吸道感染的解热和镇痛

出现症状时,成人每次60mg,一日2次,一日最多180mg。

(四)不良反应

1.消化系统

可出现嗳气、恶心、呕吐、食欲缺乏、消化不良、胃部不适、胃灼热、腹胀、腹痛、腹泻、便秘及口腔炎等,偶可出现消化性溃疡,也可出现消化道出血。

2.神经精神系统

可出现失眠、嗜睡和头晕,偶可出现头痛等。

3.血液系统

可出现嗜酸粒细胞增多,偶可出现溶血性贫血、血小板减少、白细胞减少、再生障碍性贫血等严重不良反应。

4.泌尿系统

可见浮肿,偶可引起急性肾衰竭、肾病综合征、间质性肾炎等严重不良反应。

5.肝脏

可出现丙氨酸氨基转移酶、门冬氨酸氨基转移酶、碱性磷酸酶升高,偶可引起肝损伤。还可出现伴有黄疸的肝功能障碍、突发性肝炎等严重不良反应。

6.皮肤

可出现皮疹、皮肤瘙痒,偶可出现荨麻疹,也可引起大疱性多形性红斑等严重不良反应。

7.其他

可出现发热、心悸、体温过度下降、虚脱及四肢湿冷,也可引起休克等严重不良反应。

（五）禁忌

（1）消化性溃疡患者、严重血液学异常患者、严重肝功能损害者、严重肾功能损害患者、严重心功能不全患者、对本品过敏患者、阿司匹林哮喘者禁用。

（2）妊娠晚期妇女禁用。

（六）注意事项

（1）有消化性溃疡史患者、血液异常或有其既往史患者、肝损害或有其既往史患者、肾损害或有其既往史患者、心功能异常患者、有过敏症既往史患者、支气管哮喘患者慎用。

（2）长期用药时，应定期进行尿液检查、血液检查及肝功能检查等。若出现异常应减量或停止用药。

（3）密切观察患者病情，注意不良反应的发生。有时会出现体温过度下降、虚脱及四肢变冷等，因此伴有高热的高龄者或合并消耗性疾患的患者尤应注意。

（4）有可能掩盖感染症状，故用于感染引起的炎症时，应合用适当抗菌药并注意观察，慎重给药。

（5）因动物实验（大鼠）有延迟分娩及有胎仔动脉导管狭窄的报告，妊娠晚期妇女禁用。

（6）哺乳期妇女避免用药，必须用药时，应停止哺乳（大鼠实验报告本品能泌入乳汁）。

（7）尚未确立低出生体重儿、新生儿、婴儿、乳儿、幼儿或儿童用药的安全性，不推荐儿童使用。

（8）高龄者易出现不良反应，故应从低剂量开始给药，并观察患者状态，慎重用药。

（七）药物相互作用

（1）与香豆素类抗凝血药（华法林）合用时，会增强该药的抗凝血作用，必要时应减量。

（2）与磺酰脲类降血糖药（甲苯磺丁脲等）合用时，会增强该药的降血糖作用，必要时应减量。

（3）与新喹诺酮类抗菌药（依诺沙星等）合用时，有可能增强该类药的诱发痉挛作用。

（4）与锂制剂（碳酸锂）合用时，可能使血中锂浓度上升而引起锂中毒，必要时应减量。

（5）与噻嗪类利尿药（氢氟噻嗪及氢氯噻嗪等）合用时，有可能减弱该类药的利尿及降压作用。

（八）规格

片剂：60mg。胶囊剂：60mg。

九、吡罗昔康

（一）药理作用

为非甾体消炎药，具有镇痛、抗炎及解热作用。本品通过抑制环氧化酶使组织局部前列腺素的合成减少及抑制白细胞的趋化性和溶酶体酶的释放而起到药理作用。本品治疗关节炎时的镇痛、消肿等疗效与吲哚美辛、阿司匹林、萘普生相似。

（二）适应证

用于骨关节炎、类风湿关节炎和强直性脊柱炎的症状缓解。作为非甾体消炎药用于以上适应证时，本品不作为首选药物。

（三）用法用量

口服。成人一次 20mg，一日 1 次，或一次 10mg，一日 2 次，饭后服用。每日最大剂量不超过 20mg。

（四）不良反应

（1）恶心、胃痛、食欲降低及消化不良等胃肠道不良反应最为常见，其中 3.5% 需为此撤药。服药量超过一日 20mg 时胃溃疡发生率明显增高，有的合并出血，甚至穿孔。

（2）中性粒细胞减少、嗜酸性粒细胞增多、血尿素氮增高、头晕、眩晕、耳鸣、头痛、全身无力、水肿、皮疹或瘙痒等，发生率 1%～3%。

（3）肝功能异常、血小板减少、多汗、皮肤瘀斑、脱皮、多形性红斑、中毒性上皮坏死、大疱性多形性红斑（Stevens-Johnson 综合征）、皮肤对光过敏反应、视力模糊、眼部红肿、高血压、血尿、低血糖、精神抑郁、失眠及精神紧张等，发生率<1%。

（五）禁忌

（1）对本品过敏、消化性溃疡、慢性胃病患者禁用。

（2）儿童禁用。

（3）孕妇禁用。

（六）注意事项

（1）交叉过敏：对阿司匹林或其他非甾体消炎药过敏的患者，对本品也可能过敏。

（2）下列情况应慎用：①有凝血机制或血小板功能障碍时。②哮喘。③心功能不全或高血压。④肾功能不全。⑤老年人。

（3）饭后给药或与食物或抗酸药同服，可减少胃肠道刺激。

（4）一般在用药开始后 7～12 d，还难以达到稳定的血药浓度，疗效的评定常须在用药 2 周后。

（5）用药期间如出现过敏反应、血常规异常、视力模糊、精神症状、水潴留及严重胃肠反应时，应立即停药。

（6）长期用药者应定期检查肝肾功能及血常规。

（7）能抑制血小板聚集，作用比阿司匹林弱，但可持续到停药后 2 周。术前和术后应停用。

（8）本品应由具有治疗经验的医生开具处方。

（9）应用本品治疗的受益性和耐受性应在 14 d 内复查确定，如有必要继续治疗，应进行更频繁的检查。

（10）观察研究的证据显示，本品引起的严重皮肤反应的风险高于其他非昔康类非甾体消炎药物。在治疗过程的早期，患者的风险似乎更高，在大多数病例中，不良反应发生于治疗的第 1 个月。在首次出现皮疹、黏膜病变或其他高敏反应时，应终止本品治疗。

（11）FDA 对本药的妊娠安全性分级为 C 级，如在妊娠晚期或临近分娩时为 D 级。妊娠的后 3 个月服药的孕妇可抑制分娩，造成难产，同时可出现胃肠道毒性反应。此外，在妊娠后期长期用药可能致胎儿动脉导管早期闭锁或狭窄，以致新生儿出现持续性肺动脉高压和心力衰竭。

（12）本品可引起乳汁分泌减少，与用药量有关，哺乳期妇女不宜用。

（七）药物相互作用

（1）饮酒或与其他非甾体消炎药、钙离子通道阻滞药同服时，胃肠道不良反应增加。

（2）与香豆素等抗凝药同用时，后者效应增强，出血倾向显著，用量宜调整。

（3）与阿司匹林同用时，本品的血药浓度可下降到一般浓度的80%，同时胃肠道溃疡形成和出血倾向的危险性增加。

（4）与锂制剂（碳酸锂）合用时，可能使血中锂浓度上升而引起锂中毒，必要时应减量。

（5）可降低氨甲蝶呤的排泄，增高其血药浓度，使其毒性增加。

（6）与磺酰脲类降血糖药（甲苯磺丁脲等）合用时，会增强该药的降血糖作用。

（7）与左氧氟沙星、氧氟沙星合用，可抑制氨酪酸对中枢的抑制作用，使中枢的兴奋性增高，癫痫发作的危险性增加。

（八）规格

片剂：10mg；20mg。胶囊剂：10mg；20mg。

第五节　抗震颤麻痹药

一、左旋多巴

（一）药理作用

本品为拟多巴胺类抗帕金森病药。左旋多巴为体内合成多巴胺的前体物质，本身并无药理活性，通过血脑屏障进入中枢，经多巴脱羧酶作用转化成多巴胺而发挥药理作用，改善帕金森病症状。由于本品可以增加脑内多巴胺及去甲肾上腺素等神经递质，还可以提高大脑对氨的耐受，而用于治疗肝性脑病，改善中枢功能，使患者清醒，症状改善。

（二）适应证

用于帕金森病及帕金森综合征。

（三）用法用量

开始一次250mg，每日2~4次，饭后服用。以后视患者耐受情况，每隔3~7 d增加一次剂量，增加范围为每日125~750mg，直至最理想的疗效为止。每日最大量6g，分4~6次服用。脑炎后及老年患者应酌减剂量。

（四）不良反应

1.常见的不良反应有

恶心，呕吐，直立性低血压，头、面部、舌、上肢和身体上部的异常不随意运动，精神抑郁，排尿困难。

2.较少见的不良反应有

高血压、心律失常、溶血性贫血。

（五）禁忌

（1）严重精神疾患、严重心律失常、心力衰竭、青光眼、消化性溃疡和有惊厥史者禁用。

（2）孕妇及哺乳期妇女禁用。

(六)注意事项

(1)高血压、心律失常、糖尿病、支气管哮喘、肺气肿、肝肾功能障碍、尿潴留者慎用。

(2)有骨质疏松的老年人,用本品治疗有效者,应缓慢恢复正常的活动,以减少引起骨折的危险。

(3)用药期间需注意检查血常规、肝肾功能及心电图。

(4)本品可分泌入乳汁,也会减少乳汁分泌。动物实验表明本品可引起内脏和骨骼畸形。FDA 对本药的妊娠安全性分级为 C 级。

(5)儿童慎用。

(七)药物相互作用

(1)本品与非选择性单胺氧化酶抑制剂合用可致急性肾上腺危象。

(2)本品与罂粟碱或维生素 B$_6$合用,可降低本品的药效。

(3)本品与乙酰螺旋霉素合用,可显著降低本品的血药浓度,药效减弱。

(4)本品与利血平合用,可抑制本品的作用,应避免合用。

(5)本品与抗精神病药物合用,因为两者互相拮抗,应避免合用。

(6)本品与甲基多巴合用,可增加本品的不良反应,并使甲基多巴的抗高血压作用增强。

(八)规格

片剂:0.25g。胶囊剂:0.25g。

二、卡比多巴

(一)药理作用

卡比多巴为外周脱羧酶抑制剂,不易进入中枢,仅抑制外周左旋多巴转化为多巴胺,使循环中左旋多巴含量增加,因而进入中枢的左旋多巴的量也增多,左旋多巴在脑内经多巴胺脱羧酶作用转化为多巴胺而发挥药理作用,改善震颤麻痹症状。

(二)适应证

与左旋多巴联合应用,用于帕金森病和帕金森综合征。

(三)用法用量

一次 10mg,一日 3～4 次。每隔 1～2 d 逐渐增加每日剂量,一日最大剂量可达 100mg。

(四)不良反应

(1)常见有恶心,呕吐,直立性低血压,面部、舌、上肢和身体上部异常不随意运动,排尿困难,精神抑郁。

(2)少见不良反应有高血压、心律失常。

(五)禁忌

(1)严重精神病、严重心律失常、心力衰竭、青光眼、消化性溃疡、有惊厥史者禁用。

(2)孕妇及哺乳期妇女、儿童禁用。

(六)注意事项

(1)高血压、心律失常、糖尿病、老年患者慎用。

(2)有骨质疏松者用本品应缓慢恢复正常活动,以减少引起骨折的危险。

(3)用药期间需检查血常规、肝肾功能及心电图。

（七）规格

片剂：25mg。

三、多巴丝肼

（一）其他名称

复方左旋多巴。

（二）药理作用

左旋多巴可穿过血脑屏障进入中枢，经多巴胺脱羧酶作用转化为多巴胺而发挥药理作用，改善震颤麻痹症状。盐酸苄丝肼可抑制左旋多巴在脑外的脱羧作用，避免左旋多巴的大量浪费和不良反应的频繁发生。

（三）适应证

用于帕金森病、症状性帕金森综合征（脑炎后、动脉硬化性或中毒性），但不包括药物引起的帕金森综合征。

（四）用法用量

1.初始治疗

首次推荐量每次 1/2 片，每日 3 次。以后每周的日服量增加 1/2 片，直至达到适合该患者的治疗量为止。有效剂量通常为每日 2～4 片，分 3～4 次服用。

2.维持疗法

平均维持量是每日 3 次，每次 1 片。

（五）不良反应

（1）可能会出现厌食、恶心、呕吐及腹泻，个别病例出现味觉丧失或改变。

（2）瘙痒和皮疹等皮肤过敏反应罕见。

（3）偶见心律失常或直立性低血压，减少剂量往往可减轻直立性低血压。

（4）极个别病例见溶血性贫血、一过性白细胞减少和血小板减少。

（5）在治疗后期，可能出现不随意运动（如舞蹈病样动作或手足徐动症），减小剂量通常能消除此症状或对此反应耐受。

（6）激动、焦虑、失眠、幻觉、妄想和短暂性定向力障碍等不良反应可在老年患者或者既往有类似表现的患者身上发生。

（7）可能出现抑郁，但这亦可能是疾病的一种表现。

（8）可能有一过性转氨酶和碱性磷酸酶增高。

（9）可能有血液中尿素氮增高。尿液颜色可见改变，通常为淡红色，静置后颜色变深。

（六）禁忌

（1）已知对左旋多巴、苄丝肼或赋形剂过敏的患者禁用。

（2）内分泌、肾（透析者除外）、肝功能代偿失调或心脏病、精神病、闭角型青光眼患者禁用。

（3）25 岁以下的患者禁用（必须是骨骼发育完全的患者）。

（4）孕妇禁用。

（七）注意事项

（1）对有心肌梗死、冠状动脉供血不足或心律不齐的患者，应定期进行心血管系统检查（特别应包括心电图检查）。

（2）患有胃、十二指肠溃疡或骨软化症的患者服用此药时应严密观察。

（3）对开角型青光眼患者应定期测量眼压。

（4）应定期检查血常规和肝肾功能。

（5）使用本品治疗的患者如需接受全身麻醉，治疗应尽量延续至手术前，除非采用氟烷麻醉。用本品治疗的患者在接受氟烷麻醉时可致血压波动和心律失常，因此需在进行外科手术前 12～48 h 内应尽可能停用，手术后可恢复使用并将剂量逐步增至手术前水平。

（6）糖尿病患者应经常复查血糖，并根据血糖水平调整抗糖尿病药物剂量。

（7）不可骤然停药，骤停可能会导致危及生命的神经安定性恶性反应（如高热、肌肉强直、可能的心理改变以及血清肌酸磷酸激酶增高等）。

（8）本品可引起嗜睡和突然睡眠发作，应告知治疗的患者在驾驶车辆或操作机械的过程中予以注意。

（9）与高蛋白饮食一同服用会影响胃肠道对左旋多巴的吸收。

（八）药物相互作用

（1）精神抑制药、阿片类药物和抗高血压药物含有的利血平有抑制本品的作用。

（2）正在接受不可逆非选择性单胺氧化酶抑制剂治疗的患者使用本品，至少应停用单胺氨化酶抑制剂 2 周后才可使用，否则，其他不良反应就会表现出来，如高血压危象。

（3）不应与拟交感神经药物一同服用（如肾上腺素、去甲肾上腺素、异丙基肾上腺素和苯丙胺等），因为左旋多巴会加强它们的作用。

（4）盐酸抗胆碱能药与本品共同服用能降低左旋多巴的吸收比率，但不降低吸收量。

（5）与其他抗帕金森病药物混合服用（抗胆碱能药物、金刚烷胺、多巴胺激动剂），其效力和不良反应都会被扩大。

（6）左旋多巴可能对儿茶酚胺、肌酐、尿酸和葡萄糖产生作用。

（九）规格

片剂：左旋多巴 200mg 与盐酸苄丝肼 50mg（以苄丝肼计）。

四、溴隐亭

（一）药理作用

为下丘脑和垂体中多巴胺受体的激动剂。它可以降低泌乳激素的分泌，恢复正常的月经周期，并且能够治疗与高泌乳素症有关的生育机能障碍。还可以阻止和减少乳汁的分泌。对于肢端肥大症患者，可以降低其生长激素水平。能够促进已经活化的突触前黑质纹状体神经元释放内源性多巴胺，并且同时选择性刺激突触后受体。

（二）适应证

1.内分泌系统疾病

泌乳素依赖性月经周期紊乱和不孕症（伴随高或正常泌乳素血症）、闭经（伴有或不伴有溢乳）、月经过少、黄体功能不足和药物诱导的高泌乳激素症（抗精神病药物和高血压治疗药物）。

2.非泌乳素依赖性不孕症

多囊性卵巢综合征、无排卵症（与抗雌激素联合运用）。

3.高泌乳素瘤

垂体泌乳激素分泌腺瘤的保守治疗,在手术治疗前抑制肿瘤生长或减小肿瘤面积,使切除容易进行;术后可用于降低仍然较高的泌乳素水平。

4.肢端肥大症

单独应用或联合放疗、手术等可降低生长激素的血浆水平。

5.抑制生理性泌乳

分娩或流产后通过抑制泌乳来抑制乳腺充血、肿胀,从而可预防产后乳腺炎。

6.良性乳腺疾病

缓和或减轻经前综合征及乳腺结节性(或囊性)乳腺疾病相关性乳腺疼痛。

7.神经系统疾病

用于各期自发性和脑炎后所致帕金森病的单独治疗,或与其他抗帕金森病药物联合使用。

(三)用法用量

口服。

1.月经周期不正常及不孕症

根据需要一次 1.25mg,一日 2～3 次,必要时剂量可增至一次 2.5mg,一日 2～3 次。应不间断治疗,直至月经周期恢复正常和(或)重新排卵。如果需要,可连续治疗数个周期以防复发。

2.高泌乳激素症

根据需要一次 1.25mg,一日 2～3 次,逐渐增至一日 10～20mg,具体方案应依据临床疗效和不良反应而定。

3.肢端肥大症

推荐起始剂量为一日 1.25～2.5mg,根据临床反应和不良反应逐步增加至一日 10～20mg。

4.抑制泌乳

一次 2.5mg,早晚各 1 次,连服 14 d。为预防泌乳,应尽早开始治疗,但不应早于分娩或流产后 4 h。治疗停止后 2～3 d,偶尔会有少量泌乳,此时可以再用原剂量重复治疗 1 周即可停止泌乳。

5.产褥期乳房肿胀

单次服 2.5mg,如果需要,6～12 h 后可以重复服用,不会抑制泌乳。

6.产后初期乳腺炎

与抑制泌乳剂量相同,必要时与抗生素联合使用。

7.良性乳腺疾病

从一次 1.25mg,一日 2～3 次,逐渐增至每日 5～7.5mg。

8.帕金森病

治疗应从小剂量开始,每日 1.25mg。第一周推荐晚间服药。日剂量可每周增加 1.25mg,直至达到最小有效剂量,每日剂量通常分 2～3 次服用。一般在 6～8 周内有明显的疗效。药物单独治疗或与其他药物联合治疗时,维持剂量为一日 2.5～40mg。

（四）不良反应

（1）服药后头几天可能会发生恶心、呕吐、头痛、眩晕或疲劳，但不需要停药。在服用前 1 h 服用某些止吐药如茶苯海明、硫乙拉嗪、甲氧氯普胺等可抑制恶心、头晕。

（2）极少数病例服用本品后发生直立性低血压，因此建议对于能够走动的患者测量立位血压。

（3）在大剂量治疗时，可能会发生幻觉、意识精神错乱、视觉障碍、运动障碍、口干、便秘、腿痉挛等，这些不良反应均为剂量依赖性，减量就能够使症状得到控制。在长期治疗中，特别对于有雷诺现象病史者，可能偶发可逆性低温诱发指趾苍白。

（五）禁忌

（1）对甲磺酸溴隐亭片中组分过敏者禁用。

（2）已有瓣膜病的患者禁用。

（3）严重精神病患者、自发性和家族性震颤、Huntington 舞蹈症、严重的心血管疾病、各种类型的内源性精神病、未经治疗的高血压、妊娠毒血症、对其他麦角生物碱类过敏者禁用。

（六）注意事项

（1）治疗后，生育能力可能恢复，因此应建议不希望怀孕的育龄妇女采取可靠的（非激素）避孕措施。而想要怀孕的育龄妇女在已证实怀孕后则应即刻终止治疗，停药后流产发生率未见提高，本品对早期妊娠（8 周之内）无不良反应。垂体腺瘤患者停服后怀孕时，整个妊娠期间都应密切监测，并且有必要定期进行视野检查。FDA 对本药的妊娠安全性分级为 B 级。

（2）垂体腺瘤患者有瘤体增大的迹象时，应重新应用进行治疗。治疗乳腺疼痛及结节性和（或）囊性乳腺疾病时，应先排除恶性肿瘤的可能。

（3）应用本品抑制产褥期泌乳时，特别在治疗第一周，建议不定期检查血压。一旦发生高血压，伴有持久性严重头痛，应立即停止服药并对患者进行密切观察。

（4）对有胃肠道出血病史的肢端肥大症患者最好应用替代治疗方案，如果必须服用，应该密切注意胃肠道反应。

（5）有精神病史或严重心血管病史的患者服用大剂量本品时，需要小心谨慎。

（6）治疗与高泌乳素血症无关的女性患者时，应当给予最低有效剂量，以避免发生血浆泌乳素水平低于正常水平，否则将有可能引起黄体功能障碍。绝经后妇女应每半年检查一次，月经正常的妇女应每年检查一次。

（7）帕金森病患者服用时，有必要常规检查肝肾功能、造血功能和血管功能。大剂量服用可能会诱发某些帕金森病患者的精神障碍和轻微痴呆。在长期（2～10 年）服用大剂量（每日 30～40mg）的帕金森病患者中，偶有胸膜炎发生，尽管与胸膜炎之间的因果关系尚未确定，仍应针对胸膜肺部疾患进行彻底检查并且停用本品。

（8）服用后可能发生视觉障碍，因此在驾驶或操控机器时应特别小心。

（9）哺乳期妇女不应服用甲磺酸溴隐亭片。

（10）怀孕后通常应在停经后停服本品。垂体肿瘤有时会在妊娠期间迅速增大，这也可发生于治疗后已经能够怀孕的妇女。为谨慎起见，应当对患者实施严密监测以便发现垂体增大的迹象。

(11)流产后、死胎、新生儿死亡等特殊情况下,在医生指导下用于抑制产褥期泌乳,不推荐作为抑制生理性泌乳的常规用药。

(12)患有高血压、冠心病和(或)有严重精神病史的产后或产褥期妇女不可使用本品,接受治疗的产后妇女应注意监测血压,特别是在治疗的第一天。产后妇女应用本品抑制泌乳时,注意抗高血压药物治疗并且避免同时应用其他麦角碱衍生物,已罕见发生高血压、心肌梗死、癫痫发作或脑卒中以及精神疾病等。

(13)尚无 15 岁以下儿童用本品的安全性和有效性研究资料,应限制使用。

(14)老年人用药尚无安全性和有效性研究资料,但临床观察发现易发生中枢神经系统的不良反应。

(15)大剂量长期使用可能发生脏器纤维化。

(七)药物相互作用

(1)本品经细胞色素 P450(CYP3A)酶系统代谢。与大环内酯类抗生素、唑类抗真菌药(如酮康唑、伊曲康唑)或细胞色素 P450 酶抑制剂(如西咪替丁)合用,可提高本品的血药浓度,而导致增加不良反应发生的危险性。

(2)与奥曲肽合用可提高本品的血药浓度,从而增加不良反应发生的危险性。

(3)与甲基麦角新碱或其他麦角碱合用可能会增加不良反应发生的危险性,应避免合用。

(八)规格

片剂:2.5mg。

五、司来吉兰

(一)药理作用

为 B 型单胺氧化酶(MAO-B)不可逆性抑制剂,可选择性地抑制 MAO-B。通过抑制脑内 MAO-B,阻断多巴胺的降解,相对增加多巴胺含量,补充神经元合成多巴胺能力的不足。

(二)适应证

适用于原发性帕金森病。可单用于治疗早期帕金森病,也可与左旋多巴或,与左旋多巴及外周多巴脱羧酶抑制剂合用。

(三)用法用量

口服。开始剂量为早晨 5mg。可增至每日 10mg,早晨 1 次服用或分早、中 2 次服用。若患者在合用左旋多巴制剂时显示类似左旋多巴的不良反应,左旋多巴剂量应减低。

(四)不良反应

(1)可有口干、短暂血清转氨酶值升高及睡眠障碍。

(2)由于本品能增加左旋多巴效果,左旋多巴不良反应也会增加。加入本品给已服用最大耐受剂量左旋多巴患者,可能出现不随意运动、恶心、激越、错乱、幻觉、头痛、直立性低血压及眩晕。排尿困难及皮疹也曾有报道。

(五)禁忌

(1)对本品过敏者禁用。

(2)严重的精神病、严重的痴呆、迟发性异动症、有消化性溃疡以及病史者禁用。

(3)与左旋多巴合用时,甲状腺功能亢进、肾上腺髓质的肿瘤(嗜铬细胞瘤)、闭角型青光眼患者禁用。

（六）注意事项

（1）有不稳定高血压、心律失常、严重心绞痛或精神病以及前列腺肥大伴排尿困难者慎用。

（2）若同时服用过大剂量（超过每日 30mg）本品及高酪胺食品，可能引发高血压。

（3）在怀孕及哺乳期服用的安全性文献不足，所以不推荐在怀孕及哺乳期服用。

（4）目前尚无儿童用药资料。

（七）药物相互作用

（1）本品与非选择性单胺氧化酶抑制剂合用可能引起严重低血压。

（2）同期使用 MAO-A（或 MAO-B）抑制剂及酪胺类物质会轻度增加高血压反应。

（3）与哌替啶有相互作用，由于有些相互作用可致命并且机理未被确定，应避免同时服用。

（4）与氟西汀同时服用可产生严重反应，例如共济失调、震颤、高热、高血压或低血压、惊厥、心悸、流汗、脸红、眩晕及精神变化（激越、错乱及幻觉）。由于氟西汀及其代谢产物的半衰期较长，氟西汀停药最少 5 周后才可开始服用本品。本品及其代谢产物半衰期短，停药 2 周后可开始服用氟西汀。本品与其他两种 5-羟色胺重摄取抑制剂舍曲林及帕罗西汀同时服用也有类似报道，应避免同时服用。

（5）与三环类抗抑郁药同用，曾报告有严重中枢神经症状，联用要谨慎。

（八）规格

片剂：5mg。

六、恩他卡朋

（一）药理作用

本品为可逆的、主要作用于外周的儿茶酚-0-甲基转移酶（COMT）抑制剂，与左旋多巴制剂同时使用。本品通过抑制 COMT 减少左旋多巴代谢，增加脑内可利用的左旋多巴总量，可延长和稳定左旋多巴对帕金森病的治疗作用。

（二）适应证

可作为标准药物左旋多巴/苄丝肼或左旋多巴/卡比多巴的辅助用药，用于治疗以上药物不能控制的帕金森病及剂末现象（症状波动）。

（三）用法用量

口服。应与左旋多巴/苄丝肼或左旋多巴/卡比多巴同时服用，每次服用左旋多巴/多巴脱羧酶抑制剂时给予本品 0.2g，最大剂量是每日 2g。

正在接受透析的患者，要延长用药间隔。

（四）不良反应

（1）可有运动障碍、运动功能亢进、头痛、头晕、失眠、疲乏、幻觉、意识模糊、噩梦、跌倒、眩晕、震颤和帕金森病症状加重。

（2）直立性低血压。

（3）肌张力障碍、腿部痉挛。

（4）可引起恶心、呕吐、腹痛、口干、便秘及腹泻。

（5）可使尿液变成红棕色。

（6）罕见转氨酶升高。

（7）可见血红蛋白轻度下降。

（五）禁忌

嗜铬细胞瘤患者（有增加高血压危象的危险）、既往有恶性神经阻滞剂综合征、非创伤性横纹肌溶解症病史的患者禁用。

（六）注意事项

（1）突然减量使用或停止使用可能导致出现帕金森病的症状和体征，还可能出现类似恶性神经阻滞剂综合征的症状，伴高热和精神紊乱，应缓慢撤药。而如果缓慢撤药仍出现症状和（或）体征，则需增加左旋多巴的剂量。

（2）与左旋多巴联用时，可致头晕和其他与直立体位相关的症状。在驾驶车辆和操作机械时应慎用。

（3）本品增强左旋多巴的疗效，为减少与左旋多巴相关的多巴胺能不良反应，需要在本品治疗的最初几天至几周内调整左旋多巴的剂量。

（4）动物研究中未发现明显致畸或原发性胎儿毒性效应。然而，没有本品用于妊娠妇女的经验，故不推荐妊娠期使用。

（5）动物实验显示本品可经乳汁排泌，对婴儿的安全性仍未知，在治疗期间不应哺乳。

（6）到目前为止，尚没有 18 岁以下患者应用本品的临床经验，不推荐儿童使用。

（七）药物相互作用

（1）与非选择性单胺氧化酶抑制剂合用，可抑制 COMT 和单胺氧化酶，减少儿茶酚胺的代谢，应避免合用。

（2）本品在胃肠道能与铁形成螯合物，本品和铁制剂的服药间隔至少 2～3 h。

（3）与多巴胺受体激动剂（例如溴隐亭）、司来吉兰或金刚烷胺合用时，多巴胺能不良反应增加。开始使用本品时，需要调整后者剂量。

（4）本品可增加左旋多巴/卡比多巴、左旋多巴/苄丝肼的生物利用度，当加用本品治疗时出现多巴胺能不良反应的可能性较大，需要根据患者的临床表现在本品治疗的最初几天至几周内调整左旋多巴的剂量。

（5）本品可能干扰含儿茶酚结构药物的代谢并增强它们的作用。正在接受通过 COMT 代谢的药物治疗的患者，如利米特罗、异丙肾上腺素、肾上腺素、去甲肾上腺素、多巴胺、多巴酚丁胺、α-甲基多巴和阿扑吗啡，给予本品要谨慎。

（八）规格

片剂：0.2g。

第六节　抗脑血管病药

一、尼莫地平

（一）药理作用

Ca^{2+} 通道阻滞剂。正常情况下，平滑肌的收缩依赖于 Ca^{2+} 进入细胞内，引起跨膜电流的去极化。尼莫地平通过有效地阻止 Ca^{2+} 进入细胞内抑制平滑肌收缩，达到解除血管痉挛之目的。动物实验证明,尼莫地平对脑动脉的作用远较全身其他部位动脉的作用强许多,并且由于它具有很高的亲脂性,易透过血脑屏障。当用于蛛网膜下隙出血的治疗时,脑脊液中的浓度可达 12.5mg/mL,可用于预防蛛网膜下隙出血后的血管痉挛。此外尚具有保护和促进记忆、促进智力恢复的作用。

(二)适应证

主要用于脑血管疾病(如蛛网膜下隙出血等)及其所致的脑供血不足、脑血管痉挛、缺血后继发神经元损伤等。也用于轻、中度原发性高血压。还可用于血管性头痛、突发性耳聋。

(三)用法用量

1.口服给药

(1)缺血性脑血管病:每日 30～120mg,分 3 次服用,连服 1 个月。

(2)偏头痛:一次 40mg,一日 3 次,12 周为一疗程。

(3)蛛网膜下腔出血所引起的脑血管痉挛:一次 40～60mg,一日 3～4 次,3～4 周为一疗程。需手术的患者,手术当天停药,以后可继续服用。

(4)突发性耳聋:一日 40～60mg,分 3 次服用,5 d 为一疗程,一般用药 3～4 疗程。

(5)轻、中度高血压病:开始一次 40mg,一日 3 次,一日最大剂量为240mg。

2.静脉给药

(1)蛛网膜下腔出血所致血管痉挛:预防性用药应在出血后 4 d 内开始,并在血管痉挛最大危险期连续给药,例如持续到蛛网膜下腔出血后的 10～14 d。如已经出现缺血性神经损伤,治疗应尽早开始,并应持续给药 5～14 d;如经外科手术治疗去除出血原因,应继续静脉输注本品至少持续至术后第 5 d。其后建议口服给药 7 d,每隔 4 h 服用一次,一次 60mg。

体重低于 70kg 或血压不稳的患者,治疗开始的 2 h 可按照 0.5mg/h[约为 7.5μg/(kg·h)]。如果耐受性良好,2 h 后,剂量可增至 1mg/h[约为 15μg/(kg·h)]。体重大于 70kg 的患者,剂量宜从 1mg/h 开始,2 h 后如无不适可增至 2mg/h[约为 30μg/(kg·h)]。对于发生不良反应的患者,有必要减小剂量或中断治疗。

(2)急性脑缺血:静脉滴注速度 0.5μg/(kg·min),监测血压,以血压不下降或略有下降为宜,以后改为口服,每次 30～60mg,每日 3 次。

(四)不良反应

1.血液系统

可出现血小板减少,偶可出现贫血、弥散性血管内凝血、血肿、深静脉血栓形成。

2.心血管系统

可引起血压下降(血压下降的程度与药物剂量有关)、心率加快、心动过缓、期外收缩、心悸、高血压、充血性心力衰竭、反跳性血管痉挛、心电图异常。

3.精神神经系统

可出现头痛、头晕、眩晕、嗜睡、虚弱、无力。还可见激动、不安、易激怒、兴奋、攻击倾向、失眠、多动、多汗等。偶见运动功能亢进、抑郁、神经退化、震颤。

4.胃肠道

可出现胃肠道不适(恶心、呕吐、腹泻等)、胃肠道出血。偶有肠梗阻。

5.呼吸系统

可出现呼吸困难、喘息。

6.泌尿生殖系统

可见血清尿素氮和肌酐升高。

7.皮肤

可出现皮疹、皮肤发红、温热感、瘙痒、皮肤刺痛等。

8.肝脏

可出现肝功能异常,转氨酶、碱性磷酸酶、乳酸脱氢酶升高,还可见肝炎、黄疸。

9.其他

可出现外周水肿、肌痛、肌痉挛;偶有血糖升高;静脉滴注过快可出现头痛和颜面潮红。

(五)禁忌

(1)对本品过敏者、严重肝功能损害、脑水肿及颅内压增高患者禁用。

(2)妊娠期及哺乳期妇女禁用。

(六)注意事项

(1)肝功能损害、严重肾功能损害、严重心血管功能损害、严重低血压患者慎用。

(2)药物可由乳汁分泌。

(3)动物实验提示本品具有致畸性;FDA 对本药的妊娠安全性分级为 C 级。

(4)本品可引起血压降低。在高血压合并蛛网膜下隙出血或脑卒中患者中,应注意减少或暂时停用降血压药物,或减少本品的用药剂量。

(5)可产生假性肠梗阻,表现为腹胀、肠鸣音减弱。当出现上述症状时应当减少用药剂量并密切观察。

(七)药物相互作用

(1)合并应用氟西汀可使本品的稳态血浆浓度提高 50%,氟西汀则显著降低,而其活性代谢产物去甲氟西汀不受影响。

(2)与西咪替丁联用,本品血药浓度升高,这可能与肝内细胞色素 P450 被西咪替丁抑制,本品代谢减少有关。

(3)本品可增强抗高血压药物的降压作用,应避免与其他钙拮抗剂或 β 受体阻滞剂合并使用。

(4)同时服用肾毒性药物(如氨基糖苷类药物、头孢菌素类药物、呋塞米)或已有肾功能损害的患者可引起肾功能减退,如发现肾功能减退,应考虑停药。

(5)与酶诱导剂合用,可致本品血药浓度降低。

(八)规格

片剂:20mg;30mg。胶囊剂:20mg;30mg。注射液:50mL:10mg;50mL:25mg。

二、桂利嗪

(一)其他名称

脑益嗪。

(二)药理作用

哌嗪类钙通道拮抗剂。可阻止血管壁平滑肌细胞的病理性钙内流,缓解血管痉挛。有扩张脑血管和周围血管的作用,能改善脑循环及冠脉循环,尤其对脑血管作用明显。本品还能抑制磷酸—二酯酶,阻止 cAMP 分解成无活性的 5-AMP,从而增加细胞内的 cAMP 浓度,抑制组胺、5-羟色胺、缓激肽等多种生物活性物质的释放。对补体 C4 的活化也有抑制作用。

(三)适应证

用于脑血栓形成、脑栓塞、脑动脉硬化、脑出血恢复期、蛛网膜下隙出血恢复期、脑外伤后遗症、内耳眩晕症、冠状动脉硬化及由于末梢循环不良引起的疾病的治疗。近年来有关文献报道,本品可用于慢性荨麻疹、老年性皮肤瘙痒等过敏性皮肤病。

(四)用法用量

口服,每次 25～50mg,每日 3 次。

(五)不良反应

不良反应一般轻而短暂,停药或减量后可消失。

1.消化系统

偶见恶心、食欲缺乏、腹泻等。

2.精神神经系统

偶见头痛、头晕、嗜睡、倦怠等。

3.过敏反应

偶有皮疹,还可见红斑、轻度浮肿等。

(六)禁忌

对本药过敏者、颅内活动性出血者、脑梗死急性期者、有抑郁症病史者禁用。

(七)注意事项

(1)疲惫症状逐步加重者应当减量或停药。

(2)严格控制药物应用剂量,长期应用出现锥体外系症状时,应当减量或停药。

(3)患有帕金森病等锥体外系疾病时,应慎用。

(4)驾驶员和机械操作者慎用,以免发生意外。

(5)虽然尚无致畸和对胚胎发育有影响的研究报告,但原则上孕妇不用。本品随乳汁分泌,原则上哺乳期妇女不用。

(八)药物相互作用

(1)与酒精、催眠药或镇静药合用时,加重镇静作用。

(2)与苯妥英钠、卡马西平联合应用时,可以降低本品的血药浓度。

(九)规格

片剂:25mg。胶囊剂:25mg。

三、氟桂利嗪

(一)药理作用

钙通道阻断剂。能防止因缺血等原因导致的细胞内病理性钙超载而造成的细胞损害。可缓解血管痉挛,对血管收缩物质引起的持续性血管痉挛有持久的抑制作用,尤其对基底动脉和颈内动脉明显,其作用比桂利嗪强 15 倍。具有前庭抑制作用,能增加耳蜗小动脉血流量,改善前庭器官循环。具有抗癫痫作用,本品可阻断神经细胞的病理性钙超载而防止阵发性去极化,细胞放电,从而避免癫痫发作。可保护心肌,明显减轻缺血性心肌损害。尚有改善肾功能之作用,可用于慢性肾衰竭。另外本品还有抗组胺作用。

(二)适应证

(1)脑供血不足、椎动脉缺血、脑血栓形成等。

(2)耳鸣、眩晕。

(3)偏头痛预防。

(4)癫痫辅助治疗。

(三)用法用量

1.包括椎基底动脉供血不全在内的中枢性眩晕及外周性眩晕,每日 10～20mg,2～8 周为一疗程。

2.特发性耳鸣:10mg,每晚 1 次,10 d 为一个疗程。

3.间歇性跛行:每日 10～20mg。

4.偏头痛预防:每晚 5～10mg。

5.脑动脉硬化、脑梗死恢复期:每日 5～10mg。

(四)不良反应

1.中枢神经系统

嗜睡和疲惫感最常见。长期服用者可以出现抑郁症,以女性患者较常见。可见锥体外系症状,表现为不自主运动、下颌运动障碍、强直等。多数用药 3 周后出现,停药后消失,老年人中容易发生。少数患者可出现失眠、焦虑等症状。

2.消化系统

胃部烧灼感、进食量增加、体重增加。另可见转氨酶升高。

3.其他

少数患者可出现皮疹、口干、溢乳、肌肉酸痛等症状。多为短暂性,停药可以缓解。

(五)禁忌

对本品过敏、有抑郁症病史、脑梗死急性期及急性脑出血性疾病患者禁用。

(六)注意事项

(1)用药后疲惫症状逐步加重者应当减量或停药。

(2)严格控制药物剂量,当应用维持剂量达不到治疗效果或长期应用出现锥体外系症状时,应当减量或停服药。

(3)患有帕金森病等锥体外系疾病时,应慎用。

(4)虽然尚无致畸和对胚胎发育有影响的研究报告,但原则上孕妇不用。本品随乳汁分泌,原则上哺乳期妇女不用。

(5)驾驶员和机械操作者慎用,以免发生意外。

(6)由于本药能透过血脑屏障,有明确的中枢神经系统不良反应,且儿童中枢神经系统对药物的反应敏感,代谢机能相对较弱,目前虽无详细的儿童用药研究资料,原则上儿童慎用或忌用此药。

(7)老年患者神经系统较敏感,代谢能力较弱,在给药剂量上应酌情减少。

(七)药物相互作用

(1)与酒精、催眠药或镇静药合用时,可加重镇静作用。

(2)与苯妥英钠、卡马西平联合应用时,可以降低氟桂利嗪的血药浓度。

(3)放射治疗患者合用氟桂利嗪,可提高对肿瘤细胞的杀伤力。

(4)在应用抗癫痫药物治疗的基础上,加用氟桂利嗪可以提高抗癫痫效果。

(5)与胺碘酮合用,可引起心动过缓、房室传导阻滞等病情加重。

(八)规格

片剂:5mg。胶囊剂:5mg。

四、倍他司汀

(一)药理作用

本品能选择性作用于 H 受体,具有扩张毛细血管、舒张前毛细血管括约肌、增加前毛细血管微循环血流量的作用,也具有降低内耳静脉压、促进内耳淋巴吸收、增加内耳动脉血流量的作用。本品可通过抑制 H_3 受体抑制组胺释放的负反馈调节。本品在改善微循环的同时,能增加内耳毛细胞的稳定性,减少前庭神经的传导,增强前庭器官的代偿功能,减轻膜迷路积水,从而消除内耳性眩晕、耳鸣和耳闭感等症状。

(二)适应证

主要用于梅尼埃综合征、血管性头痛及脑动脉硬化,并可用于治疗急性缺血性脑血管疾病.如脑血栓、脑栓塞等所致的中枢性眩晕。高血压所致直立性眩晕、耳鸣等亦有效。

(三)用法用量

1.口服

①甲磺酸盐:通常成人一次 6～12mg,一日 3 次,饭后口服,可视年龄、症状酌情增减。②盐酸盐:每日 2～4 次,每次 4～8mg,每日最大剂量不得超过 48mg。

2.静脉滴注

每日 1 次,一次 20mg。

(四)不良反应

(1)口干、食欲缺乏、胃部不适、恶心、心悸、皮肤瘙痒、加重消化性溃疡等。

(2)个别病例有头晕、头胀、出汗等。

(3)偶见出血性膀胱炎、发热。

(五)禁忌

(1)对本品过敏者禁用。

(2)嗜铬细胞瘤患者禁用。

(六)注意事项

(1)有消化道溃疡史者或活动期消化道溃疡的患者、支气管哮喘的患者、肾上腺髓质瘤患者、肝脏疾病患者慎用。

（2）对孕妇及可能妊娠的妇女，只有在判断其有益性高于危险性时方可给药。

（3）是否通过乳汁排泄尚不清楚，哺乳期妇女慎用。

（4）儿童用药的安全性尚未确立，不推荐使用。

（5）一般情况下，因老年人的生理代谢功能有所降低，故需注意减量服用。

（七）药物相互作用

作用与抗组胺类药物合用，本品药效降低。

（八）规格

片剂：盐酸盐 4mg；甲磺酸盐 6mg。注射剂：盐酸盐 20mg。

五、降纤酶

（一）药理作用

为从长白山白眉蝮蛇或尖吻蝮蛇蛇毒中提取的丝氨酸蛋白酶，有降低血浆凝血因子Ⅰ、降低血液黏度和抗血小板聚集的作用，使血管阻力下降，改善微循环，疏通，血管，溶解血栓。

（二）适应证

（1）急性脑梗死（包括脑血栓、脑栓塞）、短暂性脑缺血发作（TIA）以及脑梗死再复发的预防。

（2）心肌梗死、不稳定性心绞痛以及心肌梗死再复发的预防。

（3）四肢血管病，包括股动脉栓塞、血栓闭塞性脉管炎、雷诺病。

（4）血液呈高黏状态、高凝状态、血栓前状态。

（5）突发性耳聋。

（三）用法用量

临用前，用注射用水或生理盐水适量使之溶解，加入生理盐水 100～250mL 中，静脉滴注 1 h 以上。

急性发作期：一次 10U，一日 1 次，连用 3～4 d。

非急性发作期：首次 10U，维持量 5～10U，一日或隔日 1 次，2 周为一疗程。

（四）不良反应

可出现头痛、头晕、头重感，偶有瘀斑、瘙痒、牙龈出血、鼻出血、荨麻疹、一过性转氨酶升高等。

（五）禁忌

（1）具有出血疾病史者禁用。

（2）手术后不久者禁用。

（3）有出血倾向者禁用。

（4）正在使用具有抗凝作用及抑制血小板功能药物（如阿司匹林）者禁用。

（5）正在使用具有抗纤溶作用制剂者禁用。

（6）重度肝或肾功能障碍及乳头肌断裂、心室中隔穿孔、心源性休克、多脏器功能衰竭症者禁用。

（7）对本制剂有过敏史者禁用。

(六)注意事项

(1)下列情况慎用:①有药物过敏史者;②有消化道溃疡病史者;③患有脑血栓后遗症者;④70岁以上高龄患者。

(2)本品必须用足够量的输液稀释,并立即使用。

(3)注意静脉滴注速度(滴注速度过快时,患者易有胸痛、心悸等不适症状)。

(4)用药后可能有出血或止血延缓现象,治疗前及给药期间应对患者进行凝血因子Ⅰ、其他出血及凝血功能的检查。

(5)患者动脉或深部静脉损伤时,该药有可能引起血肿。临床使用应避免进行如星状神经节封闭、动脉或深部静脉等的穿刺检查或治疗。对于浅表静脉穿刺部位有止血延缓现象发生时,应采用压迫止血法。

(6)妊娠期或有妊娠可能性的妇女,应在确定有益性大于危险性后才能使用。哺乳期般应避免使用,如果必须使用本制剂时应停止哺乳。

(7)儿童用药后的安全性尚不明确。

(七)药物相互作用

(1)应避免与水杨酸类药物(如阿司匹林)、抗凝血药合用,因可加强本品作用,引起意外出血。

(2)抗纤溶药可抵消本品作用,禁止联用。

(八)规格

注射剂:5U;10U。

六、巴曲酶

(一)其他名称

去纤维蛋白酶、东菱克栓酶。

(二)药理作用

为从巴西矛头蛇亚种的蛇毒中分离、精制的丝氨酸蛋白酶。可增强纤溶系统活性,抑制血栓形成;降低全血黏度,改善微循环,防止血栓形成和扩大;降低血管阻力,提高梗死侧脑血流灌注;保护神经细胞。

(三)适应证

(1)急性脑梗死。

(2)改善各种闭塞性血管病(如血栓闭塞性脉管炎、深部静脉炎等)引起的缺血性症状。

(3)改善末梢及微循环障碍(如突发性耳聋、振动病)。

(四)用法用量

成人首次剂量通常为10BU,维持量可视患者情况酌情给予,一般为5BU,隔日1次,使用前用100mL以上的生理盐水稀释,静脉滴注1h以上。

给药前血纤维蛋白原浓度达400mmol/L以上、突发性耳聋的重症患者首次使用量应为20BU,以后维持量可减为5BU。

通常疗程为1周,必要时可增至3～6周。一般治疗急性缺血性脑血管病3次为一疗程,治疗突发性耳聋必要时可延长至6周,但在延长治疗期,一次5BU,隔日1次。

(五)不良反应

1.血液

可出现嗜酸性粒细胞增高、白细胞增高或减少、红细胞减少、血红蛋白减少等。

2.肝脏

转氨酶升高、碱性磷酸酶升高。

3.肾脏

可有 BUN 升高,血清肌酐升高,出现蛋白尿等。

4.消化系统

可有恶心、呕吐、胃痛、食欲缺乏、胃部不快感等。

5.精神神经系统

可有头晕、脚步蹒跚、头痛、头重、麻木感等。

6.感觉器官

可有耳鸣、眼痛、视物模糊、眼振等。

7.代谢异常

中性脂肪升高,偶有总胆固醇升高等。

8.过敏症

可有皮疹、荨麻疹等。

9.注射部位

可有皮下出血、止血延迟、血管痛等。

10.其他

可有胸痛、发热、冷感、不快感、无力感、心外膜炎、鼻塞等。罕有引起休克的情况。

(六)禁忌

下列患者禁用:

(1)有出血患者(出凝血障碍性疾病、血管障碍所致出血倾向、活动性消化道溃疡、疑有颅内出血者、血小板减少性紫癜、血友病、月经期间、手术时、尿路出血、咯血及伴有性器官出血的早产、流产、刚分娩后的妇女和产褥期妇女等)。

(2)新近手术患者。

(3)有出血可能的患者(内脏肿瘤、消化道憩室炎、大肠炎、亚急性细菌性心内膜炎、重症高血压、重症糖尿病者等)。

(4)正在使用具有抗凝作用及抑制血小板机能药物(如阿司匹林)者和正在使用抗纤溶性制剂者。

(5)用药前凝血因子Ⅰ浓度低于 100mmol/L 者。

(6)重度肝或肾功能障碍及乳头肌断裂、心室中隔穿孔、心源性休克、多脏器功能衰竭症者。

(7)对本品有过敏史者。

(七)注意事项

(1)用药后可能有出血或止血延缓现象,治疗前及治疗期间应对患者进行凝血因子Ⅰ和血小板凝集情况的检查。

（2）患者有动脉或深部静脉损伤时，该药有可能引起血肿。临床使用应避免进行星状神经节封闭、动脉或深部静脉等的穿刺检查或治疗。对于浅表静脉穿刺部位有止血延缓现象发生时，应采用压迫止血法。

（3）下列患者慎用：①有药物过敏史者；②有消化道溃疡病史者；③患有脑血管病后遗症者；④70岁以上高龄患者。

（4）在妊娠妇女中使用的安全性尚未确定，妊娠或有妊娠可能性的妇女，应在确定有益性大于危险性后才能使用。

（5）哺乳期妇女一般应避免使用，如果必须使用本制剂应停止哺乳。

（6）儿童用药的安全性尚不明确。

（7）老年人生理功能低下，使用期间应密切观察。

（八）药物相互作用

（1）与水杨酸类药物、抗凝剂及血小板抑制剂（如阿司匹林等）合用可能会增加出血倾向或使止血时间延长，禁止联用。

（2）本品能生成 desA 纤维蛋白聚合物，可能引起血栓、栓塞症，与溶栓剂合用应特别注意。

（九）规格

注射液：0.5mL：5BU；1mL：10BU。

七、罂粟碱

（一）药理作用

罂粟碱对血管、心脏或其他平滑肌有直接的非特异性松弛作用，其作用可能是抑制环核苷酸磷酸二酯酶引起的。

（二）适应证

用于治疗脑、心及外周血管痉挛所致的缺血，肾、胆或胃肠道等内脏痉挛。

（三）用法用量

1.肌内注射

成人一次 30mg，一日 90～120mg。儿童一次 1.5mg/kg，一日 4 次。

2.静脉注射

成人一次 30～120mg，每 3 h1 次，应缓慢注射，不少于 1～2 min，以免发生心律失常以及足以致命的窒息等。用于心搏停止时，两次给药要相隔 10 min。儿童一次 1.5mg/kg，每日 4 次。

（四）不良反应

（1）用药后出现黄疸，巩膜及皮肤明显黄染，提示肝功能受损。

（2）胃肠道外给药可引起注射部位发红、肿胀或疼痛。快速胃肠道外给药可使呼吸加深、面色潮红、心跳加速、低血压伴眩晕。

（五）禁忌

完全性房室传导阻滞患者、震颤麻痹（帕金森病）患者禁用。

(六)注意事项

(1)对诊断的干扰:服药时血嗜酸性粒细胞、丙氨酸氨基转移酶、碱性磷酸酶、门冬氨酸氨基转移酶及胆红素可增高,提示肝功能受损。

(2)由于对脑及冠状血管的作用不及对周围血管,可使中枢神经缺血区的血流进一步减少,出现"窃流现象",用于心绞痛、新近心肌梗死或卒中时须谨慎。

(3)心肌抑制时忌大量,以免引起进一步抑制。

(4)青光眼患者要定期检查眼压。

(5)静脉注射大量能抑制房室和室内传导,并产生严重心律失常。

(6)需注意定期检查肝功能,尤其是患者有胃肠道症状或黄疸时。出现肝功能不全时应停药。

(7)孕妇及哺乳期妇女用药安全性尚不明确。

(七)药物相互作用

(1)与左旋多巴同用时可减弱后者的疗效,本品能阻滞多巴胺受体。

(2)吸烟时因烟碱作用,可使本品的疗效降低。

(八)规格

注射液:1mL:30mg。

第六章　循环系统药物

第一节　抗高血压药

抗高血压药又称降压药,临床上主要用于治疗原发性高血压及继发性高血压。世界卫生组织(WHO)规定,凡收缩压等于或大于160mmHg(21.3kPa),和(或)舒张压等于或大于95mmHg(12.7kPa)则可诊断为高血压。血压介于140～160mmHg/90～95mmHg(18.7～21.3kPa/12～12.7kPa)者称为临界性高血压。合理正确地应用抗高血压药能够有效控制血压,推迟动脉粥样硬化的形成和发展,也能够减少脑、心、肾等重要器官并发症的发生,降低死亡率,延长寿命。若能配合综合治疗,如控制日常饮食、限制饮酒和增加适当的运动锻炼等,会取得更好的效果。

一、抗高血压药物的分类

根据药物在血压调节系统中的主要影响及其作用部位,可将抗高血压药物分成以下几类。

(一)利尿降压药

如氢氯噻嗪、吲达帕胺。

(二)肾素-血管紧张素-醛固酮系统抑制药

(1)血管紧张素 I 转换酶抑制剂(ACE I):如卡托普利、伊那普利。

(2)血管紧张素 II 受体阻滞剂,如氯沙坦。

(3)肾素抑制剂,如瑞米吉仑。

(三)交感神经抑制药

(1)中枢性降压药,如可乐定、莫索尼定。

(2)神经节阻断药,如美卡拉明。

(3)抗去甲肾上腺素能神经末梢药,如利血平。

(4)肾上腺素受体阻断药。

①β 受体阻断药,如普萘洛尔。②α_1 受体阻断药,如哌唑嗪。③α 受体和 β 受体阻断药,如卡维地洛。

(四)血管扩张药

(1)直接扩张血管药,如肼屈嗪。

(2)钙拮抗药,如硝苯地平。

(3)钾通道开放药,如米洛地尔。

(4)其他扩血管药。

①5-羟色胺(5-HT)受体拮抗药,如酮色林。②前列环素合成促进药,如西氯他宁。

二、常用抗高血压药

(一)利尿降压药

利尿药是治疗高血压的常用药,是临床使用的一线降压药。常单独治疗轻度高血压,也常与其他降压药合用以治疗中、重度高血压。

1.氢氯噻嗪

(1)药理作用机制:初期用药的降压机制通过排钠利尿,使细胞外液及血容量减少,造成体内 Na^+、水负平衡,使细胞外液和血容量减少。但长期应用利尿药后,血容量及心排血量已逐渐恢复至正常时,血压仍可持续降低,降压机制可能为:①因排钠而降低小动脉壁细胞内 Na^+ 的含量,并通过 Na^+-Ca^{2+} 交换机制,使胞内 Ca^{2+} 量减少。②降低血管平滑肌对血管收缩剂如去甲肾上腺素的反应性。③诱导动脉壁产生扩血管物质,如激肽、PGE2 等。作为降压药长期使用可引起低血钾、高血糖、高脂血症、高尿酸血症等不良反应。

(2)作用与用途

利尿作用:主要抑制远曲小管近端对 Na^+ 和 Cl^- 的重吸收,使肾脏对氯化钠的排泄增加而产生利尿作用,是一种中效利尿药。

降压作用:其初期降压作用与促进排钠离子利尿,造成体内钠离子、水减少及负氮平衡有关。远期降压作用可能与其能使动脉壁细胞的钠离子和钙离子减少,能降低血管平滑肌对缩血管物质的反应性以及诱导动脉壁产生扩血管物质有关。

抗利尿作用:能明显减少尿崩症患者的尿量,此作用与其能抑制磷酸二酯酶有关,可用于治疗尿崩症。

(3)不良反应

内分泌代谢系统:①水、电解质紊乱较常见,表现为口干、恶心、呕吐和极度疲乏无力、肌肉痉挛、肌痛、腱反射消失等。②高血糖症。本品可使糖耐量降低,血糖、尿糖升高,可能与抑制胰岛素释放有关。一般患者停药即可恢复,但糖尿病患者病情可加重。③高尿酸血症。本品能干扰肾小管排泄尿酸,少数可诱发痛风发作。由于通常无关节疼痛,故而高尿酸血症容易被忽视。停药后即可恢复。④长期用药可致血胆固醇、三酰甘油、低密度脂蛋白和极低密度脂蛋白水平升高,高密度脂蛋白降低,有促进动脉粥样硬化的可能。

心血管系统:由于利尿而引起器官血流量减少,常会头晕。老年人可有局部缺血,如肠系膜梗死或瞬间脑缺血。少见直立性低血压。

血液系统:较少出现溶血性贫血、再生障碍性贫血、血小板减少、骨髓发育不良及粒细胞减少或增加症等。

过敏反应:可见皮疹、荨麻疹和光敏性皮炎等,后者症状可表现为慢性光敏状态,停药后仍会持续半年。这种光敏反应与磺胺类或吩噻嗪类药物有交叉反应。

其他不良反应:胆囊炎、胰腺炎、性功能减退、光敏感、色觉障碍等较为罕见。长期应用本品可出现乏力、倦怠、眩晕、食欲缺乏、恶心、呕吐、腹泻及血压降低等症状,减量或调节电解质失衡后症状即可消失。

(4)药物评价:可单用于轻度高血压或与其他降压药合用治疗各类高血压,联合用药可增强降压作用,并防止其他药物引起的水钠潴留。其降压作用确切、温和、持久,降压过程平稳,可使收缩压与舒张压成比例地下降,对卧位和立位血压均能降低。长期应用不易发生耐受性,被列为治疗高血压的一线药物。

2.吲达帕胺

为非噻嗪类强效、长效降压药,口服吸收迅速完全,生物利用度高。在肝脏代谢,肾衰者不产生药物蓄积。降压机制有利尿作用,可舒张小动脉,应用于轻、中度高血压,伴有浮肿者更适宜,不引起血脂改变,适于伴高脂血症患者。单独服用,疗效显著,不必加其他利尿剂。口服2～3h起效,$t_{1/2}$为13h。不良反应轻,不引起直立性低血压。

(二)肾素-血管紧张素-醛固酮系统抑制药

肾素-血管紧张素-醛固酮系统在血压调节及高血压发病中都有重要影响,进而成为当前抗高血压药物研究的热点;此处介绍血管紧张素转换酶抑制剂、血管紧张素Ⅱ(AngⅡ)受体阻滞剂和肾素抑制剂。

1.血管紧张素Ⅰ转换酶抑制剂

近几年来合成了一系列血管紧张素转化酶抑制剂,如卡托普利、依那普利、雷米普利及培哚普利等。

(1)卡托普利作用与用途:本品具有轻、中等降压作用,可降低外周血管阻力,增加肾血流量,不伴反射性心率加快。其降低血压机制:抑制血管紧张素转换酶,使血管紧张素Ⅰ转变为血管紧张素Ⅱ减少,从而产生血管舒张;同时减少醛固酮分泌,以利于排钠;特异性肾血管扩张亦加强排钠作用,由于抑制缓激肽的水解,可减少缓激肽的灭活。此外尚可抑制局部血管紧张素Ⅱ在血管组织及心肌内的形成,可改善心衰患者的心功能。

用于各型高血压,对原发性高血压及肾性高血压均有效,该药的降压作用与血浆肾素水平密切相关,对血浆肾素活性高者疗效更好。降压时,不伴有反射性心率加快。对中、重度高血压需合用利尿药。也可用于充血性心力衰竭的治疗。

(2)卡托普利不良反应:主要不良反应有高血钾、低血压、咳嗽、血管神经性水肿等,久用可降低血锌而出现皮疹、味觉及嗅觉改变、脱发等。高血钾者和妊娠初期禁用。

(3)卡托普利药物评价:卡托普利口服易吸收,生物利用度约70%。部分在肝脏代谢,主要从尿液排出,肾功能不全者药物有蓄积,不透过血脑屏障。降血压优点:①降血压作用强而迅速。②可口服,短期或较长期应用均有较强的降血压作用。③降血压谱较广,除低肾素型高血压及原发性醛固酮增多症外,对其他类型的高血压都有效。④能逆转心室的肥厚。⑤不良反应小,不增快心率,不引起直立性低血压,能改善心脏功能及肾血流量,不导致水钠潴留。对低肾素型高血压如同时加服利尿药亦有明显作用。能改善充血性心力衰竭患者的心脏功能。

2.血管紧张素Ⅱ受体阻滞剂

本类药物的作用特点为可直接阻断AngⅡ的缩血管作用而降压,与ACEⅠ相比选择性更强;不影响缓激肽的降解,对AngⅡ的拮抗作用更完全,不良反应较ACEⅠ少等。血管紧张素Ⅱ受体(AT)主要有AT_1、AT_2两种亚型。而主要调控心血管功能,AT_2生理作用不详。近年来合成的选择性强、可口服的药有氯沙坦、缬沙坦等。

(1)氯沙坦的作用与用途:氯沙坦为非肽类竞争性AngⅡ受体拮抗剂,在体内转化成5-羧基酸性代谢产物EXP-3174,后者为非竞争性AngⅡ受体拮抗剂。它们都能与AT_1受体选择性地结合,可阻断 Ang Ⅱ 的所有药理作用,如抑制血管收缩和交感神经兴奋、减少醛固酮分泌,从而产生降压作用。由于其对受体具有高度的选择性,故对其他活性物质如加压素儿茶酚胺类、乙酰胆碱、缓激肽、组胺 5-羟色胺等无拮抗作用。其最大降压作用小于转换酶抑制药。本品尚可增加尿酸排泄,降低血尿酸水平。

用于各型高血压,效能与依那普利相似。多数患者每日 1 次、1 次 50mg 即可有效控制血压。用药 3~6d 可达最大降压效果。

不良反应:较 ACEⅠ少,主要有头晕、高血钾和与剂量相关的直立性低血压。孕妇及哺乳期妇女禁用。

药物评价:口服易吸收,首过效应明显,进食不影响其生物利用度。服药 1 次/d,作用可维持 24h。

(2)缬沙坦:是血管紧张素受体拮抗剂,可用于各种类型高血压,并对心、脑、肾有较好的保护作用。缬沙坦能选择性地作用于 AT_1 受体,其作用大于 AT_2 受体约 20 000 倍,从而抑制血管收缩和醛固酮的释放,产生降压作用。

3.肾素抑制剂

瑞米吉仑为一类新型抗高血压药,为非肽类肾素抑制剂。

其通过各种途径减弱肾素活性,肾素催化血管紧张素原形成 AngⅠ,所以抑制 AngⅠ的形成。该药作用较强,口服有效,在降压的同时增加有效肾血流量。对不宜用 ACEⅠ的患者可试用该类药物。

(三)交感神经抑制药

1.中枢性降压药

(1)可乐定:为咪唑类衍化物。可乐定可治疗中度高血压,常于其他药无效时应用,且降压作用中等偏强,与利尿药合用有协同作用。它还能抑制胃肠道的分泌和运动,因此适用于兼患溃疡病的高血压患者。此外,可作为吗啡类镇痛药成瘾者的戒毒药。

不良反应常见有口干,久用使 Na^+、水潴留,合用利尿药可克服。此外还有镇静、嗜睡、头痛、便秘、腮腺痛、阳痿等不良反应,停药后能自行消失。少数患者在突然停药后可出现短时的交感神经功能亢进现象,如心悸、出汗、血压突然升高等。

(2)莫索尼定:为第二代中枢性降压药,作用与可乐定相似,但对咪唑啉 I_1 受体的选择性比可乐定高。降压效能略低于可乐定,这与其对 α_2 受体作用较弱有关,因为这两种受体在对血压的控制中有相互作用。主要用于轻、中度高血压。

2.神经节阻断药

通过阻断交感神经节而降血压,作用快而强。但因同时阻断副交感神经,不良反应多且严重,易发生直立性低血压和耐受性,临床已基本不用,仅偶尔用于高血压危象高血压脑病等危重患者或外科手术中的控制性降压,以减少术中出血。代表药物为美卡拉明。

3.抗去甲肾上腺素能神经末梢药

利血平是印度萝芙木所含的一种生物碱,国产萝芙木所含总生物碱的制剂称降压灵。利血平降压作用较弱,特点为缓慢、温和、持久。降压时伴有心率减慢,心排血量减少,肾素分泌减少,水钠潴留。尚有镇静和安定的中枢抑制作用,可能与耗竭脑内儿茶酚胺和 5-HT 有关。

降压机制主要是耗竭去甲肾上腺素能神经末梢囊泡内的神经递质,使交感神经传导受阻,血压下降。因不良反应较多,现已少用,主要用于治疗轻、中度高血压的复方制剂中。

4.肾上腺素受体阻断药

(1)β受体阻断药:可通过多种机制降低血压,如降低心率、心收缩力及心排出量。降低肾素水平从而降低血管紧张素Ⅰ水平是发挥抗高血压作用的重要机制之一。而其非肾素依赖性降压机制可能有:在不同水平抑制交感神经系统活性(中枢水平、压力感受性反射水平及外周神经水平),并可增加前列环素的合成。β受体阻断药品种很多,但在许多方面如脂溶性、对β₁受体的选择性、内在拟交感活性及膜稳定特点等方面有所不同,但均为同样有效的降压药,广泛用于各种程度的高血压。

普萘洛尔:对β₁、β₂受体无选择性,也无内在拟交感作用。其降低血压是其β受体阻断作用所继发的,其具体机制如下。a.减少心排血量。阻断心脏β₁受体,抑制心肌收缩性并减慢心率,使心排血量减少,因而降低血压。给药后这一作用出现迅速,而降压作用出现较慢。b.抑制肾素分泌。能抑制肾交感神经通过β₁受体促使邻球器分泌并释放肾素,从而降低血压。c.降低外周交感神经活性。也能阻断某些支配血管的去甲肾上腺素能神经突触前膜的β₂受体,抑制其正反馈作用而减少去甲肾上腺素的释放。d.中枢降压作用尚待阐明。

普萘洛尔广泛用于治疗轻、中度高血压,对高血压伴心绞痛者还可减少发作。此外,对伴有心排血量及肾素活性偏高者,对伴脑血管病变者疗效也较好。不良反应包括心率慢、低血压、四肢冰冷等,严重时可有心力衰竭和传导阻滞。

本品口服给药起效慢,收缩压、舒张压均降低,合用利尿药降压作用显著。静脉注射普萘洛尔后可使心率减慢,心排血量减少,但血压仅略降或不降,这是压力感受器反射使外周阻力增高的结果。有少数患者,使用β受体阻断药后,总外周阻力增高,推测是激活了血管的α受体,故患外周血管病者,禁用本药。本药不引起直立性低血压,长期使用不易产生耐药性。

阿替洛尔(氨酰心安):为选择性β₁受体阻断药,无内在拟交感活性。口服吸收不完全(约50%),但吸收的大部分药量可达体循环。与其他β受体阻断药相比,血浆浓度的个体差异较小。

美托洛尔(美多心安,倍他乐克):为选择性β₁受体阻断药,也无内在拟交感活性。口服吸收完全,但首过效应明显,主要在肝脏代谢,作用时间持久。

(2)α₁受体阻断药:可选择性地阻断血管平滑肌突触后膜α₁受体,舒张小动脉和静脉平滑肌,降低外周阻力而降压。

噻吗洛尔(噻吗心安):为β-肾上腺素能受体拮抗剂,无抑制心肌作用和内源拟交感活性。临床药理研究证实β受体拮抗剂可改变静息心率及对体位改变时心率的反应,抑制异丙肾上腺素引起的心动过速,减少活动时心率和血压的变化,并降低β受体激动剂所致的正性变力、正性变时、支气管及血管扩张作用。此降低作用的程度与交感紧张性及其在受体部位的浓度成正比。还可降低健康人及心脏病患者的心排血量。对于有严重心肌损害的患者,β受体阻断剂可降低交感神经系统维持必要心功能所产生的兴奋作用。

哌唑嗪

作用与用途:哌唑嗪能选择性地阻断突触后膜α₁受体,能竞争性拮抗去甲肾上腺素的升压作用。能舒张静脉及小动脉,发挥中等偏强的降压作用。它与酚妥拉明不同,降压时并不加快心率,也很少增加收缩力及血浆肾素活性,能增加血中高密度脂蛋白的浓度,减轻冠脉病变。

适用于各型高血压,单用治疗轻、中度高血压,重度高血压合用 β 受体阻断药及利尿药可增强降压效果。因能降低心脏前负荷,故也可用于治疗心力衰竭。

不良反应:有眩晕、疲乏、虚弱等,约有 50% 患者首次给药可致严重的直立性低血压,并有昏厥、心悸等,称"首剂现象",在直立体位、饥饿、低盐时较易发生。将首次用量减为 0.5mg,并在临睡前服用,可避免发生。长期用药能致水钠潴留,可加用利尿药。

(3)α、β 受体阻断药

卡维地洛为 α、β 受体阻断剂,阻断受体的同时具有舒张血管作用,用于治疗轻度及中度高血压或伴有肾功能不全、糖尿病的高血压患者。

(四)血管扩张药

本类药物作用于血管平滑肌,机制可能为作用于血管平滑肌细胞的兴奋—收缩偶联过程的不同部位,干预 Ca^{2+} 的内流及 Ca^{2+} 自胞内储库的释放,降低胞内游离 Ca^{2+} 及其与平滑肌收缩蛋白的相互作用等。现知某些扩血管药可增加血管平滑肌的 cGMP 浓度,有的则通过开放钾通道使细胞膜超极化而发挥作用。

1.直接扩张血管药

本类药物直接松弛小动脉血管平滑肌,降低外周阻力,纠正血压上升所致的血流动力学异常。较少单独使用,常合用于中、重度高血压及高血压危象的治疗。

肼屈嗪(肼苯哒嗪)直接扩张小动脉平滑肌,降低外周阻力而降压,对舒张压的作用强于收缩压。降压机制目前认为可能是干预血管平滑肌细胞 Ca^{2+} 内流或干预 Ca^{2+} 从细胞储库的释放。单独使用效果不甚好,且易引起不良反应,常与抗交感神经药或利尿药合用,治疗中度高血压。

不良反应多由血管扩张及其反射性反应产生,如头痛、面红、黏膜充血、心动过速,并可诱发心绞痛和心力衰竭。大剂量长期应用可产生风湿性关节炎或红斑狼疮样综合征。其他还有胃肠道反应、感觉异常、麻木,偶见药热、荨麻疹等过敏反应。

2.钙拮抗药

钙拮抗剂通过降低细胞内 Ca^{2+} 浓度而松弛小动脉血管平滑肌,降低外周血管阻力而降低血压。钙拮抗药特别适用于伴有低肾素水平的患者,以及伴有心绞痛或心律失常的高血压患者。

(1)硝苯地平

作用与用途:为二氢吡啶类钙拮抗剂。通过阻滞细胞膜的钙通道,减少 Ca^{2+} 内流,使血管扩张而降压。对去甲肾上腺素所引起的收缩反应有明显的抑制作用,而对血压正常者无降压作用。此外,也可抑制内皮素诱导的肾血管的收缩。降压时伴有反射性心率加快,心排血量增加,血浆肾素活性增高,但较直接扩血管药作用弱。

用于各型高血压,尤以低肾素型高血压疗效好。硝苯地平降压时伴有反射性心率加快和心搏出量增加,也增高血浆肾素活性,合用 β 受体阻断药可免此反应而增强其降压作用。

不良反应:一般较轻,常见面部潮红、头痛、眩晕、心悸、踝部水肿,系毛细血管扩张所致,非水钠潴留。

药物评价:口服硝苯地平 30~60min 起效,1~2h 达降压高峰,作用持续 3h;舌下含服 2~3min 起效,喷雾吸入 5min 内起效,持续 6~8h。硝苯地平不降低房室传导,因而对有房室传导阻滞的患者较安全。在血压较低时,硝苯地平可引起低血压进一步恶化。可单用或与利尿药、β 受体阻断药、ACE I 合用,以增强疗效,减少不良反应。若使用该药的控释剂或缓释剂,可减少血药浓度波动,降低不良反应的发生率,延长作用时间,减少用药次数。

(2)氨氯地平

作用与用途:二氢砒啶类钙离子拮抗药,心肌和平滑肌的收缩依赖于细胞外钙离子通过特异性离子通道进入细胞。本品选择性抑制钙离子跨膜进入平滑肌细胞和心肌细胞。本品是外周动脉扩张剂,直接作用于血管平滑肌,降低外周血管阻力,从而降低血压。用于各型高血压。

不良反应:大多数不良反应是轻中度的,常见头痛、眩晕、心悸、水肿,系毛细血管扩张所致,非水钠潴留。

药物评价:抑制钙诱导的主动脉收缩作用是硝苯地平的 2 倍。与受体结合和解离速率较慢,因此药物作用出现迟而维持时间长。对血管平滑肌的选择性作用大于硝苯地平。

3.钾通道开放药钾通

道开放药又称钾通道激活药,是一类新型的血管扩张药。

(1)米诺地尔(长压定):本品可激活 ATP 敏感的 K^+ 通道,从而促进平滑肌细胞 K^+ 外流,造成细胞膜超极化,平滑肌细胞松弛,血管扩张,降压作用很强。米诺地尔主要扩张小动脉,由于反射性心肌收缩力及心率增加使心排出量增加。米诺地尔是很强的肾血管扩张剂,可使肾血流增加,但偶尔可因血压显著下降而致肾血流减少。本品对绝大多数重度或顽固性高血压有效。由于不良反应较多目前只应用于重度或顽固性高血压的治疗,且多与其他抗高血压药合用以减少不良反应。

(2)二氮嗪(氯苯甲噻嗪):直接舒张血管平滑肌而降压,和米诺地尔一样,其降压机制部分是通过激活平滑肌细胞的 ATP 敏感性 K 通道所中介的钾通道,促进钾外流,使细胞膜超极化,Ca^{2+} 通道失活,Ca^{2+} 内流减少。临床上主要作静脉注射用,用于高血压危象及高血压脑病。不做长期用药,因此不良反应少见。如连用几天后,就应检测血糖水平,因本药可至高血糖症,此为药物激活了胰岛 β 细胞膜的 ATP 敏感性 K 通道,降低胰岛素释放所致。

(3)硝普钠(亚硝基铁氰化钠):属硝基扩张血管药。其作用机制相似于硝酸酯类,能增加血管平滑肌细胞内 cGMP 水平而扩张血管。用于高血压危象,特别是伴有急性心肌梗死者或左心室功能衰竭的严重高血压患者。不良反应有呕吐、出汗、头痛、心悸,均是过度降压所引起。

4.其他扩血管药

(1)酮色林

作用与用途:本药为 5-羟色胺受体拮抗药。能选择性阻断 $5-HT_2$ 受体,从而抑制 5-HT 诱发的血管收缩,降低外周阻力,产生降压作用。本药对组胺 H_1 受体和 α 受体也有较弱的阻断作用,对正常人心率和血压影响很小,适用于控制轻、中度或严重高血压,亦能用于控制急性高血压发作,对高血压患者可降低外周阻力,肾血管阻力降低更为明显。本药可降低血清总胆固醇、三酰甘油、LDL 并升高 HDL,而对糖代谢无明显影响。用于各期高血压及高血压危象。

不良反应与防治:头晕、疲乏、浮肿、口干、胃肠不适、体重增加和心电图 QTc 延长。在有明显心动过缓、心电图 QT≥500ms、低钾血症及低镁血症时禁用。不宜与排钾利尿药合用。

药物评价：口服生物利用度约为 50％，约有 68％ 在 96h 内从尿排出，几乎全为代谢物，原形药少于 1％。本药 40mg，2 次/d 的降压疗效与卡托普利 100mg/d 或氢氯噻嗪 50mg/d 相当。老年患者疗效优于年轻患者，长期用药不产生耐受。

(2)前列环素合成促进药

西氯他宁能促进平滑肌细胞合成具有扩血管作用的前列环素，还可降低细胞内 Ca^{2+} 水平，松弛平滑肌而降低血压。应用于轻、中度高血压。本品口服吸收快，血浆蛋白结合率为 90％，$t_{1/2}$ 为 6～9h。部分经肝代谢，原形及代谢物经肾排泄。不良反应少见，偶见胃肠道反应。

三、抗高血压药物的应用原则

高血压的治疗目的不仅限于控制血压于正常水平，且应扩延为减少致死性及非致死性并发症，即药物也应能防止或逆转其他病理生理过程以延缓病程发展，最终延长患者生命。因而应遵循以下原则。

(一)根据病情、药物特点和并发症给药

1.高血压危象及脑病时药物的选用宜静脉给药以迅速降低血压，可选用硝普钠、二氮嗪，也可用高效利尿药如呋塞米等。但应注意不可降压过快，以免造成重要器官灌流不足等。

2.根据并发症选用药物

(1)高血压合并心功能不全、心扩大者，宜用利尿药、卡托普利、哌唑嗪等，不宜用 β 受体阻断药。

(2)高血压合并肾功能不良者，宜用卡托普利、硝苯地平、甲基多巴。

(3)高血压合并窦性心动过速，年龄在 50 岁以下者，宜用 β 受体阻断药。

(4)高血压合并消化性溃疡者，宜用可乐定，不用利血平。

(5)高血压合并支气管哮喘、慢性阻塞性肺部疾患者，不用 β 受体阻断药。

(6)高血压伴有潜在性糖尿病或痛风者，不宜用噻嗪类利尿药。

(7)高血压伴有精神抑郁者，不宜用利血平或甲基多巴。

(二)确切平稳降压

临床证明血压不稳定可导致器官损伤。血压在 24h 内存在自发性波动，这种自发性波动被称为血压波动性。在血压水平相同的高血压患者中，BPV 高者，靶器官损伤严重。

(三)联合用药

必须指出现有抗高血压药物长期单独使用后常会产生耐受性，如加大剂量又易引起不良反应而难以继续应用。所以临床实践中常采用联合用药，以增强疗效及减少不良反应的发生。

(四)长期用药

高血压病病因不明，无法根治，需要终身治疗。有些患者经一段时间的治疗后血压接近正常，于是就自动停药，停药后血压可重新升高。另外，患者的靶器官损伤是否继续进展也需考虑和顾及，因血压升高只是高血压病的临床表现之一。因此，在高血压的治疗中要强调长期治疗。

(五)治疗个体化

治疗个体化是现在治疗高血压的特点，主要应根据患者的年龄、性别、种族及同时患有的

疾病和接受的治疗等,使治疗个体化。药物治疗时的剂量个体化也是比较重要的,因不同患者或同一患者在不同病程时期,所需剂量不同。如可乐定、普萘洛尔、肼屈嗪等药物的治疗量可相差数倍,所以也应根据"最好疗效最少不良反应"的原则,选择每一患者的最佳剂量。

第二节　抗心律失常药

心律失常分为缓慢型和快速型。缓慢型心律失常有窦性心动过缓、房室传导阻滞等,常用阿托品、异丙肾上腺素等治疗。本处只介绍用于快速型心律失常(包括室上性和室性早搏及心动过速、心房颤动和心房扑动、心室颤动等)的药物。

一、抗心律失常药的作用机制

(一)降低自律性

药物对快反应细胞主要是促进 4 相 K^+ 外流或抑制 4 相 Na^+ 内流;对慢反应细胞主要是抑制 4 相 Ca^{2+} 内流而降低自律性。

(二)减少后除极与触发活动

后除极及触发活动和 Ca^{2+} 内流增多及 Na^+ 内流有关,因此钙拮抗剂和钠通道阻滞药对此有效。

(三)影响膜反应性而改变传导性

通过增强膜反应条件来改善传导,可以消除单向阻滞;通过减弱膜反应性来减慢传导可促使单向阻滞发展为双向阻滞,这样均可消除折返激动。

(四)改变 ERP 及 APD 而减少折返

1.绝对延长 ERP

某些药物(如奎尼丁、胺碘酮)在延长 APD、ERP 时,延长 ERP 更显著(ERP/APD 比值增大)。这样可以减少期前兴奋发生的机会,有利于制止折返型心律失常。

2.相对延长 ERP

有些药(如利多卡因、苯妥英钠)在缩短 APD、KRP 时,缩短 APD 更显著,ERP/APD 比值仍较正常为大,同样有利于消除折返。

3.提高邻近细胞 ERP 的均一性

使冲动同步下传,也可减少折返的机会,如延长 ERP 的药物可调节 ERP 明显缩短的心肌细胞,反之缩短 ERP 的药物可调节 ERP 较长的心肌细胞。

二、抗心律失常药物的分类

为便于临床用药,根据药物对心肌电生理效应及作用机制,可将抗心律失常药分为四类,其中Ⅰ类药又分为 A、B、C 三个亚类。

(一)Ⅰ类——钠通道阻断药

1.I_A 类

适度阻滞钠通道,如奎尼丁、普鲁卡因胺等。

2.I_B 类

轻度阻滞钠通道,如利多卡因、苯妥英钠等。

3.I_C 类

高度阻滞钠通道,如美心律、普罗帕酮等。

(二)Ⅱ类——β肾上腺素受体阻断药,如普萘洛尔。

(三)Ⅲ类——延长 APD 的药物,如胺碘酮等。

(四)Ⅳ类——钙拮抗药,如维拉帕米、地尔硫䓬等。

三、常用抗心律失常药

(一)Ⅰ类药—钠通道阻断药

1.I A 类药物

本类药物的主要作用是能适度减少除极时 Na^+ 内流,降低 0 相上升最大速率,降低动作电位振幅,减慢传导速度。也能减少异位起搏细胞 4 相 Na^+ 内流而降低自律性。也延长钠通道失活后恢复开放所需的时间,即延长 ERP 及 APD,且以延长 ERP 为显。这类药还能不同程度地抑制 K^+ 和 Ca^{2+} 通道。

(1)奎尼丁:奎尼丁是茜草科植物金鸡纳树皮所含的一种生物碱,是奎宁的右旋体,它对心脏的作用比奎宁强 5~10 倍。经研究证明金鸡纳生物碱确有抗心律失常的作用,其中以奎尼丁为最强。

降低自律性:因可抑制 Na^+ 内流,使 4 相舒张期自动除极化速率减慢坡度减小,使心房肌心室肌和浦肯野纤维的自律性降低,其中对心房肌的作用更强。在治疗剂量下对正常窦房结的自律性影响较小,但在窦房结功能低下时,则可产生明显的抑制。

减慢传导速度:奎尼丁能降低心房、心室、浦肯野纤维等的 0 相上升最大速率和膜反应性,因而减慢传导速度。这种作用可使病理情况下的单向传导阻滞变为双向阻滞,从而取消折返。对 Ca^{2+} 内流也有一定的抑制作用,因此也略减慢房室结的传导。

延长有效不应期:奎尼丁延长心房、心室、浦肯野纤维的 ERP 和 APD。延长 APD 是其减慢减少 K^+ 外流所致,在心电图上表现为 QT 间期延长;ERP 的延长更为明显,使 ERP/APD 比值加大,因而可以取消折返。此外,在心脏局部病变时,常因某些浦肯野纤维末梢部位 ERP 缩短,造成邻近细胞复极不均一而形成折返,此时奎尼丁使这些末梢部位 ERP 延长而趋向均一化,从而减少折返的形成。

对自主神经的影响:奎尼丁有明显的抗胆碱作用,抑制迷走神经的效应。同时,奎尼丁还有阻断肾上腺素 α 受体的作用使血管舒张,血压下降而反射性兴奋交感神经。这两种作用相合,使窦性频率增加。临床用于广谱抗心律失常,适用于治疗房性、室性及房室结性心律失常。对心房纤颤及心房扑动,目前虽多采用电转律术,但奎尼丁仍有应用价值,转律前合用强心苷和奎尼丁可以减慢心室频率,转律后用奎尼丁维持窦性节律。对伴有心为衰竭者,应先用强心苷治疗。

不良反应:①常见的有胃肠道反应,多见于用药早期。②心血管反应低血压,由于抑制心肌收缩力和扩张血管作用而引起低血压,静脉给药及患者心功能不全时更易发生。心律失常,过量引起多种心律失常,如房室和心室内传导阻滞,尖端扭转型室性心动过速,并可出现奎尼丁昏厥,甚至心室颤动而致猝死。当窦房结功能低下时,可引起心动过缓或停搏。③金鸡纳反应久用后,有耳鸣失听、头痛、视力模糊等反应。④血栓栓塞心房有微血栓的患者,用奎尼丁纠正纤颤后,因心肌收缩力增强,可使血栓脱落引起栓塞。⑤偶见药热、血小板减少等过敏反应。

药物评价:口服后吸收良好,经 2h 可达血浆峰浓度。奎尼丁昏厥或猝死是偶见而严重的毒性反应。此药毒性大,严重心肌损害、心功能不全、重度房室传导阻滞、低血压、强心苷中毒及对奎尼丁过敏者禁用。肝肾功能不全者慎用。药物代谢酶诱导剂苯巴比妥能减弱奎尼丁的作用。奎尼丁有 α 受体阻断作用,与其他血管舒张药有协同作用。合用硝酸甘油应注意诱发严重直立性低血压。

(2)普鲁卡因胺:对心肌的直接作用与奎尼丁相似而较弱,能降低浦肯野纤维自律性,减慢传导速度,延长 APD、ERP。它仅有微弱的抗胆碱作用,不阻断 α 受体。口服易吸收,生物利用度 80%,血浆蛋白结合率约 20%。临床应用适应证与奎尼丁相同,常用于室性早搏、阵发性室性心动过速。静脉注射可抢救危急病例。长期口服不良反应多,现已少用。长期应用可出现胃肠道反应,皮疹、药热、粒细胞减少等。大量可致窦性停搏,房室阻滞。

(3)丙吡胺:其作用与奎尼丁相似,主要用于治疗室性早搏、室性心动过速、心房颤动和扑动。主要不良反应是由较强的抗胆碱作用所引起,有口干、便秘、尿潴留、视觉障碍及中枢神经兴奋等。久用可引起急性心功能不全,宜慎用。禁用于青光眼及前列腺增生患者。

2.ⅠB 类药物

这类药物的主要电生理作用是:能轻度阻滞钠通道,抑制 4 相 Na^+ 内流,降低自律性。由于它们还有促进 K^+ 外流的作用,因而缩短复极过程,且以缩短 APD 更较显著,相对延长ERP。另有膜稳定作用。

(1)利多卡因:利多卡因是局部麻醉药,现广泛用于静脉药治疗室性心律失常。

作用与用途:利多卡因是一窄谱抗心律失常药,仅用于室性心律失常,特别适用于危急病例;是治疗急性心肌梗死所致的室性早搏、室性心动过速及心室纤颤的首选药;也可用于心肌梗死急性期以防止心室纤颤的发生,对强心苷中毒所致者也有效。禁用于严重室内和房室传导阻滞者。

不良反应:较少也较轻微。主要是中枢神经系统症状,可出现嗜睡、眩晕,大剂量引起语言障碍、惊厥,甚至呼吸抑制。心血管反应,偶见窦性过缓、房室阻滞等心脏毒性,多见于用药剂量过大时。

药物评价:口服吸收良好,但肝首过消除明显,仅 1/3 量进入血液循环,且口服易致恶心呕吐,因此常静脉给药。利多卡因与多种药物之间可发生相互作用,应用时应予以注意。

a.与西咪替丁和 β 受体阻滞剂合用,利多卡因经肝脏代谢减慢,血浓度升高,不良反应加重;与肝药酶诱导剂(苯巴比妥、苯妥英钠、利福平等)和异丙肾上腺素合用,利多卡因的代谢加快,血浓度降低。b.与普萘洛尔合用可致窦房停顿。c.与普鲁卡因胺或苯妥英钠合用,对心脏的抑制作用增强,且易出现中枢神经系统不良反应。

(2)苯妥英钠:作用与利多卡因相似,使浦肯野纤维自律性降低,ERP 相对延长,并能与强心苷竞争 Na^+,K^+-ATP 酶,抑制强心苷中毒所致上性和室性心律失常及对利多卡因无效的心律失常。但静脉注射过快可引起心律失常,如窦性心动过缓、窦性停搏、心室颤动等,以及血压降低和呼吸抑制。

(3)美西律：化学结构与利多卡因相似。对心肌电生理特性的影响也与利多卡因相似。可供口服，持效较久达 6~8h 以上，用于治疗急、慢性室性心律失常，对急性心肌梗死和强心苷中毒所致者疗效好，对利多卡因治疗无效者仍有效。不良反应有恶心、呕吐，久用后可见神经症状，如震颤、眩晕、共济失调等。

3. ⅠC 类药物

这类药物的主要作用是高度阻滞钠通道，明显抑制 Na^+ 内流，能较强降低 0 相上升最大速度而减慢传导速度，主要影响希-浦系统；也抑制 4 相 Na^+ 内流而降低自律性。

普罗帕酮（心律平）也主要作用于希浦系统，降低自律性，减慢传导速度，延长 APD、ERP，且减慢传导的程度超过延长 ERP 的程度，故易引起折返而有致心律失常的作用。也宜限用于危及生命的心律失常。还有 β 受体阻断作用，能在治疗上发挥一定的效果。普罗帕酮口服吸收完全，达 100%，但生物利用度却低于 20%，首过消除明显，$t_{1/2}$ 约 2.4~11.8h，肝中氧化甚多，原形经肾排泄小于 1%。不良反应有胃肠道症状，偶见粒细胞缺乏、红斑狼疮样综合征。心电图 QRS 波加宽超过 20% 或 QT 间期明显延长者宜减量或停药。

(二)Ⅱ类药——β 肾上腺素受体阻断药

这类药物主要阻断 β 受体而对心律失常起治疗作用，本处只述其抗心律失常方面的内容，普萘洛尔是这类药的典型药，现介绍如下。

1. 普萘洛尔

(1)作用与用途：交感神经兴奋或儿茶酚胺释放增多时，心肌自律性增高，传导速度增快，不应期缩短，易引起快速性心律失常。普萘洛尔则能阻止这些反应。

降低自律性：对窦房结、心房传导纤维及浦肯野纤维都能降低自律性。在运动及情绪激动时作用明显。也能降低儿茶酚胺所致的迟后去极化幅度而防止触发活动。

减慢传导速度：再大剂量时有 β 受体阻滞作用。超过治疗量使血药浓度达 $100\mu g/mg$ 以上，则有膜稳定作用，能明显减慢房室结及浦肯野纤维的传导速度，对某些必须应用大量才能见效的病例，这种膜稳定作用是参与治疗的。

延长房室结的有效不应期：治疗浓度缩短浦肯野纤维 APD 和 ERP，高浓度则延长之。对房室结 ERP 有明显的延长作用，这和减慢传导作用一起，是普萘洛尔抗室上性心律失常的作用基础。

临床适用于治疗与交感神经兴奋有关的各种心律失常：①室上性心律失常包括心房颤动、扑动及阵发性室上性心动过速，也用于治疗由焦虑或甲状腺功能亢进等引发的窦性心动过速。②室性心律失常对室性早搏有效，能改善症状。

(2)不良反应：参见抗高血压药。

2. 美托洛尔

为选择性 $β_1$ 受体阻滞剂，有较弱的膜稳定作用，无内在拟交感活性。可减慢房室传导和减慢窦性心律，减少心排出量，降低收缩压。其减慢心率作用与血药浓度呈直线关系。本品尤其适用于窦性心动过速，对因儿茶酚胺增多而诱发的室性、室上性心律失常疗效较好。不良反应轻微，较常见有头痛、疲倦、焦虑、噩梦、轻度睡眠障碍等。

3.噻吗洛尔

为β-肾上腺素能受体拮抗剂，无抑制心肌作用和内源拟交感活性。临床药理研究证实β受体拮抗剂可改变静息心率及对体位改变时心率的反应，抑制异丙肾上腺素引起的心动过速，减少活动时心率和血压的变化。

(三)Ⅲ类药——延长APD的药物

这类药物能选择性地延长APD，主要是延长心房肌、心室肌和浦肯野纤维细胞的APD和ERP，而较少影响传导速度。

1.胺碘酮

(1)作用与用途：胺碘酮较明显地抑制复极过程，即延长APD和ERP。它能阻滞钠、钙及、钾通道，还有轻度的α受体和β受体阻断作用。

降低自律性：主要是降低窦房结和浦肯野纤维的自律性，可能与其阻滞钠和钙通道及拮抗β受体的作用有关。

减慢传导速度：减慢浦肯野纤维和房室结的传导速度，也与阻滞钠、钙通道有关。临床还见其略能减慢心室内传导。对心房肌的传导速度少有影响。

延长有效不应期：长期口服数周后，心房肌、心室肌和浦肯野纤维的APD、ERP都显著延长，这一作用比其他类抗心律失常药为强，与阻滞钾通道及失活态钠通道有关。

拮抗T_3、T_4与受体的结合：这也是本品的作用机制之一。另外，还有扩张冠状动脉和外周血管的作用。

本品是广谱抗心律失常药，可用于各种室上性和室性心律失常，用于心房颤动，心房扑动和室上性心动过速疗效好。因能减少氧耗而用于冠心病并发的心律失常。

(2)不良反应：较多，心血管反应有静脉注射可致心律失常或加重心功能不全，并引起窦性心动过缓，甚至停搏。心血管外反应偶可引起甲状腺功能亢进或低下。胺碘酮也影响肝功能，引起肝炎；因少量自泪腺排出，故在角膜可有黄色微型沉着，一般并不影响视力，停药后可自行恢复；胃肠道反应有食欲减退、恶心呕吐、便秘；另有震颤及皮肤对光敏感，局部呈灰蓝色；最为严重的是引起间质性肺炎，形成肺纤维化。

(3)药物评价：胺碘酮于20世纪70年代用于治疗心律失常，起效较慢，疗效较好。口服吸收缓慢而不完全，生物利用度低，血浆蛋白结合率高。对危及生命的室性心动过速及心室颤动可静脉给药，约对40%患者有效。长期口服能防止室性心动过速和心室颤动的复发，持效较久。对伴有器质性心脏病者，还能降低猝死率。

2.索他洛尔

原为β受体阻断药，后因明显延长APD而用作Ⅲ类抗心律失常药。它能降低自律性，是其阻断β受体的作用所致。减慢房室结传导。明显延长ERP，使折返激动停止。也延长APD，是阻滞K^+通道所致。索他洛尔口服吸收快，生物利用度高，肾功能不良者宜减量应用。不良反应较少，但有因出现心功能不全(1%)、心律失常(2.5%)、心动过缓(3%)而停药者。少数QT间期延长者偶可出现尖端扭转型室性心动过速。临床用于各种严重程度的室性心律失常。也用于治疗阵发性室上性心动过速及心房颤动。

(四)Ⅳ类药——钙拮抗药

这类药通过阻滞钙通道而发挥抗心律失常效应，其电生理效应主要是抑制依赖于钙的动作电位与减慢房室结的传导速度。代表药为维拉帕米。

1.维拉帕米

维拉帕米是重要的钙通道阻滞药之一，除用于心律失常外，还用于治疗高血压、心绞痛等疾病。

(1)作用与用途

降低自律性：能减慢舒张期4相自动化速率而降低自律性。此外，也能减少或取消后除极所引发的触发活动。

减慢传导速度：因动作电位0相除极上升速率减慢、振幅减小而使冲动传导减慢，可变单向阻滞为双向阻滞，从而消除折返。此作用可终止房室结的折返激动，还可减慢心房颤动、心房扑动时的心室率。

延长动作电位时程和有效不应期：对房室结的作用明显，延长慢反应动作电位的ERP，因维拉帕米阻滞钙通道而延长其恢复开放所需的时间。由于 Ca^{2+} 内流也参与快反应电活动的复极过程，所以维拉帕米较高浓度也能延长浦肯野纤维的 APD 和 ERP。

本品治疗房室结折返所致的阵发性室上性心动过速奏效较快较佳，能使80％以上患者转为窦性节律，可作首选药物应用。除首选治疗阵发性室上性心动过速外，治疗心房颤动或扑动则能减少室性频率。对房性心动过速也有良好效果。对室性心律失常虽也有效，但与其他药物相比并无特别优越性，因而少用。对缺血复灌后所发生的心律失常也有防止及取消的效果，这是通过其钙拮抗作用和 α 受体阻断作用所取得的。对强心苷中毒引起的室性早搏亦有效。维拉帕米一般不与 β 受体阻断药合用。

(2)不良反应：可有眩晕、恶心、呕吐、便秘、阳痿、皮疹、瘙痒反应。此外可有心悸、低血压、传导阻滞、心动过缓。对窦房结疾病、房室阻滞及严重心功能不全者应慎用或禁用。支气管哮喘患者慎用。

2.地尔硫䓬

地尔硫䓬又名硫氮䓬酮，其电生理作用与维拉帕米相似，对房室传导有明显抑制作用。口服起效较快，可用于阵发性室上性心动过速。治心房颤动可使心室频率减少。

第三节　抗慢性心功能不全药

一、分类

(一)增强心肌收缩力药

(1)强心苷类如地高辛、去乙酰毛花苷(西地兰)等。

(2)非强心苷类的正性肌力作用药。①β 受体激动药，如多巴胺、多巴酚丁胺。②磷酸二酯酶抑制剂，如氨力农、米力农。

(二)减负荷药

(1)利尿药,如噻嗪类。

(2)血管扩张药,如硝酸酯类、硝普钠等。

(三)血管紧张素Ⅰ转换酶抑制药和血管紧张素Ⅱ受体阻断药

如卡托普利、氯沙坦等。

(四)其他药物

(1)钙通道阻断药,如氨氯地平。

(2)β受体阻断药,如美托洛尔、卡维地洛。

二、常用抗慢性心功能不全药

(一)增强心肌收缩力药

1.强心苷类为一类有强心作用的苷类化合物,它能选择性地作用于心肌。临床上用于治疗 CHF 及某些心律失常。临床用的有地高辛、洋地黄毒苷、去乙酰毛花苷和毒毛花苷等,常用的为地高辛。

(1)药理作用

1)对心脏的作用

a.加强心肌收缩性(正性肌力作用):治疗量的强心苷选择性作用于心肌细胞。正性肌力作用表现为提高心肌收缩最高张力和最大缩短速率,使心肌收缩有力而敏捷。这样,在前后负荷不变的条件下,增加每搏做功和搏出量。强心苷对正常人和 CHF 患者的心脏都有正性肌力作用,但它只增加心衰患者心脏的搏出量而对正常心脏的搏出量无影响。强心苷的正性肌力作用能使 CHF 患者心脏体积缩小,室壁张力下降,而使这部分氧耗降低,降低部分常超过收缩性增加所致的氧耗增加部分,因此总的氧耗有所降低。

b.减慢心率(负性频率作用):治疗量的强心苷对正常心率影响小,但对 CHF 伴窦性心律较快者尤为明显。这一作用由强心苷增强迷走神经传出冲动所引起,也有交感神经活性反射性降低的因素参与。减慢窦性频率对 CHF 患者是有利的,因为心率减慢可减少心肌耗氧量。

同时使心脏有较好休息,获得较多的冠状动脉血液供应,还使静脉回心血量更充分而能搏出更多血液。

c.对心肌电生理特性的影响:这些影响比较复杂,它有直接对心肌细胞和间接通过迷走神经等作用之分,还随剂量高低、不同心脏组织及病变情况而有所不同。

治疗量强心苷加强迷走神经活性而降低窦房结自律性。与此相反,强心苷能提高浦肯野纤维的自律性,在此迷走神经影响很小,强心苷直接抑制 Na^+,K^+-ATP 酶的作用发挥主要影响,从而提高自律性。强心苷减慢房室结传导性是加强迷走神经活性减慢 Ca^{2+} 内流的结果。强心苷缩短心房不应期也由迷走神经促 K^+ 外流所介导。缩短浦肯野纤维,有效不应期是抑制 Na^+,K^+-ATP 酶,使细胞内失 K^+,最大舒张电位减弱,除极发生在较小膜电位的结果。

d.对心电图的影响:治疗量强心苷最早引起 T 波变化,其幅度减小,波形压低甚至倒置,S-T 段降低呈鱼钩状(此为临床上判断是否应用强心苷的依据之一),随后还见 P-R 间期延长,QT 间期缩短。中毒量强心苷会引起各种心律失常,心电图也会出现相应变化。

2)其他作用

a.对血管:强心苷能使动脉压升高,外周阻力上升,是直接收缩血管平滑肌所致。CHF 患者用药后,因交感神经活性降低,其影响超过直接收缩血管的效应,因此血管阻力下降,心排血量及组织灌流增加,动脉压不变或略升。

b.利尿作用:CHF 患者用强心苷后利尿明显,是正性肌力作用使肾血流增加所继发的。对正常人或非心性水肿患者也有轻度利尿作用,是抑制肾小管细胞 Na^+,K^+-ATP 酶,减少肾小管对 Na^+ 的再吸收的结果。

c.对神经系统:中毒量可兴奋延脑极后区催吐化学感受区而引起呕吐。严重中毒时还引起中枢神经兴奋症状,如行为失常、精神失常、谵妄甚至惊厥。中毒量强心苷还明显增强交感神经的活性,有中枢和外周两方面影响。这也参与了中毒量所致的心律失常的发病过程。

(2)作用机制:强心苷能抑制 Na^+,K^+-ATP 酶,使钠泵失灵,结果是细胞内 Na^+ 量增多,K^+ 量减少。胞内 Na^+ 量增多后,再通过 Na^+-Ca^{2+} 双向交换机制,或使 Na^+ 内流减少、Ca^{2+} 外流减少,或使 Na^+ 外流增加,Ca^{2+} 内流增加。对 Ca^{2+} 而言,结果是细胞内 Ca^{2+} 量增加,肌浆网摄取 Ca^{2+} 也增加,储存增多。另也证实,细胞内 Ca^{2+} 少量增加时,还能增强 Ca^{2+} 离子流,使每一动作电位 2 相内流的 Ca^{2+} 增多,此 Ca^{2+} 又能促使肌浆网释放出 Ca^{2+},即"以钙释钙"的过程。这样,在强心苷作用下,心肌细胞内可利用的 Ca^{2+} 量增加,使收缩加强。中毒量强心苷严重抑制 Na^+,K^+-ATP 酶,使细胞内 Na^+、Ca^{2+} 大量增加,也使细胞内 K^+ 量明显减少,后者导致心细胞自律性增高,传导减慢,容易引起心律失常。

(3)临床用途:强心苷主要用于治疗 CHF 和某些心律失常。与其他治疗 CHF 的药物相比,强心苷有以下优点:它应用方便,1 次/d 即可;长期久用疗效不减;一般有效剂量毒副反应并不严重。强心苷的主要缺点是没有正性松弛作用,不能纠正舒张功能障碍。地高辛疗效明确,是常用药物。

1)治疗各种原因所引起的 CHF:通过正性肌力作用,增加搏出量及回心血量,可以缓解动脉系统缺血和静脉系统瘀血,取得对症治疗效果。

2)强心苷常用于治疗某些心律失常

a.心房纤颤:强心苷治疗心房纤颤时,用药目的不在于停止房颤而在于保护心室免受来自心房的过多冲动的影响,减少心室频率。用药后多数患者的心房纤颤并未停止,而是循环障碍得以纠正。这是强心苷抑制房室传导的结果,使较多冲动不能穿透房室结下达心室而隐匿在房室结中。

b.心房扑动:强心苷治疗心房扑动在于它能不均一地缩短心房不应期,引起折返激动,使心房扑动转为心房纤颤,然后再发挥治疗心房纤颤的作用。某些患者在转为房颤后,停用强心苷,有可能恢复窦性节律。因为停用强心苷就是取消它的缩短心房不应期的作用,也就相对地延长了不应期,可使折返冲动落入较长的不应期而停止折返,于是窦性节律得以恢复。

c.阵发性室上性心动过速:强心苷通过兴奋迷走神经减慢房室传导的作用。但由于其本身引起室上性心动过速和心室颤动,故室性心动过速者禁用。

(4)体内过程:常用强心苷的作用性质基本相同,但因药代动力学性状有所区别,故使作用程度上有快慢、久暂之分。

1）慢效强心苷有洋地黄毒苷，口服吸收率高，$t_{1/2}$为5～7d，主要经肝代谢。

2）中效类有地高辛，口服有效，$t_{1/2}$长为33～36h，主要经肾排泄。

3）速效类有毛花苷C。

4）除药物作用不同外，年龄也是影响药代动力学的因素，强心苷的小儿用量，按体重计，较成人高。儿童排泄较多，血浆蛋白结合率较低，分布容积较大，而老年人肾排泄少，分布容积小，血浓较高，因此老年人用量以少于成年人20%～30%为宜。

5）肝脏疾患严重时会影响药的代谢和血浆蛋白结合率。肾脏疾病时，地高辛排泄减少，其用量应根据肌酐清除率计算。洋地黄毒苷的消除则与肾功能无明显关系。

（5）不良反应及其防治：强心苷的安全范围小，一般治疗量已接近中毒量的60%，中毒的发生率高。患者对强心苷的敏感性和耐受性个体差异大，诱发强心苷中毒的因素多（低血钾、高血钙、心肌缺血缺氧、肾功能不全等），应注意。

1）毒性作用

a.胃肠道反应，如厌食、恶心、呕吐、腹泻，应注意与强心苷用量不足心衰未受控制所致的胃肠道症状相鉴别。后者由胃肠道瘀血所引起。

b.视觉障碍有黄视症、绿视症等。

c.最严重的是心脏毒性，可出现各种心律失常，常见的是室性早搏，约占心反应的33%；次为房室阻滞约为18%，房室结性心动过速17%，房室结代节律12%，及房性过速兼房室阻滞。

d.神经系统反应有眩晕、头痛、疲倦、失眠、谵妄等。

2）毒性作用的预防：先要明确中毒诊断，可根据心电图的变化与临床症状作出初步判断。测定强心苷的血药浓度则有重要意义。地高辛浓度在$3.0\mu g/mL$，洋地黄毒苷在$45ng/mL$以上可确诊为中毒。同时应注意诱发因素如低血钾、高血钙、低血镁、心肌缺氧等。还应警惕中毒先兆的出现，如一定次数的室性早搏、窦性心律过缓低于60次/min及色视障碍等。

3）治疗：轻度中毒停用强心苷和排钾利尿药即可。解救上，对过速性心律失常者可用钾盐静脉滴注，轻者可口服。细胞外K^+可阻止强心苷与Na^+,K^+-ATP酶的结合，能阻止毒性发展。苯妥英钠能控制室性早搏及心动过速而不抑制房室传导，它能与强心苷竞争性争夺Na^+,K^+-ATP酶而有解毒效应。利多卡因也有效。对中毒时的心动过缓或房室阻滞宜用阿托品解救。地高辛抗体的Fab片段对强心苷有强大选择性亲和力，能使强心苷自Na^+,K^+-ATP酶的结合中解离出来，解救致死性中毒有明确效果。它与地高辛的结合物可经肾排泄。每毫克地高辛需用80mg Fab拮抗之。

2.非强心苷类的正性肌力作用药

（1）β受体激动药

1）多巴胺

①作用与用途

a.心脏：主要激动心脏β_1受体，也具有释放去甲肾上腺素的作用，能使收缩性加强，心排血量增加。

b.血管和血压：能作用于血管的α受体和多巴胺受体，而对β_2受体的影响十分微弱。多巴胺能增加收缩压和脉压，而对舒张压无作用或稍增加，这可能是心排血量增加，而肾和肠系膜动脉阻力下降,其他血管阻力微升使总外周阻力变化不大的结果。多巴胺的血管舒张作用不能为 β 受体阻断药、阿托品以及抗组胺药所拮抗,故认为是选择性地作用于血管的多巴胺受体(D_1 受体)之故。大剂量给药则主要表现为血管收缩,引起外周阻力增加,血压上升。这一效应可被 α 受体阻断药所拮抗,说明这一作用是激动 α 受体($α_1$ 受体)的结果。

c.肾:多巴胺能舒张背血管,使肾血流量增加,肾小球的滤过率也增加。有排钠利尿作用,可能是多巴胺直接对肾小管多巴胺受体的作用。用大剂量时,也可使肾血管明显收缩。

②不良反应:常见的有胸闷、呼吸困难、心悸、心律失常、全身软弱无力;少见心跳缓慢、头痛、恶心、呕吐。长期应用,出现的反应有手足疼痛或手足发凉;外周血管长时期收缩,可能导致局部坏死或坏疽。

③药物评价:一般剂量对心率影响不明显,大剂量可加快心率。与异丙肾上腺素比较,多巴胺增加心排血量的作用较弱,对心率影响较少,并发心律失常者也较少。

2)多巴酚丁胺

①作用与用途:与多巴胺相似,主要用于排血量低和心率慢的 CHF;选择性激动 $β_1$ 受体,对 $β_2$ 和 α 受体有轻微作用。能直接激动心脏 $β_1$ 受体以增强心肌收缩和增加搏出量,使心排出量增加。可降低外周血管阻力,但收缩压和脉压一般保持不变,或仅因心排出量增加而有所增加。能降低心室冲盈压,促进房室结传导。正性肌力作用大于正性频率作用,轻度加速心率,主要用于急性心肌梗死伴心力衰竭者。

②不良反应:静滴过快、剂量过大可引起血压升高、心率加快及室性早搏。可有心悸、恶心、头痛;胸痛、气短等。

(2)磷酸二酯酶抑制剂:如氨力农、米力农等,长期用药易引起 CHF 患者发生室性心律失常,增加死亡率而不宜作常规用药,另疗效不定,且剂量加大还增加死亡率。还有增强心肌收缩成分对 Ca^{2+} 敏感性作用的"钙增敏药",临床试用有效受到重视。

(二)减负荷药

1.利尿药

CHF 患者多有体内水钠潴留。由于血容量增加,加重了心脏的前负荷;由于血管壁平滑肌细胞内 Na^+ 含量增加,通过 Na^+/Ca^{2+} 交换,增加了细胞内 Ca^{2+} 含量,使血管平滑肌张力升高,外周阻力加大,加重了心脏的后负荷。利尿药可促进 Na^+ 和水的排出,从而减轻心脏的负荷,有利于 CHF 患者心功能的改善。首选利尿药是噻嗪类药物,必要时可选用强效髓祥利尿药呋塞米等,此类药物应用时应注意补钾。保钾利尿药(如螺内酯)因可拮抗醛固酮的作用,又可减少钾的丢失,因此可与噻嗪类或髓祥利尿药合用。

2.血管扩张药

应用血管扩张药,能适当减轻心脏前、后负荷,有助于改善心脏,改善血流动力学变化而提高运动耐力,但多数扩血管药并不能降低病死率,仅对于不能耐受 ACE 抑制剂的患者可考虑应用。且众多的血管扩张药治疗 CHF,应根据患者血流动力学变化分别选用。

(三)血管紧张素 Ⅰ 转换酶抑制药和血管紧张素 Ⅱ 受体阻断药

这些药物现已作为治疗 CHF 的基础药物,与地高辛及利尿药合用,广泛用于 CHF 的治疗。经研究证明,血管紧张素 Ⅰ 转换酶抑制药(ACEI)如卡托普利、依他普利和雷米普利等,用于 CHF 的治疗,通过抑制循环中及局部组织中的 ACE,不仅能降低代偿性升高的肾素-血管紧张素系统的活性,扩张血管以减轻心脏负荷,改善血流动力学,还能抑制 CHF 时的心肌重构,抑制心肌纤维化、心肌细胞肥大以及心肌细胞凋亡,逆转心室肥厚,改善心肌的顺应性和舒张功能,在临床疗效上表现为缓解或消除症状,提高患者运动耐力,改进生活质量,显著降低病死率。已取代了血管扩张药在心衰治疗中的地位。具有此作用的还有血管紧张素Ⅱ受体阻断药氯沙坦等(各药的特点见抗高血压药)。

(四)其他药物

1.钙通道阻断药

长效钙通道阻滞药如氨氯地平,起效慢,作用持久,没有短效钙通道阻滞药(如硝苯地平)引起的神经激素方面的作用(兴奋交感神经,激活 RAS 等)。具有:①扩张外周动脉,减轻心脏后负荷,改善 CHF 的血流动力学。②降低心肌细胞内的钙负荷,改善心室的舒张功能。③抗左心室肥厚。④抗心肌缺血、抗动脉粥样硬化等作用,故可用于治疗伴有高血压、心绞痛或因肥厚型心肌病所致的 CHF。但也有认为,钙通道阻滞药在临床上尚缺乏其对心衰治疗的有效证据。

2.β 受体阻断药

传统观念认为,β 受体阻断药具有负性肌力作用而禁用于 CHF。自认识到 CHF 发病过程中交感神经活性增高及其促进 CHF 恶化的不良影响后,才注意到 β 受体阻断药在 CHF 治疗中的意义。并随着临床治疗学的进展,发现 β 受体阻断药对某些心力衰竭患者显示了治疗作用。治疗 CHF 可选用的 β 受体阻断药有美托洛尔、卡维地洛及比索洛。此类药物因具有:①恢复 β 受体对正性肌力药的敏感性。②抑制 RAS 和血管升压素的作用,减轻心脏的前、后负荷。③减慢心率,以降低心肌耗氧量,改善心肌供血,并有利于心室充盈。④减少 CHF 时心律失常的出现等作用,故可用于心功能比较稳定的Ⅱ~Ⅲ级 CHF 患者,对基础病因为扩张型或肥厚型心肌病患者尤为适用。卡维地洛因还兼有抗 α 受体、抗氧自由基等作用,长期应用可降低死亡率,改善 CHF 的预后。但是,β 受体阻断药具有负性肌力作用,用于 CHF 的治疗仍应十分慎重,必须正确选择病种和制定给药方案,自小剂量开始,然后缓慢增加剂量。在用药过程中,要密切观察药物反应,如心衰加重则应减量或停药。禁用于严重心动过缓、严重左心室功能衰竭、重度房室传导阻滞、低血压及支气管哮喘患者。

第七章 呼吸系统药物

第一节 祛痰药

一、氯化铵

(一)其他名称

硇砂。

(二)药理作用

口服后刺激胃黏膜的迷走神经末梢,引起轻度的恶心,反射性地引起气管、支气管腺体分泌增加。部分氯化铵吸收入血后,经呼吸道排出,由于盐类的渗透压作用而带出水分,使痰液稀释,易于咳出。能增加肾小管氯离子浓度,因而增加钠和水的排出,具利尿作用。口服吸收完全,其氯离子吸收入血后可酸化体液和尿液,并可纠正代谢性碱中毒。

(三)适应证

(1)用于急性呼吸道炎症时痰黏稠不易咳出的病例。常与其他止咳祛痰药配成复方制剂应用。

(2)用于泌尿系感染需酸化尿液时。

(3)用于重度代谢性碱中毒,应用足量氯化钠注射液不能满意纠正者。

(4)氯化铵负荷试验可了解肾小管酸化功能,也用于远端肾小管性酸中毒的鉴别诊断。

(四)用法用量

成人常规剂量如下:

1.口服给药

①祛痰:一次 0.3～0.6g,一日 3 次。②酸化尿液:一日 0.6～2g,一日 3 次。③重度代谢性碱中毒:一次 1～2g,一日 3 次。

2.静脉滴注

本品用于重度代谢性碱中毒时,必要时需静脉滴注,按 1mg/kg 氯化铵能降低二氧化碳结合率(CO_2CP)0.45mmol/L 计算出应给氯化铵的剂量,以 5% 葡萄糖注射液将其稀释成 0.9%(等渗)的浓度,分 2～3 次静脉滴入。

(五)不良反应

(1)吞服片剂或剂量过大可引起恶心、呕吐、胃痛等胃刺激症状。

(2)少见口渴、头痛、进行性嗜睡、精神错乱、定向力障碍、焦虑、面色苍白、出汗等。

(3)偶见心动过速、局部和全身性抽搐、暂时性多尿和酸中毒。

(4)静脉给药,注射部位可产生疼痛,给药过快偶可出现惊厥和呼吸停止。

(六)禁忌

(1)肝肾功能严重损害,尤其是肝性脑病、肾衰竭患者。

（2）代谢性酸中毒患者。

（七）注意事项

（1）为减少对胃黏膜刺激，本药宜溶于水中，饭后服用。

（2）静脉给药速度应缓慢，以减轻局部刺激。

（3）过量可致高氯性酸中毒、低钾及低钠血症。

（4）用于远端肾小管性酸中毒的鉴别诊断时，已有酸中毒者不需再做氯化铵负荷试验，以免加重酸中毒。

（5）以下情况应慎用：①肝肾功能不全者。②溃疡病。③镰状细胞贫血患者，可引起缺氧和（或）酸中毒。

（八）药物相互作用

（1）本品与桔梗、远志等恶心性祛痰中药可制成各种制剂（如敌咳糖浆、小儿止咳糖浆、咳停片等），既能产生协同增效作用，又可减少不良反应。

（2）与阿司匹林合用，可减慢阿司匹林排泄而增加其疗效。

（3）本品可增强四环素和青霉素的抗菌作用。

（4）本品不宜与碱、碱土金属碳酸盐、银盐、铅盐、金霉素、新霉素、磺胺嘧啶、呋喃妥因、法林及排钾性利尿剂等合用。

（5）本品可增强汞剂的利尿作用。

（6）与口服降糖药氯磺丙脲合用，可使后者作用明显增强，造成血糖过低。

（7）本品可使尿液呈酸性，可促进某些弱碱性药物（如哌替啶、苯丙胺、普鲁卡因）的排泄，使其血药浓度下降加快、显效时间缩短。

（8）本品可增加氟卡尼的肾脏排泄作用，从而降低后者的疗效。

（9）本品可加快美沙酮的体内清除，从而降低美沙酮的疗效。

（10）与伪麻黄碱合用，由于尿液酸化和肾脏重吸收率的降低，可使后者的临床疗效降低。

（九）规格

片剂：0.3g。注射剂：5g∶500mL。

二、溴己新

（一）其他名称

傲群赛维、溴己铵、必嗽平、必消痰、溴苄环已铵。

（二）药理作用

本品是从鸭嘴花碱中得到的半成品，有减少和断裂痰液中黏多糖纤维的作用，从而使痰液黏度降低，痰液变薄，易于咳出。

本品还能抑制黏液腺和杯状细胞中酸性糖蛋白的合成，从而使痰液中的唾液酸（酸性黏多糖成分之一）含量减少，痰液黏度降低，有利于痰液咳出。此外，本品的祛痰作用尚与其促进呼吸道黏膜的纤毛运动及具有恶心性祛痰作用有关。

（三）适应证

用于慢性支气管炎、哮喘、支气管扩张、硅肺等有白色黏痰又不易咳出的患者。脓性痰患者需加用抗生素控制感染。

(四)用法用量

1.成人常规剂量

(1)口服给药：一次 8～16mg，一日 3 次。

(2)肌内注射：一次 4mg，一日 8～12mg，粉针剂需先用注射用水 2mL 溶解。

(3)静脉注射：一次 4mg，一日 8～12mg，用 0.9％氯化钠注射液或 5％葡萄糖注射液稀释后使用。

(4)静脉滴注：一次 4mg，一日 8～12mg，用 0.9％氯化钠注射液或 5％葡萄糖注射液稀释后静脉使用。

(5)气雾吸入：0.2％溶液，一次 0.2mL，一日 1～3 次。

2.儿童常规剂量

口服给药：一次 4～8mg，一日 3 次。

(五)不良反应

1.轻微的不良反应

头痛、头晕、恶心、呕吐、胃部不适、腹痛、腹泻，减量或停药后可消失。可见血清转氨酶一过性升高。

2.严重的不良反应

皮疹、遗尿。

3.其他

本品对胃黏膜有刺激性，还可见本品注射液致肌张力增高的个案报道。

(六)禁忌

对本品过敏者。

(七)注意事项

(1)本品宜在餐后服用。

(2)以下情况应慎用。

①过敏体质者。②胃炎或胃溃疡患者。③肝功能不全患者。④孕妇及哺乳期妇女。

(八)药物相互作用

本品可增加四环素类抗生素、阿莫西林在支气管的分布浓度，故合用可增强抗菌疗效。

(九)规格

片剂：4mg；8mg。注射剂：2mg(1mL)；4mg(2mL)。气雾剂：0.2％溶液。

三、氨溴索

(一)其他名称

溴环己胺醇、贝莱、沐舒坦、美舒咳、安步索、百沐舒、平坦、瑞艾乐、润津、维可莱。

(二)药理作用

本品为溴己新在体内的活性代谢产物，为黏液溶解药，作用较溴己新强。能促进呼吸道黏膜浆液腺的分泌，减少黏液腺分泌，减少和断裂痰液中的黏多糖纤维，使痰液黏度降低，痰液变薄，易于咳出。本品还可激活肺泡上皮Ⅱ型细胞合成表面活性物质，降低黏液的附着力，改善纤毛与无纤毛区的黏液在呼吸道中的输送，以利痰液排出，达到廓清呼吸道黏膜的作用，直接保护肺功能。此外,本品具有一定的镇咳作用,其作用相当于可待因的 1/2。

(三)适应证

(1)用于急慢性支气管炎、支气管哮喘、支气管扩张、肺气肿、肺结核、肺尘埃沉着病、手术后的咳痰困难等。

(2)本品注射剂可用于术后肺部并发症的预发性治疗及婴儿呼吸窘迫综合征的治疗。

(四)用法用量

1.成人常规剂量

(1)口服给药:①片剂、胶囊剂、口服溶液、分散片、糖浆:一次 30mg,一日 3 次,餐后服用。长期服用可减为一日 2 次。②口腔崩解片:一次 30mg,一日 3 次。餐后服用,将口腔崩解片置于舌面(无须咀嚼,也无须用水),可迅速崩解,然后随唾液吞服。③缓释胶囊:一次 75mg,一日 1 次,餐后服用。

(2)雾化吸入:一次 15～30mg,一日 3 次。

(3)皮下注射:一次 15mg/kg,一日 2 次。

(4)肌内注射:同皮下注射。

(5)静脉注射:用于术后肺部并发症的预防性治疗,一次 15mg,一日 2～3 次,严重者可增至一次 30mg。

(6)静脉滴注:同静脉注射。

肾功能不全时应减量或延长两次用药的时间间隔。

2.儿童常规剂量

(1)口服给药:①口服溶液、糖浆:12 岁以上儿童,一次 30mg,一日 3 次;5～12 岁,一次 15mg,一日 3 次;2～5 岁,一次 7.5mg,一日 3 次;2 岁以下儿童,一次 7.5mg,一日 2 次。餐后服用,长期服用者可减为一日 2 次。②缓释胶囊:一日 1.2～1.6mg/kg。

(2)静脉注射:①术后肺部并发症的预防性治疗:12 岁以上,同成人用法用量;6～12 岁,一次 15mg,一日 2～3 次;2～6 岁,一次 7.5mg,一日 3 次;2 岁以下,一次 7.5mg,一日 2 次。注射时均应缓慢。②婴儿呼吸窘迫综合征(IRDS):一日 30mg/kg,分 4 次给药,应使用注射泵给药。静脉注射时间至少 5min。

(3)静脉滴注:用于术后肺部并发症的预防性治疗,同静脉注射。

(五)不良反应

1.中枢神经系统

罕见头痛及眩晕。

2.胃肠道

偶见恶心、呕吐、食欲缺乏、消化不良、腹痛、腹泻、便秘、胃部不适、胃痛、胃部灼热。

3.过敏反应

①极少出现过敏反应,主要为皮疹,还可见皮肤肿胀、瘙痒、红斑,偶见过敏性休克,罕见血管神经性水肿。②有出现接触性皮炎的个案报道。

4.呼吸系统

少数患者可出现呼吸困难。

5.其他

①少数患者可出现面部肿胀、发热伴寒战、口腔及气道干燥、唾液分泌增加、鼻分泌物增加、排尿困难。②有报道,快速静脉注射可引起腰部疼痛和疲乏无力感。

(六)禁忌

对本品过敏者。

(七)注意事项

(1)本品注射液不宜与碱性溶液混合,在 pH 值大于 6.3 的溶液中,可能会导致氨溴索游离碱沉淀。本品应避免与阿托品类药物联用。

(2)本品的祛痰作用可因补液而增强。

(3)如遗漏服药一次或较少剂量,只需在适当的时间服用下一次剂量。

(4)糖尿病患者及遗传性果糖不耐受者服用口服溶液时应注意选择无糖型。

(5)用药后如出现过敏反应须立即停药,并根据反应的严重程度给予对症治疗。如出现过敏性休克应给予急救。

(6)用药过量尚未发现中毒现象,偶有短时间坐立不安及腹泻的报道。胃肠道外给药一日剂量 15mg/kg,口服给药一日剂量 25mg/kg,本品仍具有较好的耐受性。根据临床前研究推测,用药极度过量时,可出现流涎、恶心、呕吐、低血压。如出现用药过量,建议给予对症治疗。除极度过量时,一般不考虑催吐、洗胃等急救措施。

(7)使用本品粉针剂时,每 15mg 应用 5mL 无菌注射用水溶解后缓慢注射,也可与葡萄糖注射液、0.9％氯化钠注射液或林格注射液混合后静脉滴注。采用静脉滴注给药时,可将本品用 5％葡萄糖注射液(或生理盐水)100～150mL 稀释后,于 0.5 h 内缓慢滴注。

(8)以下情况应慎用。

①肝肾功能不全者。②胃溃疡患者。③支气管纤毛运动功能受阻及呼吸道出现大量分泌物的患者(恶性纤毛综合征患者等,可能有出现分泌物阻塞气道的危险)。④青光眼患者。⑤建议妊娠早期妇女不要应用,妊娠中晚期妇女及哺乳期妇女慎用。

(八)药物相互作用

(1)与 β_2 肾上腺素受体激动剂、茶碱等支气管扩张药合用,具有协同作用。

(2)与抗生素(如阿莫西林、阿莫西林克拉维酸钾、氨苄西林、头孢呋辛、红霉素、多西环素等)合用,可使抗生素在肺组织的分布浓度升高,具有协同作用。

(3)与镇咳药合用(如中枢镇咳药右美沙芬),因咳嗽反射受抑制有出现分泌物阻塞气道的危险,故本药应避免与镇咳药联用。

(九)规格

片剂:15mg;30mg。分散片、口腔崩解片:30mg。胶囊剂:30mg;75mg。缓释胶囊:25mg;75mg。控释胶囊:75mg。口服溶液:1mL:3mg;5mL:15mg;5mL:30mg;10mL:30mg;60mL:180mg。糖浆:100mL:0.6g。注射液:2mL:15mg;2mL:15mg;4mL:30mg。

四、乙酰半胱氨酸

(一)其他名称

痰易净、易咳净、阿思欣泰、光安、赫舒、康益坦、麦可舒、莫咳、美可舒、富露施、易维适。

（二）药理作用

本品为黏液溶解剂，具有较强的黏痰溶解作用。其分子中所含的巯基能使痰液中糖蛋白多肽链中的二硫键断裂，从而降低痰液的黏滞性，并使痰液化而易咳出。本品还能使脓性痰液中的 DNA 纤维断裂，因此不仅能溶解白色黏痰，也能溶解脓性痰。对于一般祛痰药无效的患者，使用本品仍可有效。

（三）适应证

（1）用于大量黏痰阻塞而引起的呼吸困难，如急性和慢性支气管炎、支气管扩张、肺结核、肺炎、肺气肿以及手术等引起的痰液黏稠、咳痰困难。

（2）用于对乙酰氨基酚中毒的解救。

（3）用于环磷酰胺引起的出血性膀胱炎的治疗。

（四）用法用量

1.成人常规剂量

（1）喷雾吸入：用于黏痰阻塞的非急救情况下，以 0.9％氯化钠溶液配成 10％溶液喷雾吸入，一次 1～3mL，一日 2～3 次。

（2）气管滴入：用于黏痰阻塞的急救情况下，以 5％溶液经气管插管或气管套管直接滴入气管内，一次 1～2mL，一日 2～6 次。

（3）气管注入：用于黏痰阻塞的急救情况下，以 5％溶液用注射器自气管的环甲膜处注入气管腔内，一次 2mL。

（4）口服给药：①祛痰：一次 200～400mg，一日 2～3 次。②对乙酰氨基酚中毒：应尽早用药，在中毒后 10～12h 内服用最有效。开始 140mg/kg，每 4h 1 次，共用 17 次。

（5）静脉给药：对乙酰氨基酚中毒病情严重时，可将药物溶于 5％葡萄糖注射液 200mL 中静脉给药。

2.儿童常规剂量

（1）喷雾吸入：同成人用法用量。

（2）气管滴入：同成人用法用量。

（3）气管注入：用于祛痰的急救情况下，以 5％溶液用注射器自气管的环甲膜处注入气管腔内，婴儿一次 0.5mL，儿童一次 1mL。

（4）口服给药：用于祛痰，一次 100mg，一日 2～4 次，依年龄酌情增减。

（五）不良反应

（1）本品水溶液有硫化氢臭味，部分患者可引起呛咳、支气管痉挛、恶心、呕吐、胃炎、皮疹等不良反应，一般减量即可缓解。

（2）本品直接滴入呼吸道可产生大量痰液，必要时需用吸痰器吸引排痰。

（六）禁忌

（1）对本品过敏者。

（2）支气管哮喘患者。

（3）严重呼吸道阻塞患者。

（4）严重呼吸功能不全的老年患者。

(七)注意事项

(1)本品与碘化油、糜蛋白酶、胰蛋白酶有配伍禁忌。

(2)本品水溶液在空气中易氧化变质,因此应临用前配制。剩余溶液应密封并贮于冰箱中,48h 内使用。

(3)避免同时服用强力镇咳药。

(4)本品颗粒剂,可加少量温开水(禁用 80℃以上热水)或果汁溶解后混匀服用,也可直接口服。

(5)不宜与金属、橡胶、氧化剂、氧气接触,故喷雾器须用玻璃或塑料制作。

(6)用药后如遇恶心、呕吐可暂停给药,支气管痉挛可用异丙肾上腺素缓解。

(7)FDA 对本药的妊娠安全性分级为 B 级。

(八)药物相互作用

(1)与异丙肾上腺素合用或交替使用时可提高本药疗效,减少不良反应。

(2)与硝酸甘油合用,可增加低血压和头痛的发生。

(3)酸性药物可降低本品的作用。

(4)本品能明显增加金制剂的排泄。

(5)本品能减弱青霉素、四环素、头孢菌素类药物的抗菌活性,故不宜与这些药物合用,必要时可间隔 4h 交替使用。

(6)本品对多西环素、红霉素、阿莫西林的吸收无影响。

(九)规格

片剂:200mg;500mg。喷雾剂:0.5g;1.0g。颗粒剂:100mg。泡腾片:600mg。

五、羧甲司坦

(一)其他名称

百越、费立、卡立宁、康普利、美咳、木苏坦、强利灵、羧甲半胱氨酸。

(二)药理作用

本品为黏液稀化剂,作用与溴己新相似,主要在细胞水平影响支气管腺体的分泌,可使黏液中黏蛋白的双硫键断裂,使低黏度的涎黏蛋白分泌增加,而高黏度的岩藻黏蛋白产生减少,从而使痰液的黏滞性降低,有利于痰液排出。

(三)适应证

(1)用于慢性支气管炎、支气管哮喘等疾病引起的痰液黏稠,咳痰困难和痰阻气管等。亦可用于防治手术后咳痰困难和肺炎并发症。

(2)用于小儿非化脓性中耳炎,有预防耳聋效果。

(四)用法用量

1.成人常规剂量

①片剂:一次 250～750mg,一日 3 次。②糖浆:一次 500～600mg,一日 3 次。③泡腾散:首日一次 750mg,一日 3 次,以后一次 500mg,一日 3 次。④口服液:一次 250～750mg,一日 3 次。⑤泡腾片:一次 500mg,一日 3 次。用药时间最长 10d。

2.儿童常规剂量

①片剂:一次 10mg/kg,一日 3 次。②片剂(小儿用):2～4 岁,一次 100mg,一日 3 次。5～8 岁,一次 200mg,一日 3 次。③泡腾散:2～7 岁,一次 62.5～125mg,一日 4 次。8～12 岁,一次 250mg,一日 3 次。④口服液:一日 30mg/kg。

(五)不良反应

偶有轻度头晕、食欲缺乏、恶心、腹泻、胃痛、胃部不适、胃肠道出血和皮疹等。

(六)禁忌

(1)对本品过敏者禁用。

(2)消化性溃疡活动期患者禁用。

(七)注意事项

(1)本品是一种黏液调节剂,仅对咳痰症状有一定作用,在使用时还应注意咳嗽、咳痰的病因。

(2)本品泡腾散或泡腾片宜用温开水溶解后服用。

(3)妇女用药应权衡利弊。

(4)以下情况应慎用。

①有消化性溃疡病史患者。②哺乳期妇女。③2 岁以下儿童安全性尚未确定,应慎用。

(八)药物相互作用

(1)与强镇咳药合用,会导致稀化的痰液堵塞气道。

(2)本品与氨基糖苷类、β—内酰胺类等抗生素同用,对其药效没有影响。

(九)规格

口服液:0.2g(10mL);0.5g(10mL)。糖浆剂:2%(20mg/mL)。片剂:0.25g。泡腾剂:每片 0.25g。

六、厄多司坦

(一)其他名称

阿多停、好舒丹、和坦、露畅、坦通。

(二)药理作用

本品为黏痰溶解剂,具有以下药理作用:①溶解黏痰作用:本品分子中含有封闭的巯基,在肝脏经生物转化成含有游离巯基的活性代谢产物,后者可使支气管分泌物中糖蛋白二硫键断裂而降低痰液黏稠度,从而有利于痰液排出。②抗氧化作用:肺泡组织中的 α_1 抗胰蛋白酶可抑制弹性蛋白酶水解弹性蛋白。本品可以保护 α_1 抗胰蛋白酶,以避免其因自由基氧化作用而失活。另外,本品还具有增强抗生素的穿透性、增加黏膜纤毛运动等功能。

(三)适应证

用于急慢性支气管炎及阻塞性肺气肿等疾病的咳嗽、咳痰,尤其适用于痰液黏稠不易咳出者。

(四)用法用量

成人常规剂量,口服给药,一次 300mg,一日 2 次。

(五)不良反应

偶有轻微的头痛和胃肠道反应,如上腹隐痛、恶心、呕吐、腹泻、口干等。

(六)禁忌

(1)对本品过敏者禁用。

(2)严重肝肾功能不全者禁用。

(3)15 岁以下儿童禁用。

(4)孕妇及哺乳期妇女禁用。

(七)注意事项

(1)应避免与可待因、复方桔梗片等强效镇咳药同时应用。

(2)虽大剂量给药未发现药物蓄积和中毒现象,但仍应避免过量服用本品。

(3)胃、十二指肠溃疡患者慎用。

(八)药物相互作用

本药与茶碱合用不影响各自的药动学。

(九)规格

片剂:150mg。胶囊剂:100mg;300mg。

七、标准桃金娘油

(一)其他名称

吉诺通、强力稀化黏素、桃金娘油、稀化黏素、稀化黏质。

(二)药理作用

本品为桃金娘科树叶的标准提取物,是一种脂溶性挥发油,具有溶解黏液、刺激腺体分泌、促进呼吸道黏膜纤毛摆动、加速痰液流动、促进分泌物排出等作用。可改善鼻黏膜的酸碱环境,促进鼻黏膜上皮组织结构重建和功能的恢复。

此外,本品还具有消炎作用,能通过减轻支气管黏膜肿胀而舒张支气管,亦有抗菌和杀菌作用。

(三)适应证

治疗急慢性鼻窦炎、急慢性支气管炎。也用于支气管扩张、慢性阻塞性肺疾病、肺部真菌感染、肺结核、硅肺等。还可用于支气管造影术后,有助于造影剂的排出。

(四)用法用量

1.成人

①急性炎症性疾病:一次 300mg,一日 3～4 次。②慢性炎症性疾病:一次 300mg,一日 2 次。③支气管造影术后:服用 240～360mg 有助于造影剂的排出。

2.4～10 岁儿童

①急性炎症性疾病:一次 120mg,一日 3～4 次。②慢性炎症性疾病:一次 120mg,一日 2 次。

(五)不良反应

(1)偶有恶心、胃部不适等。

(2)肾结石和胆管结石患者服药后可引起结石移动。

(六)禁忌

对本品过敏者。

(七)注意事项

(1)本药不可用热水送服,应用温凉水于餐前 0.5 h 空腹服用。最后一次剂量宜于晚上临睡前服用,以利于夜间休息。

(2)孕妇应慎用,尚无哺乳期妇女用药的资料报道。

(八)药物相互作用

尚不明确。

(九)规格

胶囊剂:120mg;300mg。

八、糜蛋白酶

(一)其他名称

A-糜蛋白酶、胰凝乳蛋白酶。

(二)药理作用

本品是由牛胰中分离制得的一种蛋白分解酶类药,作用与胰蛋白酶相似,能促进血凝块、脓性分泌物和坏死组织等液化清除。本品具有肽链内切酶及脂酶的作用,可将蛋白质大分子的肽链切断,成为分子量较小的肽,或在蛋白分子肽链端上作用,使氨基酸分离,并可将某些脂类水解。通过此作用能使痰中纤维蛋白和黏蛋白等水解为多肽或氨基酸,使黏稠痰液液化,便于咳出,对脓性或非脓性痰都有效。此外,本品尚能松弛睫状韧带及溶解眼内某些组织的蛋白结构。

本品和胰蛋白酶都是强力蛋白水解酶,仅水解部位有差异。蛇毒神经毒含碱性氨基酸,易被本品和胰蛋白酶分解为无毒蛋白质,从而阻断毒素进入血流产生中毒作用。本品对蝮亚科蛇伤疗效优于胰蛋白酶,两种酶制剂联合应用效果更佳。

本品还有促进抗生素、化疗药物向病灶渗透的作用。

(三)适应证

(1)用于眼科手术以松弛睫状韧带,减轻创伤性虹膜睫状体炎。

(2)用于创口或手术后伤口愈合、抗感染及防止局部水肿、积血、扭伤血肿、乳房手术后水肿、中耳炎鼻炎等。

(3)用于慢性支气管炎、支气管扩张和肺脓肿等的治疗,可使痰液液化而易于咳出。

(四)用法用量

1.肌内注射

通常一次 4 000U,用前将本品以氯化钠注射液 5mL 溶解。

2.经眼给药

用于眼科酶性分解晶体悬韧带,可局部采用 0.05％的生理盐水酶溶液 1～2mL 灌洗后房。用前将本品以氯化钠注射液适量溶解,一次 800U,3min 后用氯化钠注射液冲洗前后房中遗留的药物。

3.喷雾吸入

用于液化痰液,可制成 0.05%溶液雾化吸入。

4.局部用药

①在处理软组织炎症或创伤时,可用本品 800U(1mg)溶于 1mL 的生理盐水中局部注射于创面。②毒蛇咬伤:本品 10～20mg,每支用注射用水 4mL 稀释后,以蛇牙痕为中心向周围做浸润注射,并在伤口中心区域注射 2 针,再在肿胀上方约 3cm 做环状封闭 1～2 层,根据不同部位每针 0.3～0.7mL,至少 10 针,最多 26 针。

5.外用

①寻常痤疮:局部涂搽,一日 2 次。②慢性皮肤溃疡:40μg/mL 水溶液,湿敷创面,每次1～2h。

(五)不良反应

1.血液

可造成凝血功能障碍。

2.眼

眼科局部用药一般不引起全身不良反应,但可引起短期性的眼内压增高,导致眼痛、眼色素膜炎和角膜水肿,这种青光眼症状可持续 1 周;还可导致角膜线状混浊、玻璃体疝、虹膜色素脱落、葡萄膜炎及创口裂开或延迟愈合等。

3.其他

肌内注射偶可致过敏性休克。可引起组胺释放,导致局部注射部位疼痛、肿胀。

(六)禁忌

(1)对本品过敏者禁用。

(2)20 岁以下的患者,由于晶状体囊膜与玻璃体韧带相连牢固,眼球较小,巩膜弹性大,应用本品可使玻璃体脱出,故禁用。

(3)眼压高或伴有角膜变性的白内障患者,以及玻璃体有液化倾向者禁用。

(4)严重肝肾疾病、凝血功能异常及正在应用抗凝者禁用。

(七)注意事项

(1)本品不可静脉注射,肌内注射前需做皮肤过敏试验。

(2)本品遇血液迅速失活,因此在用药部位不得有未凝固的血液。

(3)如引起过敏反应,应立即停止使用,并用抗组胺类药物治疗。

(4)本品对视网膜有较强的毒性,由于可造成晶体损坏,应用时勿使药液透入玻璃体。

(5)本品在固体状态时比较稳定,但溶解后不稳定,室温放置 9d 可损失 50%活性,故应临用前配制。

(八)规格

注射用糜蛋白酶:800U;4 000U(每 1mg 相当于 800U)。

第二节　镇咳药

一、可待因

(一)其他名称

甲基吗啡、尼柯康。

(二)药理作用

本品可选择性地抑制延髓的咳嗽中枢,镇咳作用迅速而强大。本品对咳嗽中枢的抑制作用为吗啡的 1/4,其呼吸抑制、便秘、耐受性及成瘾性等作用均比吗啡弱。本品可抑制支气管腺体的分泌,使痰液黏稠,难以咳出,故不宜用于痰多、痰液黏稠的患者。此外,本品尚具有中枢性镇痛、镇静作用,其镇痛作用为吗啡的 1/10～1/7,但强于一般解热镇痛药。

(三)适应证

(1)用于各种原因引起的剧烈干咳和刺激性咳嗽(尤适用于伴有胸痛的剧烈干咳)。

(2)用于中度以上疼痛时的镇痛。

(3)局部麻醉或全身麻醉时的辅助用药,具有镇静作用。

(四)用法用量

1.成人

(1)口服给药:一次 15～30mg,一日 30～90mg;极量:一次 100mg,一日 250mg。缓释片一次 45mg,一日 2 次,须整片吞服。

(2)皮下注射:一次 15～30mg,一日 30～90mg。

2.儿童

口服给药,镇痛时一次 0.5～1mg/kg,一日 3 次;镇咳时用量为镇痛剂量的 1/3～1/2。

(五)不良反应

(1)较多见的不良反应。①心理变态或幻想。②呼吸微弱、缓慢或不规则。③心律失常。

(2)少见的不良反应。①惊厥、耳鸣、震颤或不能自控的肌肉运动等。②瘙痒、皮疹或颜面肿胀等过敏反应。③精神抑郁和肌肉强直等。

(3)长期应用可引起药物依赖性。常用量引起的药物依赖性倾向比其他吗啡类药弱,典型的戒断症状为食欲减退、腹泻、牙痛、恶心、呕吐、流涕、寒战、睡眠障碍、胃痉挛、多汗、衰弱无力、心率增加、情绪激动或原因不明的发热等。

(六)禁忌

(1)对本品或其他阿片衍生物类药物过敏者。

(2)呼吸困难者。

(3)昏迷患者。

(4)痰多患者。

(七)注意事项

(1)本品属麻醉药,使用应严格遵守国家麻醉药品管理条例。

(2)本品不能静脉给药。口服给药宜与食物或牛奶同服,以避免胃肠道反应。

(3)由于本品能抑制呼吸道腺体分泌和纤毛运动,故对有少量痰液的剧烈咳嗽,宜合用祛痰药。

(4)长期应用可引起便秘。单次口服剂量超过 60mg 时,一些患者可出现兴奋及烦躁不安。

(5)FDA 对本药的妊娠安全性分级为 C 级,如在分娩时长期大量使用为 D 级。本品可透过胎盘,使胎儿成瘾,引起新生儿的戒断症状(如过度啼哭、打喷嚏、打哈欠、腹泻、呕吐等)。分娩期应用本品还可引起新生儿呼吸抑制。

(6)以下情况应慎用。

①支气管哮喘者。②诊断未明确的急腹症患者。③胆结石患者。④原因不明的腹泻患者。⑤颅脑外伤或颅内病变者。⑥前列腺肥大患者。⑦癫痫患者。⑧慢性阻塞性肺疾病患者。⑨严重肝肾功能不全者。⑩甲状腺功能减退者。⑪肾上腺皮质功能减退者。⑫新生儿、婴儿。⑬低血容量者。⑭哺乳期妇女。

(八)药物相互作用

(1)与甲喹酮合用,可增加本品的镇咳及镇痛作用,对疼痛引起的失眠也有协同疗效。

(2)与解热镇痛药合用有协同镇痛作用,可增强止痛效果。

(3)与抗胆碱药合用时,可加重便秘或尿潴留等不良反应。

(4)与美沙酮或其他吗啡类药合用时,可加重中枢性呼吸抑制作用。

(5)与肌松药合用,呼吸抑制更为显著。

(6)在服用本品 14d 内,若同时给予单胺氧化酶抑制剂,可导致不可预见的、严重的不良反应。

(7)与其他巴比妥类药物合用,可加重中枢抑制作用。

(8)与西咪替丁合用,能诱发精神错乱、定向力障碍和呼吸急促。

(9)与阿片受体激动剂合用,可出现戒断综合征。

(10)酒精可增强本品的镇静作用。

(11)尼古丁可降低本品的止痛作用。

(九)规格

片剂:15mg;30mg。缓释片:45mg。糖浆剂:10mL;100mL。注射剂:1mL:15mg;1mL:30mg。

二、喷托维林

(一)其他名称

维静宁、咳必清、托可拉斯。

(二)药理作用

本品为人工合成的非成瘾性中枢性镇咳药,对咳嗽中枢有选择性抑制作用。除对延髓的呼吸中枢有直接的抑制作用外,还有微弱的阿托品样作用,吸收后可轻度抑制支气管内感受器,减弱咳嗽反射,并可使痉挛的支气管平滑肌松弛,降低气道阻力,故兼有末梢镇咳作用。

其镇咳作用强度约为可待因的 1/3。

(三)适应证

适用于具有无痰干咳症状的疾病,急性支气管炎、慢性支气管炎及各种原因引起的咳嗽可应用。

(四)用法用量

1.成人

口服给药,一次 25mg,一日 3～4 次。

2.儿童

口服给药,5 岁以上,一次 6.25～12.5mg,一日 2～3 次。

(五)不良反应

本品的阿托品样作用偶可导致轻度头晕、眩晕、头痛、嗜睡、口干、恶心、腹胀、腹泻、便秘及皮肤过敏等不良反应。

(六)禁忌

(1)呼吸功能不全者。

(2)心力衰竭患者。

(3)因尿道疾病而致尿潴留者。

(4)孕妇及哺乳期妇女。

(七)注意事项

(1)痰多者使用本品宜与祛痰药合用。

(2)使用本品后可能出现嗜睡,故驾驶及操作机械者工作期间禁用本品。

(3)以下情况应慎用。

①青光眼患者。②心功能不全者(包括心功能不全伴肺淤血者)。③痰量多者。④大咯血者。

(八)药物相互作用

与马来酸醋奋乃静、阿伐斯汀、阿吡坦、异戊巴比妥、安他唑啉、阿普比妥、阿扎他定、巴氯芬、溴哌利多、溴苯那敏、布克力嗪、丁苯诺啡、丁螺环酮、水合氯醛合用,可使本品的中枢神经系统和呼吸系统抑制作用增强。

(九)规格

片剂:25mg。滴丸:25mg。冲剂:10g。糖浆剂:0.145%;0.2%;0.25%。

三、苯丙哌林

(一)其他名称

苯丙哌林、法思特、杰克哌、科福乐、科特、咳速清、可立停、利福科。

(二)药理作用

本品为新型的非麻醉性中枢镇咳药,具有较强的镇咳作用。药理研究证明,实验犬口服或静脉注射本品 2mg/kg 可完全抑制多种刺激引起的咳嗽,其作用较可待因强 2～4 倍。本品除抑制咳嗽中枢外,也可阻断肺-胸膜的牵张感受器产生的肺迷走神经反射,并具有罂粟碱样平滑肌解痉作用,故其镇咳作用兼具中枢性和末梢性双重机制。

本品不抑制呼吸,不引起胆道及十二指肠痉挛或收缩,不引起便秘,未发现耐受性及成瘾性。

（三）适应证

用于治疗感染（包括急、慢性支气管炎）、吸烟、刺激物、过敏等原因引起的咳嗽，对刺激性干咳效佳。

（四）用法用量

成人口服给药，一次 20～40mg（以苯丙哌林计），一日 3 次。缓释片一次 40mg（以苯丙哌林计），一日 2 次。儿童用药时酌情减量。

（五）不良反应

用药后可出现过性口、咽部发麻感觉，偶有口干、头晕、嗜睡、食欲缺乏、胃部烧灼感、全身疲乏、胸闷、腹部不适、皮疹等。

（六）禁忌

对本品过敏者。

（七）注意事项

（1）因本品对口腔黏膜有麻醉作用，故服用时宜吞服或用温开水溶后口服，切勿嚼碎。

（2）用药期间若出现皮疹，应停药。

（3）以下情况应慎用。

①严重肺功能不全患者。②痰液过多且黏稠的患者。③大咯血者。④妊娠期及哺乳期妇女。

（八）药物相互作用

尚不明确。

（九）规格

片（胶囊）剂：20mg。分散片：20mg。泡腾片：10mg。缓释片：40mg。口服液：10mL：10mg；10mL：20mg。冲剂：20mg。

四、氧丙嗪

（一）其他名称

双氧异丙嗪、克咳敏。

（二）药理作用

本品是异丙嗪的衍生物，为抗组胺药，其抗组胺作用较异丙嗪强，作用机制与异丙嗪相同。动物体内外试验证明，本品对组胺引起的离体平滑肌痉挛有缓解作用。此外，本品还具有一定的中枢镇静、镇咳以及平喘、黏膜表面局麻等作用。研究表明，本品对血压、心率、呼吸、肝肾功能及血常规检查均无明显影响。用药 3 个月以上，未发现耐药性或成瘾性。

（三）适应证

（1）用于慢性支气管炎，其镇咳疗效较好。

（2）用于哮喘、过敏性鼻炎、荨麻疹、皮肤瘙痒症等。

（四）用法用量

1.成人

（1）口服给药：每次 5～10mg，每日 3 次。极量：每次 10mg，每日 30mg。

（2）直肠给药：每次 10mg，每日 2 次。

2.儿童

口服给药用量酌减。

(五)不良反应

常见困倦、乏力等,部分患者可有嗜睡。

(六)禁忌

尚不明确。

(七)注意事项

(1)用药期间,不应从事高空作业及驾驶、操作机器等。

(2)本品治疗量与中毒量接近,不得超过极量使用。

(3)以下情况应慎用。

①癫痫患者。②肝功能不全者。

(八)药物相互作用

(1)与降压药合用时有协同作用。

(2)与三环类抗抑郁药合用,可使两者的血药浓度均增加。

(九)规格

片剂:5mg。栓剂:2.5mg;10mg。

五、右美沙芬

(一)其他名称

贝泰、德可思、福喜通、佳通、剑可、降克、科宁、可乐尔、洛顺、迈生、普西兰、美沙芬、瑞凯平、瑞科平、舍得、圣太宝、舒得、双红灵、先罗可、消克、信力、右甲吗喃。

(二)药理作用

本品为中枢性镇咳药,是吗啡类左吗喃甲基醚的右旋异构体,同时也是 N－甲基－D－天门冬氨酸受体拮抗剂。它通过抑制延髓咳嗽中枢而发挥中枢性镇咳作用,其镇咳强度与可待因相等或略强。本品无镇痛作用,长期应用未见耐受性和成瘾性。治疗剂量不抑制呼吸。

(三)适应证

主要用于上呼吸道感染、急性或慢性支气管炎、支气管哮喘、支气管扩张症、肺炎、肺结核等引起的咳嗽,也可用于胸膜腔穿刺术、支气管造影术及支气管镜检查时引起的咳嗽,尤其适用于干咳(如吸入刺激性物质引起的干咳)及手术后无法进食的咳嗽患者。

(四)用法用量

1.成人

(1)口服给药:①片剂:一次 10～20mg,一日 3～4 次。②胶囊:一次 15mg,一日 3～4 次。③分散片:一次 15～30mg,一日 3～4 次。④缓释片:一次 30mg,一日 2 次。⑤颗粒剂:一次15～30mg,一日 3～4 次。⑥口服液:一次 15mg,一日 3～4 次。⑦咀嚼片:一次 15～30mg,一日 3～4 次。⑧糖浆剂:一次 15mL,一日 3 次。⑨缓释混悬液:一次 10mL,一日 2 次。

(2)肌内注射:一次 5～10mg,一日 1～2 次。

(3)皮下注射:一次 5～10mg,一日 1～2 次。

(4)经鼻给药:一次 3～5 滴(轻症 3 滴,重症 5 滴),一日 3～4 次。

2.老年人

剂量酌减。

3.儿童

口服给药：①一般用法：2 岁以下：剂量未定；2～6 岁：一次 2.5～5mg，一日 3～4 次；6～12 岁：一次 5～10mg，一日 3～4 次。②咀嚼片：一日 1mg/kg，分 3～4 次服用。③分散片：2～6 岁：一次 2.5～5mg，每 4 h1 次，或一次 7.5mg，每 6～8h 1 次，24h 不超过 30mg。6～12 岁：一次 5～15mg，每 4～8h 1 次，24h 不超过 60mg。④缓释混悬液：2～6 周岁：一次 2.5mL，一日 2 次。6～12 岁：一次 5mL，一日 2 次。12 岁以上：一次 10mL，一日 2 次。

(五)不良反应

1.中枢神经系统

常见亢奋，有时出现头痛、头晕、失眠，偶见轻度嗜睡。

2.呼吸系统

偶见抑制呼吸现象。本品滴鼻偶有鼻腔刺激症状。

3.消化系统

常见胃肠紊乱，少见恶心、呕吐、便秘、口渴，偶见丙氨酸氨基转移酶轻微升高。

4.过敏反应

偶见皮疹。

5.其他

局部注射可有红肿、疼痛症状。

(六)禁忌

(1)对本品过敏者。

(2)有精神病史者。

(3)妊娠早期妇女。

(七)注意事项

(1)本品缓释片不要掰碎服用，缓释混悬液服用前充分摇匀。

(2)应避免在神经分布丰富部位注射，也应避免在同一部位反复注射。

(3)用药后的患者应避免从事高空作业和驾驶等操作。

(4)一旦出现呼吸抑制或过敏症状，应立即停药，并给予相应治疗措施。

(5)以下情况应慎用。

①心、肺功能不全者。②肝肾功能不全者。③痰多咳嗽及哮喘患者。④鼻炎患者慎用本品滴鼻剂。⑤糖尿病患者慎用本品糖浆剂。⑥妊娠中、晚期孕妇及哺乳期妇女慎用。

(6)FDA 对本药的妊娠安全性分级为 C 级。

(八)药物相互作用

(1)胺碘酮可提高本品的血药浓度。

(2)奎尼丁可明显提高本品的血药浓度，合用可出现中毒反应。

(3)与氟西汀、帕罗西汀合用，可加重本品的不良反应。

(4)与其他中枢神经系统抑制药物合用，可增强中枢抑制作用。

(5)与单胺氧化酶抑制剂合用时,可出现痉挛、反射亢进、异常发热、昏睡等症状。正在使用单胺氧化酶抑制剂的患者禁用本品。

(6)与阿片受体拮抗剂合用,可出现戒断综合征。

(7)酒精可增强本品的镇静及中枢抑制作用。

(九)规格

片剂:10mg;15mg。咀嚼片:5mg;15mg。咀嚼片(儿童型):5mg。分散片:5mg;15mg。缓释片:15mg;30mg。胶囊剂:15mg。颗粒剂:5g;7.5mg;5g;15mg。糖浆剂:10mL;15mg;20mL;15mg;100mL;150mg。粉针剂:5mg。注射剂:1mL;5mg。滴鼻剂:5mL;75mg。

第三节　平喘药

一、β受体激动剂

(一)沙丁胺醇

1.其他名称

阿布叔醇、爱纳乐、爱纳灵、喘乐宁、喘宁蝶、达芬科闯、惠百适、康尔贝宁、伉尔纾宁、舒喘灵、柳氨醇、律克、品川、其苏、全宁碟、全特宁、萨姆、赛比舒、沙博特、舒布托、舒喘宁、万托林。

2.药理作用

本品为选择性肾上腺素 β_2 受体激动剂,能选择性地激动支气管平滑肌上的肾上腺素 β_2 受体,有较强的支气管扩张作用,其作用机制部分是通过激活腺苷酸环化酶,增强细胞内环磷腺苷的合成,从而松弛平滑肌,并可通过抑制肥大细胞等致敏细胞释放过敏反应介质,解除支气管痉挛。本品用于支气管哮喘患者时,其支气管扩张作用与异丙肾上腺素相等。本品对心脏的肾上腺 β_1 受体的激动作用较弱,其增加心率作用仅为异丙肾上腺素的 $1/10$。

此外,本品可松弛一些其他器官(如子宫、血管等)的平滑肌,可降低子宫肌肉对刺激的应激性,抑制子宫收缩,有利于妊娠,还可降低眼内压。

3.适应证

(1)用于防治支气管哮喘、喘息性支气管炎和肺气肿患者的支气管痉挛等。

(2)本品雾化吸入溶液还可用于运动性支气管痉挛及常规疗法无效的慢性支气管痉挛。

(3)还用于改善充血性心力衰竭。

(4)亦用于预防高危妊娠早产、先兆流产、胎儿宫内生长迟缓。

4.用法用量

(1)成人

口服给药:一次 2~4mg,一日 3 次。缓释及控释制剂,一次 8mg,一日 2 次,早、晚服用。

气雾吸入:每 4~6h 200~50μg,1 次或分 2 次吸入,2 次吸入时间间隔 1min。

喷雾吸入:①间歇性治疗:一次 2.5~5mg,一日 4 次,从低剂量开始,以注射用生理盐水稀释至 2mL 或 2.5mL,喷雾可持续约 10min。部分患者可能需要 10mg 的较大剂量,可不经稀释,取 10mg 直接置入喷雾装置中,雾化吸入,直至支气管得到扩张为止,通常需要 3～5min。②连续性治疗:以注射用生理盐水稀释成 50～100mg/mL 的溶液,给药速率通常为 1mg/h,最大可增至 2mg/h。

粉雾吸入:一次 0.2～0.4mg,一日 4 次。

肌内注射:一次 0.4mg,必要时 4h 可重复注射。

静脉注射:一次 0.4mg,用 5％葡萄糖注射液或生理盐水 20mL 稀释后缓慢注射。

静脉滴注:一次 0.4mg,用 5％葡萄糖注射液 100mL 稀释后滴注。

(2)老年人

老年人使用时从小剂量开始,逐渐加大剂量。

(3)儿童

口服给药:一次 0.6mg,一日 3～4 次。缓释及控释制剂,一次 4mg,一日 2 次,早、晚服用。

喷雾吸入:间歇性治疗,1.5～12 岁以下儿童,一次 2.5mg,一日 4 次,从低剂量开始,以注射用生理盐水稀释至 2mL 或 2.5mL。部分儿童可能需要增至 5mg,由于可能发生短暂的低氧血症,可考虑辅以氧气治疗。

粉雾吸入:一次 0.2mg,一日 4 次。

5.不良反应

(1)较常见的不良反应有震颤、恶心、心悸、头痛、失眠、心率增快或心搏异常强烈。

(2)较少见的不良反应有头晕、目眩、口咽发干。

(3)罕见肌肉痉挛、过敏反应(表现为异常支气管痉挛、血管神经性水肿、荨麻疹、低血压和昏厥)。

(4)还可见低钾血症(剂量过大时)及口咽刺激感。长期用药亦可形成耐受性,不仅疗效降低,且可能使哮喘加重。

6.禁忌

(1)对本品或其他肾上腺素受体激动药过敏者。

(2)对氟利昂过敏的患者禁用本品气雾剂。

7.注意事项

(1)通常预防用药时口服给药,控制发作时用气雾或粉雾吸入。

(2)本品缓释及控释制剂应用温水整片吞服,不得咀嚼。

(3)本品雾化吸入溶液一般剂量无效时,不能随意增加药物剂量或使用次数,反复过量使用可导致支气管痉挛,如有发生应立即停药,更改治疗方案。

(4)增加使用吸入的 β_2 受体激动剂可能是哮喘恶化的征象,若出现此情况,需重新评估对患者的治疗方法,考虑合用糖皮质激素治疗。

(5)用药期间应监测血钾浓度。

(6)使用本品预防早产的妇女,有患肺水肿的危险,应密切监测心肺功能。

(7)以下情况应慎用:①高血压患者。②糖尿病患者。③冠状动脉供血不足患者。④甲状腺功能亢进患者。⑤老年人。⑥孕妇及哺乳期妇女,FDA 对本药的妊娠安全性分级为 C 级。⑦惊厥患者慎用本品雾化吸入溶液。

8.药物相互作用

(1)与其他肾上腺素受体激动剂或茶碱类药物合用时,可增强对支气管平滑肌的松弛作用,但也可增加不良反应。

(2)可增强泮库溴铵、维库溴铵所引起的神经肌肉阻滞的程度。

(3)单胺氧化酶抑制剂、三环类抗抑郁药、抗组胺药、甲状腺素等可增加本品的不良反应。

(4)与磺胺类药物合用时,可降低磺胺类药物的吸收。

(5)肾上腺素 β 受体阻滞药(如普萘洛尔)能拮抗本品的支气管扩张作用,故两者不宜合用。

(6)与氟烷在产科手术中合用时,可加重子宫收缩无力,导致大出血。

(7)与洋地黄类药合用时,可增加洋地黄类药物诱发心律失常的危险性。

(8)与皮质类固醇、利尿剂等合用时,可加重血钾浓度降低的程度。

(9)与甲基多巴合用时,可出现严重的急性低血压反应。

9.规格

片剂:2mg。胶囊剂:2mg;4mg;8mg。缓释片(胶囊):4mg;8mg。控释片(胶囊):4mg;8mg。糖浆剂:10mL:4mg。气雾剂:0.1mg×200 喷。粉雾剂(胶囊):0.2mg;0.4mg。雾化吸入溶液:20mL:100mg。注射剂:2mL:0.4mg。

(二)特布他林

1.其他名称

比艾、别力康纳、博利康尼、博力康尼都保、布瑞平、川婷、喘康速、菲科坦、慧邦、间羟舒丁肾上腺素、间羟舒喘灵、间羟嗽必妥、叔丁喘宁、苏顺、特林、伊坦宁。

2.药理作用

本品是选择性肾上腺素 β_2 受体激动剂,与肾上腺素 β_2 受体结合后,可使细胞内环磷酸腺苷(cAMP)升高,从而舒张支气管平滑肌。并能抑制内源性致痉挛物质的释放及内源性介质引起的水肿,提高支气管黏膜纤毛廓清能力。对于哮喘患者,本品 2.5mg 的平喘作用与 25mg 麻黄碱相当。

试验证明,本品对心脏肾上腺素 β 受体的作用极小,对心脏的兴奋作用仅及异丙肾上腺素的 1/100、硫酸沙丁胺醇(喘乐宁)的 1/10。但临床应用时(特别是大量或注射给药)仍有明显心血管系统不良反应,因本品尚能激动血管平滑肌肾上腺素 β_2 受体,舒张血管,使血流量增加,通过压力感受器反射地兴奋心脏。

此外,连续静脉滴注本品可激动子宫平滑肌肾上腺素 β_2 受体,抑制自发性子宫收缩和催产素引起的子宫收缩。

3.适应证

(1)用于治疗支气管哮喘、慢性喘息性支气管炎、阻塞性肺气肿和其他伴有支气管痉挛的肺部疾病。

(2)静脉滴注可用于预防早产及胎儿窒息。

4.用法用量

(1)成人口服给药:①平喘:片剂:一次 2.5～5mg,一日 3 次。一日最大量不超过 15mg。

胶囊剂、颗粒剂:一次 1.25mg,一日 2～3 次,1～2 周后可加至一次 2.5mg,一日 3 次。口服溶液:一次 1.5～3mg,一日 3 次。②预防早产及胎儿窒息:用于静脉滴注后维持治疗。在停止静脉滴注前 0.5 h 给予 5mg,以后每 4h 口服 1 次。一日极量为 30mg。

静脉注射:必要时每 15～30min 注射 0.25mg,4h 内总剂量不能超过 0.5mg。

静脉滴注:①平喘:一日 0.5～0.75mg,分 2～3 次给药。使用本品注射液时,需先将注射液 0.25mg 或 0.5mg 用生理盐水 100mL 稀释后缓慢(2.5μg/min)滴注。②预防早产及胎儿窒息:开始时滴速为 2.5μg/min,以后每 20min 增加 2.5μg/min,直至宫缩停止或滴速达到 17.5μg/min,以后可每 20min 减 2.5μg/min,直至最低有效滴速,维持 12h。若再出现宫缩,可再按上述方法增加滴速控制。

皮下注射:一次 0.25mg,如 15～30min 无明显临床改善,可重复注射 1 次,但 4h 内总量不能超过 0.5mg。一日最大剂量为 1mg。

气雾吸入:每 4～6h 0.25～0.5mg,可 1 次或分 2 次吸入,2 次吸入间隔时间为 1min。

雾化吸入:一次 5mg(2mL)加入雾化器中,24h 内最多给药 4 次。如雾化器中药液未一次用完,可在 24h 内使用。

粉雾吸入:一次 0.25～0.5mg,每 4～6h 1 次,严重者可增至一次 1.5mg,一日最大量不超过 6mg。需要多次吸入时,每吸间隔时间 2～3min。

(2)老年人:老年患者应从小剂量开始用药。

(3)儿童

口服给药:12 岁以上儿童:一日 6μg/kg,分 3 次服用。

雾化吸入:①体重大于 20kg 者:雾化溶液,一次 5mg(2mL)加入雾化器中,24h 内最多给药 4 次。如雾化器中药液未一次用完,可在 24h 内使用。②体重小于 20kg 者:雾化溶液,一次 2.5mg(1mL),24h 内最多给药 4 次。如雾化器中药液未一次用完,可在 24h 内使用。

粉雾吸入:5～12 岁,一次 0.25～0.5mg,每 4～6h 1 次,严重者可增至一次 1mg,一日最大量不超过 4mg。需要多次吸入时,每吸间隔时间 2～3min。

(4)肾功能不全者:中度肾功能不全患儿用量为常规用量的 1/2。轻度肾功能不全者不必调整剂量。

5.不良反应

本品引起的不良反应发生率低,多为轻度,可耐受,不影响继续治疗。

(1)中枢神经系统:可见震颤(连续用药数日后自行消失)、神经质、情绪变化、失眠、头晕、头痛,偶见嗜睡。

(2)心血管系统:可见心悸(减量后会好转)、心动过速。

(3)代谢及内分泌系统:偶见高血糖和乳酸过多,并可能使血钾浓度降低。大剂量用药可使有癫痫病史者发生酮症酸中毒。大剂量静脉给药可使糖尿病和酮症酸中毒加重。

(4)呼吸系统:可见鼻塞、胸部不适,少见呼吸困难,偶有超敏反应及支气管痉挛发作的报道。

(5)肌肉骨骼系统:可见肌肉痉挛,偶见肌张力增高。

(6)肝脏:偶见氨基转移酶升高。

(7)胃肠道:可见口干、恶心、呕吐等。

(8)过敏反应:偶见皮疹、荨麻疹、过敏性脉管炎。

(9)其他:可见疲乏、面部潮红、出汗及注射局部疼痛。长期应用可形成耐药,使疗效降低。

6.禁忌

(1)对本品过敏者。

(2)对其他拟交感胺类药过敏者。

7.注意事项

(1)用于治疗哮喘时推荐短期间断应用,以吸入为主,只在重症哮喘发作时才考虑静脉给药。使用本品的同时应注意使用肾上腺皮质激素等抗感染药。

(2)以下情况应慎用:①心血管疾病患者(包括冠心病、原发性高血压、心律失常)。②糖尿病患者。③癫痫患者。④对拟交感胺类药物敏感性增加者(如未经适当控制的甲亢患者)。⑤老年患者慎用本品粉雾剂和气雾剂。⑥孕妇及哺乳期妇女。FDA对本药的妊娠安全性分级为C级。⑦12岁以下儿童不推荐使用除吸入粉雾剂外的其他制剂。

8.药物相互作用

(1)与其他肾上腺素受体激动剂合用,可使疗效增加,但不良反应也可能加重。

(2)单胺氧化酶抑制药、三环类抗抑郁药、抗组胺药、甲状腺素等可增加本品的不良反应。正使用单胺氧化酶抑制药及三环类抗抑郁药或停用2周以内的患者应慎用本品。

(3)与拟交感胺类药合用,对心血管系统会产生有害影响,故不推荐两者联用。

(4)与咖啡因或解充血药合用,可能增加心脏的不良反应。

(5)与琥珀酰胆碱合用,可增强后者的肌松作用。

(6)肾上腺素β受体阻断药(如醋丁洛尔、阿替洛尔、拉贝洛尔、美托洛尔、纳多洛尔、吲哚洛尔、普萘洛尔、噻吗洛尔等)能拮抗本品的作用,使疗效降低,还可能使哮喘患者产生严重的支气管痉挛。

(7)与茶碱合用时,可降低茶碱的血药浓度,增强舒张支气管平滑肌作用,但可能加重心悸等不良反应。

(8)使用非保钾利尿药(如噻嗪类利尿药)能引起心电图改变和低钾血症,服用(尤其是超剂量服用)肾上腺素β受体激动药可使症状急性恶化,其结果的临床意义尚不明确,本品与非保钾利尿药联用时需谨慎。

9.规格

片剂:2.5mg;5mg。胶囊剂:1.25mg;2.5mg。颗粒剂:1.25mg。口服溶液:100mL:30mg。注射液:1mL:0.25mg;2mL:0.5mg。硫酸特布他林氯化钠注射液:100mL(硫酸特布他林0.25mg、氯化钠900mg)。注射用硫酸特布他林:0.25mg;1mg。气雾剂:2.5mL:25mg;2.5mL:50mg;10mL:100mg。吸入粉雾剂:0.5mg(每吸)。雾化溶液:2mL:5mg。

(三)班布特罗

1.其他名称

奥多利、邦尼、帮备、贝合健、啡爽、孚美特、汇杰、罗利。

2.药理作用

本品为支气管扩张药,在体内转化为特布他林,可提高药物的吸水性以及在首过效应中水解代谢时的稳定性,从而延长作用维持时间。特布他林通过激动肾上腺素 β_2 受体,使支气管产生松弛作用;并抑制内源性致痉挛物质释放,抑制由内源性介质引起的水肿;还可提升支气管纤毛的廓清能力。

3.适应证

用于治疗支气管哮喘、哮喘性支气管炎、阻塞性肺气肿及其他伴有支气管痉挛的肺部疾病。

4.用法用量

成人口服给药,推荐起始剂量为 10mg,每晚睡前服用。根据临床疗效,在 1～2 周后可增加到 20mg。肾小球滤过率(GFR)小于 50mL/min 的患者,建议初始剂量用 5mg。老年患者应减小初始剂量。

5.不良反应

本药不良反应较其他同类药物为轻,可见有震颤、头痛、精神紧张、强直性肌肉痉挛、心悸和心动过速等,其严重程度与剂量正相关,大部分在治疗 1～2 周后会自然消失。极少数患者可能出现氨基转移酶轻度升高以及口干、头晕和胃部不适等。

6.禁忌

(1)对本品、特布他林及其他拟交感胺类药过敏者。

(2)特发性肥厚性主动脉瓣下狭窄患者。

(3)快速型心律失常患者。

(4)肝硬化或肝功能不全者。

7.注意事项

(1)肝硬化患者或严重肝功能不全者本品转化为特布他林时有严重阻碍,应直接给予特布他林或其他肾上腺素 β_2 受体激动剂。

(2)下列情况应慎用:①新近发生过心肌梗死者。②高血压患者。③糖尿病患者。④甲状腺功能亢进者。⑤对拟交感胺类药物敏感性增加者。⑥孕妇及哺乳期妇女。

8.药物相互作用

(1)本品可能延长琥珀胆碱对肌肉的松弛作用。

(2)与皮质激素、利尿药合用,可加重血钾降低的程度。

(3)肾上腺素 β_2 受体激动剂会增加血糖浓度,从而降低降糖药物作用,因此患有糖尿病者服用本品时应调整降糖药物剂量。

(4)肾上腺素 β 受体阻滞剂(醋丁洛尔、阿替洛尔、拉贝洛尔、美托洛尔、纳多洛尔、吲哚洛尔、普萘洛尔、噻吗洛尔)能拮抗本品的作用,使其疗效降低。

(5)单胺氧化酶抑制剂、三环类抗抑郁药、抗组胺药、甲状腺素等可能增加本品的不良反应。

(6)与其他支气管扩张药合用时,可增加不良反应。

9.规格

片剂:10mg;20mg。胶囊剂:10mg。颗粒剂:2g:100mg。口服液:100mL:100mg。

(四)丙卡特罗

1.其他名称

川迪、曼普特、美喘清、美普清、普鲁卡地鲁、普鲁喹醇、异丙喹喘宁、希思宁。

2.药理作用

本品为肾上腺素 β_2 受体激动剂,对支气管的 β_2 受体具有高度选择性,其支气管扩张作用强而持久。同时具有较强的抗过敏作用,抑制速发型的气道阻力增加,抑制迟发型的气道反应性增高。豚鼠肺切片试验显示,本品对用清蛋白诱发组胺释放的抑制作用比异丙肾上腺素强10倍,比沙丁胺醇强100倍。人体试验表明,本品能抑制哮喘患者以乙酰胆碱喷雾剂诱发的支气管收缩反应,并有轻微增加支气管纤毛运动的作用。

3.适应证

适用于支气管哮喘、哮喘性支气管炎、伴有支气管反应性增高的急性支气管炎和慢性阻塞性肺疾病所致的喘息症状。

4.用法用量

(1)成人

口服给药:一次 $50\mu g$,一日 1 次,临睡前服用,或一次 $50\mu g$,一日 2 次,早晨及临睡前口服。

气雾吸入:一次吸入 $10\sim20\mu g$,一日 3 次,10 日为一疗程,可连续 3 个疗程或视病情需要而定。

直肠给药:以栓剂 $100\mu g$ 塞肛,每晚 1 次或早晚各 1 次。

(2)老年人:一般高龄者生理功能降低,注意减量。

(3)儿童

口服给药:6 岁以上儿童:每晚睡前 1 次服 $25\mu g$,或一次 $25\mu g$,早晚(睡前)各服 1 次。6 岁以下儿童:一次 $1.25\mu g/kg$,一日 2 次。可依据年龄和症状的严重程度调整剂量。

气雾吸入:一次 $10\mu g$。

5.不良反应:本品引起的不良反应较少。

(1)心血管系统:可引起面部潮红、血压升高、室性心律不齐、心动过速。偶有心电图改变。

(2)精神神经系统:可引起紧张、头痛、震颤、嗜睡、眩晕、失眠、肌肉颤动、耳鸣等。

(3)呼吸系统:有时出现气管、咽喉异常感,偶见鼻塞,较少发生呼吸困难。

(4)胃肠道:可引起恶心、胃部不适、口渴等。

(5)血液:偶见血小板减少。

(6)过敏反应:偶见皮疹。

(7)其他:可见一过性血钾降低。长期应用可形成耐药性,疗效降低。

6.禁忌

对本品及肾上腺素受体激动药过敏者禁用。

7.注意事项

(1)本品对变应原引起的皮肤反应有抑制作用,故进行皮肤试验时,应提前 12h 终止服用本品。

（2）下列情况应慎用：①甲状腺功能亢进者。②高血压患者。③冠心病等心脏病患者。④糖尿病患者。⑤孕妇及哺乳期妇女。

8.药物相互作用

（1）本药与肾上腺素及异丙肾上腺素等儿茶酚胺类合用时会引起心律失常、心率增加，故应避免与上述药物合用。

（2）合用茶碱类药时，可增加舒张支气管平滑肌作用，但不良反应也增加。

（3）与单胺氧化酶抑制剂及三环类抗抑郁药合用，可增加本品的不良反应。

（4）与黄嘌呤衍生物、甾体激素及利尿药合用时有增加肾上腺素 β_2 受体激动剂降低血钾的作用，对重症哮喘患者应特别注意。低氧血症在血钾低下时增加了对心率的作用，在这种情况下要对血清钾进行监测。

（5）非选择性肾上腺素 β_2 受体阻断药可部分或全部拮抗本品的作用。

9.规格

片剂：$25\mu g$；$50\mu g$。胶囊剂：$25\mu g$。口服溶液：500mL：2.5mg。气雾剂：2mg（每揿）。

（五）沙美特罗

1.其他名称

喘必灵、祺泰、强力安喘通、司多米、施立碟、施立稳。

2.药理作用

本品为长效选择性肾上腺素 β_2 受体激动剂。其作用机理是通过刺激细胞内的腺苷酸环化酶提高 cAMP 水平，从而使支气管平滑肌松弛，并抑制细胞（特别是肥大细胞）的速发型超敏反应介质释放。本品能够持续停留在作用部位，可产生 12h 的支气管扩张作用。吸入本品 $25\mu g$ 引起的支气管扩张程度与吸入沙丁胺醇 $200\mu g$ 相当。作用特点：①直接作用于呼吸道平滑肌受体，使平滑肌扩张，并增强其纤毛的黏液清除功能。②作用于炎症细胞表面的 β_2 受体，如肺泡巨噬细胞、肥大细胞、嗜酸性粒细胞、中性粒细胞和淋巴细胞，对该类炎症细胞的激活具有抑制作用。且有阻止肺组织释放组胺和白介素的作用，从而抑制炎症递质。③抑制哮喘患者吸入抗原诱发的气道反应性增高，和 IgE 引起的皮肤红斑反应。

3.适应证

（1）慢性支气管哮喘（包括夜间哮喘和运动型哮喘）的预防和维持治疗，特别适于防治夜间哮喘发作。

（2）慢性阻塞性肺疾病（包括肺气肿和慢性支气管炎）伴气道痉挛时的治疗。

4.用法用量

（1）成人

气雾吸入：一次 $50\mu g$，一日 2 次；严重病例一次 $100\mu g$，一日 2 次；甚至可用至一次 $200\mu g$，一日 2 次。

粉雾吸入：一次 $50\mu g$，一日 2 次。

（2）儿童

气雾吸入：一次 $25\mu g$，一日 2 次。

粉雾吸入：一次 $25\mu g$，一日 2 次。

5.不良反应

本品耐受性好,不良反应轻微。

(1)最常见恶心、呕吐、倦怠、不适、肌痉挛、颤抖。

(2)还可见血钾过低、心动过速、速发型过敏反应(如皮疹、气道痉挛)、异常的支气管痉挛(这时须改用其他治疗方法)。

(3)较少见头痛、心悸。

(4)极少见震颤反应(常是暂时性的,与剂量有关,经定期使用后即可减弱),极少数患者在吸入本品后可发生咽喉痉挛、刺激或肿胀,表现为喘鸣和窒息等。

6.禁忌

对本品过敏者、主动脉瓣狭窄者、心动过速者、严重甲状腺功能亢进者禁用。

7.注意事项

(1)由于起效相对较慢,故不适用于急性哮喘发作患者,不适用于重度或危重哮喘发作患者。

(2)不适用于冠心病、高血压、心律失常、惊厥、甲状腺毒症的哮喘患者及对所有拟交感神经药物高度敏感的哮喘患者。

(3)虽然本品具有抗感染作用,但不能取代糖皮质激素口服及吸入制剂的使用,临床常需与糖皮质激素类抗感染药物合用,以增强疗效。

(4)同其他吸入性药物相同,使用本品治疗后可出现异常的支气管痉挛反应,使喘鸣加剧,须立即停药,并使用短效肾上腺素 β_2 受体激动剂(如沙丁胺醇)。

(5)FDA 对本药的妊娠安全性分级为 C 级。

8.药物相互作用

(1)本品与茶碱类等支气管扩张药合用可产生协同作用,合用时应注意调整剂量。

(2)与黄嘌呤衍生物、激素、利尿药合用,可加重血钾降低。

(3)与单胺氧化酶抑制药合用,可增加心悸、激动或躁狂发生的危险性,两者不宜合用。

(4)与三环类抗抑郁药合用可增强心血管兴奋性,两者不宜合用。

(5)与非选择性肾上腺素 β 受体阻滞药合用,可降低本药疗效,两者不宜合用。

(6)与保钾利尿剂合用,尤其本品超剂量时,可使患者心电图异常或低血钾加重,合用时须慎重。

9.规格

羟萘酸沙美特罗气雾剂:$25\mu g \times 200$ 揿。沙美特罗气雾剂:$25\mu g \times 60$ 揿;$25\mu g \times 120$ 揿。蝶式吸入剂:每个药泡含本药 $50\mu g$。粉雾剂胶囊:$50\mu g$。

(六)福莫特罗

1.其他名称

安通克、安咳通、奥克斯都保、福莫待若。

2.药理作用

本品结构类似延胡索素,为长效选择性肾上腺素 β_2 受体激动剂,具有强力而持续的支气管扩张作用,且呈剂量依赖关系。能使第 1s 用力呼气量(FEV_1)、用力肺活量(FVC)和呼气峰流速(PER)增加。并在吸入数分钟后可扩张支气管,减少气道阻力,此作用明显比同等剂量的沙丁胺醇和特布他林强。本品还有抗过敏及抑制毛细血管通透性作用,能抑制肺肥大细胞释放组胺,其作用与组胺 H_1 受体拮抗药、肥大细胞稳定药酮替芬类似。

3.适应证

用于缓解支气管哮喘、急性支气管炎、喘息性支气管炎或肺气肿等气道阻塞性疾病所引起的呼吸困难。尤其适用于需要长期服用肾上腺素 β_2 受体激动剂的患者和夜间发作的哮喘患者。

4.用法用量

(1)成人

吸入给药:吸入给药剂量应个体化,常规剂量为一次 $4.5\sim9\mu g$,一日 $1\sim2$ 次。严重患者,一次 $9\sim18\mu g$,一日 $1\sim2$ 次。早晨或(和)晚间给药,哮喘夜间发作可于晚间给药 1 次。一日最大剂量为 $36\mu g$。

口服给药:一次 $40\sim80\mu g$,一日 2 次。也可根据年龄、症状的不同适当增减。

(2)老年人:高龄患者通常伴有生理功能性低下,应适当减量。

(3)儿童:口服给药,一日 $4\mu g/kg$,分 $2\sim3$ 次口服。

5.不良反应

(1)心血管系统:常见心悸,偶见心动过速、室性期前收缩、面部潮红、胸部压迫感等。

(2)神经系统:常见头痛,偶见震颤、兴奋、发热嗜睡、盗汗等,罕见耳鸣、麻木感、不安、头昏、眩晕等。

(3)消化系统:偶见恶心、呕吐、嗳气、腹痛、胃酸过多等。

(4)肌肉骨骼系统:常见震颤,偶见肌肉痉挛。

(5)呼吸道:罕见支气管痉挛。

(6)过敏反应:偶见瘙痒,罕见皮疹,出现时应停药。

(7)其他:偶见口渴、疲劳、倦怠感等,罕见低钾(或高钾)血症。

6.禁忌

(1)对本品过敏者。

(2)对吸入乳糖过敏者禁用本品干粉吸入剂。

7.注意事项

(1)本品不宜用于治疗急性支气管痉挛。

(2)正确使用本品无效时应停药。

(3)以下情况应慎用:①肝功能不全者。②肾功能不全者。③低钾血症患者。④糖尿病患者。⑤嗜铬细胞瘤患者。⑥甲状腺功能亢进症者。⑦肥厚性梗阻性心脏病、特发性主动脉瓣狭窄、高血压、颈内动脉-后交通动脉动脉瘤或其他严重心血管疾病(如心肌缺血、心动过速、严重心力衰竭、QT 间期延长等)患者。

(4)FDA 对本药的妊娠安全性分级为 C 级。

8.药物相互作用

(1)与皮质类固醇类药、利尿药合用可能因低钾血症而导致心律不齐,应监测血钾值。

(2)与肾上腺素及异丙肾上腺素等儿茶酚胺类药物合用时,容易引起心律不齐,甚至可能导致心脏停搏,应通过减量等方法慎重给药。

(3)可增强由泮库溴铵、维库溴铵产生的神经肌肉阻滞作用。

(4)与黄嘌呤衍生物(茶碱、氨茶碱等)合用,可能因低钾血症而导致心律不齐,应监测血钾值。

(5)与单胺氧化酶抑制药合用,可增加出现室性心律失常、轻度躁动的危险,并可加重高血压反应。

(6)与洋地黄类药物合用可增加后者诱导的心律失常的易患性,合用应谨慎。

(7)与呋喃唑酮、甲基苯肼合用可加重高血压反应。

(8)与抗组胺药(特非那定)、三环类抗抑郁药合用可延长 QT 间期,增加出现室性心律失常的危险。

(9)与左旋多巴、甲状腺素、缩宫素合用,可降低心脏对 β_2 拟交感神经药物的耐受性。

(10)酒精可降低心脏对 β_2 拟交感神经药物的耐受性。

9.规格

干粉吸入剂:1g:10mg(4.5μg×60 吸);1g:20mg(9.0μg×60 吸)。片剂:20μg;40μg。干糖浆:500mg:20μg;500mg:40μg。

(七)妥洛特罗

1.其他名称

喘舒、阿米迪、丁氯喘、氯丁喘胺、叔丁氯喘通、妥布特罗、息克平。

2.药理作用

本品为选择性肾上腺素 β_2 受体激动剂,对支气管平滑肌具有较强而持久的扩张作用。对心脏兴奋作用较弱。离体动物实验表明,其松弛气管平滑肌作用是氯丙那林的 2～10 倍,作用维持时间较异丙肾上腺素长 10 倍多,而对心脏的兴奋作用是异丙肾上腺素的 1/1 000。临床试验表明,本品除有明显平喘作用外,还有一定的止咳、祛痰作用。

3.适应证

主要用于防治支气管哮喘及喘息型支气管炎等。

4.用法用量

成人口服给药,一次 0.5～2mg,一日 3 次。

5.不良反应

(1)偶有心悸、手指震颤、心动过速、头晕、恶心、胃部不适等反应,一般停药后即可消失。

(2)偶有过敏反应,表现为皮疹,发现后须立即停药。

6.禁忌

对本品过敏者禁用。

7.注意事项

以下情况应慎用:①肝功能不全者。②肾功能不全者。③甲状腺功能亢进者。④心血管疾病如高血压、心律失常、冠状动脉病变及特发性肥厚性主动脉瓣狭窄患者。⑤糖尿病患者。⑥使用洋地黄者。⑦低钾血症患者。⑧嗜铬细胞瘤患者。⑨孕妇。

8.药物相互作用

(1)与肾上腺素、异丙肾上腺素合用,可加强本品心脏兴奋作用,易致心律失常,故应避免合用。

(2)与单胺氧化酶抑制药合用,可出现心动过速、躁狂等不良反应,应避免同用。

9.规格

片剂:0.5mg;1mg。

(八)甲氧那明

1.其他名称

克之、阿斯美、奥索克新、喘咳宁、甲氧苯丙胺、甲氧非那明、哮喘宁。

2.药理作用

本品为肾上腺素 β 受体激动药,作用类似于麻黄碱,主要激动肾上腺素 β 受体,对肾上腺素 α 受体作用极弱,能舒张支气管平滑肌,平喘作用较麻黄碱强,对心血管系统和中枢神经系统的影响较弱。此外尚具有轻度抗组胺、镇静和抑制咳嗽中枢的作用。

3.适应证

(1)用于咳嗽以及支气管哮喘,适于不能耐受麻黄碱者。

(2)用于过敏性鼻炎和荨麻疹。

4.用法用量

(1)成人:①口服给药:一次 50～100mg,一日 3 次。②肌内注射:一次 20～40mg。③灌肠给药:一次 20mg。

(2)儿童:①口服给药:5 岁以上儿童,一次 25～50mg,一日 3 次。②灌肠给药:一次5～10mg。

5.不良反应

偶有口干、恶心、眩晕、头痛、失眠、心悸等。

6.禁忌

尚不明确。

7.注意事项

甲状腺功能亢进、糖尿病、高血压、冠心病患者慎用。

8.药物相互作用

(1)本品与可待因、茶碱、水合氯醛等药物合用,有协同作用,可增强疗效。

(2)本品与单胺氧化酶抑制药合用,可引起血压过度升高,甚至产生高血压危象,应禁止合用。

9.规格

片剂:50mg。注射液:2mL:40mg。

(九)氯丙那林

1.其他名称

喘通、氯喘、氯喘通。

2.药理作用

本品为肾上腺素 β_2 受体激动剂,对支气管有明显的扩张作用,平喘效果比异丙肾上腺素略弱,但对心脏毒性明显降低,对心脏的兴奋作用仅为异丙肾上腺素的 1/10～1/3。

3.适应证

用于缓解支气管哮喘、喘息型支气管炎、慢性支气管炎合并肺气肿患者的支气管痉挛,起到平喘并改善肺功能的作用。

4.用法用量

成人常规剂量:①口服给药:一次 5～10mg,一日 3 次。预防哮喘夜间发作可于睡前加服 5～10mg。②气雾吸入:一次 6～10mg。

5.不良反应

少数患者可见口干、轻度心悸、手指震颤、头晕等。

6.禁忌

对本品过敏者。

7.注意事项

(1)用药初期 1～3d,个别患者可见心悸、手指震颤、头痛及胃肠道反应,继续服药,多能自行消失。

(2)避免与单胺氧化酶抑制剂及三环类抗抑郁药同时应用。

(3)本品有抑制过敏引起的皮肤反应作用,故评估皮肤试验反应时,应考虑到本药对反应的影响。

(4)以下情况应慎用:①心律失常者。②高血压患者。③甲状腺功能亢进者。④心、肾功能不全者。⑤老年患者。

8.药物相互作用

(1)本品与肾上腺素及异丙肾上腺素等儿茶酚胺类并用时会引起心律失常、心率增加,故应避免与上述药物并用。

(2)并用茶碱类药时,可增加舒张支气管平滑肌作用,但不良反应也增加。

9.规格

片剂:5mg。气雾剂:2%。

二、M 胆碱受体拮抗剂

(一)异丙托溴铵:

1.其他名称

异丙阿托品、爱喘乐定量喷雾剂、溴化异丙托品、异丙托品、爱喘乐。

2.药理作用

本品为抗胆碱类药,具有较强的支气管平滑肌松弛作用,对慢性阻塞性肺疾病有平喘作用,其作用较明显,起效快,持续时间较长。本品还具有控制黏液腺体的分泌及改善纤毛运动的作用,从而减少痰液阻塞以改善通气,同时痰液的减少也减轻对支气管的刺激所引起的支气管痉挛。与肾上腺素 β 受体兴奋剂(如异丙基肾上腺素)相比,本品对心血管的不良反应小,与 β_2 受体兴奋剂(如沙丁胺醇)相比,本品对痰量的调节作用较强。

3.适应证

(1)用于缓解慢性阻塞性肺疾病(如慢性支气管炎、肺气肿等)引起的支气管痉挛、喘息症状,并可做为维持用药。

(2)用于防治支气管哮喘,尤其适用于因不能耐受肾上腺素 β 受体激动药所致肌肉震颤、心动过速的患者。

4.用法用量

(1)成人

气雾吸入:①一般用法:一次 40μg,一日 3～4 次,或每隔 4～6h 1 次。②严重发作:一次 40～60μg,每 2h 可重复 1 次。

雾化吸入:一次 100～500μg,用生理盐水稀释至 3～4mL,置雾化器中吸入,至症状缓解,剩余的药液应废弃。

(2)儿童

气雾吸入:14 岁以上儿童同成人。

雾化吸入:应用本品溶液剂。14 岁以下者:一次 50～250μg,用生理盐水稀释至 3～4mL,置雾化器中吸入,一般一日 3～4 次,必要时每隔 2 h 重复 1 次。14 岁以上者:同成人。

5.不良反应

(1)心血管系统:少见心动过速、心悸。

(2)中枢神经系统:常见头痛,可有头晕、神经质。

(3)呼吸系统:可见咳嗽、局部刺激,极少见支气管痉挛。

(4)肌肉骨骼系统:可有震颤。

(5)泌尿生殖系统:少见尿潴留(已有尿道梗阻的患者发生率增加)。

(6)胃肠道:常见口干,可有恶心、呕吐,少见口苦、胃肠动力障碍(尤其对于纤维囊泡症的患者,停药后可恢复正常)。

(7)眼:可有视物模糊,少见眼部调节障碍。

(8)过敏反应:极少见过敏反应,表现为恶心、头晕、皮疹、荨麻疹、皮肤或黏膜肿胀、喉痉挛、血压下降、舌唇和面部神经血管性水肿及过敏症等,大多数患者对其他药物或食物尤其是大豆有既往过敏史。

6.禁忌

(1)对本品及阿托品和其衍生物过敏者。

(2)幽门梗阻者。

7.注意事项

(1)本品雾化溶液不能与含有防腐剂苯扎氯铵的色苷酸钠雾化吸入液在同一个雾化器中使用,可以与祛痰药盐酸氨溴索雾化吸入液、盐酸溴己新雾化吸入液和非诺特罗雾化吸入液共同使用。

(2)有青光眼易患性的患者应用本品时应使用眼罩保护眼睛。与眼结膜充血和角膜水肿相关的眼痛或不适、视物模糊、虹视或有色成像等可能是急性闭角型青光眼的征象,若上述症状加重,需用缩瞳药。

(3)气雾剂含有大豆卵磷脂,故对上述物质过敏者不能使用本品气雾剂。

(4)本品误入眼内时,会出现瞳孔散大和轻度、可逆的视力调节紊乱,一旦出现此症状以及其他严重的眼部并发症发生，可予以缩瞳治疗。

(5)以下情况应慎用。①闭角型青光眼患者。②前列腺增生者。③膀胱颈梗阻者。

(6)FDA 对本药的妊娠安全性分级为 B 级。

8.药物相互作用

(1)本品与非诺特罗、色甘酸钠、茶碱、沙丁胺醇等合用，可相互增强疗效。

(2)金刚烷胺、吩噻嗪类抗精神病药、三环类抗抑郁药、单胺氧化酶抑制药以及某些抗组胺药可增强本品的作用。

(3)肾上腺素 β 受体激动药或黄嘌呤制剂可增强本品的支气管扩张作用。有闭角型青光眼病史的患者合用本品与 β 受体激动药时，可增加急性青光眼发作的危险。

(4)本品与其他治疗慢性阻塞性肺疾病的常用药物包括拟交感神经性支气管扩张药、甲基黄嘌呤、类固醇、色甘酸钠等合用，药物间无不良相互作用。

9.规格

气雾剂：10mL（20μg×200 喷）。雾化溶液剂：2mL：0.5mg；2mL：0.25mg；20mL：5mg（0.025%）。

三、磷酸二酯酶抑制剂

(一)氨茶碱

1.其他名称

胺非林、茶碱乙二胺盐、茶碱乙烯双胺、乙二氨茶碱、乙二胺茶碱。

2.药理作用

为茶碱与二乙胺的复盐，其药理作用主要来自茶碱，乙二胺使其水溶性增强。①松弛支气管平滑肌，也能松弛肠道、胆道等多种平滑肌，对支气管黏膜的充血、水肿有缓解作用。②增加心排出量，扩张输出和输入肾小动脉，增加肾小球滤过率和肾血流量，抑制远端肾小管重吸收钠和氯离子。③增加离体骨骼肌的收缩力；在慢性阻塞性肺疾病情况下，改善肌收缩力。

3.适应证

(1)用于支气管哮喘、慢性喘息型支气管炎、慢性阻塞性肺气肿等缓解喘息症状。

(2)用于心源性哮喘。

4.用法用量

(1)成人

口服给药：一次 100～200mg，一日 300～600mg；极量为一次 500mg，一日 1g。

肌内注射：一次 250～500mg；极量为一次 500mg，一日 1g。

静脉注射：一次 125～250mg，一日 500～1 000mg，每 125～250mg 用 50% 葡萄糖注射液稀释至 20～40mL，注射时间不得少于 10min；极量为一次 500mg，一日 1g。

静脉滴注：一次 250～500mg，一日 500～1 000mg，用 5% 或 10% 葡萄糖注射液稀释后缓慢滴注；极量为一次 500mg，一日 1g。

直肠给药：一次 250～500mg，一日 1～2 次。宜于睡前或便后使用。

(2)老年人：55 岁以上者应酌情减量。

(3)儿童

口服给药：一次 3～5mg/kg，一日 3 次。

静脉注射：一次 2～4mg/kg，用 5% 或 25% 葡萄糖注射液稀释后缓慢注射。

静脉滴注：①一般用量：一次 2～3mg/kg，用 5% 葡萄糖注射液 500mL 稀释后滴注。②新生儿呼吸暂停：负荷量为 4～6mg/kg，12h 后给予维持量，一次 1.5～2mg/kg，一日 2～3 次。

5.不良反应

(1)常见恶心、呕吐、胃部不适、食欲减退等。也可见头痛、烦躁、易激动、失眠等。

(2)少数患者可出现过敏反应，表现为接触性皮炎、湿疹或脱皮。少数患者由于胃肠道刺激，可见血性呕吐物或柏油样便。

(3)可导致心律失常和(或)使原有心律失常加重。

(4)肌内注射可引起局部红肿、疼痛。

6.禁忌

对本品过敏的患者、活动性消化性溃疡患者和未经控制的惊厥性疾病患者禁用。

7.注意事项

(1)本品严禁与下列药物配伍静脉使用：葡萄糖酸钙、异戊巴比妥钠、维生素 B$_6$、氨苄西林、泛酸钙、盐酸氯酯醒、琥珀酸钠、氯霉素、庆大霉素、溴化钙、盐酸氯丙嗪、头孢噻吩、青霉素、苯巴比妥钠、毒毛花苷 K、四环素及其盐酸盐、肾上腺素、去甲肾上腺素、促皮质激素、毛花苷 C、万古霉素、水解蛋白、盐酸羟嗪、维生素 C、酒石酸吉他霉素、酚磺乙胺。

(2)本品的有效血药浓度范围窄，个体差异大，应根据血药浓度调整剂量或延长用药间隔时间。长期使用本品者的用量常须大于一般患者用量。具体用量应根据标准体重计算，因茶碱不分布于体内脂肪组织，理论上给予茶碱 0.5mg/kg，即可使茶碱血药浓度升高 1μg/mL。用于慢性病的治疗，测定用药 3d 的血茶碱浓度以 10～20μg/mL 为宜。

(3)使用影响茶碱代谢的药或茶碱清除率降低者用药时应谨慎。长期高热可使茶碱排出减少减慢。

(4)不同制剂给药时注意：①肠溶片：吸收延缓，生物利用度极不规则，不宜使用。②栓剂：经直肠给药后，吸收缓慢，生物利用度尚不确定，且可引起局部刺激，故仅偶用于短期非急症的治疗。给药后 6～8h 内应避免再次使用。如给药后 12h 内再口服或注射本品，须注意观察患者的反应，因栓剂经直肠给药后吸收速度的快慢不一致。

(5)不同给药途径时注意：①口服给药：空腹时(餐前 0.5h 至 1h，或餐后 2h)服药，吸收较快；如在进餐时或餐后服用，可减少对胃肠道的刺激，但吸收较慢。②保留灌肠：吸收迅速，生物利用度确定，但可引起局部刺激。多次给药可致药物在体内蓄积，从而引起毒性反应，尤其是婴幼儿和老年人。③肌内注射：因可刺激局部引起疼痛，目前已少用。必须肌内注射时，须与 2% 盐酸普鲁卡因合用。④静脉注射：需稀释至浓度低于 25mg/mL。注射速度一般以不高于 10mg/min 为宜，或再次稀释后改用静脉滴注。

(6)使用常规剂量时，如发生急性不良反应，应立即停止给药 5～10min 或减慢给药速度。

(7)FDA 对本药的妊娠安全性分级为 C 级。

8.药物相互作用

(1)与其他茶碱类药或其他黄嘌呤类药合用，可使本品作用增强，不良反应增多。

（2）与美西律合用，可使茶碱清除率减低，血药浓度升高，需调整剂量。

（3）与地尔硫䓬、维拉帕米合用，可干扰茶碱在肝内的代谢，使本品血药浓度升高，毒性增强。

（4）与某些抗菌药（大环内酯类的红霉素、罗红霉素、克拉霉素；喹诺酮类的依诺沙星、环丙沙星、氧氟沙星、左氧氟沙星；克林霉素、林可霉素等）合用，可使茶碱清除率降低，血药浓度升高，甚至出现毒性反应，其中尤以与红霉素、依诺沙星合用作用更显著。故与以上药物合用时，本品应适当减量或监测其血药浓度。

（5）与西咪替丁合用，可使本品在肝脏的清除率降低，血药浓度升高，甚至出现毒性反应。

（6）与别嘌醇合用，可使本品血药浓度升高，并引起恶心、呕吐、心悸等不良反应。

（7）普罗帕酮对本品代谢有竞争性抑制作用，可使茶碱血药浓度升高，甚至引起中毒，必要时适当调整本品用量。

（8）妥卡尼对本品代谢有轻度抑制作用，可使其清除率降低，半衰期延长。

（9）与咖啡因合用，可使本品的半衰期延长，其作用与毒性增强。

（10）与大蒜新素合用，可使茶碱代谢减慢，半衰期延长，合用时本品应减量。

（11）与口服避孕药合用，可使本品血浆清除率降低。

（12）与麻黄碱及其他拟交感胺类支气管扩张药合用，具有协同作用，但毒性也增加。

（13）与普萘洛尔等非选择性肾上腺素 β 受体阻断药合用，药理作用相互拮抗，本品的支气管扩张作用可能受到抑制，同时可使本品清除率降低，血药浓度升高。

（14）本品可提高心肌对洋地黄类药物的敏感性，合用时洋地黄毒性增强。

（15）与氟烷合用，易导致心律失常。

（16）硫酸镁可拮抗本品所致的室性心律失常。

（17）与碱性药物合用，可使本品排泄减少。

（18）与酸性药物合用，可使本品排泄增加。

（19）与稀盐酸合用，可使本品在小肠的吸收减少。

（20）活性炭可吸附肠道内的本品及其代谢物，从而使茶碱血药浓度降低。

（21）与泼尼松合用，可使本品的生物利用度降低。

（22）与巴比妥类、利福平、卡马西平及其他肝微粒体酶诱导药合用，可使茶碱的代谢和清除加速，血药浓度降低。

（23）与异丙肾上腺素、异烟肼、呋塞米合用，可使本品的血药浓度降低。

（24）与苯妥英钠合用，可使本品代谢加速，两者血药浓度均降低，合用时本品用量应酌情增加，并监测血药浓度。

（25）与锂盐合用时，可加速肾脏对锂的排出，使锂剂疗效降低。

（26）本品可使青霉素灭活、失效。

（27）与氯胺酮合用，可降低机体的惊厥阈值，从而促发惊厥。

9.规格

片剂：50mg；100mg；200mg。缓释片：100mg。肠溶片：50mg；100mg；200mg。注射剂（肌内注射用）：2mL：125mg；2mL：250mg；2mL：500mg。注射剂（静脉注射用）：2mL：250mg；

2mL:500mg;10mL:250mg。氯化钠注射液:100mL(无水茶碱200mg、氯化钠900mg)。注射用氨茶碱:250mg;500mg。栓剂:250mg;360mg。

(二)茶碱

1.其他名称

埃斯马隆、舒弗美、二氧二甲基嘌呤、葆乐去辉、长效茶碱、希而文、优舒特。

2.药理作用

本品对呼吸道平滑肌有直接松弛作用。其作用机理比较复杂,过去认为通过抑制磷酸二酯酶,使细胞内 cAMP 含量增研所致。近来认为茶碱的支气管扩张作用部分是由于内源性肾上腺素与去甲肾上腺素释放的结果,此外,茶碱是嘌呤受体阻滞剂,能对抗腺嘌呤等对呼吸道的收缩作用。茶碱能增强膈肌收缩力,尤其在膈肌收缩无力时作用更显著,因此有益于改善呼吸功能。

3.适应证

(1)适用于支气管哮喘、急性支气管炎、喘息型支气管炎、阻塞性肺气肿等,以缓解喘息症状。也适用于慢性支气管炎和肺气肿伴有的支气管痉挛的症状。

(2)可用于心源性哮喘、心源性水肿。

(3)还可用于胆绞痛。

4.用法用量

(1)成人

口服给药:①片剂:一次 100～200mg,一日 300～600mg;极量:一次 300mg,一日 1g。②缓释片:病情稳定或非急性哮喘状态的患者,起始剂量为一次 400mg,一日 1 次,晚间用 100mL 开水送服。根据疗效、血药浓度及患者对药物耐受情况调整剂量,可以每隔 3 日增加 200mg,但最大剂量一日不超过 900mg,分 2 次服用。③控释片:一次 100～200mg,一日 200～400mg。④缓释胶囊:一般一日 200mg,病情较重者或慢性患者加服 200mg(上午 8～9 点),但需根据个体差异,从小剂量开始,逐渐增加用量。最大用量不宜超过一日 600mg。剂量较大时,可每日早晚 2 次分服,并尽量根据血药浓度调整剂量。⑤控释胶囊:一次 200～300mg,每 12h 1 次。

静脉滴注:使用本品葡萄糖注射液,一次 200mg,一日 1～2 次,每次滴注时间不得小于0.5 h。

(2)儿童

口服给药。①缓释片:12 岁以下儿童,一日 10～16mg/kg,分 2 次服。12 岁以上儿童,用法用量同成人。②缓释胶囊:3 岁以上儿童可按 100mg 开始治疗,一日最大剂量不应超过 10mg/kg。③控释胶囊:1～9 岁一次 100mg,9～12 岁一次 200mg,12～16 岁一次 200mg,均为每 12h 1 次。

5.不良反应

(1)口服可致胃灼热、恶心、呕吐、心律失常、食欲缺乏、腹胀,还可见血清尿酸测定值增高;长期服用可致头痛、失眠及心悸。

(2)局部刺激性大,肌内注射可引起局部疼痛、红肿,治疗量时可致失眠或不安。

6.禁忌

(1)对本品及其衍生物过敏者。

(2)活动性消化性溃疡患者。

(3)未经控制的惊厥性疾病患者。

(4)急性心肌梗死伴血压下降者。

(5)未治愈的潜在癫痫患者。

7.注意事项

(1)静脉滴注时,应避免与维生素 C、促皮质素、去甲肾上腺素、四环素类盐酸盐配伍。

(2)使用本品时应避免饮用含大量咖啡因的饮料,避免大量食用巧克力,以避免增加本品的不良反应。

(3)本品缓释制剂不适用于哮喘持续状态或急性支气管痉挛发作的患者。

(4)控释片的药片结构特殊,勿碎嚼,否则会破坏其疗效;控释胶囊应整个吞服,或将胶囊中的小丸倒入温水中吞服。

(5)本品代谢慢,用药剂量应个体化。

(6)餐后服用肠溶片可改善胃部不适。

(7)本品可致心律失常,或使原有的心律失常恶化,对心律异常者或心律有任何显著变化者均应进行监测。

(8)治疗量的本品导致失眠不安时,可用镇静药对抗。

(9)以下情况应慎用:①高血压患者。②心律失常患者。③急性心肌损伤患者。④心肌梗死患者。⑤心力衰竭患者。⑥冠状动脉硬化患者。⑦肺源性心脏病患者。⑧甲状腺功能亢进者。⑨低氧血症患者。⑩持续高热者。⑪有癫痫病史者。⑫有消化性溃疡病史者。⑬胃炎患者。⑭肝、肾疾病患者。⑮酒精中毒者。⑯本药清除率降低者。⑰肥胖者。

(10)FDA 对本药的妊娠安全性分级为 C 级。

8.药物相互作用

(1)某些抗菌药物(如大环内酯类的红霉素、罗红霉素、克拉霉素、醋竹桃霉素;喹诺酮类的依诺沙星、环丙沙星、氧氟沙星;克林霉素林可霉素等)、美西律、西咪替丁、雷尼替丁、别嘌醇(大剂量)、卡介苗、流感病毒疫苗可降低本品清除率,增高其血药浓度,甚至出现毒性,其中尤以依诺沙星最为显著。当与上述药物合用时,本品应适当减量。

(2)地尔硫䓬、维拉帕米、咖啡因、己酮可可碱、氟康唑、他克林、噻苯达唑、噻氯匹定、维洛沙嗪、双硫仑、羟乙茶碱、普萘洛尔、口服避孕药、黄嘌呤类药等可增强本品的作用和毒性。

(3)本品与沙丁胺醇合用有协同作用,同时也增加不良反应。

(4)与麻黄碱及其他拟交感胺类支气管扩张药合用可使毒性增强。

(5)阿糖腺苷可升高本品的血药浓度。

(6)抗甲状腺药可减慢机体对本品的代谢,从而使本品血药浓度升高,作用增强。

(7)干扰素可降低本品的清除率。

(8)本品能增强呋塞米的利尿作用。

(9)本品与利舍平合用,可使心率加快。

（10）本品与非选择性肾上腺素β受体阻断药有拮抗作用，此外，合用时本品的清除率会降低。

（11）稀盐酸、硫糖铝可减少本品的吸收。

（12）氨鲁米特可增加本品的清除率。

（13）巴比妥类（如苯巴比妥、戊巴比妥）、苯妥英、卡马西平及其他肝微粒体酶诱导剂，可增加本品的肝脏代谢，加快其清除；同时，本品也干扰苯妥英的吸收，导致两者血药浓度均下降，合用时应调整剂量。

（14）活性炭、磺吡酮、利福平、甲状腺激素、异丙肾上腺素（静脉注射）可降低本品的血药浓度。

（15）与锂盐合用，可使锂盐的肾排泄增加，影响锂盐的作用。

9.规格

片剂：100mg；250mg；400mg。控释片：100mg；250mg；400mg。缓释胶囊（以无水茶碱计）：50mg；100mg；200mg；300mg。控释胶囊：50mg；100mg；200mg；300mg。葡萄糖注射液：100mL（茶碱200mg、葡萄糖5g）。

（三）二羟丙茶碱

1.其他名称

阿圣诺奇、胺羟丙茶碱、奥苏芬、澳苏芬、喘定、二羟丙茶碱、济民克定、舒也、双羟丙茶碱、天泉息宁、新赛林。

2.药理作用

本品平喘作用比茶碱稍弱，心脏兴奋作用仅为氨茶碱的 1/20～1/10，对心脏和神经系统的影响较小，尤适用于伴心动过速的哮喘患者。本品对呼吸道平滑肌有直接松弛作用，其作用机制与茶碱相同。过去认为通过抑制磷酸二酯酶，使细胞内 cAMP 含量提高所致。近年认为茶碱的支气管扩张作用部分是由于内源性肾上腺素与去甲肾上腺素释放的结果。此外，茶碱是嘌呤受体阻滞剂，能对抗腺嘌呤等对呼吸道的收缩作用。茶碱能增强膈肌收缩力，尤其在膈肌收缩无力时作用更显著，因此有助于改善呼吸功能。

3.适应证

用于支气管哮喘、喘息型支气管炎、阻塞性肺气肿等喘息症状的缓解。也可用于心源性哮喘，尤适用于伴有心动过速以及不能耐受茶碱的哮喘患者。

4.用法用量

（1）成人

口服给药：一次 100～200mg，一日 3 次。一次最大量为 500mg。

肌内注射：一次 250～500mg，一日 3～4 次。

静脉注射：一次 250～500mg，一日 3～4 次。注射时应加入 25％（或 50％）葡萄糖注射液 20～40mL 中，于 15～20min 徐缓注入。

静脉滴注：一次 250～750mg，加入 5％（或 10％）葡萄糖注射液或生理盐水中静脉滴注，一日总量小于 2g。

直肠给药：一次 250～500mg，一日 2～3 次。

肌酐清除率(Ccr)为 50mL/min 的患者,用药剂量为肾功能正常者的 75%;Ccr 为 10～50mL/min 的患者,用药剂量为肾功能正常者的 50%;Ccr 为 10mL/min 以下的患者,用药剂量为肾功能正常者的 25%。血液透析时的剂量为常规剂量的 1/3。

(2)儿童:使用本品氯化钠注射液时,一次 2～4mg/kg,缓慢静脉滴注。

5.不良反应

(1)心血管系统:可引起心悸、心动过速、期前收缩、显著的低血压、面部潮红、室性心律失常等,严重者可出现心力衰竭。

(2)中枢神经系统:可引起头痛、烦躁、易激动、失眠、兴奋过度等,甚至导致阵挛性的、全身性的癫痫发作。

(3)代谢及内分泌系统:可导致高血糖。

(4)泌尿生殖系统:可引起蛋白尿、肉眼或镜下血尿以及多尿症状。

(5)胃肠道:可引起口干、恶心、呕吐、上腹疼痛、呕血、腹泻、食欲减退等。

6.禁忌

(1)对本品或其他茶碱类药过敏者。

(2)活动性消化性溃疡患者。

(3)未经控制的惊厥性疾病患者。

7.注意事项

(1)哮喘急性严重发作的患者不宜首选本品。

(2)茶碱类药物可致心律失常和(或)使原有的心律失常恶化;若患者心率过快和(或)有其他心律的任何异常改变均应密切注意。

(3)正使用其他黄嘌呤衍生物的患者慎用本品。

(4)用量需根据患者的症状和反应进行调整。

(5)静脉滴注太快可引起一过性低血压和周围循环衰竭。

(6)以下情况应慎用:①严重心脏病(包括充血性心力衰竭、急性心肌损害、肺源性心脏病等)患者。②高血压患者。③严重低氧血症患者。④青光眼患者。⑤甲状腺功能亢进者。⑥持续发热患者。⑦有消化性溃疡病史者。⑧肝脏疾病患者。⑨肾脏疾病患者。⑩酒精中毒者。

8.药物相互作用

(1)本品与麻黄碱或其他拟交感胺类支气管扩张药合用会产生协同作用。

(2)与苯妥英钠、卡马西平、西咪替丁、咖啡因或其他黄嘌呤类药等合用,可增加本品作用和毒性。

(3)与克林霉素、林可霉素及某些大环内酯类、喹诺酮类抗生素合用时,可降低本品在肝脏的清除率,使血药浓度升高,甚至出现毒性反应,应在给药前后调整本品的用量。

(4)丙磺舒能升高本品的血药浓度,有导致过量中毒的危险,还会与本品竞争肾小管分泌,使本品半衰期延长。

(5)与普萘洛尔合用时,本品的支气管扩张作用可能受到抑制。

(6)碳酸锂可加速本品清除,使本品疗效降低。本品还可使锂的肾排泄增加,影响锂盐的作用。

9.规格

片剂:100mg;150mg;200mg;250mg。糖浆剂:5mL:100mg。栓剂:50mg;500mg;750mg。注射用二羟丙茶碱:250mg;500mg;750mg。注射液:1mL:250mg;2mL:250mg;1mL:500mg。氯化钠注射液:100mL(二羟丙茶碱250mg、氯化钠900mg)。葡萄糖注射液:100mL(二羟丙茶碱250mg、葡萄糖5g);250mL(二羟丙茶碱250mg,葡萄糖12.5g)。

(四)多索茶碱

1.其他名称

安铭、多索茶碱、达复啉、多速舒、菲乐欣、菲特艾斯、福路康、健方能、绿萌、迈平希、纳德来、宁彤欣、枢维新、舒志、帅安、索利安、西索欣、喜思诺、新茜平、新西平、奕利、益索。

2.药理作用

本品是甲基黄嘌呤的衍生物,为支气管扩张药,可通过抑制平滑肌细胞内的磷酸二酯酶发挥松弛支气管平滑肌、抑制哮喘的作用。其松弛支气管平滑肌痉挛的作用较氨茶碱强10～15倍,并具有茶碱所没有的镇咳作用。本品无腺苷受体阻断作用,故与茶碱相比,较少引起中枢、胃肠道及心血管等肺外系统的不良反应,但大剂量给药仍可引起血压下降等。另外,体内外研究证实本品还具有抑制血小板活化因子(PAF)诱导的支气管收缩以及继发的血栓素 A_2 生成的作用。在大鼠体内研究中发现本药可抑制 PAF 诱导的胸膜炎及渗出,还可抑制白三烯 C_4 的生成。

3.适应证

用于支气管哮喘、喘息型支气管炎及其他支气管痉挛引起的呼吸困难。

4.用法用量

成人常规剂量如下:

(1)口服给药:①片剂:一次200～400mg,一日2次,餐前或餐后3h服用。②胶囊剂:一次300～400mg,一日2次。③颗粒剂:一次200～400mg,一日2次。④口服溶液:一次200～400mg,一日2次。

(2)静脉注射:一次200mg,每12h1次,以25%或50%葡萄糖注射液稀释至40mL缓慢静脉注射,时间应在20min以上,5～10d为一疗程。

(3)静脉滴注:将本品300mg加入5%葡萄糖注射液或生理盐水注射液100mL中,缓慢静脉滴注,滴注时间不少于0.5h,一日1次,5～10d为一疗程。

5.不良反应

少数患者服药后有心悸、窦性心动过速、上腹不适、食欲缺乏、恶心、呕吐、兴奋、失眠等症状。如过量服用可出现严重心律不齐、阵发性痉挛危象。

6.禁忌

(1)对本品或黄嘌呤衍生物类药过敏者。

(2)急性心肌梗死患者。

(3)哺乳期妇女。

7.注意事项

(1)茶碱类药物个体差异较大,应根据患者病情变化确定给药剂量及方法,必要时应监测血药浓度(如在增大使用剂量时,应注意监测血药浓度,$2\mu g/mL$ 及以上浓度为中毒浓度)。

(2)本品不应与其他黄嘌呤类药物合用;与麻黄碱或其他肾上腺素类药物合用时须谨慎;与 A 组抗结核药物(如依诺沙星、环丙沙星)合用时宜减量。建议用药时避免饮用含咖啡因的饮料或食品。

(3)用药时应避免滥用酒精类制品。

(4)以下情况应慎用:①胃、十二指肠溃疡等消化性溃疡患者。②慢性肺心病患者。③严重低氧血症者。④高血压患者。⑤甲状腺功能亢进患者。⑥肝病患者。⑦肾功能不全或合并感染的患者。

8.药物相互作用

巴比妥类、大环内酯类药(如红霉素)对本品代谢的影响不明显。

9.规格

片剂:200mg;300mg;400mg。胶囊剂:200mg。散剂:200mg。颗粒剂:5g:200mg。口服溶液:10mL:200mg;100mL:200mg。注射用多索茶碱:100mg;200mg。注射液:10mL:100mg。氯化钠注射液:100mL(多索茶碱 300mg、氯化钠 900mg)。葡萄糖注射液:100mL(多索茶碱 300mg、葡萄糖 5g);250mL(多索茶碱 300mg、葡萄糖 12.5g)。

四、过敏介质阻释剂

(一)色甘酸钠

1.其他名称

色羟丙钠、咳乐钠、色甘酸二钠、色苷酸钠、咽泰、色苷酸二钠、喘可平。

2.药理作用

稳定肥大细胞膜,阻止细胞膜裂解和脱颗粒,从而抑制组胺、5-HT 及慢反应物质的释放。主要用于预防季节性哮喘发作,但本药奏效慢,数日甚至数周后才收到防治效果,对正在发作哮喘者无效。本药用于过敏性鼻炎和季节性花粉症,能迅速控制症状。外用于湿疹及某些皮肤瘙痒也有显著疗效。对运动性哮喘的疗效较好。

3.适应证

(1)可用于预防各型哮喘发作。

(2)可用于过敏性鼻炎、季节性花粉症、春季角膜炎、结膜炎、过敏性湿疹及某些皮肤瘙痒症。

(3)可用于溃疡性结肠炎和直肠炎。

4.用法用量

(1)成人

吸入给药:①支气管哮喘:干粉吸入:一次 20mg,一日 4 次;症状减轻后,一日 40～60mg;维持量,一日 20mg。气雾吸入:一次 3.5～7mg,一日 3～4 次,一日最大剂量 32mg。②过敏性鼻炎:每侧一次 10mg,一日 4～6 次。

经眼给药:季节性花粉症和春季过敏性角膜结膜炎:2% 滴眼液,每侧一次 2 滴,一日 4 次,重症可增加到一日 6 次。在好发季节提前 2～3 周使用。

外用:过敏性湿疹及皮肤瘙痒症:5%～10% 软膏涂患处。

直肠给药。溃疡性结肠炎、直肠炎，灌肠，一次 200mg。

（2）儿童

吸入给药。①支气管哮喘：干粉吸入，5 岁以上儿童用成人量，不能吸粉剂的幼儿避免使用。气雾吸入：6 岁以上儿童，一日吸 2 次，剂量同成人。6 岁以下儿童，很难做到使患儿协调吸药，故较少选用本品。②过敏性鼻炎。干粉吸入：6 岁以上儿童，每侧一次 10mg，一日 2～3 次。

经眼给药：4 岁及 4 岁以上儿童结膜炎，4％溶液，一次 1～2 滴，一日 4～6 次。

5.不良反应

（1）偶见排尿困难、尿急、尿痛、头晕、严重或持续性头痛、喘鸣加重、关节痛或肿胀、肌痛或肌无力、恶心或呕吐、皮疹或皮肤瘙痒、口唇与眼睑肿胀、胸部紧束感、呼吸或吞咽困难等。

（2）少数患者喷雾吸入干粉可出现腭及咽喉干痒、呛咳、胸部紧迫感、鼻腔充血、支气管痉挛，甚至诱发哮喘。

（3）对少数用滴鼻液、滴眼液的患者，初用时有局部刺激感。

6.禁忌对本品过敏者禁用。

7.注意事项

（1）由于本品系预防性地阻断肥大细胞脱颗粒，而非直接舒张支气管，因此对于季节性外源性过敏原引起的支气管哮喘病例应在支气管哮喘好发时期前 2～3 周使用本品。运动性哮喘可在运动前 15min 给药。

（2）极少数人在开始用药时出现哮喘加重，此时可先吸入少许扩张支气管的气雾剂，如异丙肾上腺素、沙丁胺醇。

（3）原来用肾上腺皮质激素或其他平喘药治疗者，用本品后应继续用原药至少 1 周或至症状改善后，才能逐渐减量或停用原用药物。

（4）获明显疗效后，可减少给药次数。如需停药，亦应逐步减量后再停，不能突然停药，以防哮喘复发。

（5）本品对伴有肺气肿或慢性支气管炎的患者，疗效有限。对急性哮喘和哮喘持续状态无效。故如遇急性发作，应立即以常规方法治疗，并停用本药。

（6）哮喘持续发作及严重呼吸困难者，色甘酸钠吸入不属首选治疗，应先用解痉药物或皮质激素以控制症状。

（7）FDA 对本药的妊娠安全性分级为 B 级。

8.药物相互作用

（1）与异丙肾上腺素合用可提高疗效。

（2）与糖皮质激素合用可增强治疗支气管哮喘的疗效。

（3）与氨茶碱合用可减少茶碱用量，并提高止喘疗效。

9.规格

吸入用色甘酸钠胶囊剂：20mg。气雾剂：14g：700mg（每揿含色甘酸钠 3.5mg）；19.97g：700mg（每揿含色甘酸钠 5mg）。软膏剂：5％～10％。滴眼剂：8mL：160mg。胶囊剂：20mg。滴鼻剂：2％～4％。

(二)酮替芬

1.其他名称

甲哌噻庚酮、克脱盼、噻苯酮、噻喘酮、噻地酮、酮替酚、噻哌酮、萨地酮、甲哌庚酮。

2.药理作用

本品属于致敏活性肥大细胞或嗜碱性粒细胞的过敏介质释放抑制剂。具有保护肥大细胞或嗜碱性粒细胞的细胞膜,使之在变应原攻击下,减少膜变构,减少释放过敏活性介质的作用,故亦有肥大细胞膜保护剂之称。

此药兼具变态反应病的预防及治疗双重功能。并有较强的 H_1 受体拮抗作用,故亦可将之看作抗组胺药,它的 H_1 受体拮抗作用为氯苯那敏的 10 倍,且作用时间较长。还有抑制白三烯的功能,故除对皮肤、胃肠、鼻部变态反应有效外,对于支气管哮喘亦有较好的作用。但本药亦有一定的中枢抑制作用及抗胆碱能作用。

3.适应证

(1)本品可用于由 IgE 介导的多种变态反应性疾病,如多种(外源性、内源性和混合型)支气管哮喘(尤其适用于过敏性哮喘,混合型次之,感染型约半数以上有效)、喘息型支气管炎、过敏性咳嗽过敏性鼻炎、花粉症、过敏性结膜炎、急性或慢性荨麻疹、异位性皮炎、接触性皮炎、光敏性皮炎、食物变态反应、药物变态反应、昆虫变态反应等。对由免疫复合物引起的血管炎性病变(如过敏性紫癜等)也有一定疗效。

(2)本品鼻腔喷雾剂及滴鼻液仅用于过敏性鼻炎。

(3)本品滴眼液仅用于过敏性结膜炎。

4.用法用量

(1)成人

口服给药:一次 1mg,早晚各 1 次。对嗜睡明显者,可仅于晚上睡前服 1mg。一日最大剂量为 4mg。

经眼给药:过敏性结膜炎:本品滴眼液滴眼,一次 1～2 滴,一日 4 次(早、中、晚及睡前各 1 次)。

经鼻给药:①滴鼻液:一次 1～2 滴,一日 1～3 次。②鼻腔喷雾剂:一次 0.15～0.3mg,一日 1～3 次。

(2)儿童:口服给药。不同年龄患者分别为:4～6 岁,一次 0.4mg;6～9 岁,一次 0.5mg;9～14 岁,一次 0.6mg。均为一日 1～2 次。

5.不良反应

(1)本品有与抗组胺药物相类似的中枢抑制作用,服后可出现困倦感、乏力感等,但在程度上比大多数传统的抗组胺药为轻。一般出现于用药初期,不必停药,持续用药一段时间后,中枢抑制作用即逐步减轻乃至消失。

(2)少数患者于服药后有口干、恶心、胃肠不适等反应,但随着用药时间延长,症状亦可逐渐缓解。

(3)个别患者于服药后可出现过敏症状,主要表现为皮疹瘙痒、局部皮肤水肿等。如遇此情况应及时停药。

6.禁忌

(1)对本品过敏者禁用。

(2)3岁以下儿童禁用。

7.注意事项

(1)本品起效缓慢,不能用于哮喘急性发作以及哮喘持续状态。治疗支气管哮喘时,一般需连续用药2～4周才出现缓解作用。

(2)用药期间应避免驾驶、高空作业或操作精密仪器等需要精力高度集中的工作。

(3)用于预防哮喘发作时,在使用本品治疗的同时不应中断原来的抗哮喘治疗。治疗过程中,如出现严重支气管感染,必须给予抗生素治疗。

(4)出现严重不良反应时,可暂将剂量减半,待不良反应消失后再恢复原剂量。

(5)经眼给药后,如出现过敏及角膜糜烂等现象,应中止用药。

(6)FDA对本药的妊娠安全性分级为C级。

8.药物相互作用

(1)本品与抗组胺药物合用有一定协同作用,当用抗组胺药效果不满意时,可考虑合用本品。

(2)本品可增加阿托品类药物的阿托品样不良反应。

(3)与镇静催眠药合用时,可增强困倦、乏力等症状,应避免合用。

(4)与激素配伍给药时,可明显减少激素的用量。

(5)与口服降血糖药合用时,少数糖尿病患者可见血小板减少,应避免合用。

9.规格

片剂:0.5mg;1mg。胶囊剂:0.5mg;1mg。口服溶液:5mL:1mg。滴眼液:5mL:2.5mg。滴鼻液;10mL:15mg。气雾剂:24.5mg。鼻腔喷雾剂:15mL:16.7mg。

五、肾上腺皮质激素

(一)倍氯米松

1.其他名称

倍氯美松、倍氯松、必咳松、氯倍他美松二丙酸酯、诺可松、倍乐松、安得欣。

2.药理作用

本品是一种合成的作用较强的肾上腺皮质激素,具有抗感染、抗过敏及止痒等作用,能抑制支气管分泌,消除支气管黏膜肿胀,解除支气管痉挛。药理研究表明,本品局部收缩微血管作用为氢化可的松的5 000倍,局部抗感染作用是氟氢松和去炎松的5倍,其潴钠作用很弱,也无雄激素、雌激素及蛋白同化激素样作用,对体温和排尿也无明显影响。因此,局部应用不会抑制人体肾上腺皮质功能,也不会导致皮质功能紊乱而产生不良反应。

3.适应证

(1)本品气雾剂、粉雾剂或鼻喷雾剂适用于过敏性鼻炎、支气管哮喘等过敏性疾病。

(2)本品乳膏及软膏适用于过敏性与炎症性皮肤病和相关疾病,如湿疹、过敏性皮炎、接触性皮炎、神经性皮炎、扁平苔藓、盘状红斑狼疮、掌跖脓疱病、皮肤瘙痒、银屑病等。

4.用法用量

(1)成人

气雾吸入：一般一次 50～250μg，一日 3～4 次，一日最大量一般不超过 1mg。重症用全身性皮质激素控制后再用本品治疗，一日最大量不超过 1mg。

粉雾吸入：一次 200μg，一日 3～4 次。

鼻腔喷雾：一次一侧 100μg，一日 2 次；也可一次一侧 50μg，一日 3～4 次。一日最大量一般不超过 400μg。

外用：一日涂患处 2～3 次，必要时予以包扎。

(2)儿童

气雾吸入：用量按年龄酌减，一日最大量一般不超过 400μg，症状缓解后逐渐减量。

粉雾吸入：一次 100μg，一日 3～4 次。

鼻腔喷雾：6 岁以上儿童用法用量同成人。

5.不良反应

(1)少数患者使用气雾剂可有刺激感，口腔、咽喉部念珠菌感染，还可因变态反应引起皮疹。此外，偶见口干及声音嘶哑。

(2)少数患者使用鼻喷雾剂有鼻咽部干燥或烧灼感、喷嚏或轻微出血，极个别患者可见鼻中隔穿孔、眼压升高或青光眼。

(3)使用软膏易引起局部红斑、灼热、丘疹、痂皮等。长期用药可出现皮肤萎缩、毛细血管扩张、多毛、毛囊炎等。

6.禁忌

(1)对本品过敏者以及对其他皮质激素有过敏史者禁用。

(2)本品乳膏及软膏禁止经眼给药，也禁用于细菌、真菌及病毒感染性疾病患者。

7.注意事项

(1)本品气雾剂仅用于慢性哮喘，哮喘急性发作时应首先使用水溶性皮质激素或支气管扩张药和抗组胺药，待急性症状控制后再改用本品维持治疗。

(2)用药后应在哮喘控制良好的情况下逐渐停用口服皮质激素，一般在本品气雾剂治疗 4～5d 后才缓慢减量停用。

(3)本品气雾剂用药后漱口可减轻刺激感，长期吸入出现口腔、咽喉部白色念珠菌感染时，可局部给予抗真菌治疗。

(4)鼻腔和鼻窦伴有细菌感染时，应给予适当的抗菌治疗。

(5)虽然本品鼻喷雾剂可控制季节性鼻炎的大多数症状，但当受到夏季异常的变应原诱发时(尤其是有眼部症状时)，应同时采用其他治疗措施。

(6)肺结核患者慎用。

(7)FDA 对本药的妊娠安全性分级为 C 级。

8.药物相互作用

(1)本品可能影响人甲状腺对碘的摄取、清除和转化。

(2)胰岛素能与本品产生拮抗作用，糖尿病患者应注意调整用药剂量。

9.规格

气雾剂:50μg×200揿;250μg×200揿。粉雾剂:100μg;200μg。软膏剂:10g:2.5mg。霜剂:0.025%;0.05%。

(二)布地奈德

1.其他名称

布德松、丁地去炎松、布地缩松、布地奈德、英福明、吉舒、拉埃诺考特、乐冰、雷诺考特、泼米考特得宝、普米克、普米克都保、普米克令舒、英福美。

2.药理作用

本品为局部应用的不含卤素的肾上腺皮质激素类药物,具有抗感染、抗过敏、止痒及抗渗出的作用。本品能缓解速发及迟发过敏反应所引起的支气管阻塞,对高反应性患者能降低气道对组胺和醋甲胆碱的反应,还可有效地预防运动性哮喘的发作。吸入本品具有与倍氯米松相似的局部抗感染作用。本品的糖皮质激素作用较强.而盐皮质激素作用较弱。动物实验证明,本品对糖皮质激素受体的亲和力为可的松的 200 倍,局部应用时抗感染作用为可的松的 1 000 倍,而皮下用药和口服的抗感染作用只比可的松分别强 40 倍和 25 倍。同口服糖皮质激素相比,在达到抗哮喘的等效剂量时,吸入型糖皮质激素的全身性作用较低。

3.适应证

(1)适用于糖皮质激素依赖性或非依赖性的支气管哮喘和喘息型支气管炎,可减少口服肾上腺皮质激素的用量,有助于减轻肾上腺皮质激素的不良反应。

(2)适用于慢性阻塞性肺疾病患者,减缓第一秒用力呼气量(FEV_1)的加速下降。

(3)可用于治疗季节性或常年发生的过敏性鼻炎、血管运动性鼻炎,对症治疗鼻息肉,鼻息肉切除后预防息肉再生。

4.用法用量

(1)成人

气雾吸入:严重支气管哮喘和停用(或减量使用)口服糖皮质激素的患者,剂量应个体化。开始剂量:较轻微的患者,一次 0.1～0.4mg,早晚各 1 次。较严重的患者,一次 0.2～0.4mg,一日 4 次。维持剂量:一次 0.2～0.4mg,一日 2 次。

粉雾吸入:①支气管哮喘:治疗哮喘时剂量应个体化。根据患者原先的治疗情况酌用。②慢性阻塞性肺疾病:一次 0.4mg,一日 2 次。

鼻喷吸入:鼻炎及鼻息肉的预防和治疗,一日 256μg,可于早晨一次喷入(每侧 128μg),或早晚分 2 次喷入。在获得预期的临床效果后,减少用量至控制症状所需的最小剂量,以此作为维持剂量。

雾化吸入:将本品雾化混悬液经雾化器给药,起始剂量(或严重哮喘期或减少口服糖皮质激素时剂量)为一次 1～2mg,一日 2 次。维持剂量应个体化,推荐剂量为一次 0.5～1mg,一日 2 次。雾化时间和剂量取决于流速、雾化器容积和药液容量。本品雾化混悬液可与生理盐水、特布他林、沙丁胺醇、色甘酸钠或溴化异丙托品溶液混合使用。

(2)儿童

气雾吸入:在严重支气管哮喘和停用(或减量使用)口服糖皮质激素的患者,剂量应个体化。开始剂量:2～7岁,一日 0.2～0.4mg,分成 2～4 次使用。7 岁以上,一日 0.2～0.8mg,分成 2～4 次使用。维持剂量:减至最低剂量又能控制症状为准。

粉雾吸入:治疗支气管哮喘时剂量应个体化,根据患儿原先的治疗情况酌用。

鼻喷吸入:鼻炎的治疗,6 岁以上儿童用法与用量同成人。

雾化吸入:将本品雾化混悬液经雾化器给药,起始剂量(或严重哮喘期或减少口服糖皮质激素时剂量)为一次 0.5～1mg,一日 2 次。维持剂量应个体化,推荐剂量为一次 0.25～0.5mg,一日 2 次。

5.不良反应

(1)偶见速发或迟发的过敏反应,表现为皮疹、荨麻疹、接触性皮炎、血管神经性水肿和支气管痉挛等。

(2)喉部有轻微刺激,喷吸后若不漱口腔和咽部,偶见咳嗽或声嘶,甚至可有口腔咽喉部白色念珠菌感染。

(3)偶可出现异常精神症状,表现为紧张、不安、抑郁、行为障碍等。

(4)偶见头痛、头晕、疲劳、味觉减弱、恶心、腹泻、体重增加等。

(5)原来使用口服皮质激素改用本品者,有可能发生下丘脑-垂体-肾上腺轴的功能失调。

(6)极少数患者使用鼻喷雾剂后,偶见鼻中隔穿孔和黏膜溃疡。

6.禁忌

(1)对本品过敏者禁用。

(2)中度及重度支气管扩张症患者禁用。

7.注意事项

(1)本品禁用于需更强效的治疗时的支气管痉挛初始阶段及需更强效的治疗时的哮喘急性发作。哮喘急性加重或重症患者不宜单用本品控制急性症状。

(2)本品见效慢,喷吸后其药效需待 2～3d 达到充分发挥,因此,口服皮质激素患者换为本品时,需要有数日过渡。转化期间如患者出现鼻炎、湿疹、肌肉及关节痛等症状时,可增加口服皮质激素的剂量。

(3)吸入本品之后应以净水漱洗口腔和咽部,以防感染真菌。

(4)极少数患者出现疲劳、头痛、恶心、呕吐时,可能是全身性激素缺乏的表现。

(5)以下情况应慎用:①气道有真菌、病毒或结核菌感染的患者。②孕妇及哺乳期妇女。

(6)FDA 对本药的妊娠安全性分级为:口服、直肠给药为 C 级;吸入为 B 级。

8.药物相互作用

(1)酮康唑能提高本品的血药浓度,其作用机制可能是抑制了细胞色素 P450 介导的布地奈德的代谢。

(2)西咪替丁可轻度影响口服本品的药代动力学,但无明显临床意义。

(3)与其他常用治疗哮喘的药物合用,未见不良反应发生率增高,也未见有临床意义的相互作用的报道。

9.规格

气雾剂:5mL:20mg(0.2mg×100 喷);10mL:10mg(0.05mg×200 喷);20mL:20mg(0.1mg×

200 喷)。鼻喷雾剂：32μg×120 喷；64μg×120 喷。雾化混悬液：2mL：0.5mg；2mL：1mg。吸入剂：0.1mg×200 吸。

(三)曲安奈德

1.其他名称

丙酮去炎松、丙酮缩去炎松、丙炎松、氟羟氢化泼尼缩丙酮、康纳可-A、曲安舒松、曲安缩松、去炎舒松、去炎松-A、去炎松缩酮、确炎舒松-A、曲安萘德、曲安缩酮、醋酸曲安萘德、丙酮酸去炎松、氟羟氢泼尼松龙、新亚富龙、康宁克通、艾福达、氟羟氢化泼尼松缩丙酮、确炎松-A、丙酮氟羟泼尼松龙、丙酮缩去炎舒松、颐静。

2.药理作用

本品为中效糖皮质激素，作用与曲安西龙相似，具有抗感染、抗过敏等作用。本品能增强内皮细胞、平滑肌细胞、溶酶体膜的稳定性，抑制免疫反应，降低抗体合成，减少组胺的释放，降低抗原抗体结合时所激发的酶促反应。其水钠潴留作用微弱，而抗感染作用较强而持久。本品效力为曲安西龙的 4～8 倍，本品 4mg 的抗感染活性约相当于泼尼松龙 5mg 或氢化可的松 2mg。

3.适应证

适用于各种过敏性及炎症性疾病。

(1)外用于过敏性皮炎、神经性皮炎、湿疹、银屑病及脂溢性皮炎等皮质激素治疗有效的疾病

(2)注射剂可用于支气管哮喘、过敏性鼻炎、肩周炎、腱鞘炎、急性扭伤、类风湿关节炎等，也可用于瘢痕疙瘩、囊肿性痤疮、盘状红斑狼疮、斑秃等小面积损害的局部注射。

(3)鼻喷雾剂可用于预防和治疗常年性、季节性过敏性鼻炎和血管舒缩性鼻炎。

4.用法用量

(1)成人

肌内注射：①一般症状：一次 20～100mg，一周 1 次。②支气管哮喘：一次 40mg，每 3 周注射 1 次，5 次为一疗程，症状较重者可用 80mg。③过敏性鼻炎：一次 40mg，每 3 周注射 1 次，5 次为一疗程。

皮下注射：用量酌情决定，一般为 2.5～5mg。对皮肤病，可于皮损部位或分数个部位注射，每处剂量为 0.2～0.3mg，一日剂量不超过 30mg，一周总量不超过 75mg。

关节腔内注射：用量酌情决定，一般为 2.5～5mg。

下鼻甲注射：用于过敏性鼻炎，鼻腔先喷 1% 利多卡因液表面麻醉后，在双下鼻甲前端各注入 20mg，一周 1 次，4～5 次为一疗程。

扁桃体穴或颈前甲状软骨旁注射：用于支气管哮喘，一周 1 次，5 次为一疗程，注射前先用少量普鲁卡因局麻。

局部外用：用本品软膏涂于患处，并轻揉片刻，一日 2～3 次。

经眼给药：一日 1～4 次。

经鼻给药：①鼻喷雾剂：一次每侧鼻孔 0.12mg(1 揿)，一日 1 次，症状得到控制时，可降至每侧鼻孔 0.055mg，一日 1 次。②醋酸盐鼻喷雾剂：建议用量为一日 1 次，一次每鼻孔 0.12mg(1 揿)。一日总量不超过 0.48mg(4 揿)。

(2)儿童

肌内注射:用于支气管哮喘时,6～12岁儿童用成人剂量的1/2,3～6岁儿童用成人剂量的1/3。

经鼻给药:①鼻喷雾剂:6～12岁儿童,一次每侧鼻孔0.055mg,一日1次,一日最大剂量为一次每侧鼻孔0.11mg,一日1次。12岁以上儿童同成人。②醋酸盐鼻喷雾剂:12岁以上儿童同成人。

5.不良反应

(1)长期、大面积使用本品可出现库欣综合征,表现为皮肤萎缩、毛细血管扩张、多毛、毛囊炎.痤疮、满月脸、高血压、骨质疏松、精神抑郁、伤口愈合不良以及增加对感染的易患性等。偶尔还可引起变态反应性接触性皮炎。

(2)注射时常见的不良反应有全身性荨麻疹、支气管痉挛、月经紊乱、视力障碍,少数患者出现双颊潮红现象。在皮损内局部注射可引起皮肤萎缩、出血或溃疡,并易吸收而引起全身性作用。在关节腔内注射可能引起关节损害。

(3)本品鼻喷雾剂可见鼻咽部干燥或烧灼感、喷嚏或鼻出血、咳嗽、咽炎、鼻炎、头痛等,极少数患者可能发生鼻中隔穿孔,罕见鼻咽部白色念珠菌感染(一旦发生应给予适当治疗并停药)。

(4)长期用于眼部可引起眼内压升高。

6.禁忌

(1)对本品成分及其他糖皮质激素过敏者禁用。

(2)全身或局部细菌或病毒感染(如病毒性、结核性或急性化脓性眼病,病毒性皮肤病)者禁用。

(3)以下情况均不宜使用:严重的精神病或有既往史者;癫痫;活动性消化性溃疡;新近接受胃肠吻合术;骨折;角膜溃疡;肾上腺皮质功能亢进;高血压;糖尿病;较重的骨质疏松。

7.注意事项

(1)不宜静脉注射,局部注射时不应太浅,每次用药总量不要过多。

(2)长期外用,可致耐药性。

(3)对并发细菌或真菌感染的皮肤病,应与相应的抗细菌或抗真菌药合用。鼻腔和鼻窦伴有细菌感染者使用本品鼻喷雾剂时,应同时进行抗菌治疗。

(4)对严重过敏性鼻炎患者,尤其是伴有过敏性眼部症状者使用本品鼻喷雾剂时应同时接受其他药物治疗。

(5)本品潴钠作用微弱,不宜用于肾上腺皮质功能减退的替代治疗。

(6)全身性用药改为局部用药可能伴随肾上腺功能衰竭症状,如关节及肌肉疼痛、疲劳和抑郁。以前长期使用激素治疗者改为局部用药时应特别注意控制急性肾上腺功能衰竭的发生。对患有哮喘以及别的需长期使用皮质激素药物的患者,系统皮质激素过快的降低,可能引起症状的恶化。

(7)以下情况应慎用:①肾功能不全。②青光眼。③呼吸道活动性结核病。④未治疗的真菌病。⑤鼻中隔溃疡、鼻部手术或创伤后慎用本品喷雾剂。

8.药物相互作用

(1)与避孕药或雌激素制剂合用,可增强本品疗效,同时也增加不良反应。

（2）与两性霉素 B 或碳酸酐酶抑制剂合用，可加重低钾血症。长期与碳酸酐酶抑制剂合用，易发生低血钙和骨质疏松。

（3）与强心苷合用，可增加洋地黄毒性及心律失常的发生率。

（4）与排钾利尿药合用，可致严重低血钾，并由于水钠潴留而减弱利尿药的排钠利尿效应。

（5）非甾体类抗感染镇痛药可加重本品的致溃疡作用。本品可增加对乙酰氨基酚的肝毒性。与水杨酸盐合用，可降低水杨酸盐的血药浓度。

（6）与蛋白质同化激素合用，可增加水肿的发生率，使痤疮加重。

（7）与抗胆碱能药（如阿托品）长期合用，可致眼压增高。

（8）三环类抗抑郁药可加重本品所致的精神症状。

（9）因本品可使糖尿病患者血糖升高，与降糖药（如胰岛素）合用时，应适当调整降糖药剂量。

（10）与免疫抑制药合用，可增加感染的危险性，并可能诱发淋巴瘤或其他淋巴细胞增生性疾病。

（11）本品鼻喷雾剂与其他皮质激素如去炎松同用时，可能增加对下丘脑-垂体-肾上腺的抑制作用，因此对正接受或最近接受去炎松或其他皮质激素治疗的患者，喷雾剂治疗时应谨慎。

（12）甲状腺激素可使本品代谢清除率增加，故与甲状腺激素或抗甲状腺药合用时，应适当调整本品剂量。

（13）本品可增加异烟肼在肝脏的代谢和排泄，降低其血药浓度和疗效。

（14）本品可促进美西律在体内代谢，降低其血药浓度。

（15）与生长激素合用，可抑制其促生长作用。

（16）与麻黄碱合用，可增强其代谢清除。

9.规格

注射液:1mL:5mg;1mL:10mg;5mL:50mg;5mL:200mg。软膏剂:0.025％;0.1％;0.5％。醋酸曲安奈德软膏:10g:2.5mg(0.025％)。霜剂:5g:5mg;15g:15mg。滴眼剂:0.025％;0.1％;0.5％。洗剂:0.025％;0.1％。气雾剂:每克含曲安奈德 0.147mg。鼻喷雾剂:6mL:6.6mg(每揿0.055mg)。醋酸曲安奈德鼻喷雾剂:10g:14mg(每揿 0.12mg)。

（四）丙酸氟替卡松

1.其他名称

氟替卡松、辅舒碟、辅舒良、辅舒良滴顺、辅舒酮、辅舒酮滴顺、辅舒酮纳顺、克廷肤。

2.药理作用

本品为糖皮质激素类药，具有较强的抗感染和抗过敏作用，能减轻哮喘症状及控制病情进展。其特点是与糖皮质激素受体的亲和力较高，局部抗感染作用较强。其局部抗感染作用机制尚不清楚，可能是通过抑制磷脂酶 A_2 而影响前列腺素、白三烯等炎性介质的合成，从而发挥抗感染作用。与其他糖皮质激素相比，本品具有较高的亲脂性，易在肺组织中摄取及储存，同时在肺部的作用时间更持久。

3.适应证

（1）本品气雾剂或干粉吸入剂用于哮喘的预防性治疗。

(2)本品鼻喷雾剂用于预防和治疗季节性过敏性鼻炎(包括花粉症)及常年性过敏性鼻炎。

(3)本品乳膏或软膏用于对糖皮质激素敏感的炎症性和瘙痒性皮肤病,如银屑病(泛发斑块型除外)、湿疹(包括特异性湿疹和盘状湿疹)、特应性皮炎、神经性皮炎等。

4.用法用量

(1)成人

吸入给药:①经口腔吸入:根据病情的严重程度采用的起始剂量不同,一次 $100\sim1\,000\mu g$,一日 2 次。通常初始剂量为:轻度哮喘,一次 $100\mu g$,一日 2 次。中度至较严重哮喘,一次 $250\sim500\mu g$,一日 2 次。随后应将剂量逐渐减少至可有效控制哮喘的最低剂量。②经鼻喷雾吸入:每侧一次 $100\mu g$,一日 1 次,早晨用药为好,部分患者一日需用 2 次(早晚各 1 次)。每侧一日最大剂量不超过 $200\mu g$ 。症状控制后,维持剂量为每侧一次 $50\mu g$,一日 1 次。

局部外用:于患处涂一薄层乳膏,一日 1 次。

(2)老年人:老年患者使用本品不需作特殊的剂量调整。

(3)儿童

吸入给药:①经口腔吸入:16 岁以上患儿:应用同成人。4~16 岁患儿:大部分患儿给予一次 $50\sim100\mu g$,一日 2 次,可良好控制哮喘;对未良好控制的患儿,可将剂量增加至一次 $200\mu g$,一日 2 次。随后应将剂量逐渐减少至可有效控制哮喘的最低剂量。②经鼻喷雾吸入:12 岁以上儿童:应用同成人。4~11 岁儿童:每侧一次 $50\mu g$,一日 1~2 次。每侧一日最大剂量不超过 $100\mu g$ 。

局部外用:1 岁及以上患儿,于患处涂一薄层乳膏,一日 1 次。症状控制(通常于 7~14d 内)后需减少用药频率至最低有效剂量。用药疗程应尽可能短,建议连续用药不超过 4 周。

5.不良反应

(1)可能引起反常性的支气管痉挛伴哮喘加重。

(2)可使发生严重或致死性水痘及麻疹病毒感染的危险性增加。

(3)部分患者可发生口腔及咽部白色念珠菌感染(鹅口疮)、声音嘶哑等。

(4)极少数患者出现潜在的嗜酸性粒细胞增加。

(5)罕见外周水肿、面部水肿、口咽部水肿以及局部过敏(包括皮肤过敏,如皮疹等)的报道。

(6)极罕见消化不良和关节痛的报道,但与本品的因果关系尚未建立。

(7)用吸入激素替代全身激素治疗时,可出现以前全身用药可控制的变态反应(如过敏性鼻炎、结膜炎、湿疹及关节炎等)。

(8)喷鼻剂常致头痛、鼻及喉部黏膜干燥、鼻出血,罕见鼻中隔穿孔。

(9)临床试验显示,成人外用后常见皮肤感染、感染性湿疹、病毒疣、单纯疱疹、脓疱疮、湿疹恶化、红斑、烧灼感、刺痛、皮肤刺激、瘙痒(或瘙痒恶化)、毛囊炎、水疱、手指麻痹、皮肤干燥等。儿童外用后常见烧灼感、暗黑色红斑、红斑疹、毛细血管扩张、风疹等,少见毛囊炎、痤疮样皮疹、色素减退、口周皮炎、接触性皮炎、继发感染、皮肤萎缩、皮纹等。

(10)外用本品治疗银屑病时,可出现耐药、诱发脓疱型银屑病、皮肤防御功能受损所致局部或全身毒性、停药后反跳(或复发)等不良反应,治疗期间应进行监测。

(11)局部用药的全身吸收患者可见库欣综合征、高血糖症或糖尿病。吸入型皮质激素可引起全身反应(尤其是大剂量长期给药时),包括肾上腺皮质功能减退、生长延迟、骨质密度降低、白内障及青光眼等。

6.禁忌

(1)对本品过敏者禁用。

(2)外用制剂禁用于玫瑰痤疮、寻常痤疮、酒糟鼻、口周皮炎、肛周及外阴瘙痒、原发性皮肤病毒感染(如单纯疱疹、水痘等)及细菌(或真菌)感染等患者。

(3)外用制剂禁用于1岁以下婴儿。

7.注意事项

(1)本品不适用于哮喘急性发作的治疗,而应作为哮喘的长期预防性治疗。用于预防性治疗哮喘时应强调本品与支气管扩张药不同,治疗初期患者自觉症状的改善可不明显,即使无症状时也应定期应用。用药期间不应骤然停药。

(2)治疗哮喘期间,如发生反常性支气管痉挛伴哮喘加重时应停药,并立即吸入速效支气管扩张药(如沙丁胺醇)缓解。如用于症状控制的短效 β_2 受体激动药(如沙丁胺醇)用量增加,提示哮喘恶化,此时应调整治疗方案。

(3)在哮喘控制情况下,应停用或减量使用其他的糖皮质激素。突发和进行性的哮喘恶化有潜在的致命危险,应增加本品剂量。必要时可采用全身激素治疗。

(4)本品鼻喷剂不宜用于酒糟鼻、鼻部手术及外伤后患者。

(5)局部使用本品不应采用封包疗法,也不应用于面部、腋下、腹股沟和尿布包裹处。治疗对糖皮质激素敏感的皮肤病时,不宜用于皮肤萎缩患者。若出现刺激,应立即停药并采取,适当的治疗措施。局部用药后如发生反馈性肾上腺抑制或 HPA 轴抑制,可采用延长给药间隔、应用低效力的其他糖皮质激素药替代及停药等措施。

(6)应用本品喷雾剂前应轻摇药瓶,同时注意按压喷嘴应与吸气同步,以使药物能有效吸入至肺部。年幼儿童可借助带有面罩的气雾剂吸入辅助装置给药。

(7)吸入本品之后应以净水漱洗口腔和咽部,以减少因吸入本品出现的口腔和咽部的念珠菌病、声音嘶哑。

(8)使用本品治疗期间如发生感染,则应给予抗生素或抗真菌治疗。如感染持续,应停药。

(9)以下情况应慎用:①肺结核(包括活动性肺结核及稳定期肺结核)患者。②全身性感染者(如真菌、细菌、病毒、寄生虫引起的全身感染)。③糖尿病患者。④过敏体质者。

8.药物相互作用

强效细胞色素 P450 酶抑制药(如酮康唑、利托那韦等)可抑制本品代谢,使其生物利用度及血药浓度增加,从而增加本品导致全身不良反应的危险性,如库欣综合征或反馈性 HPA 轴抑制。

9.规格

气雾剂:$50\mu g \times 60$ 揿;$50\mu g \times 120$ 揿;$125\mu g \times 60$ 揿;$125\mu g \times 120$ 揿。干粉吸入剂:$250\mu g$。鼻喷雾剂:0.05%(1 喷:$50\mu g$)。乳膏剂:0.05%(15g:7.5mg);0.05%(30g:15mg)。软膏剂:0.005%(15g:0.75mg);0.005%(30g:1.5mg)。

(五)糠酸莫米松

1.其他名称

艾洛松、艾戎松、爱洛松、芙美松、糠洛松、糠酸莫美松、摩弥齐、莫美达松、莫米松、内舒拿。

2.药理作用

本品是合成的中强效局部用糖皮质激素,其发挥局部抗感染作用的剂量不会引起全身作用。药物经皮肤(或鼻黏膜)吸收后,与细胞质中的糖皮质激素受体蛋白结合,发挥较强的抗感染、抗过敏、收缩血管、降低血管通透性、减少渗出、抑制细胞分裂和止痒等作用。本品具有作用强度增加而不良反应不成比例增加的特点。国外资料提示,与其他局部用糖皮质激素相比,本品具有较高的疗效,且不易引起皮肤(或鼻黏膜)萎缩或肾上腺皮质功能抑制等不良反应。

3.适应证

(1)鼻喷雾剂用于预防及治疗季节性或常年性过敏性鼻炎。

(2)鼻喷雾剂用于治疗鼻息肉。

(3)霜剂、软(乳)膏用于对糖皮质激素外用治疗有效的皮肤病,如接触性皮炎、特应性皮炎脂溢性皮炎、湿疹、神经性皮炎、银屑病、扁平苔藓、盘状红斑狼疮等瘙痒性及非感染性炎性皮肤病。

(4)口腔干粉吸入剂用于预防性治疗哮喘。

4.用法用量

(1)成人

局部给药:取适量均匀涂搽于皮肤患处,一日1次。

经鼻给药:季节性或常年性过敏性鼻炎,常用推荐剂量为每侧鼻孔一次0.1mg(2喷),一日1次,如症状未控制,可增至每侧鼻孔一次0.2mg(4喷),待症状控制后,减量至每侧鼻孔一次0.05mg(1喷)维持治疗。

(2)儿童:经鼻给药治疗季节性或常年性过敏性鼻炎,3～11岁患儿,常用推荐剂量为每侧鼻孔一次。0.05mg(1喷),一日1次。

5.不良反应

(1)本品耐受性良好,皮肤局部用药偶见烧灼感、瘙痒、刺痛等局部刺激反应。长期大量局部用药,可发生皮肤萎缩、毛细血管扩张、痤疮样皮炎、口周皮炎、多毛症、皮肤条纹状色素沉着或减退以及增加对感染的易患性。长期大面积用药还可致肾上腺皮质功能抑制。

(2)经鼻喷给药后,与本品有关的不良反应有:①成人及青少年患者:鼻出血(包括明显出血、带血黏液、血斑,8%)、鼻灼热感(2%)、鼻刺激感(2%)、咽炎(4%)等。这些不良反应常见于使用皮质激素类鼻喷雾剂时。其中鼻出血通常具有自限性,且程度较轻,发生率较安慰剂(5%)高,但与阳性对照的鼻腔用皮质激素(15%)相比发生率接近或较低。其他不良反应症状发生率均与安慰剂相当。②小儿患者:头痛(3%)、鼻出血(6%)、鼻刺激感(2%)、流涕(2%)等。其发生率均与安慰剂相当。

(3)经鼻喷给药后,罕见发生过敏反应及血管神经性水肿的报道;经鼻腔内气雾吸入皮质激素后,罕见发生鼻中隔穿孔或眼内压升高的报道。

6.禁忌

对本品或其他糖皮质激素过敏者禁用。

7.注意事项

(1)本品不可用于眼部治疗。局部给药时不能用于皮肤破损处。对于新近接受鼻腔手术.鼻腔创伤或鼻腔溃疡患者,在伤口愈合前不应使用鼻腔用皮质激素,以避免对伤口愈合抑制。

(2)对于曾有中至重度季节性过敏性鼻炎患者,建议在花粉季节前 2～4 周使用本品鼻喷雾剂作预防性治疗。当鼻黏膜伴有局部感染时,未经处理前不应使用。

(3)使用本品鼻喷雾剂达数月或更长时间者,应定期检查鼻黏膜,如果鼻咽部发生局部真菌感染,则应停药或需给予适当处理。持续存在鼻咽部刺激可能是停药的一项指征。

(4)局部用药过程中若发生刺激或过敏反应,应停药并给予适当治疗。如皮肤伴有感染,必须同时使用抗感染药物,如临床症状没有及时改善,应停药直至感染得到控制。

(5)局部用药时,如长期大面积给药,或采用封包方式给药,药物的全身吸收量将增加,进而增加致肾上腺皮质功能抑制的危险性,故应避免封包疗法或大面积给药。

(6)本品口腔吸入剂不适宜用于哮喘急性发作或持续状态的治疗。

(7)接受糖皮质激素治疗的患者,免疫功能可能受到抑制,故用药时应警惕伴发水痘、麻疹等感染。使用全身糖皮质激素的患者换用本品鼻喷雾剂时,某些患者在鼻部症状得以缓解的同时,可发生全身用糖皮质激素的停用症状(如肌肉关节疼痛、乏力及抑郁),也可暴露出原有的过敏性疾病(过敏性结膜炎和湿疹)症状,但这类情况仍可以继续使用本品鼻喷雾剂。

(8)以下情况应慎用:①活动期或静止期结核病患者。②未经治疗的真菌、细菌或全身性病毒感染患者。③眼部单纯疱疹患者。④妊娠及哺乳期妇女。

8.药物相互作用

(1)酮康唑与本品合用,可增加本品的血药浓度。

(2)氯雷他定与本品合用,对氯雷他定及其主要代谢物的血浆浓度未见明显影响。

9.规格

软膏剂:5g:5mg。乳膏剂:5g:5mg。鼻喷雾剂(0.05%):$50\mu g\times 60$ 喷;$50\mu g\times 120$ 喷;$50\mu g\times 140$ 喷。干粉吸入剂:每吸 $220\mu g$。

六、抗白三烯类药物

(一)扎鲁司特

1.其他名称

安可来。

2.药理作用

本品为过敏介质阻滞药,能特异性地拮抗白三烯受体。可有效地预防白三烯所引起的血管通透性增加、气道水肿和支气管平滑肌的收缩,抑制嗜酸性粒细胞、淋巴细胞和组织细胞的浸润,减少因肺泡巨噬细胞刺激所产生的过氧化物,但不影响前列腺素、血栓素、胆碱和组胺受体。治疗后可达到减轻气管收缩、气道炎症的作用,从而缓解哮喘症状,减少哮喘发作、夜间憋醒次数,减少肾上腺素 β_2 受体激动剂的使用,并能改善肺功能。

本品还能抑制多种刺激(如二氧化硫、运动和冷空气)引起的支气管痉挛,降低多种抗原(如花粉、猫毛屑、豚草和混合抗原)引起的速发型及迟发型反应,能预防运动和过敏原引起的哮喘发作。对使用肾上腺素 β 受体激动药治疗但未获得理想疗效的哮喘患者,本品可作为一线维持治疗用药。

3.适应证

(1)适用于慢性轻至中度哮喘的预防和治疗,尤其适于阿司匹林哮喘或伴有上呼吸道疾病(如鼻息肉、过敏性鼻炎)者。

(2)适用于激素抵抗型哮喘或拒绝使用激素的哮喘患者。

(3)用于严重哮喘时以控制哮喘发作或减少激素用量。

4.用法用量

口服给药,起始剂量及一般维持剂量均为一次 20mg,一日 2 次。为达到最佳疗效,也可逐步增加至最大量(一次 40mg,一日 2 次)。用于预防哮喘时,应持续用药。

肾功能不全时不必调整剂量。酒精性肝硬化稳定期患者,起始剂量为一次 20mg,一日 2 次,以后根据临床反应而调整。12 岁及 12 岁以上儿童,用量同成人。

5.不良反应

(1)本品耐受性良好,最常见的不良反应有轻微头痛、胃肠道反应、咽炎、鼻炎、老年患者感染的发生率增加,少见氨基转移酶升高、皮疹(包括水疱)、挫伤后凝血障碍、粒细胞缺乏症,罕见过敏反应(包括荨麻疹和血管神经性水肿)、轻微的肢体水肿、肝炎(有的伴高胆红素血症)、肝衰竭、高胆红素血症、非特异性关节痛和非特异性肌痛。

(2)较大剂量给药时,导致继发肿瘤的危险性增加,如肝细胞癌、膀胱癌等。

6.禁忌

对本品过敏者禁用。

7.注意事项

(1)本品应于餐前 1h 或餐后 2h 服用,避免进食时服用。

(2)本品不能解除哮喘急性发作时的支气管痉挛,故在急性发作期间,常需与其他治疗哮喘的药物合用。

(3)本品不可突然替代糖皮质激素的治疗(吸入或口服)。重度哮喘治疗中,减少激素用量时应谨慎。少数服用本品的激素依赖型哮喘患者,在撤除激素治疗时可出现嗜酸性粒细胞增多、心肌病、肺浸润和以全身血管炎为特点的 Churg-Strauss 综合征(变形性脉管炎和肉芽肿病)。

(4)本品发生不良反应一般无须中止治疗,在停药后症状即可消失,但出现肝功能不全的症状及体征如畏食、恶心、呕吐、右上腹疼痛、疲乏、嗜睡、流感样症状、肝大、瘙痒及黄疸等,应立即停药并测量血清氨基转移酶。

(5)FDA 对本药的妊娠安全性分级为 B 级。

8.药物相互作用

(1)阿司匹林可使本品的血药浓度升高约 45%。

(2)与华法林合用时,可导致凝血酶原时间延长约 35%,合用时应密切监测凝血酶原时间。

(3)红霉素、茶碱、特非那定可降低本品的血药浓度。

(4)本品可与其他治疗哮喘和抗过敏的常规药物联用。与吸入性糖皮质激素、支气管扩张药、抗生素、抗组胺药和口服避孕药等合用时未见不良相互作用。

9.规格

片剂:20mg;40mg。

(二)孟鲁司特

1.其他名称

蒙泰路特、顺尔宁。

2.药理作用

本品是一种选择性白三烯受体拮抗剂。与其他有药理学重要意义的呼吸道受体如类前列腺素受体、胆碱受体和肾上腺素 β 受体相比,本品对Ⅰ型半胱氨酰白三烯($CysLT_1$)受体有高度的亲和性和选择性,能有效地抑制 LTC_4、LTD_4 和 LTE_4 与 $CysLT_1$ 受体结合所产生的生理学效应而无任何受体激动活性。近年来的研究表明,体内诸多自体活性物质(如白三烯等)对炎症、过敏反应和哮喘的病因学有一定的作用,本品能拮抗白三烯受体,因而对哮喘有效,尤其是对阿司匹林敏感的哮喘,能减少发作次数和症状,减少对激素的依赖。本品对激素已耐药的患者亦有效。

3.适应证

(1)用于哮喘的预防和长期治疗,包括预防白天和夜间的哮喘症状。也用于预防和维持治疗阿司匹林哮喘、过敏性哮喘及预防运动性哮喘。

(2)用于季节性过敏性鼻炎以减轻症状。

4.用法用量

(1)成人:口服给药,哮喘和(或)季节性过敏性鼻炎的患者,一次 10mg,一日 1 次。哮喘患者应在睡前服用。同时患有哮喘和季节性过敏性鼻炎的患者应每晚用药 1 次。轻至中度肝功能损害的患者无须调整剂量。尚无严重肝功能不全患者使用本品的临床资料。肾功能不全的患者无须调整剂量。老年人无须调整剂量。

(2)儿童:口服给药,哮喘和(或)季节性过敏性鼻炎的患者:2～5 岁,一次 4mg(咀嚼片),一日 1 次;6～14 岁,一次 5mg(咀嚼片),一日 1 次;15 岁及 15 岁以上,用法用量同成人。哮喘患者应在睡前服用。同时患有哮喘和季节性过敏性鼻炎的患者应每晚用药 1 次。

5.不良反应

(1)一般耐受性良好,不良反应轻微,通常不需要终止治疗。

(2)有以下不良反应报道:超敏反应(包括过敏反应、血管神经性水肿、皮疹瘙痒、荨麻疹和罕见的肝脏嗜酸性粒细胞浸润)、头痛、夜梦异常和幻觉嗜睡、兴奋、易激惹(包括攻击性行为)、烦躁不安、失眠、感觉异常或触觉障碍、癫痫发作、恶心、呕吐、消化不良、腹痛、腹泻、氨基转移酶升高、胆汁淤积性肝炎、关节痛、肌痛(包括肌肉痉挛)、出血倾向增加、心悸和水肿等。

(3)动物实验未发现有致突变作用和致癌性。

6.禁忌

对本品中的任何成分过敏者禁用。

7.注意事项

(1)口服本品治疗急性哮喘发作的疗效尚未确定,故本品不应用于治疗急性哮喘发作。

(2)本品可与其他常规用于预防和长期治疗哮喘的药物及治疗季节性过敏性鼻炎的药物合用。

（3）本品不得与特非那定、阿司咪唑、西沙必利、咪达唑仑、三唑仑或沙奎那韦合用。与茚地那韦联用时，应增加茚地那韦的剂量至1g，每8h1次；与克拉霉素联用时，应考虑调整克拉霉素的剂量；与利托那韦联用时，建议监测肝脏酶类。

（4）本品不能阻断对阿司匹林过敏的哮喘患者对阿司匹林和其他非甾体类抗感染药的支气管收缩反应。这些患者应当避免使用阿司匹林和其他非甾体类抗感染药。

（5）建议患者无论在哮喘控制阶段还是恶化阶段都应坚持服用本品，治疗效果应以哮喘控制指标来评价。

（6）对哮喘患者而言，本品可加入现有的治疗方案中，并可减少合用药物的剂量：①支气管扩张剂：单用支气管扩张剂不能有效控制哮喘的患者，可在治疗方案中加入本品，一旦有临床治疗反应（一般出现在首剂用药后），则可根据患者的耐受情况，将支气管扩张剂的剂量减少。②吸入皮质激素：接受吸入皮质激素治疗的哮喘患者加用本品后，可根据患者耐受情况适当减少皮质激素的剂量。应在医生指导下逐渐减量。某些患者可逐渐减量直至完全停用吸入皮质激素。但不应骤然使用本品取代吸入或口服皮质激素。

（7）接受包括白三烯受体拮抗剂在内的抗哮喘药物治疗的患者，在减少全身皮质激素剂量时，极少发生以下一项或多项情况：嗜酸性粒细胞增多、血管性皮疹、肺部症状恶化、心脏并发症和（或）神经病变。虽然尚未确定这些情况与白三烯受体拮抗剂的因果关系，但在接受本品治疗的患者减少全身用皮质激素剂量时，建议应加以注意并作适当的临床监护。

（8）FDA对本药的妊娠安全性分级为B级。妊娠及哺乳期妇女慎用。

8.药物相互作用

（1）利福平可减少本品的生物利用度。

（2）与苯巴比妥合用时，本药AUC减少大约40%，但是不推荐调整本品的使用剂量。

（3）与依非韦伦合用，本品的血浆浓度可能降低。

（4）本品在推荐剂量下不对下列药物的药代动力学产生有临床意义的影响：茶碱、泼尼松、泼尼松龙、口服避孕药（炔雌醇/炔诺酮）、特非那定、地高辛和华法林。

9.规格

片剂：20mg；50mg。

七、其他

（一）猪肺磷脂

1.其他名称

固尔苏。

2.药理作用

本品由猪的肺表面活性物质制得，主要含有磷脂和1%～2%的特异疏水性低分子蛋白SP-B和SP-C。肺表面活性物质能降低肺泡表面张力，保持呼气末肺泡扩张而不致塌陷。当早产婴儿缺乏肺表面活性物质时，肺泡表面张力增加，并出现肺泡逐渐萎缩、通气降低、通气与血流比失调，造成肺组织缺氧、毛细血管通透性增高、细胞外液漏出、纤维蛋白沉着于肺泡表面形成透明膜，从而严重妨碍气体交换，最终导致呼吸衰竭，形成婴儿呼吸窘迫综合征（RDS）或称肺透明膜病。本品是外源性肺表面活性物质的天然制剂，进入气道下部后，能部分替代患儿所缺乏的内源性肺表面活性物质,并均匀分布在肺泡的气液界面上,发挥内源性肺表面活性物质的作用。动物实验中,新生兔在接受本药48h后,只有不到总量0.6%的药物出现在血浆、肝、肾和脑中。早产新生儿给予本品单剂量(200mg/kg)治疗后,能显示出快速、显著的氧合作用,减少了呼吸窘迫综合征的病死率和肺部并发症的发生。

3.适应证

用于预防和治疗早产婴儿呼吸窘迫综合征。

4.用法用量

气管内给药。

(1)预防RDS

应出生后(15min内)尽早给药,一次100～200mg/kg。第一次给药后6～12h可以再给100mg/kg,如发生RDS需机械通气,则可每隔12h给药1次,最大总剂量300～400mg/kg。

(2)治疗RDS

初始剂量推荐为100～200mg/kg.然后根据临床情况,尤其是不能脱离机械通气以及仍需高浓度吸氧患儿,应重复给药1～2次,每次剂量约为100mg/kg,每次给药间隔不少于12h,总量(初始剂量和两次重复剂量之和)为300～400mg/kg。

5.不良反应

罕见肺出血(发育越不成熟的早产儿发病率越高),但尚无证据表明此不良反应是由本品直接导致。

6.禁忌

尚不明确。

7.注意事项

(1)用药前,应先将本品药瓶置于37℃水浴中加热,并转动(勿振摇)药瓶使药液混合均匀。

(2)给药时,应以无菌注射器将药液直接滴入气管下部(或分成2份分别滴注到左右主支气管)。给药后应行1min机械通气,氧浓度须与给药前机械通气时的氧浓度一致。

(3)给药后,患儿继续进行机械通气,各项机械通气指标应与给药前一致,然后再根据患儿的临床表现,尤其是胸廓扩张情况和血气分析指标,及时调节呼吸机设置通气参数。由于给药后患儿的血氧分压、饱和度迅速提高,因此应密切动态观察动脉血气参数的变化。

(4)据国外资料报道,如果给药后,患儿的胸廓扩张已大大改善,应立即减小呼吸机的最大吸气压力和潮气量,不必等到血气分析指标证实呼吸状况已得到改善(以预防肺的过度膨胀以及气胸)。

(5)为防止高氧饱和度,本品只可在医院内由经验丰富的临床医师使用,病房内必须备有用于婴儿的机械通气及监测的设施。

(6)建议妊娠小于28周的新生儿给予常规预防用药;妊娠在28～32周之间,至少有以下三项危险因素的RDS高危新生儿应有选择性地预防用药:出生前未使用皮质激素预防或用量不足、出生时窒息、出生后需气管插管、母亲糖尿病、多胎妊娠、男婴、家族易患性、剖宫产。

8.药物相互作用

尚不明确。

9.规格

注射液:1.5mL:120mg;3mL:240mg。

第八章　消化系统药物

第一节　助消化药

助消化药是促进食物消化吸收的药物。其化学成分多为消化液的有效成分,可使食物降解为小分子物质,以利于机体消化吸收,增强胃肠消化功能。临床用于消化不良的治疗。

一、稀盐酸

稀盐酸为10%的盐酸溶液。口服后可提高胃内酸度,激活胃蛋白酶并维持其活性所需酸性;进入十二指肠后,能反射性地刺激胰液和胆汁的分泌;促进 Fe^{2+}、Ca^{2+}、PO_4^{3-} 等离子的吸收;有抑制细菌的作用。临床用于各种原因引起的胃酸缺乏症和消化不良等。

二、胃蛋白酶

胃蛋白酶能将蛋白质水解为膘、胨及少量的多肽和氨基酸。胃蛋白酶在酸性环境中被激活且稳定性高,故常与盐酸合用。临床用于消化不良、长期患病所致消化功能减弱、慢性萎缩性胃炎、胃癌。不易与碱性药物配伍。

三、胰酶

胰酶是胰蛋白酶、胰脂肪酶和胰淀粉酶的混合物,能消化蛋白、脂肪和淀粉。此酶在中性或碱性环境中活性高,临床常用其肠溶制剂或与碳酸氢钠配伍使用,治疗胰酶分泌缺乏患者。口服不宜咬碎或与酸性药物配伍。

四、乳酶生

乳酶生又名表飞明,为活的乳酸杆菌,在肠内能分解糖类生成乳酸,提高肠内酸度,抑制腐败菌的生长繁殖,减少发酵和产气,改善胃肠蠕动,促进消化或止泻。用于消化不良和腹泻,特别是小儿消化不良引起的腹泻。不宜与抗菌药或吸附药合用。

第二节　促胃肠动力药

一、多潘立酮

(一)剂型规格

片剂:10mg。分散片:10mg。栓剂:10mg、30mg、60mg。注射液:2mL:10mg。滴剂:1mL:10mg。混悬液:1mL:1mg。

(二)适应证

(1)由胃排空延缓、胃—食管反流、慢性胃炎、食管炎引起的消化不良。

(2)外科、妇科手术后的恶心、呕吐。

(3)抗帕金森综合征药物引起的胃肠道症状和多巴胺受体激动药所致的不良反应。

(4)抗癌药引起的呕吐。但对氮芥等强效致吐药引起的呕吐疗效较差。

(5)胃炎、肝炎、胰腺炎等引起的呕吐,及其他疾病,如偏头痛、痛经、颅脑外伤、尿毒症等、胃镜检查和血液透析,放射治疗引起的恶心、呕吐。

(6)儿童各种原因(如感染等)引起的急性和持续性呕吐。

(三)用法用量

肌内注射:每次 10mg.必要时可重复给药。口服给药:每次 10～20mg,每日 3 次,饭前服。直肠给药:每次 60mg,每日 2～3 次。

(四)注意事项

1 岁以下婴儿慎用、哺乳期妇女慎用。

(五)不良反应

(1)偶见头痛、头晕、嗜睡、倦怠、神经过敏等。

(2)如使用较大剂量可能引起非哺乳期泌乳,并且在一些更年期后妇女及男性患者中出现乳房胀痛现象;也可致月经失调。

(3)消化系统偶有口干、便秘、腹泻、短时的腹部痉挛性疼痛现象。

(4)皮肤偶见一过性皮疹或瘙痒症状。

(六)禁忌证

(1)对本药过敏者。

(2)嗜铬细胞瘤。

(3)乳腺癌。

(4)机械性肠梗阻。

(5)胃肠道出血。

(6)孕妇。

(七)药物相互作用

(1)增加对乙酰氨基酚、氨苄西林、左旋多巴、四环素等药物的吸收速度。对服用对乙酰氨基酚的患者,不影响其血药浓度。

(2)胃肠解痉药与本药合用,可能发生药理拮抗作用,减弱本药的治疗作用,两者不宜联用。

(3)与 H_2 受体拮抗药合用,由于 H_2 受体拮抗药改变了胃内 pH 值,减少本药在胃肠道的吸收故两者不宜合用。

(4)维生素 B_6,可抑制催乳素的分泌,减轻本药泌乳反应。

(5)制酸药可以降低本药的口服生物利用度,不宜合用。

(6)口服含铝盐或铋盐的药物(如硫糖铝、胶体枸橼酸铋钾、复方碳酸铋等)后能与胃黏膜蛋白结合,形成络合物以保护胃壁,本药能增强胃部蠕动,促进胃内排空,缩短该类药物在胃内的作用时间,降低药物的疗效。

（八）药物过量

用药过量可出现困倦、嗜睡、心律失常、方向感丧失、锥体外系反应以及低血压等症状，但以上反应多数是自限性的，通常在 24h 内消失。本药过量时无特殊的解药或特效药。应予对症支持治疗，并密切监测。给患者洗胃和（或）使用药用炭，可加速药物清除。使用抗胆碱药、抗帕金森病药以及具有抗副交感神经生理作用的抗组胺药，有助于控制与本药毒性有关的锥体外系反应。

二、西沙比利

（一）剂型规格

片剂：5mg；10mg。胶囊：5mg。干混悬剂：100mg。

（二）适应证

本品可用于由神经损伤、神经性食欲缺乏、迷走神经切断术或部分胃切除引起的胃轻瘫。也用于 X 线、内镜检查呈阴性的上消化道不适；对胃食管反流和食管炎也有良好作用，其疗效与雷尼替丁相同，与后者合用时其疗效可能得到加强；还可用于假性肠梗阻导致的推进性蠕动不足和胃肠内容物滞留及慢性便秘；对于采取体位和饮食措施仍不能控制的幼儿慢性、过多性反胃及呕吐也可试用本品治疗。

（三）用法用量

口服治疗，每日最高服药剂量为 30mg。

成人：根据病情的程度，每日总量 15～30mg，分 2～3 次给药，每次 5mg（剂量可以加倍）。

体重为 25～50 公斤的儿童：每次最大剂量为 5mg，每日 4 次。或遵医嘱。

体重为 25 公斤以下的儿童：每次 0.2mg/kg 体重，每日 3～4 次。或遵医嘱。

建议尽量避免与西柚汁一起服用。

在肾功能不全时，建议减半日用量。

（四）注意事项

(1)由于本品促进胃肠活动，可能发生瞬时性腹部痉挛、腹鸣或腹泻，此时可考虑酌减剂量。当幼儿或婴儿发生腹泻时应酌减剂量。本品对胃肠道功能增加的患者可能有害，必须使用时应注意观察。

(2)本品可能引起心电图 QT 间期延长、昏厥和严重的心律失常。当过量服用或与酮康唑同服时可引起严重的尖端扭转型室性心动过速。

(3)本品无胚胎毒性，也无致畸作用，但小于 34 周的早产儿应慎重用药。

(4)对于老年人，由于半衰期延长，故治疗剂量应酌减。肝肾功能不全患者开始剂量可减半，以后可根据治疗结果及可能发生的不良反应及时调整剂量。

(5)本品虽不影响精神运动功能，不引起镇静和嗜睡，但加速中枢抑制剂如巴比妥类和酒精等的吸收，因此使用时应注意。

（五）不良反应

(1)曾有过敏、轻度短暂头痛或头晕的报道。

(2)偶见可逆性肝功能异常，并可能伴有胆汁淤积。

(3)罕见惊厥性癫痫、锥体外系反应及尿频等。

(六)禁忌证

对本品过敏者禁用,哺乳期妇女勿用本品。

(七)药物相互作用

(1)由于本品系通过促进肠肌层节后神经释放乙酰胆碱而发挥胃肠动力作用,因此抗胆碱药可降低本品效应。

(2)服用本品后,胃排空速率加快,如同服经胃吸收的药物,其吸收速率可能降低,而经小肠吸收的药物其吸收速率可能会增加(如苯二氮䓬类、抗凝剂、对乙酰氨基酚及 H_2 受体阻滞药等)。

(3)对于个别与本品相关的药物需确定其剂量时,最好监测其血药浓度。

三、伊托必利

(一)剂型规格

片剂:50mg。

(二)适应证

本品主要适用于功能性消化不良引起的各种症状,如:上腹部不适、餐后饱胀、早饱、食欲缺乏、恶心、呕吐等。

(三)用法用量

口服,成人每日 3 次,每次 1 片,饭前服用。可根据年龄、症状适当增减或遵医嘱。

(四)注意事项

(1)高龄患者用药时易出现不良反应,用时注意。

(2)严重肝肾功能不全者、孕妇及哺乳期妇女慎用,儿童不宜使用。

(五)不良反应

主要不良反应有过敏症状,如皮疹、发热、瘙痒感等;消化道症状,如腹泻、腹痛、便秘、唾液增加等;神经系统症状,如头痛、刺痛感、睡眠障碍等;血液系统症状,如白细胞减少,当确认异常时应停药。偶见 BUN 或肌酐升高、胸背部疼痛、疲劳、手指发麻和手抖等。

(六)禁忌证

(1)对本药过敏者。

(2)胃肠道出血穿孔、机械性梗阻、的患者禁用。

(七)药物相互作用

抗胆碱药可能会对抗伊托必利的作用,故两者不宜合用;本品可能增强乙酰胆碱的作用,使用时应注意。

(八)药物过量

药物过量表现为出现乙酰胆碱作用亢进症状,应采取对症治疗,可采用阿托品解救。

四、莫沙必利

(一)剂型规格

片剂:5mg。

(二)适应证

慢性胃炎或功能性消化不良引起的消化道症状,如上腹部胀满感、腹胀、上腹部疼痛;嗳气、恶心、呕吐、胃烧灼感等。

(三)用法用量

常用剂量每次 5mg,每日 3 次,饭前或饭后服用。

(四)注意事项

服用本品 2 周后,如消化道症状无变化,应停止服用。孕妇和哺乳期妇女、儿童及青少年有肝肾功能障碍的老年患者慎用。

(五)不良反应

不良反应的发生率约为 4%。主要表现为腹泻、腹痛、口干、皮疹、倦怠、头晕、不适、心悸等。另有约 3.8% 的患者出现检验指标异常变化,表现为嗜酸性粒细胞增多、三酰甘油升高、ALT 升高等。

(六)禁忌证

(1)对本药过敏者。

(2)胃肠道出血者或肠梗阻患者。

(七)药物相互作用

与抗胆碱药物合用可能减弱本品的作用。

第三节　止吐药及催吐药

一、甲氧氯普胺

(一)剂型规格

片剂:5mg。注射液:1mL:10mg。

(二)适应证

(1)用于因脑部肿瘤手术、肿瘤的放疗及化疗、脑外伤后遗症、急性颅脑损伤以及药物所引起的呕吐。

(2)对于胃胀气性消化不良、食欲缺乏、嗳气、恶心、呕吐有较好疗效。

(3)也可用于海空作业引起的呕吐及晕车症状。

(4)增加食管括约肌压力,从而减少全身麻醉时胃肠道反流所致吸入性肺炎的发生率;可减轻钡餐检查时的恶心、呕吐反应现象,促进钡剂通过;十二指肠插管前服用,有助于顺利插管。

(5)对糖尿病性胃轻瘫、胃下垂等有一定疗效;也用于幽门梗阻及对常规治疗无效的十二指肠溃疡。

(6)可减轻偏头痛引起的恶心,并可能由于提高胃通过率而促进麦角胺的吸收。

(7)本品的催乳作用可试用于乳量严重不足的产妇。

(8)可用于胆管疾病和慢性胰腺炎的辅助治疗。

(三)用法用量

1.口服给药

一次 5～10mg，一日 10～30mg。饭前 0.5 h 服用。

2.肌内注射

一次 10～20mg。每日剂量一般不宜超过 0.5mg/kg，否则易引起锥体外系反应。

(四)注意事项

(1)注射给药可能引起直立位低血压。

(2)本品大剂量或长期应用可能因阻断多巴胺受体，使胆碱能受体相对亢进而导致锥体外系反应(特别是年轻人)。主要表现为帕金森综合征，可出现肌震颤、头向后倾、斜颈、阵发性双眼向上注视、发声困难、共济失调等。可用苯海索等抗胆碱药治疗。

(3)遇光变成黄色或黄棕色后，毒性增高。

(五)不良反应

主要为镇静作用，可有倦怠、嗜睡、头晕等。其他有便秘、腹泻、皮疹及溢乳、男子乳房发育等，但较为少见。

(六)禁忌证

(1)孕妇禁用。

(2)禁用于嗜铬细胞瘤、癫痫、进行放射治疗或化疗的乳腺癌患者，也禁用于胃肠道活动增强可导致危险的病例。

(七)药物相互作用

(1)吩噻嗪类药物能增强本品的锥体外系不良反应，不宜合用。

(2)抗胆碱药(阿托品、丙胺太林、颠茄等)能减弱本品增强胃肠运动功能的效应，两药合用时应予注意。

(3)可降低西咪替丁的口服生物利用度，两药若必须合用，服药时间应至少间隔1h。

(4)能增加对乙酰氨基酚、氨苄西林、左旋多巴、四环素等的吸收速率，地高辛的吸收因合用本品而减少。

(八)药物过量

表现为：深昏睡状态，神志不清；肌肉痉挛，如颈部及背部肌肉痉挛、拖曳步态、头部及面部抽搐样动作，以及双手颤抖摆动等锥体外系症状。处理：用药过量时，使用抗胆碱药物(如盐酸苯海索)、治疗帕金森病药物或抗组胺药(如苯海拉明)，可有助于锥体外系反应的制止。

二、盐酸昂丹司琼

(一)剂型规格

片剂：4mg、8mg。胶囊：8mg。注射剂：1mL：4mg；2mL：4mg；2mL：8mg。

(二)适应证

本品适用于治疗由化疗和放疗引起的恶心呕吐，也可用于预防和治疗手术后引起的恶心呕吐。

(三)用法用量

1.治疗由化疗和放疗引起的恶心呕吐

(1)成人:给药途径和剂量应视患者情况因人而异。剂量一般为 8～32mg;对可引起中度呕吐的化疗和放疗,应在患者接受治疗前,缓慢静脉注射 8mg;或在治疗前 1～2h 口服 8mg,之后间隔 12h 口服 8mg。对可引起严重呕吐的化疗和放疗,可于治疗前缓慢静脉注射本品 8mg,之后间隔 2～4h 再缓慢静脉注射 8mg,共 2 次;也可将本品加入 50～100mL 生理盐水中于化疗前静脉滴注,滴注时间为 15min。对可能引起严重呕吐的化疗,也可于治疗前将本品与 20mg 地塞米松磷酸钠合用静脉滴注,以增强本品的疗效。对于上述疗法,为避免治疗后 24h 出现恶心呕吐,均应持续让患者服药,每次 8mg,每日 2 次,连服 5d。

(2)儿童:化疗前按体表面积计算,每平方米静脉注射 5mg,12h 后再口服 4mg,化疗后应持续给予患儿口服 4mg,每日 2 次,连服 5d。

(3)老年人:可依成年人给药法给药,一般不需调整。

2.预防或治疗手术后呕吐

(1)成人:一般可于麻醉诱导同时静脉滴注 4mg,或于麻醉前 1h 口服 8mg,之后每隔 8h 口服 8mg,共 2 次。已出现术后恶心呕吐时,可缓慢滴注 4mg 进行治疗。

(2)肾衰竭患者:不需调整剂量、用药次数或用药途径。

(3)肝脏衰竭患者:由于本品主要自肝脏代谢,对中度或严重肝衰竭的患者每日用药剂量不应超过 8mg。静脉滴注时,本品在下述溶液中是稳定的(在室温或冰箱中可保持稳定 1 周):0.9%氯化钠注射液、5%葡萄糖注射液、复方氯化钠注射液和 10%甘露醇注射液,但本品仍应于临用前配制。

(四)注意事项

怀孕期间(尤其妊娠早期)不宜使用本品。哺乳期妇女服用本品时应停止哺乳。

(五)不良反应

常见有头痛、头部和上腹部发热感、静坐不能、腹泻、皮疹、急性张力障碍性反应、便秘等;部分患者可有短暂性氨基转移酶升高;少见有支气管痉挛、心动过速、胸痛、低钾血症、心电图改变和癫痫大发作。

(六)禁忌证

(1)有过敏史或对本品过敏者不得使用。

(2)胃肠道梗阻患者禁用。

(七)药物相互作用

与地塞米松或甲氧氯普胺合用,可以显著增强止吐效果。

(八)药物过量

过量可引起幻视、血压升高,此时适当给予对症和支持治疗。

三、托烷司琼

(一)剂型规格

注射剂:1mL:5mg。胶囊剂:5mg。

（二）适应证

本品主要用于治疗癌症化疗引起的恶心呕吐。

（三）用法用量

每日 5mg,总疗程 6d。静脉给药,在化疗前将本品 5mg 溶于 100mL 生理盐水、林格氏液或 5% 葡萄糖注射液中静脉滴注或缓慢静脉推注。口服给药,每日 1 次,每次 1 粒胶囊(5mg),于进食前至少 1h 服用或于早上起床后立即用水送服。疗程 2~6d,轻症者可适当缩短疗程。

（四）注意事项

(1)哺乳期妇女不宜应用,儿童暂不推荐使用。

(2)本品可能对血压有一定影响,因此高血压未控制的患者每日剂量不宜超过 10mg。

（五）不良反应

常规剂量下的不良反应多为一过性,常见有头痛、便秘、头晕、疲劳及胃肠功能紊乱,如腹痛和腹泻。

（六）禁忌证

对本品过敏者及妊娠妇女禁用。

（七）药物相互作用

(1)本品与食物同服可使吸收略延迟。

(2)本品与利福平或其他肝酶诱导剂合用可使本品血浆浓度减低,因此代谢正常者需增加剂量。

四、阿扎司琼

（一）剂型规格

注射剂:2mL:10mg。片剂:10mg。

（二）适应证

主要用于抗恶性肿瘤药引起的消化系统症状,如恶心、呕吐等。

（三）用法用量

成人一般用量为 10mg,每日一次静脉注射。

（四）注意事项

(1)严重肝肾功能不全者慎用。

(2)有引起过敏性休克的可能,所以需要注意观察,一旦出现异常时应马上停药并给予适当处理。

（五）不良反应

精神系统方面有时出现头痛、头重或烦躁感;消化系统方面出现口渴,ALT、AST 和总胆红素上升;循环系统有时出现颜面苍白、冷感或心悸;其他方面有时出现皮疹、全身瘙痒、发热、乏力、双腿痉挛、颜面潮红及血管痛等。

（六）禁忌证

(1)对本药及 5-HT$_3$ 受体阻滞药过敏者。

(2)胃肠道梗阻患者禁用。

(七)药物相互作用

与碱性药物,如呋塞米、氨甲蝶呤、氟尿嘧啶、吡咯他尼或依托泊苷等配伍时,有可能出现混浊或析出结晶,也可能降低本品的含量,因此本品应先与生理盐水混合后方可配伍,配伍后应在 6h 内使用。

五、阿扑吗啡

(一)剂型规格

注射剂:1mL:5mg。

(二)适应证

用于抢救意外中毒及不能洗胃的患者。

(三)用法用量

皮下注射:一次 2~5mg,一次最大剂量 5mg。

(四)注意事项

儿童、老年人、过度疲劳者及有恶心呕吐的患者慎用。

(五)不良反应

可出现持续的呕吐、呼吸抑制、急促、急性循环衰竭等。

(六)禁忌证

(1)与吗啡及其衍生物有交叉过敏。

(2)心力衰竭或有心力衰竭先兆的患者、醉酒状态明显者、阿片及巴比妥类中枢神经抑制药所导致的麻痹状态患者。

(七)药物相互作用

如先期服用止吐药,可降低本药的催吐作用。

第四节　泻药及止泻药

一、硫酸镁

(一)剂型规格

注射液:10mL:1g;10mL:2.5g。溶液剂:50%;33%。

(二)适应证

本品用于便秘、肠内异常发酵,亦可与驱虫剂并用;与药用炭合用,可治疗食物或药物中毒。用于阻塞性黄疸及慢性胆囊炎。用于惊厥、子痫、尿毒症、破伤风、高血压脑病及急性肾性高血压危象等。也用于发作频繁而其他治疗效果不好的心绞痛患者,对伴有高血压的患者效果较好。外用热敷消炎去肿。

(三)用法用量

导泻,每次口服 5~20g,清晨空腹服,同时饮 100~400mL 水,也可用水溶解后服用。利胆,每次 2~5g,一日 3 次,饭前或两餐间服;也可服用 33% 溶液,每次 10mL。抗惊厥、降血压等,肌内注射一次 1g,10％溶液,每次 10mL;静脉滴注,一次 1～2.5g,将 25％溶液 10mL 用 5％葡萄糖注射液稀释成 1％浓度缓慢静脉滴注。

(四)注意事项

(1)导泻时如果服用大量浓度过高的溶液,可组织中吸取大量水分而导致脱水。

(2)因静脉注射较为危险,应由有经验的医生掌握使用,注射须缓慢,并注意患者的呼吸与血压。如有中毒现象可用 10％葡萄糖酸钙注射液 10mL 静脉注射解救。静脉滴注过快可引起血压降低及呼吸暂停。

(3)中枢抑制药(如苯巴比妥)中毒患者不宜使用本品导泻排除毒物,以防加重中枢抑制。

(五)不良反应

尚不明确。

(六)禁忌证

肠道出血患者、急腹症患者以及孕妇、经期妇女禁用本品导泻。

二、比沙可啶

(一)剂型规格

片剂:5mg;10mg。栓剂:5mg;10mg。泡腾散:5mg。

(二)适应证

(1)适用于急慢性便秘和习惯性便秘者。

(2)腹部 X 线检查或内镜检查前,清洁和排空肠道。

(3)手术前清洁肠道。

(三)用法用量

1.成人口服给药

一次 5～10mg,一日 1 次。直肠给药一次 10mg,一日 1 次。

2.儿童口服给药

6 岁以上儿童剂量为成人的一半。直肠给药 6～12 岁儿童一次 5mg,一日 1 次。

(四)注意事项

(1)儿童用药时应考虑可能妨碍正常的排便反射功能。

(2)孕妇及哺乳期妇女不宜使用。

(五)不良反应

(1)胃肠道可引起轻度腹痛,偶见明显的腹部绞痛,停药后即消失。也曾报道引起过度腹泻。直肠给药可产生里急后重、肛门轻度灼热感。反复应用对直肠有刺激性,可能引起直肠炎。长期用药可能引起结肠功能紊乱、电解质紊乱.对泻药的依赖性及结肠黑便病。

(2)泌尿生殖系统可出现无临床症状性尿色异常,这可能与药物部分吸收,经肾脏排除有关。

(3)代谢/内分泌系统可出现低血钾,这可能由严重腹泻所导致电解质紊乱所致。

(六)禁忌证

(1)对本药过敏者。

(2)急腹症(如阑尾炎、胃肠炎、直肠出血、肠梗阻等)患者(尤其是粪块阻塞所致)。

(3)炎性肠病患者。

(4)严重水电解质紊乱者。

(5)肛门破裂或痔疮溃疡患者。

(6)孕妇。

(七)药物相互作用

(1)由于低血钾可诱发尖端扭转,故不宜与可产生尖端扭转药物合用,如抗心律失常药胺碘酮溴苄铵、丙吡胺、奎尼丁类、索他洛尔等和非抗心律失常药阿司咪唑、苄普地尔、舒托必利、特非那定、长春胺等。

(2)由于低血钾可诱发洋地黄类药物的毒性作用,故本药与洋地黄类药物合用时,应监测血钾。

三、硫酸钠

(一)剂型规格

散剂:500g。肠溶胶囊:1g。注射剂:20mL:2g;10mL:2.5g。外用溶液:12%～15%。

(二)适应证

导泻:①用于单纯性、继发性急性便秘。外科手术后结肠镜检查前排空肠内容物。②钡中毒解救。

(三)用法用量

1.导泻

散剂:一次 5～20g,加 250mL 温水于清晨空腹服用,一日 10～30g。肠溶胶囊:一次 5g,一日 1～3 次,第一次服药后在 6～12h 内排便,即可停药;如服药后 12h 内未排便,追服 1 次 5g;追服后 6h 内仍未排便,可再追服 1 次 5g。

2.解除钡中毒

可用 2%～5%的硫酸钠洗胃,或口服 20～30g 导泻。洗胃后将 10%硫酸钠 150～300mL 内服或注入胃内,1h 后可重复 1 次。

(四)注意事项

严重心脑、肺、肾疾病患者、全身重度衰竭者、年老体弱者及月经期妇女慎用。

(五)不良反应

严重钡中毒时静脉给予硫酸钠,在解除钡离子毒性作用的同时,可能会因形成大量硫酸钡沉淀而导致肾小管阻塞、坏死,以致发生肾衰竭。

(六)禁忌证

(1)孕妇。

(2)因严重器质性病变引起近期排便困难者。

(3)充血性心力衰竭者。

(4)水肿患者。

四、复方地芬诺酯

(一)剂型规格

片剂:含盐酸地芬诺酯 2.5mg,硫酸阿托品 0.025mg。

（二）适应证

适用于急、慢性功能性腹泻及慢性肠炎等。大剂量（一次 40～60mg）可产生欣快感，长期服用可致依赖性（但用常量与阿托品合用进行短期治疗，则产生依赖性的可能性很小）。

（三）用法用量

口服，一次 2.5～5mg，一日 2～4 次。至腹泻被控制时，应即减少剂量。

（四）注意事项

（1）肝功能不全患者及正在服用成瘾性药物患者宜慎用。

（2）正在服用成瘾性药物者慎用。

（3）腹泻早期及腹胀患者。

（五）不良反应

偶见口干、腹部不适、恶心、呕吐、思睡、烦躁、失眠等，减量或停药后即消失。

（六）禁忌证

2 岁以下儿童、孕妇、严重溃疡性结肠炎患者及脱水者禁用。

（七）药物相互作用

可增强巴比妥类、阿片类及其他中枢抑制药的作用，故不宜合用。

五、盐酸洛哌丁胺

（一）剂型规格

颗粒剂：1g：1mg。胶囊剂：1mL：2mg。溶液剂：1mL：0.2mg。

（二）适应证

适用于急性腹泻以及各种病因引起的慢性腹泻，如溃疡性结肠炎、克罗恩病.非特异性结肠炎、肠易激综合征、短肠综合征等。对胃、肠部分切除术后和甲亢引起的腹泻也有较好疗效。本品尤其适用于临床上应用其他止泻药效果不显著的慢性功能性腹泻。

（三）用法用量

成人首次口服 4mg，以后每腹泻一次再服 2mg，直至腹泻停止或用量达 16～20mg/d，连续 5d，若无效则停服。儿童首次服 2mg，以后每腹泻一次服 2mg，至腹泻停止，最大用量为 8～12mg/d。空腹或饭前 0.5 h 服药可提高疗效。慢性腹泻待显效后每日给予 4～8mg（成人），长期维持。

（四）注意事项

（1）严重中毒性或感染性腹泻患者慎用，以免止泻后加重中毒症状。重症肝损害者慎用。因用抗生素而导致假膜性大肠炎患者不宜用。

（2）禁用于 1 岁以下婴儿和肠梗阻、亚肠梗阻或便秘患者，发生胃肠胀气或严重脱水的小儿也不宜使用。

（3）孕妇和哺乳期妇女慎用。

（4）本品不能单独用于伴有发烧和便血的细菌性痢疾患者。

（5）腹泻患者常发生水和电解质丧失，应适当补充水和电解质。

（五）不良反应

主要有皮疹、瘙痒、口干及腹胀、恶心、食欲缺乏，偶见呕吐，也可有头晕、头痛、乏力。

(六)禁忌证

(1)对洛哌丁胺过敏者禁用,肠梗阻、胃肠胀气或便秘等需避免抑制肠蠕动的患者禁用,严重脱水者、溃疡性结肠炎的急性发作期患者及假膜性肠炎患者禁用。

(2)伴有高热和脓血便的急性细菌性痢疾的患者禁用,5岁以下儿童禁用。

(七)药物相互作用

尚未发现与其他药物合用时有相互作用。

(八)药物过量

在药物过量时(包括由于肝功能障碍导致的相对过量),可能出现中枢神经抑制症状(如木僵、调节功能紊乱、嗜睡、缩瞳、肌张力过高、呼吸抑制)及肠梗阻。儿童对中枢神经系统毒性的反应可能较成人敏感。可用纳洛酮解毒。应注意本药作用的持续时间长于纳洛酮(1~3h),须持续使用纳洛酮,患者至少监护48h以防止可能的中枢神经抑制症状。

六、多维乳酸菌

(一)剂型规格

胶囊:250mg,每250mg含活菌5亿个(粪链球菌$4.5×10^8$个,枯草杆菌$5.0×10^7$个)。散剂、颗粒:1g,每克多维乳酸菌含乳酸菌培养物37.5mg.活的粪链球菌$1.35×10^8$个、枯草杆菌$1.5×10^7$个、维生素C 10mg、维生素B_1 0.5mg、维生素B_2 0.5mg、维生素B_6 0.5mg、维生素B_{12} 10μg、烟酰胺2.0mg、乳酸钙20mg、氧化锌1.25mg。

(二)适应证

1.胶囊

用于成人及12岁以上儿童使用抗生素、化疗药物等导致肠道菌群失调引起的肠炎、腹泻、腹胀.便秘、消化不良、食欲缺乏等。

2.散剂、颗粒

用于12岁以下儿童、婴幼儿下列疾病:

(1)各种胃肠功能失调,包括:①食欲缺乏、消化不良以及营养吸收不良。②肠道菌群失调、肠道细菌感染性腹泻和轮状病毒感染性腹泻。③功能性便秘。

(2)可补充因消化不良或腹泻所致的多种维生素及锌、钙微量元素的缺乏。

(3)用于新生儿和婴幼儿黄疸。

(三)用法用量

口服,一次1~2粒,每日1~3次。根据病情和年龄可适当增减。

(四)注意事项

尚不明确。

(五)不良反应

偶见皮疹、头晕、口干、恶心、呕吐和便秘等。

(六)禁忌证

对本药任何成分过敏者。

(七)药物相互作用

与抗生素合用,治疗菌群失调引起的腹泻疗效降低,治疗感染性腹泻时则可提高疗效。

第五节 利胆药

一、非布丙醇

(一)剂型规格、用法用量

片剂 50mg,0.1g;胶囊剂 50mg,0.1g。口服:一次 0.1~0.2g,一日 3 次,饭后服。

(二)作用用途

本品具有明显的利胆作用,动物实验证明,无论肝实质是否损伤,均可使胆汁分泌增加。本品也有松弛胆管平滑肌及奥狄括约肌、降低血中胆固醇的作用。本品 90％以上经胃肠道吸收.代谢率达 99％。血浆蛋白结合率为 70％。本品 85％由胆汁排出,4％由尿液排泄。原形药在胆汁及尿液中仅占 0.2％及 0.1％。本品毒性较低,亚急性毒性试验未见对循环系统及其他器官损害。用于治疗胆囊炎、胆石症及其他高脂血症、脂肪性消化不良和急、慢性肝炎。

(三)不良反应

个别可见一过性胃部不适。

二、羟甲烟胺

(一)剂型规格、用法用量

片剂 0.5g;胶囊剂 0.5g。口服:一次 1g,一日 3 次,连服 2~4d 后改为一日 2 次;儿童,一次 0.25~0.5g,一日 3 次。注射剂 10mL:0.4g;静脉注射:一次 0.4~0.8g,一日 1 次,维持用药一次 0.4g,隔日 1 次。

(二)作用用途

本品为利胆、保肝、抑菌药。促进胆汁分泌,增加胆盐浓度,具有利胆保肝作用。并能有效地抑利胆管及肠道中的双球菌、化脓链球菌、肠球菌及大肠埃希菌,具有明显的消炎作用。用于胆管炎、胆囊炎、胆石症、传染性肝炎、肝源性黄疸、肝功障碍、胃及十二指肠炎、急性肠炎、结肠炎等。

(三)不良反应

少数患者可见胃部不适。

三、胆酸钠

(一)剂型规格、用法用量

片剂 0.2g;胶囊 0.2g。口服:一次 0.2~0.4g,一日 3 次;儿童,3 岁以上一次 0.1g,一日 3 次。溶解胆结石:一次 0.25~0.5g,一日 3 次。

(二)作用用途

系从牛胆或猪胆中提得的胆盐混合物,为天然胆汁酸的甘氨酸和牛磺酸结合物的混合钠盐。能刺激肝细胞分泌胆汁,促进脂肪的乳化及吸收,兼有利胆作用,溶解富含胆固醇的结石,并有助于脂溶性维生素 D 和维生素 K 的吸收和增加胰酶的活性。用于胆囊或胆管瘘管的长期引流患者及胆汁缺乏、脂肪消化不良和胆囊炎。

(三)不良反应

有缓泻作用。

(四)注意事项

胆总管完全阻塞而未做体位引流前的患者禁用。

四、去氢胆酸

(一)剂型规格、用法用量

片剂 0.25g。口服:一次 0.25～0.5g,一日 3 次,饭后服;儿童,1 岁以下一次 0.01～0.02g,1～5 岁一次 0.03～0.1g,一日 3 次。(钠盐)注射剂 5mL:0.5g,5mL:1g;静脉注射;一日 0.5g,必要时可逐渐增加到一日 2g。

(二)作用用途

本品为胆酸的合成衍生物,具有利胆、促进胆汁分泌的作用。起效迅速,静脉注射后 20～30min 达最大效应,维持时间长。本品能促进肝脏分泌大量黏度较低的胆汁,增加胆汁容量,但不改变胆盐及其色素的含量,可使胆管畅通,起到清洗胆管和利胆的作用。这与天然胆盐的作用不同,后者分泌量及其固体成分均有增加,并能促进脂肪和脂溶性维生素的吸收,而本品的这一作用很弱。本品还有促进肝脏血流及胆红素排泄和利尿作用。本品口服吸收较好。本品由粪便排出。用于慢性功能性或器质性胆囊(如慢性肝炎)胆管病变,如胆囊或胆管功能失调、胆囊切除后综合征、慢性胆囊炎、胆石症及某些肝脏疾病。

(三)不良反应

可有口干、口苦及皮肤瘙痒、缓泻等,可出现呼吸困难、心搏骤停、心律失常、肌痉挛、极度疲乏无力,一般轻微短暂,但如长期应用或一时用量过大,可导致电解质失平衡。

(四)注意事项

(1)胆管完全阻塞,严重肝肾功能不全,阑尾炎或肠梗阻,诱因不明的直肠出血,充血性心力衰竭等患者禁用。对哮喘及有过敏史的患者慎用。可用本品 20% 溶液 0.2mL 做皮试,阳性反应者不可静脉注射。

(2)长期应用会出现胆汁减少,出现所谓"肝疲劳"现象。

(3)如出现嗳气、打嗝、腹泻、恶心、痉挛、直肠区周围皮肤刺激等症状时应进行对症处理。

(4)因本品代谢产物羟基酮和胆酸有增加结肠分泌水分的作用,因而可有缓泻。

第九章 内分泌系统药物

第一节 肾上腺皮质激素

肾上腺皮质激素是肾上腺皮质所分泌激素的总称。分 3 类：①盐皮质激素，由球状带分泌，有醛固酮等。②糖皮质激素，由束状带分泌，有氢化可的松和可的松等。③性激素，由网状带分泌。临床上以糖皮质激素应用广泛。

一、糖皮质激素

糖皮质激素作用广泛而复杂，且随剂量不同而异。生理情况下所分泌的糖皮质激素主要影响物质代谢过程，超生理剂量的糖皮质激素还具有抗炎、抗免疫等药理作用。临床常用药物有：氢化可的松、可的松、泼尼松，地塞米松等。

(一)药物作用

1.对代谢的影响

(1)糖代谢

糖皮质激素能增加肝糖原、肌糖原含量并升高血糖。

(2)蛋白质代谢

糖皮质激素能促进蛋白质分解，抑制蛋白质的合成。长期应用可导致肌肉消瘦，皮肤变薄、骨质疏松和伤口愈合延缓等。

(3)脂肪代谢

糖皮质激素能促进脂肪分解，抑制其合成，同时可使机体脂肪重新分布，即四肢脂肪向面部、胸、背及臀部分布，形成满月脸和向心性肥胖。

(4)水和电解质代谢

糖皮质激素有较弱的盐皮质激素的作用；同时也影响水的平衡，有弱的利尿效应。

2.抗炎作用

糖皮质激素有强大的抗炎作用，能对抗物理、化学、生物等各种原因所致的炎症。在炎症早期，可降低毛细血管通透性，减少渗出及水肿抑制白细胞功能，减少炎症介质释放，从而改善红、肿、热、痛等症状；在炎症晚期，通过抑制毛细血管和成纤维细胞的增生，延缓肉芽组织生成，从而防止炎症所致的粘连及瘢痕形成，减轻后遗症。但也应注意，炎症是机体的一种防御机制，因此，糖皮质激素在发挥抗炎效应时，也降低机体的防御功能。目前有关糖皮质激素抗炎机制认为是：糖皮质激素通过作用于靶细胞质内的糖皮质激素受体，最终影响了参与炎症的一些基因转录而产生抗炎效应。

3.抗免疫与抗过敏作用

糖皮质激素对免疫过程的诸多环节均有抑制作用。不仅可抑制巨噬细胞对抗原的呈递过程,而且还不同程度地抑制细胞免疫(小剂量)和体液免疫(大剂量)。此外,糖皮质激素能减少过敏介质的产生,因而可以改善过敏症状。

4.抗休克

大剂量的糖皮质激素是临床上治疗各种严重休克的重要药物,特别是中毒性休克的治疗。其抗休克与下列因素有关:①扩张痉挛收缩的血管和加强心脏收缩;②抑制炎症反应,减轻炎症所致的组织损伤,同时也改善休克时微循环障碍;③稳定溶酶体膜,减少心肌抑制因子的形成;④提高机体对细菌内毒素的耐受力。

5.其他作用

(1)血液与造血系统:糖皮质激素能刺激骨髓造血功能,使红细胞、血红蛋白、中性白细胞及血小板数量增加,淋巴细胞减少,淋巴组织萎缩。

(2)中枢神经系统:能提高中枢神经系统的兴奋性,易引起欣快,激动,失眠等反应,偶可诱发精神失常。大剂量对儿童能致惊厥。

(3)骨骼系统:长期服用糖皮质激素类药物可出现骨质疏松,易致骨折。

(4)消化系统:糖皮质激素能使胃酸和胃蛋白酶分泌增多,促进消化,但也可诱发或加重溃疡病。

(二)临床用途

1.严重感染或炎症后遗症

(1)治疗严重急性感染:主要用于严重中毒性感染,如中毒性肺炎、中毒性菌痢、暴发型流行性脑膜炎及败血症等,此时应在服用有效的抗菌药物前提下,辅助应用糖皮质激素治疗。针对病毒性感染一般不用激素,因用后可降低机体的防御能力致使感染扩散。

(2)预防某些炎症后遗症:如结核性脑膜炎,心包炎、风湿性心瓣膜炎等,早期应用皮质激素可防止炎症后期粘连或疤痕形成。对虹膜炎、角膜炎、视网膜炎和视神经炎等非特异性眼炎,应用后也可迅速消炎止痛、防止角膜混浊和瘢痕粘连的发生。

2.自身免疫性疾病及过敏性疾病

(1)自身免疫性疾病:如风湿热、风湿性及类风湿性关节炎、全身性红斑狼疮样综合征、肾病综合征等应用皮质激素后可缓解症状。一般采用综合疗法,不宜单用,以免引起不良反应。异体器官移植手术后所产生的排异反应也可应用皮质激素。

(2)过敏性疾病:如荨麻疹、血清热,血管神经性水肿,过敏性鼻炎、支气管哮喘和过敏性休克等,也可应用皮质激素辅助治疗。

3.各种休克

在针对休克病因治疗的同时,早期应用足量皮质激素有利于患者度过危险期。如感染中毒性休克时,应在有效的抗菌药物治疗下,及早,短时间突击使用大剂量皮质激素,见效后即停药。

4.血液病

主要用于儿童急性淋巴细胞性白血病,此外也可用于再生障碍性贫血,粒细胞碱少症、血小板减少症和过敏性紫癜等的治疗。停药后易复发。

5.替代疗法

用于急性、慢性肾上腺皮质功能减退症(包括肾上腺危象),脑垂体前叶功能减退及肾上腺次全切除术后作替代疗法。

6.局部应用

对一般性皮肤病如接触性皮炎,湿疹、牛皮癣等都有一定疗效。也可用于肌肉或关节劳损的治疗。

(三)不良反应

1.长期大量应用引起的不良反应

类肾上腺皮质功能亢进,因物质代谢和水盐代谢紊乱所致,如满月脸,水牛背、向心性肥胖、皮肤变薄、痤疮、多毛,浮肿,低血钾、高血压,糖尿病等。停药后可自行消退,必要时采取对症治疗,如应用降压药、降糖药、氯化钾、低盐,低糖、高蛋白饮食等。诱发或加重感染,因糖皮质激素抑制机体防御功能所致。长期应用常可诱发感染或使体内潜在病灶扩散,特别是在原有疾病已使抵抗力降低的情况下,如肾病综合征者更易产生。此外,糖皮质激素还可使原来静止的结核病灶扩散,恶化,故结核病患者必要时应并用抗结核药。消化系统并发症,使胃酸、胃蛋白酶分泌增加,抑制胃黏液分泌,降低胃肠黏膜的抵抗力,故可诱发或加剧胃、十二指肠溃疡,甚至造成消化道出血或穿孔。对少数患者可诱发胰腺炎或脂肪肝。心血管系统并发症,长期应用可引起高血压和动脉粥样硬化。骨质疏松,肌肉萎缩、伤口愈合迟缓等与激素促进蛋白质分解,抑制其合成及增加钙,磷排泄有关。骨质疏松多见于儿童、老人和绝经妇女,严重者可导致自发性骨折。此外,因糖皮质激素还可抑制生长素分泌和造成负氮平衡,影响生长发育。偶可引起畸胎。其他,精神失常。有精神病或癫痫病史者禁用或慎用。

2.停药反应

长期应用减量过快或突然停药时,可引起肾上腺皮质萎缩和功能不全。停药后也有少数患者遇到严重应激情况,例如,感染,创伤、手术时可发生恶心、呕吐、乏力、低血压,休克等肾上腺危象需及时抢救。反跳现象,因患者对激素产生了依赖性或病情尚未完全控制,突然停药或减量过快可致原病复发或恶化。常需加大剂量再行治疗,待症状缓解后再逐渐减量、停药。

(四)禁忌证

严重精神病和癫痫,活动性消化性溃疡病,骨折,创伤修复期,肾上腺皮质功能亢进症,严重高血压,糖尿病,孕妇,抗菌药不能控制的感染(如水痘、真菌感染)等都是糖皮质激素的禁忌证。

(五)用法及疗程

1.大剂量突击疗法

用于严重中毒性感染及各种休克。氢化可的松首次剂量可静脉滴注20～300mg,1日量可达11g以上,疗程不超过3 d。

2.一般剂量长期疗法

用于结缔组织病,肾病综合征,顽固性支气管哮喘等。一般开始时用泼尼松口服10～20mg或相应剂量的其他皮质激素制剂,每日3次,产生效应后,逐渐减量至最小维持量,持续数月。

3.小剂量替代疗法

用于垂体前叶功能减退,爱迪生病及肾上腺皮质次全切除术后。一般维持量,可的松每日12.5～25mg。

4.隔日疗法

皮质激素的分泌具有昼夜节律性,每日上午8～10时为分泌高潮,午夜12时为低潮。临床用药可随这种节律进行,即将1日或2日的总药量在隔日早晨1次给予,此时正值激素正常分泌高峰,对肾上腺皮质功能的抑制较小。

二、皮质激素抑制药

皮质激素抑制剂可代替外科的肾上腺皮质切除术,临床常用的有美替拉酮。美替拉酮又名甲吡酮,为11β羟化酶抑制剂,能抑制氢化可的松产生,但通过反馈性地促进ACTH分泌导致11-去氧皮质酮和11-去氧氢化可的松代偿性增加,故尿中17-羟类固醇排泄也相应增加。临床用于治疗肾上腺皮质肿瘤和产生ACTH的肿瘤所引起的氢化可的松过多症和皮质癌。不良反应较少,偶可引起眩晕,消化道反应、高血压等。

三、肾上腺皮质激素类药的用药监护

(一)用药监测

用药期间要注意监测心率、血压、体温、体重、电解质和液体出入量等指标,长期治疗的患者应定期进行特殊检查,包括血糖、尿糖、视力、眼内压、脊柱、胸部X线拍片等,定期检查大便潜血,注意观察大便颜色,有无咖啡或柏油状,定期检查尿中17-羟类固醇,以排除库欣综合征。

(二)用药护理

要严格把握激素的使用,必须按医嘱规定时间,剂量用药,不可任意停药和滥用激素。糖皮质激素不能做皮下注射,亦不能在感染的关节腔内注射给药。肌内注射应采取深部注射,并经常更换部位,注意观察有无局部感染和肌肉萎缩的现象。长期服用激素使身体对外界刺激的生理反应敏感性降低,有任何疼痛、出血,恶心,厌食的症状,都应与医生联系。长期用药患者可能出现神经系统的症状和体征,如兴奋和失眠。应合理地安排给药时间,创造良好的环境,保证患者的休息和睡眠。患者的饮食应保持低钠、低糖、高钾,高蛋白,高纤维素及含钾丰富的水果及蔬菜,有肾功能不全、造瘘管的患者,饮食要注意水、钠的平衡。因长期用药出现的库欣综合征,即满月脸、肥胖、色素沉着、多毛,妇女月经失调等,随着药物的递减和停药会逐渐消失,告诉患者不必为之多虑。药物长期作用可引起缺钙,骨质疏松而导致自发性骨折。要提醒患者不要做超出医生允许的重体力劳动或剧烈运动,若有低钙的症状出现,如肌肉无力,痉挛等,要及时告诉医生。糖皮质激素可减弱机体防御疾病能力、诱发或加重感染。对长期用药者,应注意个人卫生,防止感染,房间要定时通风和消毒空气,保持适宜的温度,湿度,并减少探视。

第二节 垂体激素及相关药

脑垂体激素是由垂体分泌或释放的激素。腺垂体分泌的激素均为蛋白质和多肽,脑垂体是身体内最复杂的内分泌腺,不但与身体骨骼和软组织的生长有关,且可影响其他内分泌腺,如甲状腺、肾上腺、性腺的作用。

目前已知至少有以下6种:①生长激素:它不必通过靶腺而直接发挥作用。有促进骨骼生长,蛋白质合成,减少蛋白质分解的作用,因而使肌肉发达;加速脂肪分解,减少糖的消耗和增加机体对重要无机元素的摄取利用,有利于机体的生长,修复等功能。生长素是机体生长的关键因素,尤其是幼年时期,生长素分泌过少会导致侏儒症,而分泌过多会造成巨人症。②催乳素:主要作用是促进乳腺生长发育,引起并维持泌乳,并参与应激反应和卵巢功能的调节。③促黑素:由垂体中间部分泌,故又名中间素。有促进皮肤黑色素细胞合成黑色素和使其弥散,从而加深肤色的作用。它和能使黑色素聚缩的肾上腺素协调作用,可使两栖类动物的肤色得到调节,以适应环境。在人体内的作用尚不十分明确。④促甲状腺激素:一种糖蛋白,功能参见"甲状腺激素"。⑤促肾上腺皮质激素:其注射剂可作为药物应用于临床。功能参见"肾上腺激素"。⑥促性腺激素:包括促卵泡激素和黄体生成素,对性腺的发育和分泌功能起促进作用。

该类药物使用的注意事项为:①脑肿瘤引起的垂体侏儒病患者,心脏或肾脏病患者慎用。②使用前,需对脑垂体功能作详细检查,准确诊断后才能应用。③应临用时配制,注射用水溶解后轻轻摇动,切勿振荡,以免变性。

一、基因重组人生长激素

(一)剂型规格

注射剂:4U;12U。

(二)适应证

本品具有与人体生长激素同等的作用,能促进骨骼、内脏和全身生长,促进蛋白质合成,影响脂肪和矿物质代谢,在人体生长发育中起着关键性作用。主要用于内源性脑垂体生长激素分泌不足而引起的生长障碍、躯体矮小的侏儒症,短小病患儿,特纳综合征以及儿童慢性肾功能不全导致的生长障碍。对侏儒症应及早给予激素治疗,人生长素对侏儒症有显著疗效。部分侏儒症患儿,其垂体分泌生长激素的细胞并不减少,发病环节可能在下丘脑神经分泌细胞呈退行性变化,导致生长激素释放缺乏;目前对这种患儿试用人工合成的人胰腺生长激素释放因子进行治疗,已取得了一定疗效。生长激素能调节体内的物质代谢,且能通过促进肝脏产生生长素介质间接促进生长期的骨骺软骨形成,促进骨及软骨的生长,从而使躯体增高;此外,生长素对中间代谢及能量代谢也有影响,可促进蛋白质合成,增强对钠、钾、钙、磷、硫等重要元素的摄取与利用,同时通过抑制糖的消耗,加速脂肪分解,使能量来源由糖代谢转向脂肪代谢。因此,也可用于治疗烧伤、骨折、创伤、出血性溃疡、组织坏死,肌肉萎缩症,骨质疏松等疾病以及手术,创伤、烧伤,脓毒败血症等高代谢状态所致的负氮平衡。

(三)用法用量

本品给药剂量个体差异很大,采用肌内注射或皮下注射,一般用量为每周 $0.5\sim0.7U/kg$ 或每周 $12U/m^2$,分 $6\sim7$ 次给药。用于成人生长激素缺乏:每周 $0.25U/kg$,用药 $2\sim6$ 个月;用于烧伤:每日 $0.3\sim0.6U/kg$,用药 4 周;用于脓毒败血症:每日 $0.3U/kg$;手术、创伤后高代谢状态:每日 $4\sim8U$,用药 7 日左右。

(四)注意事项

偶可引起皮肤过敏,注射部位发红和皮下脂肪萎缩、氨基转移酶升高、呕吐及腹痛等。①对脑肿瘤的垂体侏儒病者,心脏或肾脏病者慎用。②使用前,需对脑垂体功能作详细检查,准确诊断后才能应用。③应临用时配制,用注射用水溶解,轻轻摇动,切勿振荡,以免变性。④本药可促使隐性甲状腺功能减退者表现症状,故需定期检查甲状腺功能。⑤糖尿病患者及有糖尿病倾向者慎用。⑥对骨骺已闭合者,本品不能使身高增长。

(五)不良反应

使用生理剂量时,不良反应很少。较常见的有发热,头痛、咳嗽、喉炎、鼻炎、中耳炎、支气管炎或其他感染性疾病。常见注射部位局部一过性反应(疼痛,发麻,红肿等)以及体液潴留的症状,这些不良反应发生较早,但发生率随用药时间而降低,罕见影响日常生活。罕见变态反应(表现为皮疹,瘙痒等)以及甲状腺功能减退。生长激素可引起一过性高血糖现象,通常随用药时间延长或停药后恢复正常。内分泌疾患者可能易发生股骨头骺板滑脱,在治疗期间如出现跛行应注意评估。

(六)禁忌证

对本药过敏者,恶性肿瘤患者或有肿瘤进展症状者,糖尿病患者、颅内进行性损伤者、孕妇,哺乳期妇女,严重全身性感染等危重患者在急性休克期内禁用。

(七)药物相互作用

①与糖皮质激素合用,其促进生长的效能可被抑制。如以氢化可的松计,在生长激素治疗中,糖皮质激素用量通常不超过 $10\sim15mg/m^2$ 。②蛋白同化激素、雄激素、雌激素与本药同用时,可加速骨骺提前闭合。

(八)药物过量

用药过量时可能开始先出现低血糖,继而导致高血糖。长期用药过量可导致肢端肥大症。

二、奥曲肽(善宁,善得定)

(一)剂型规格

注射剂:0.1mg。

(二)适应证

对经手术,放射治疗或多巴胺受体激动剂治疗失败的肢端肥大症患者,可控制症状,降低 GH 及生长素介质 C 的浓度。本品亦适用于不能或不愿手术的肢端肥大症患者,以及放射治疗尚未生效的间歇期患者。

缓解与胃肠胰内分泌肿瘤有关的症状和体征。有充足证据显示,本品对下列肿瘤有效:具类癌综合征的类癌瘤血管活性肽(VIP)瘤,胰高糖素瘤。本品对下列肿瘤的有效率为 50%:(至今应用本品治疗的病例有限)胃泌素瘤/卓-艾综合征(通常与选择性 H_2 受体阻滞药合用,并可酌情加用抗酸剂);胰岛瘤(用于胰岛瘤术前预防低血糖血症和维持正常血糖);生长激素释放因子瘤。本品治疗仅可减轻症状和体征,而不能治愈病因。亦用于胰腺疾病,如急性重型胰腺炎胰损伤或手术后胰瘘,预防胰腺手术后并发症、上消化道出血及胃肠道瘘管等。肝硬化所致食管—胃静脉曲张出血的紧急治疗,与特殊治疗(如内镜硬化剂治疗)合用。

(三)用法用量

皮下注射,肢端肥大症:开始 0.05～0.1mg/次,2～3 次/d,然后根据血液 GH,胰岛素样生长因子水平,临床症状及耐受性调整剂量到合适范围。大多数患者的较合适剂量为 0.2～0.3mg/d,最大用量 1.5mg/d,若本品治疗 1 个月后仍无效,则应停药;胃肠胰内分泌肿瘤:开始 0.05mg/次,1～2 次/d,可逐渐提高剂量至 0.2mg/次,3 次/d,老年患者无需改变剂量;急性重型胰腺炎:0.1～0.2mg/次,3 次/d,连用 3～7d;胰损伤或手术后胰瘘:0.1mg/次,3 次/d,连用 7～14d;预防胰腺手术后并发症:0.1mg/次,3 次/d,连用 5～7d;胃肠道瘘管:0.1mg/次,3 次/d,连用 10～14d;应激性及消化性溃疡出血:0.1mg/次,3 次/d。肝硬化食管静脉曲张出血:静脉注射 0.1mg 后改为每 2 h 静脉滴注 0.05mg,连用 24～48 h。

(四)注意事项

患者在治疗前及用药后应每隔 6～12 个月作肝胆超声检查。由于分泌生长激素的垂体肿瘤有时可能扩散而引起严重的并发症(如视野缺损),故应严密观察患者,若发现有肿瘤扩散的迹象,则应考虑转换其他治疗。

有报道 10%～20% 长期应用本品的患者有胆石形成,故在治疗前及用药后每隔 6～12 个月应作胆囊超声波检查。在治疗胃肠胰内分泌肿瘤时,偶尔发生症状失控而致严重症状迅速复发。在胰岛素瘤患者中,由于本品对生长激素和胰高糖素分泌的抑制大于对胰岛素分泌的抑制,故有可能增加低血糖的深度和时间;此类患者尤其在开始本品治疗或作剂量改变时,应密切观察;较频繁地小剂量给予本药,可减少血糖浓度的明显波动。对接受胰岛素治疗的糖尿病患者,给予本品后,其胰岛素用量可能减少。肝硬化继发性出血期内,患胰岛素依赖性糖尿病或已患糖尿病患者需调整胰岛素用量的危险性增加,故应密切监测血糖水平。

治疗肢端肥大症,应定期监测促甲状腺素释放激素、血浆生长激素,生长抑素等;肝肾功能不全者应定期监测肝肾功能。

(五)不良反应

主要是局部和胃肠道反应,并可发生肝或胆的功能失调,如局部疼痛、腹泻,脂肪痢、胆石形成等。皮下注射后的局部反应包括疼痛或注射部位针刺、麻刺或烧灼感,伴红肿,这些现象极少超过 15min。如注射前使药液达室温或通过减少溶剂量而提高药液浓度,则可减少局部不适。胃肠道不良反应包括食欲缺乏、恶心、呕吐、痉挛性腹痛、腹胀、胀气、稀便、腹泻及脂肪痢。虽然所测得的大便脂肪排出可能增多,但无证据显示本品长期治疗可引起吸收障碍而导致营养不良。在罕见病例中,胃肠道不良反应可类似急性肠梗阻伴进行性上腹痛、腹部触痛、肌紧张和腹胀。给药前应避免进食(即在两餐之间或卧床休息时注射),则可减少胃肠道不良反应的发生,长期使用本品可能导致胆石形成。由于本药可抑制生长激素、胰高糖素和胰岛素的释放。故本品可能引起血糖调节紊乱。由于可降低患者餐后糖耐量,少数长期给药者可引致持续性高血糖症,也曾观察到低血糖的出现。罕见情况下,曾报道接受本药治疗的患者出现脱发。少数报道出现急性胰腺炎,但通常在开始治疗的几小时或几天内出现。停药后可逐渐消失。长期应用本品且发生胆结石者也可能出现胰腺炎。个别患者发生肝功能失调,包括无胆汁淤积的急性肝炎,在停用本品后转氨酶恢复正常。缓慢发生的高血胆红素血症伴碱性磷酸酶、r谷氨酰转移酶增高及转氨酶轻度增高。

(六)禁忌证

对奥曲肽或任一赋形剂过敏者、孕妇、哺乳期妇女、儿童禁用。

(七)药物相互作用

本药可降低肠道对环孢素的吸收,也可延迟西咪替丁的吸收。与酮康唑合用产生协同作用.可降低泌尿系统的皮质醇分泌。

(八)药物过量

未见急性过量危及生命的报道。至今最大的成人单次用量为1.0mg,静脉推注。所观察到的体征和症状为一过性心率略减面部潮红、腹部痉挛痛腹泻.胃部空虚感及恶心。停药后24 h内症状消失。

曾有一例患者意外用药过量,持续静脉滴注(以0.25mg/h代替0.025mg/h,共用药48 h),而未发生任何不良反应。药物过量者应予对症处理。

三、醋酸兰瑞肽

(一)剂型规格

注射剂:30mg。

(二)适应证

用于类癌的对症治疗,也可用于肢端肥大症(尤其适用于神经外科手术或放射治疗后生长激素分泌异常时),促甲状腺素分泌型垂体腺瘤,以及其他类型肿瘤,如绝经后的乳腺癌、神经内分泌肿瘤、直肠癌等。

(三)用法用量

肌内注射,使用本药缓释制剂。治疗类癌和肢端肥大症时初始剂量为一次30mg,每14 d1次,如疗效不显著,可增至每10 d1次。

(四)注意事项

有奥曲肽及其他生长抑素过敏者,有胆囊疾病或胆石症病史者,肝肾功能不全者及糖尿病患者慎用。

(五)不良反应

可有食欲减退、恶心、呕吐、胃肠胀气、腹痛、腹泻,长期应用有导致无症状胆结石的报道;罕见血糖调节紊乱;注射部位可有暂时性轻度疼痛,有时伴有局部红斑。

(六)禁忌证

有本药过敏史者,孕妇、哺乳期妇女禁用。

(七)药物相互作用

本药可降低环孢素在小肠的吸收、使其血药浓度降低,故合用时应注意调整环孢素的剂量。

四、醋酸亮丙瑞林

（一）剂型规格

注射剂：3.75mg；10mg。

（二）适应证

子宫内膜异位症；伴有月经过多、下腹痛.腰痛及贫血等的子宫肌瘤；绝经前乳腺癌，且雌激素受体阳性患者；前列腺癌；中枢性性早熟症；常规激素治疗禁忌或无效的功能失调性子宫出血；子宫内膜切除术前用药；辅助生育技术。

（三）用法用量

皮下注射，成人 3.75mg/次，每 4 周 1 次。子宫内膜异位症：通常成人每 4 周 1 次，皮下注射醋酸亮丙瑞林 3.75mg。当患者体重低于 50kg 时，可以每次使用 1.88mg；初次给药应从月经周期的 1～5 日开始。子宫肌瘤：通常成人每 4 周 1 次，皮下注射醋酸亮丙瑞林 1.88mg，但对于体重过重或子宫明显肿大的患者，应注射 3.75mg；初次给药应从月经周期的 1～5 日开始。前列腺癌、闭经前乳腺癌：通常成人每 4 周 1 次，皮下注射醋酸亮丙瑞林 3.75mg。中枢性性早熟症：通常每 4 周 1 次，皮下注射醋酸亮丙瑞林 30ug/kg，根据患者症状可增量至 90ug/kg.

（四）注意事项

有由脊髓压迫或尿潴留引起的肾功能障碍患者或者是重新发作可能的患者及高龄患者慎用；首次用药初期，由于高活性 LHRH 衍生物对垂体—性腺系统的刺激作用，使血清睾丸素浓度上升，可见骨性疼痛暂时加重，尿潴留或脊髓压迫症状，应对症处理；已存在由脊髓压迫或尿潴留引起的肾功能障碍者或者是有重新发作可能性的患者及高龄者慎用。孕妇以及可能怀孕的妇女或哺乳期妇女不应给予醋酸亮丙瑞林；醋酸亮丙瑞林对早产儿、新生儿和乳儿的安全性尚未确定；治疗时一定要确认患者未妊娠，且于月经周期的 1～5 d 开始给药，在治疗期内应采用非激素性方法避孕。给药时应注意与类似疾患（恶性肿瘤等）鉴别，如给药过程中肿瘤增大，临床症状未见改善时应中止给药。由于雌激素降低可引起骨质的损失，故需长期给药或再次给药时，应尽可能检查骨密度，慎重用药。对含有明胶的药物或含有明胶的食物有过敏史者，例如休克、过敏性症状（荨麻疹、呼吸困难、口唇水肿、喉头水肿等）应慎重用药；已有因使用本品引起血栓形成及肺栓塞症的报告。皮下注射部位选上臂部、腹部、臀部，注射后不得揉搓注射部位。

（五）不良反应

①内分泌系统：发热，颜面潮红，发汗，可有高钙血症，有时可出现低雌激素症状，另可见水肿、发冷、体重增加。②肌肉骨骼系统：可见骨疼痛、肩腰四肢疼痛、骨密度降低、脊髓压迫，治疗超过 6 个月会造成骨量丢失。③泌尿生殖系统：可见性欲减退，阳痿，男子女性化乳房，睾丸萎缩，会阴不适.此外还可出现排尿障碍，血尿等。④循环系统：可见心电图异常，心胸比例增大等。⑤消化系统：恶心，呕吐，食欲缺乏等。⑥精神神经系统：常见头痛，可见抑郁、眩晕情绪不稳定等；另可有疲倦、知觉异常；由于雌激素降低作用而出现的更年期综合征样的精神抑郁状态。⑦皮肤：可有脱发或多毛现象，也可见痤疮、皮疹、瘙痒等。⑧其他：可见水肿，胸部压迫感，间质性肺炎，肺栓塞，发冷，疲倦，体重增加，知觉异常，听力衰退，耳鸣，尿酸，BUN，LDH，GOT、GPT 上升等。注射局部疼痛，硬结，发红。

（六）禁忌证

对本药及 GnRH 衍生物或合成类似物有过敏史者禁用。孕妇或有可能怀孕的妇女，哺乳期妇女，有性质不明的异常的阴道出血者（有可能为恶性疾病）禁用。

（七）药物相互作用

乙醇可加重本药的不良反应。

五、戈舍瑞林

（一）剂型规格

植入剂：3.6mg；10.8mg。

（二）适应证

适用于可用激素治疗的前列腺癌；可用激素治疗的绝经前期及绝经期妇女乳腺癌；也可用于子宫内膜异位症和子宫平滑肌瘤以及使子宫内膜变薄等。

（三）用法用量

皮下注射，本药长效制剂，一次 3.6mg，腹壁皮下注射，每 4 周 1 次。

（四）注意事项

对 GnRH 或其激动剂类似物过敏者，也可能对本药过敏。有尿道梗阻的男性患者，有脊髓压迫的男性患者，以及有骨密度降低可能的患者慎用。

（五）不良反应

①代谢/内分泌系统：发热，颜面潮红，发汗，可见男性乳房肿胀及触痛或女性乳房大小变化等现象。②肌肉骨骼系统：男性患者可有骨疼痛，脊髓压缩等反应，治疗前列腺癌初期可有骨痛加剧，个别患者有下肢软弱无力和感觉异常。③泌尿生殖系统：少数患者用药早期可见尿道阻塞加重，血尿等。可导致男性患者出现阳痿；女性阴道干燥、月经失调，子宫内膜异位症者用药后出现不可逆性闭经；男女患者均可有性欲下降。④心血管系统：国外有转移性前列腺癌患者用药后发生静脉血栓的报道。⑤消化系统：可见恶心、腹痛或腹部不适，少见味觉障碍、腹泻、齿龈萎缩。⑥皮肤：可见皮疹、皮肤瘙痒等。⑦精神神经系统：可见头痛，抑郁等；国外有用药后出现硬膜外脊髓压迫的报道。⑧其他：注射局部疼痛，淤血，发红等。

（六）禁忌证

对本药、GnRH 或其激动剂类似物过敏者；孕妇及在治疗期间可能受孕的妇女；哺乳期妇女禁用。

（七）药物相互作用

尚不明确。

六、生长抑素

（一）剂型规格

粉针剂：0.25mg；3mg。

（二）适应证

严重急性食管静脉曲张出血，消化性溃疡、应激性溃疡、糜烂性胃炎所致的上消化道出血，胰、胆和肠瘘的辅助治疗、胰腺手术后并发症的预防和治疗，糖尿病酮症酸中毒的辅助治疗。其他如肢端肥大症、胃泌素瘤、胰岛素瘤及血管活性肠肽瘤等。

（三）用法用量

静脉给药,临用前用生理盐水溶解,慢速冲击注射 0.25mg/3～5min,或连续滴注 0.25mg/h,在两次输液给药间隔大于 3～5 min 时,应采取重新静脉注射 0.25mg 本品的措施,以确保给药的连续性。上消化道大出血,主要是食管静脉曲张出血:开始先静滴 250μg(3～5 min 内),继以250μg/h 静滴,止血后应连续给药 48～72 h;胰胆肠瘘 250μg/h 静滴,直至瘘管闭合,闭合后继用1～3 d;急性胰腺炎:250μg/h,连续 72～120 h,预防胰腺手术并发症连续用 5 d,对行 ERCP 检查者应于术前 2～3 h 就开始使用本品。

（四）注意事项

①给药开始时可引起暂时性血糖下降,对于胰岛素依赖性糖尿病患者应每 3～4 h 查血糖一次。②本品可以延长环己巴比安的催眠作用时间,加剧戊烯四唑的作用,不宜同时使用。③应单独给药,本品不宜与其他药物配伍给药。④动脉性出血不属生长抑素的适应证。

（五）不良反应

①少数患:者产生眩晕、耳鸣、面部潮红。②注射本品的速度超过 50μg/min 时,则会产生恶心、呕吐。

（六）禁忌证

禁用于对本品过敏者,以及妊娠和哺乳期妇女。

（七）药物相互作用

本药可延长环己巴比安的催眠作用时间,加剧戊烯四唑的作用,故不宜与这类药物或产生相同作用的药物合用。由于本药对阿片类镇痛药物活性的拮抗,可能使吗啡的镇痛作用下降。

第三节　抗糖尿病药

糖尿病是一种由于患者体内胰岛素分泌绝对或相对不足或胰岛素受体功能异常所致的一种内分泌代谢性疾病。目前国际上主要将其分为四大类:1 型糖尿病、2 型糖尿病、其他特殊类型糖尿病、妊娠期糖尿病。

对 1 型糖尿病患者,在合适的总热量、食物成分、规则的餐次安排等措施基础上,提供足够、合理的营养,终身应用胰岛素治疗,有利于控制高血糖。对 2 型糖尿病患者,在饮食治疗的基础上,视病情需要选择药物治疗,包括胰岛素和口服抗糖尿病药。口服抗糖尿病药物按作用机制分为以下几类:胰岛素促分泌剂(包括:磺酰脲类和非磺酰脲类)、双胍类、a 葡萄糖苷酶抑制剂、噻唑烷二酮类(胰岛素增敏剂)。对 2 型糖尿病患者,如单用一种口服药疗效不理想,可不同作用机制的药物联合应用,或口服药物联合胰岛素治疗,亦可按病情需要用胰岛素治疗。

一、胰岛素

胰岛素类制剂适应证、不良反应、注意事项、药物相互作用等具有共性,简介如下:

（一）胰岛素

1.适应证

1 型糖尿病;任何类型糖尿病合并下列情况:急性代谢紊乱,如酮症酸中毒、高渗性昏迷、乳酸性酸中毒（此时应选用速效制剂）；严重慢性并发症、肝肾功能不全；各种应激情况，如大中型手术的围手术期、外伤、严重感染、急性心肌梗死脑卒中等；消耗性疾病，如肺结核、肿瘤、重度营养不良、极度消瘦。糖尿病合并妊娠或妊娠期糖尿病。某些继发性糖尿病例如坏死性胰腺炎后、全胰腺切除术后。2 型糖尿病在下列情况下应考虑胰岛素治疗：在诊断糖尿病时有重度高血糖，代谢紊乱表现明显；经严格饮食控制、各种口服药充分治疗（包括联合用药），未能有效控制高血糖，或在某一时期虽然有效，但随着时间推移，口服药疗效逐渐减弱或消失；因各种原因无法长期口服药治疗（变态反应，严重不良反应等）。无论哪一种类型糖尿病，胰岛素治疗应在一般治疗和饮食治疗的基础上进行，并监测病情，按治疗反应情况和治疗需要做适当调整。

2.不良反应

（1）低血糖反应：与胰岛素剂量偏大和（或）与饮食不匹配有关。当从动物胰岛素改用人胰岛素制剂时，也容易发生低血糖。低血糖的临床表现可因血糖下降的速度和低血糖的程度而不同。通常，若血糖下降速度快，可出现以交感神经兴奋为主的症状例如无力、饥饿感、出冷汗、皮肤苍白、心悸、兴奋、颤抖、神经过敏、头痛等，若血糖下降速度缓慢或在上述基础上进一步下降且降低程度较重，则出现以神经低糖症为主的表现，例如注意力不集中、反应迟钝、意识模糊、瞌睡，严重者偏瘫、惊厥、昏迷、出现病理反射等。部分患者，尤其已有糖尿病神经病变的老年人，可无自主神经变化症状而直接出现中枢神经损害表现，甚至直接出现昏迷，称为未察觉的低血糖。频繁发生（或严重的）低血糖症可引起中枢神经系统不可逆损害，致死或致残。此外，所谓 Somogyi 现象为患者在午夜发生过低血糖而表现为清晨高血糖，也应注意鉴别而及时调整前一天晚餐前或夜间胰岛素剂量。

（2）水肿：一些患者在胰岛素治疗初期可因钠潴留作用而发生轻度水肿，可自行缓解而无需停药。

（3）视力模糊：部分患者注射胰岛素后视力模糊，常于数周内自然恢复。

（4）胰岛素抗药性：人体多次接受胰岛素注射约 1 个月后，其血液循环中可出现抗胰岛素抗体。临床上只有极少数患:者发生胰岛素抗药性。此现象可于数月至 1 年内自行消失。如原来用动物胰岛素引起胰岛素抗药性，可改用人胰岛素制剂。

（5）变态反应：可表现为局部性或全身性，前者远较后者为多，多由于使用不纯制剂引起。局部性者在注射部位出现红斑、丘疹、硬结，一般在注射胰岛素后几小时或数天发生。全身性变态反应在注射胰岛素后立即发生，全身出现荨麻疹，可伴有或不伴有血管神经性水肿，可出现呼吸道症状例如哮喘、呼吸困难，严重者血压降低、休克甚至死亡，这些反应与对胰岛素本身过敏有关。出现全身性变态反应者，常有以下情况：曾间歇使用胰岛素，变态反应发生于再次用药后 1～2 周；对其他药物（例如青霉素）的过敏史；有较高的对牛胰岛素抗体滴定度。猪和人胰岛素比牛胰岛素较少引起变态反应。高纯度猪胰岛素（单峰、单组分胰岛素）、生物合成或半合成的人胰岛素引起变态反应更为少见。对那些必须使用胰岛素但又有全身变态反应者，应进行脱敏治疗。

（6）脂肪营养不良：是少见的不良反应，在注射部位呈皮下脂肪萎缩或增生，停止在该部位注射后可缓.慢自然恢复，为防止其发生，应经常更换注射部位或使用高纯度或人胰岛素制剂。

3.注意事项

(1)糖尿病是慢性病,需长期治疗。在长期的随访中,应注意一些监测项目,一方面是为了控制血糖并达标而在各时点测血糖(例如各餐前餐后及睡前测血糖)并定期测血糖化血红蛋白,帮助制定降糖药的治疗方案(单独或联合,剂量调整等);另一方面是为了尽早检出各种并发症、伴发病或相关问题,以便采取对策,例如每次访视应包括体重、体重指数、血压、尼龙丝试验、足背动脉搏动等;有些则视病情定期检测,例如视力、眼底检查、血脂谱、肝肾功能、尿常规、尿清蛋白排泄率、心电图、神经传导速度等,以便发现微血管病变、大血管病变或神经病变等。

(2)不同患者或同一患者的不同病期,其胰岛素敏感性不同,即使其血糖值相近,其胰岛素需要量也不同。治疗中应注意个体化。按病情需要检测血糖,随时调整胰岛素用量。下列情况供参考:①孕妇,尤其妊娠中、后期,对胰岛素需要量增加,而在分娩后,由于括抗胰岛素的胎盘激素消失,产妇对胰岛素的需要量减少。妊娠期糖尿病者分娩后,其体内葡萄糖稳定性也发生变化,某些个体血糖可恢复正常,因此,应于分娩后6周以上复查,按标准重新分类。②不同年龄时胰岛素敏感性也不一致,青春期前的儿童对胰岛素敏感性高,易发生低血糖,宜适当减少胰岛素剂量;而当进入青春期,则其需要量又稍增,在青春期后又降低。老年人也易发生低血糖,且频繁、严重低血糖易造成不可逆脑损害,应特别注意饮食、体力活动与胰岛素用量的配合。③下列情况其胰岛素需要量可能会增加:高热;甲状腺功能亢进症;肢端肥大症;库欣综合征;糖尿病酮症酸中毒;严重感染、外伤、大手术;较大的应激情况如急性心肌梗死、脑卒中;同时应用拮抗胰岛素的药物。④下列情况其胰岛素需要量可能会减少:严重肝功能受损;在肾功能受损时,由于胰岛素在肾脏的代谢和排泄减少,其需要量可减少,但在尿毒症时,由于出现胰岛素抵抗,其需要量也随之变化,应监测血糖调整用量;腺垂体功能减退症、肾上腺皮质功能减退症、甲状腺功能减退症;其他,如腹泻、胃排空障碍、肠梗阻、呕吐及其他引起食物吸收延迟的因素等,胰岛素应酌情减量。

4.药物相互作用

(1)糖皮质激素、促肾上腺皮质激素、胰高血糖素、雌激素、口服避孕药、甲状腺激素、肾上腺素、噻嗪类利尿药、苯乙丙胺、苯妥英钠等可升高血糖,联合用药时应调整这些药物或胰岛素的剂量。

(2)口服降糖药与胰岛素有协同的降血糖作用。其他某些药物如单胺氧化酶抑制剂也可增强胰岛素的降血糖作用。

(3)抗凝血药、水杨酸盐、磺胺类药及抗肿瘤药氨甲蝶呤等可与胰岛素竞争性地和血浆蛋白结合,使血液中游离胰岛素水平升高。非甾体消炎镇痛药可增强胰岛素的降血糖作用。

(4)β受体阻滞药如普萘洛尔可阻断肾上腺素升高血糖的反应。干扰机体调节血糖功能,与胰岛素合用有增加发生低血糖的危险,合用时应注意调整胰岛素剂量。

(5)中等至大量酒精可增强胰岛素的降血糖作用,可引起严重、持久的低血糖。

(6)氯喹、奎尼丁、奎宁等可延缓胰岛素的降解,加强其降血糖作用。

(7)钙通道阻滞药、可乐定、丹那唑、二氮嗪、生长激素、肝素、H_2受体阻滞药、大麻、吗啡、尼古丁、磺吡酮等可影响糖代谢,使血糖升高,如合用这些药物,胰岛素需要量可能需适当加大。

(8)血管紧张素转换酶抑制药、溴隐亭、氯贝丁酯.酮康唑、锂制剂、甲苯达唑、维生素B_6、茶碱等可通过不同方式直接或间接影响而降低血糖,若与这些药物合用,胰岛素宜适当减量。

(9)奥曲肽可抑制生长激素、胰高糖素及胰岛素的分泌,并使胃排空延迟及胃肠蠕动减缓,引起食物吸收延迟,从而降低餐后高血糖,故在开始应用奥曲肽时,胰岛素应适当减量,以后再按血糖调整剂量。

(10)吸烟可通过释放儿茶酚胺而拮抗胰岛素的降血糖作用。吸烟还可减少皮下组织对胰岛素的吸收,因此,正在接受胰岛素治疗且平时有吸烟习惯的糖尿病患者,当突然戒烟时应适当减少胰岛素的用量,或按血糖情况加以调整。

(二)人胰岛素

1.剂型规格

注射剂:10mL:400U;供胰岛素笔使用的笔芯:3mL:300U。

2.适应证

同胰岛素。主要用于糖尿病,特别是胰岛素依赖型糖尿病:重型、消瘦、营养不良者;轻、中型经饮食和口服降血糖药治疗无效者;合并严重代谢紊乱(如酮症酸中毒、高渗性昏迷或乳酸酸中毒)、重度感染、消耗性疾病(如肺结核、肝硬化)和进行性视网膜、肾、神经等病变以及急性心肌梗死、脑血管意外者;合并妊娠、分娩及大手术者。也可用于纠正细胞内缺钾。

3.用法用量

一般为皮下注射,每日 3~4 次。早餐前的 1 次用量最多。午餐前次之,晚餐前又次之,夜宵前用量最少。有时肌内注射。静脉注射只有在急症时(如糖尿病性昏迷)才用。因患者的胰岛素需要量受饮食热量和成分、病情轻重和稳定性、体型胖瘦、体力活动强度、胰岛素抗体和受体的数目和亲和力等因素影响,使用剂量应个体化。可按患者尿糖多少确定剂量,一般 24 h 尿中每 2~4g 糖需注射 1 个单位。中型糖尿病患者,每日需要量约为 5~40 单位,于每次餐前 0.5 h 注射(以免给药后发生血糖过低症)。较重患者用量在 40 单位以上。对糖尿病性昏迷,用量在 100 单位左右,与葡萄糖(50~100g)一同静脉注射。此外,小量(5~10 单位)尚可用于营养不良、消瘦、顽固性妊娠呕吐、肝硬化初期(同时注射葡萄糖)。

4.注意事项、不良反应

参阅胰岛素。

5.禁忌证

低血糖、肝硬化、溶血性黄疸、胰腺炎、肾炎等患者禁用。

6.药物相互作用

参阅胰岛素。

7.药物过量

药物过量时表现:胰岛素过量可使血糖过低。其症状视血糖降低的程度和速度而定,可出现饥饿感、精神不安、脉搏加快瞳孔散大、焦虑、头晕、共济失调,震颤、昏迷,甚至惊厥。防治措施:①必须及时给予食用糖类。②出现低血糖休克时,静脉注射 50%葡萄糖溶液 50mL。③必要时,再静滴 5%葡萄糖液。

(三)中性低精蛋白锌胰岛素

1.剂型规格

本品有猪胰岛素或人胰岛素制剂两类,为混悬液。中性低精蛋白锌胰岛素注射液:10mL:400U。供胰岛素笔使用的笔芯:3mL:300U。

2.适应证

参阅胰岛素。2型糖尿病应用口服药效果不理想可联合或改用本品治疗。

3.用法用量

每日早餐前1/2~1 h皮下注射1次,一般从1个预定小剂量开始(例如4~8U),按血糖、尿糖变化调整剂量。有时需于晚餐前再注射1次,起始剂量可为早上剂量的1/2,以后按需调整。视病情需要有时在睡前注射1次低精蛋白胰岛素。需要时本品可与人胰岛素混合使用,两者比例开始可为2:1,以后视血糖监测结果调整。其余参阅胰岛素。

4.注意事项

参阅胰岛素。①本品不可静脉注射。②使用时应先滚动药瓶或放在两手掌中来回轻搓,使药物混匀,但不可用力摇动,以免产生气泡。③如需与人胰岛素混合使用,应在注射前先抽取人胰岛素,后抽取本品。

5.不良反应

参阅胰岛素。注意其引起的低血糖多在药效高峰时出现。

6.禁忌证

不宜用于治疗糖尿病酮症酸中毒或高渗性综合征等急性并发症。

7.药物相互作用

参阅胰岛素。

(四)精蛋白锌胰岛素

1.剂型规格

注射液:10mL:400U。

2.适应证

参阅胰岛素。主要提供基础水平胰岛素,按病情需要有时需与短效胰岛素合用。

3.用法用量

于早餐前1/2~1 h皮下注射1次,一般先从一个预定小剂量开始(例如4~8U),按血糖、尿糖变化调整剂量,有时需要在晚餐前再注射1次,剂量按病情而定,一般一日总量约10~20U。

4.注意事项

①本品不能用于静脉注射。②使用时应先滚动药瓶或放在两手掌中来回轻搓,使药物混匀,但不可用力摇动,以免产生气泡。③应注意本品若与人胰岛素混合,将有部分人胰岛素与多余的鱼精蛋白结合而转为精蛋白锌胰岛素的作用。治疗开始时人胰岛素与本品混合用的剂量比例可为2:1,以后按病情而调整。此外,使用时应先抽取人胰岛素,后抽取本品。④出现低血糖症状时,处理上所需糖量较人胰岛素引起者多。由于本片作用时间较长,发生低血糖时,虽经补糖后症状改善,但随后仍有发生低血糖的可能.应严密观察。应特别注意防止夜间低血糖的发生。

5.不良反应

参阅胰岛素。

6.禁忌证

不能用于抢救糖尿病酮症酸中毒及高渗性昏迷患者。

7.药物相互作用

参阅胰岛素。

(五)赖脯胰岛素

1.剂型规格

赖脯胰岛素注射液:10mL:400U。赖脯胰岛素笔芯注射液:3mL:300U。

2.适应证

参阅胰岛素。适用于需控制高血糖的糖尿病患者。尤其适用于下列情况:经常发生低血糖的 1 型糖尿病者,使用本品可减少低血糖的发生率。生活不规律、外出活动较多的用胰岛素治疗的糖尿病患者,本品快速、短效的特点有助于及时调整胰岛素的用量。

3.用法用量

赖脯胰岛素剂量由医生根据患者的需要情况来决定。赖脯胰岛素是快速起效产品,给药时间更接近用餐时间(用餐前 15min 之内),而常规胰岛素需在餐前较长时间给药(用餐前 30min 到 45min)。赖脯胰岛素可根据医生建议与精蛋白锌胰岛素或口服磺酰脲类联合应用。赖脯胰岛素皮下注射部位可选择上臂、大腿、臀部或腹部,应轮换注射部位,同一注射部位每月注射不能超过一次。注射时应小心,不要损伤血管。应教育患者掌握正确的注射技术。12 岁以下儿童的安全性和有效性尚未建立。在肝肾功能不全的情况下,胰岛安全性和有效性尚未建立。在肝肾功能不全的情况下,胰岛素的需要量可能会减小。

4.注意事项

参阅胰岛素。①目前不推荐用于孕妇。②由于本品皮下注射可迅速吸收,可在进餐时即时注射。

5.不良反应

参阅胰岛素。本品治疗 1 型糖尿病患者低血糖的发生率低于人胰岛素。

6.禁忌证

①赖脯胰岛素在低血糖发作时严禁使用。②患者对赖脯胰岛素或其赋形剂过敏者严禁使用。

7.药物相互作用

参阅胰岛素。

(六)门冬胰岛素

1.剂型规格

门冬胰岛素笔芯注射液:3mL:300U。

2.适应证

参阅赖脯胰岛素。

3.用法用量

本品比可溶性人胰岛素起效更快,持续作用时间更短,由于快速起效,所以一般须紧邻餐前注射。如有必要,可于餐后立即给药。本品剂量需个体化,由医生根据患者的病情决定。但一般应与中效或精蛋白锌胰岛素合并使用,至少每日一次。胰岛素需求量通常为每千克体重每日 0.5~1U。其中 2/3 用量是餐时胰岛素,另 1/3 用量是基础胰岛素。糖尿病患者代谢控制的改善可以有效延缓晚期并发症的发生和进展。因此,建议改善代谢控制,包括进行血糖检测。本品经皮下注射,部位可选择腹壁、大腿、三角肌区域和臀肌区域,或在腹壁连续输注。注射位置应在同一区域内轮换。皮下注射后,10~20 min 内起效,因此注射后 10 min 内需进食含有碳水化合物的食物。最大作用时间为注射后 1~3 h,降糖作用可持续 3~5 h。

4.注意事项

参阅胰岛素。目前不推荐用于孕妇。

5.不良反应

参阅胰岛素。

6.禁忌证

①低血糖。②对门冬胰岛素或制剂中其他成分过敏者。

7.药物相互作用

参阅胰岛素。

二、口服降血糖药

(一)甲苯磺丁脲

1.剂型规格

片剂:0.5g。

2.适应证

适用于单用饮食控制疗效不满意的轻、中度 2 型糖尿病,患者胰岛 β 细胞有一定的分泌胰岛素功能,并且无严重的并发症。

3.用法用量

口服:每次 1g,第 1.2 d 每日 3 次;第 3 d 开始 1 d3 次,每次 0.5g 的维持量。病情好转后,用量可酌减。

4.注意事项

①用药期间应定期测血糖、尿糖、尿酮体、尿蛋白和肝肾功能,并进行眼科检查等。②下列情况应慎用:体质虚弱、高热、恶心和呕吐、甲状腺功能亢进、老年人。

5.不良反应

①可有腹泻、恶心、呕吐、头痛、胃痛或不适;②较少见的有皮疹;③少见而严重的有黄疸、肝功能损害、骨髓抑制、粒细胞减少(表现为咽痛、发热、感染)、血小板减少症(表现为出血、紫癜)等。

6.禁忌证

下列情况应禁用:1 型糖尿病患者;2 型糖尿病患者伴有酮症酸中毒、昏迷、严重烧伤、感染、外伤和重大手术等应激情况;肝肾功能不全者;对磺胺药过敏者;白细胞减少的患者。动物试验和临床观察证明磺酰脲类降血糖药物可造成死胎和胎儿畸形,孕妇不宜服用。本类药物可由乳汁排出,乳母不宜服用,以免婴儿发生低血糖。老年患者及有肾功能不全者对本类药的代谢和排泄能力下降,用药量应减少,不宜用长效制剂。

7.药物相互作用

①与酒精同服时,可以引起腹部绞痛、恶心、呕吐、头痛、面部潮红和低血糖。②与β受体阻滞药同用时,可增加低血糖的危险,而且可掩盖低血糖的症状,如脉率增快、血压升高;小量用选择性β受体阻滞药如阿替洛尔和美托洛尔造成此种情况的可能性较小。③氯霉素、胍乙啶、胰岛素、单胺氧化酶抑制剂、保泰松、羟布宗、丙磺舒、水杨酸盐、磺胺类与本品同时用,可加强降血糖作用。④肾上腺皮质激素、肾上腺素、苯妥英钠、噻嗪类利尿剂、甲状腺素可增加血糖水平,与本类药同用时,可能需增加本类药的用量。⑤香豆素类抗凝剂与本类药同用时,最初彼此血浆浓度皆升高,但以后彼此血浆浓度皆减少,故需要调整两者的用量。

(二)格列本脲

1.剂型规格

片剂:2.5mg。

2.适应证

同甲苯磺丁脲。

3.用法用量

口服,开始2.5mg,早餐前或早餐及午餐前各一次,轻症者1.25mg,每日三次,三餐前服,7日后递增每日2.5mg。一般用量为每日5～10mg,最大用量每日不超过15mg.

4.注意事项

同甲苯磺丁脲。

5.不良反应

同甲苯磺丁脲。

6.禁忌证

同甲苯磺丁脲。

7.药物相互作用

同甲苯磺丁脲。

(三)格列齐特

1.剂型规格

片剂:80mg。缓释片:30mg。

2.适应证

用于2型糖尿病。

3.用法用量

格列齐特片:口服,开始80mg,早餐前或早餐前及午餐前(或晚餐前)各一次,也可40mg,每日3次,三餐前服。1周后按疗效调整剂量,需要时逐步增加。一般剂量80～240mg,最大剂量一日不超过320mg。格列齐特缓释片:每日服1次,30mg,宜在早餐前服用。若血糖水平控制不佳,可逐渐增加至每日60mg.90mg或120mg。最大剂量为12mg/d。剂量的增加以间隔2周至4周为宜。

4.注意事项

①2型糖尿病患者在发生感染、外伤、手术等应激情况及酮症酸中毒和非酮症高渗性糖尿

病昏迷时,应改用胰岛素治疗。②不适用于 1 型糖尿病患者。③与抗凝药合用时,应定期做凝血检查。④本品剂量过大、进食过少或剧烈运动时,应注意防止低血糖反应。⑤应在医师指导下服用。必须定期检查患者血糖、尿糖。

5.不良反应

偶有轻度恶心、呕吐,上腹痛、便秘、腹泻,红斑、荨麻疹,血小板减少,白细胞减少,贫血等,大多数于停药后消失。

6.禁忌证

肝肾功能不全者禁用;磺脲药过敏者禁用。

7.药物相互作用

与非甾体消炎药(特别是水杨酸盐)、磺胺类抗菌药、双香豆素类抗凝剂、单胺氧化酶抑制剂、β受体阻滞药、苯二氮䓬类、四环素、氯霉素、双环己乙哌啶、氯贝丁酯、乙醇等药合用时,用量应减少,以免发生低血糖反应。

(四)格列吡嗪

1.剂型规格

片剂:2.5mg;5mg。胶囊:2.5mg;5mg。控释片:5mg。

2.适应证

适用于经饮食控制及体育锻炼 2～3 个月疗效不满意的轻、中度 2 型糖尿病患者,这类糖尿病患者的胰岛 β 细胞需有一定的分泌胰岛素功能,且无急性并发症(如感染、创伤酮症酸中毒、高渗性昏迷等),不合并妊娠,无严重的慢性并发症。

3.用法用量

格列吡嗪片、格列吡嗪胶囊:口服,剂量因人而异,一般推荐剂量 2.5～20mg/d,早餐前 0.5 h服用。日剂量超过 15mg,宜在早中晚分三次餐前服用。单用饮食疗法失败者:起始剂量一日 2.5～5mg,以后根据血糖和尿糖情况增减剂量,每次增减 2.5～5.0mg。一日剂量超过 15mg,分 2～3 次餐前服用。已使用其他口服磺酰脲类降糖药者:停用其他磺酰脲药 3 d,复查血糖后开始服用本品。从 5mg 起逐渐加大剂量,直至产生理想的疗效。最大日剂量不超过 30mg。格列吡嗪控释片:口服,需整片吞服,剂量因人而异,推荐每日早餐时(也可在其他认为方便的时候)服药一次,用温开水整片吞服(不能咀嚼,掰开或压碎)。推荐初始剂量为每日一次 5mg,以后根据每周测定血糖值或每两月测得糖化血红蛋白值在医生指导下调整剂量。多数患者每日 5～10mg 可有效控制血糖,每日最大剂量 20mg。

4.注意事项

①用药时应遵医嘱,注意饮食控制和用药时间。②用药期间应定期测血糖、尿糖、尿酮体、尿蛋白和肝肾功能、血常规,并进行眼科检查。③避免饮酒,以免引起类戒断反应。④下列情况应慎用:体质虚弱、高热、恶心和呕吐,有肾上腺皮质功能减退或腺垂体功能减退症者。

5.不良反应

①较常见的为肠胃道症状(如恶心,上腹胀满)、头痛等,减少剂量即可缓解。②个别患者可出现皮肤过敏。③偶见低血糖,尤其是年老体弱者、活动过度者、不规则进食、饮酒或肝功能损害者。④亦偶见造血系统可逆性变化的报道。

6.禁忌证

同甲苯磺丁脲。

7.药物相互作用

①本药与双香豆素类、单胺氧化酶抑制剂、保泰松、磺胺类药、氯霉素、环磷酰胺、丙磺舒、水杨酸类药合用可增加其降血糖作用。②与肾上腺素、肾上腺皮质激素、口服避孕药、噻嗪类利尿剂合并使用时,可降低其降血糖作用。③与β受体阻断药并用时应谨慎。④缩短本品在胃肠道滞留时间的胃肠道疾病,可影响本品的药动学和药效。

8.药物过量

药物过量时表现:磺胺类、包括格列吡嗪的过量服用可导致低血糖。防治措施:①应迅速口服葡萄糖、调节药物剂量、饮食结构治疗没有丧失意识和神经感觉的轻度低血糖。②严重的低血糖反应如昏迷卒中或其他神经损害症状不常发生,但需立刻住院采取医疗急救措施,对确诊或怀疑为低血糖性昏迷的患者,应迅速静脉注射高糖溶液(50%),然后按一定的速度。持续滴注稀释的糖溶液(10%),维持血糖水平高于 100mg/dL。③应密切监测患者至少 24 至48 h,因为明显的临床症状恢复后可能再发生低血糖。④患有肝脏疾患的患者,其格列吡嗪血浆清除可能延长。⑤由于格列吡嗪结合大量蛋白,透析可能无效。

(五)盐酸二甲双胍

1.剂型规格

片剂:0.25g;0.5g;0.85g。

2.适应证

用于单纯饮食控制不满意的 2 型糖尿病患者,尤其是肥胖和伴高胰岛素血症者,用本药不但有降血糖作用,还可能有减轻体重和高胰岛素血症的效果。对某些磺酰脲类疗效差的患者可奏效,如与磺酰脲类小肠糖背酶抑制剂或噻唑烷二酮类降糖药合用,较分别单用的效果更好。亦可用于胰岛素治疗的患者,以减少胰岛素用量。

3.用法用量

口服:成人开始一次 0.25g,每日 2～3 次,以后根据疗效逐渐加量,一般每日 1～1.5g,最多每日不超过 2g。餐中或餐后服用,可减轻胃肠道反应。

4.注意事项

①1 型糖尿病不应单独应用本品(可与胰岛素合用)。②用药期间经常检查空腹血糖、尿糖及尿酮体,定期测血肌酐、血乳酸浓度。③与胰岛素合用治疗时,防止出现低血糖反应。④老年患者(>65 岁)慎用,因肾功能减弱,用药量宜酌减。

5.不良反应

①常见的有:恶心、呕吐、腹泻、口中有金属味。②有时有乏力、疲倦、头晕、皮疹。③乳酸性酸中毒虽然发生率很低,但应予注意。临床表现为呕吐、腹痛、过度换气、神志障碍,血液中乳酸浓度增加而不能用尿毒症、酮症酸中毒或水杨酸中毒解释。④可减少肠道吸收维生素 B_{12},使血红蛋白减少,产生巨红细胞贫血,也可引起吸收不良。

6.禁忌证

下列情况应禁用:2 型糖尿病伴有酮症酸中毒、肝及肾功能不全(血清肌酐超过 1.5mg/dL)、肺功能不全、心力衰竭、急性心肌梗死、严重感染和外伤、重大手术以及临床有低血压和缺氧情况。糖尿病合并严重的慢性并发症(如糖尿病肾病、糖尿病眼底病变)。静脉肾盂造影或动脉造影(如糖尿病肾病、糖尿病眼底病变)。静脉肾盂造影或动脉造影前。酗酒者。严重心、肺病患者。维生素 B_{12}、叶酸和铁缺乏的患者。全身情况较差的患者(如营养不良、脱水)。妊娠及哺乳期妇女不宜使用。

7.药物相互作用

①与胰岛素合用,降血糖作用加强,应调整剂量。②本品可加强抗凝药(如华法林等)的抗凝血作用,可致出血倾向。③西咪替丁可增加本品的生物利用度,减少肾脏清除率,故应减少本品剂量。

三、高血糖素

胰高血糖素

1.剂型规格

注射剂:1mL:1mg。

2.适应证

本品现主要用于低血糖症,在一时不能口服或静脉注射葡萄糖时特别有用。不过,通常低血糖时仍应首选葡萄糖。近来亦用于心源性休克。

3.用法用量

用于低血糖症:肌内注射、皮下注射或静脉注射,每次 0.5～1.0mg,5 min 左右即可见效。如 20 min 仍不见效,则应尽快应用葡萄糖。用于心源性休克:连续静脉输注,每小时 1～12mg。

4.注意事项

①如对危急病例仅怀疑低血糖而尚未肯定时,不可代替葡萄糖静脉注射。②使用本品后,一日低血糖昏迷患者恢复知觉,即应给予葡萄糖(如可能,最好口服),以防再次陷入昏迷。③用本品时,需警惕血糖过高,有时可见低血钾。

5.不良反应

偶见恶心、呕吐、变态反应、低血钾。

第四节　甲状腺用药

一、概述

(一)发展历史及发展趋势

甲状腺激素是维持机体正常代谢、促进生长发育所必需的激素,对人体的糖、脂肪、蛋白质、水电解质、维生素等各种代谢有着重要的作用,对维持细胞生命的活动至关重要。自从 1891 年 Murray 报道用绵羊甲状腺提取物治疗黏液性水肿后不久,甲状腺激素分泌过少所引起疾病的治疗方法即甲状腺疗法开始流行。甲状腺一旦发生病变就会使甲状腺激素产生不足或分泌过多,从而引起机体各种代谢障碍。甲状腺激素是由甲状腺腺泡上皮细胞分泌的一组含碘的酪氨酸,其中包括甲状腺素(四碘甲状腺原氨酸,T)和碘甲状腺氨酸(三碘甲状腺原氨酸,T_3。T_3是起主要作用的甲状腺激素,其生物活性较T_3,大约强5倍,T_3要转变为T_3,才起作用)。1926年Harington证明了T_3,的分子结构,1952年Gross及Pitt-Rivers报道了T_3,的研究成果。至此,甲状腺激素的组成得到阐明。

(二)分类

当甲状腺功能低下时可致呆小症(又称克汀病)及黏液性水肿,常用的药品有甲状腺制剂、碘化钾等,食用含碘盐也可使上述疾病的发病率降低;当甲状腺功能亢进时,也可出现一系列临床症状,甚至出现甲亢危象。抗甲状腺药可抑制甲状腺激素的合成与释放,用于治疗甲状腺功能亢进。常用的药品有丙硫氧嘧啶、甲巯咪唑等。

(三)作用机制

甲状腺激素的主要作用是促进物质与能量代谢,促进生长和发育过程。

1.促进代谢

促进物质氧化,增加耗氧,提高基础代谢率,使产热增多。甲状腺分泌过多时,则加速蛋白质分解。甲状腺激素促进小肠黏膜对糖的吸收,增强糖原分解,抑制糖原合成。促进脂肪酸氧化,增强儿茶酚胺与胰高血糖素对脂肪的分解作用。

2.对生长与发育的影响

甲状腺激素具有促进组织分化、生长与发育成熟的作用。对于人类和哺乳动物,甲状腺激素是维持正常生长发育不可缺少的激素,特别是对骨和脑的发育尤为重要。甲状腺功能低下的儿童,表现为以智力迟钝、身体矮小为特征的呆小症。

3.对神经系统的影响

甲状腺激素不但影响中枢系统的发育,对已分化成熟的神经系统活动也有作用。甲状腺功能亢进时,中枢神经系统的兴奋性增高,主要表现为注意力不易集中、过敏疑虑、多愁善感、喜怒失常、烦躁不安、睡眠不好且多梦幻,以及肌肉纤颤等。相反,甲状腺功能低下时,中枢神经系统兴奋性降低,出现记忆力减退,说话和行动迟缓。

二、甲状腺激素

(一)甲状腺粉

1.性状

淡黄色至淡棕色粉末;微有特臭。

2.作用及用途

主要用于治疗呆小病、黏液性水肿及其他甲状腺功能减退症。也用于非地方性单纯性甲状腺肿,预防和治疗甲状腺结节等。

3.制剂及用法

甲状腺片:10mg、40mg、60mg口服,成人开始1 d15～20mg,逐渐增加用量,维持量一日达90～120mg。婴儿及儿童完全替代量,6个月以下1 d15～30mg,6个月～1岁30～60mg,1～3岁60～90mg,3～7岁90～120mg,7～14岁120～150mg,开始剂量应为完全替代剂量的1/3逐渐加量。

4.药物评价

(1)药效:甲状腺片主要有效成分是甲状腺素。其作用有维持正常生长发育;促进新陈代谢和增加产热,提高机体对交感神经递质的感受性;对婴、幼儿中枢神经发育尤为重要。

(2)不良反应:药物剂量过大可引起医源性甲亢表现,对有冠状动脉病变的患者可加重症状,诱发心绞痛、心肌梗死甚至猝死,这在老年患者及应用碘塞罗宁钠(T_3)制剂时尤为明显。其他不良反应有骨质疏松、亚临床肝损害、加重糖尿病患者糖代谢紊乱等。

(3)注意事项:心绞痛、糖尿病、心脏病、高血压、肾脏疾病及肾上腺和垂体功能低下等患者,以及妊娠及哺乳期妇女慎用。不能随意停用本品。

(二)左甲状腺素钠

1.性状

白色或微黄色结晶性粉末;无臭,无味;微有引湿性。

2.作用及用途

本品为人工合成的四碘甲状腺原氨酸。其作用与甲状腺片相似,口服起效缓慢、平稳。适用于各种原因引起的甲状腺功能减退症,即甲状腺素替代疗法。

3.制剂及用法

左甲状腺素钠片:$25\mu g$;$50\mu g$;$100\mu g$。成人甲状腺功能减退症,口服,开始 1d $25\sim50\mu g$,每 2 周增加 $25\mu g$,一般 1d $100\sim150\mu g$ 可达替代剂量,维持剂量 1d $75\sim125\mu g$。高龄患者、心功能减退及严重黏液性水肿患者,开始剂量为成人量的 1/2。以后每 $2\sim4$ 周递增 $25\mu g$,一般 1d $75\sim100\mu g$ 即可,不必达到完全替代量。婴儿及儿童甲状腺功能减退症,1d 完全替代剂量:6 个月以内婴儿按体重 1d $6\sim8\mu g/kg$;$6\sim12$ 个月 1d $6\mu g/kg$;$1\sim5$ 岁 1d $5\mu g/kg$;$6\sim12$ 岁 1d $4\mu g/kg$。但应注意,开始给药时只能用完全替代量的 $1/3\sim1/2$,以后每 2 周逐渐增加剂量。左甲状腺素钠注射液:$1mL$:$100\mu g$;$2mL$:$200\mu g$;$5mL$:$500\mu g$。静脉注射,适用于黏液性水肿昏迷患者,首次剂量宜较大,$200\sim400\mu g$,以后一日 $50\sim100\mu g$,患者清醒后则改为口服。

4.药物评价

(1)药效:本品主要调节机体的生长和发育、刺激生热、影响代谢,对心脏具有正性频率和增加收缩力的作用。

(2)不良反应:药物剂量过大可引起医源性甲亢表现,对有冠状动脉病变的患者可加重症状,诱发心绞痛、心肌梗死甚至猝死。其他不良反应有骨质疏松、亚临床肝损害、加重糖尿病患者的糖代谢紊乱等。

(3)注意事项:心绞痛、糖尿病、心脏病、高血压、肾脏疾病及肾上腺和垂体功能低下等患者,以及妊娠及哺乳期妇女慎用。不能随意停用本品。

三、抗甲状腺用药

(一)丙硫氧嘧啶

1.性状

白色结晶或结晶性粉末;无臭,味苦。在乙醇中略溶,在水中极微溶解,在氢氧化钠试液或氨试液中溶解。

2.作用及用途

主要用于甲状腺功能亢进、甲状腺危象,也可用于手术前准备,或手术后复发而不适于放射性碘治疗者。

3.制剂及用法

丙硫氧嘧啶片:50mg;100mg。口服。常用量:成人一次 50～100mg.1d 3 次。极量:一次 200mg,1d 600mg。甲亢内科治疗,开始 1d 200～600mg,分 3 次服,症状缓解后改为维持量,1d 25～100mg;甲状腺危象,1d 400～800mg。分 3～4 次服,疗程不超过 1 周;甲亢术前准备,1d 150～450mg,分 3 次服,甲状腺功能恢复正常或接近正常后再加服 2 周碘剂后进行手术。

4.药物评价

(1)药效:本品能抑制甲状腺细胞,使其不能生成甲状腺激素而发挥抗甲状腺作用。此外,尚可抑制 T_4 转换成 T_3。本品不能对抗已合成的甲状腺激素,待已生成的甲状腺激素耗竭后才能产生疗效,故出现作用缓慢,用药后 10d 才显疗效。

(2)不良反应:一般不良反应有荨麻疹、瘙痒、食欲缺乏、嗜睡、口干乏味、恶心、呕吐、腹泻、头痛等。个别可出现严重不良反应,如异常的流血或淤血、咽痛、头痛、发热、皮疹、厌食、瘙痒、右上腹疼痛、咳嗽、呼吸困难、耳鸣、虚弱、心悸、体重下降、面色苍白、关节痛、血尿、少尿、下肢水肿、皮肤及巩膜黄染、关节红肿变形、性功能障碍、性早熟、听力障碍、口腔溃疡、月经不调、多汗、发抖。

(3)注意事项:对本品过敏者、甲状腺肿瘤患者以及哺乳期妇女禁用。血液系统疾病、出血性疾病、心脏病、肾病及肝病、类风湿性关节炎、系统性红斑狼疮等患者及妊娠妇女慎用。本品可改变人体凝血机制,因此特别注意避免外伤。与抗凝剂合用可导致出血的并发症。

(二)甲巯咪唑

1.性状

白色或淡黄色结晶性粉末;微有特臭。在水,乙醇或三氯甲烷中易溶,在乙醚中微溶。

2.作用及用途

抑制甲状腺激素的合成。作用机制是通过抑制甲状腺内过氧化物酶,阻碍甲状腺素(T_4)和三碘甲状腺原氨酸(T_3)的合成。主要用于各种类型的甲状腺功能亢进,如甲状腺腺瘤、结节性甲状腺肿、突眼性甲状腺肿和甲亢的术前准备。其作用较丙硫氧嘧啶强,且奏效快而代谢慢,维持时间较长。

3.制剂及用法

甲巯咪唑片:5mg。口服:成人开始时一次 10～20mg,1d 30～60mg;维持量 1d 5～10mg,依病情而定。疗程一般 12～18 个月。小儿开始时用量为一日按体重 0.4mg/kg,分次口服,维持量约减半,依病情而定。

4.药物评价

(1)药效:本品可抑制甲状腺内过氧化物酶,阻碍 T_1 和 T_2 的合成。

(2)不良反应:较多见皮疹或皮肤瘙痒及白细胞减少;较少见严重的粒细胞缺乏症;可能出现再生障碍性贫血;还可能致味觉减退、恶心、呕吐、上腹部不适、关节痛、头晕头痛、脉管炎、红斑狼疮样综合征。

(3)注意事项:白细胞数偏低者、肝功能异常者慎用,要严格控制剂量。妊娠期妇女禁用。

哺乳期妇女慎用。小儿用药注意及时调整剂量,甲亢控制后及时减量,维持量尽量小。老年人,尤其是肾功能减退者,用药量应适当减少。

四、碘和碘制剂

(一)碘

1.性状

灰黑色或蓝黑色、有金属光泽的片状结晶或块状物,质重、脆;有特臭;在常温中能挥发。本品在乙醇、乙醚或二硫化碳中易溶,在三氯甲烷中溶解,在四氯化碳中略溶,在水中几乎不溶;在碘化钾或碘化钠的水溶液中溶解。

2.作用及用途

主要用于地方性甲状腺肿的治疗和预防、甲亢危象、甲亢术前准备,并在核泄漏意外事件中防止放射性碘进入甲状腺而致癌变。

3.制剂及用法

复方碘口服溶液:每 1mL 含碘 50mg、碘化钾 100mg。常用量一次 0.1～0.5mL,一日 0.3～0.8mL;极量一次 1mL,一日 3mL。预防地方性甲状腺肿,应根据当地缺碘情况而定。治疗地方性甲状腺肿,口服复方碘溶液,一日 0.1～0.5mL,2 周为 1 个疗程。或一日 0.06～0.12mL(1～2 滴),连服 30d,停药 10d 后再服。甲状腺切除术前准备,术前 10～14d 开始口服复方碘溶液,一次 3～5 滴(约 0.1～0.3mL),一日 3 次。治疗甲状腺危象,口服复方碘溶液,每 6h 服用 30～45 滴(约 1.5～2.0mL),应于服用抗甲状腺药物 1h 后给药,如病情紧急亦可与抗甲状腺药物同时用。病情缓解后即停用。

4.药物评价

(1)药效:碘为合成甲状腺激素的原料之一,正常人一日需碘 100～150μg,缺碘可造成甲状腺激素合成不足、甲状腺功能减退、致使甲状腺代偿性肿大,即为地方性甲状腺肿。

(2)不良反应:长期服用可出现口腔、咽喉烧灼感、流涎、皮疹、金属味觉、牙龈疼痛等碘中毒症状,也可出现高钾血症;变态反应、关节疼痛,消化道反应不常见。

(3)注意事项:对碘过敏者禁用。婴幼儿对碘溶液很敏感,易引起皮疹,影响甲状腺功能,应禁用。急性支气管炎、肺水肿、肺结核、高钾血症、甲状腺功能亢进、肾功能损害及口腔疾病患者应慎用。

(二)碘化油

1.性状

为淡黄色至黄色的澄清油状液体,微有类似蒜的臭气。在丙酮、三氯甲烷、乙醚或石油醚中溶解,在水中不溶。

2.作用及用途

预防和治疗地方性甲状腺肿、地方性克汀病。

3.制剂及用法

(1)碘化油胶丸:10mg(Ⅰ);20mg(Ⅰ);50mg(Ⅰ);0.1g(Ⅰ);0.2g(Ⅰ)。学龄前儿童服用一次 2～3 丸(0.2～0.3g),学龄期至成人服用 4～6 丸(0.4～0.6g),每 1～2 年服 1 次。

(2)碘化油注射液:2mL;5mL;10mL。防治地方性甲状腺肿深部肌内注射,成人常用量:1 000mg(Ⅰ)或 3mL(30%);小儿常用量:1 岁以下 125mg(Ⅰ),1～4 岁 250mg(Ⅰ),5～9 岁

750mg（Ⅰ），10 岁以上按成人剂量使用。亦可在 X 线诊断中用作阳性造影剂。

4.药物评价

（1）药效：本品属补碘药。药理作用碘为合成甲状腺激素的原料。治疗量和预防量碘剂可弥补食物中碘的不足，使甲状腺素的合成和分泌保持或逐渐恢复到正常水平，甲状腺腺体随之缩小，从而治疗地方性甲状腺肿。

（2）不良反应：偶见碘过敏反应，在给药后即刻或数小时发生，主要表现为血管神经性水肿、呼吸道黏膜刺激、肿胀和分泌物增多等症状。碘化油对组织刺激轻微，一般不引起局部症状，但进入支气管可刺激黏膜引起咳嗽，析出游离碘后刺激性增大，且易发生碘中毒。碘剂可促使结核病灶恶化。

（3）注意事项：少数患者对碘发生过敏反应，应先做口服碘过敏试验。下列情况慎用：活动性肺结核；甲状腺功能亢进；有对其他药物、食物过敏史或过敏性疾病者。本品不宜久露于光线和空气中，析出游离碘后色泽变棕色或棕褐色者不可再使用。

第十章　泌尿系统药物

第一节　利尿药

利尿药是作用于肾脏,增加电解质和水的排泄,使尿量增多的药物。临床主要用于治疗各种原因引起的水肿,也用于非水肿性疾病如高血压、高血钙、尿崩症等的治疗。利尿药根据作用部位及利尿作用强度分为三类。

(1)高效能利尿药:主要作用于髓袢升支粗段髓质部和皮质部,包括呋塞米、依他尼酸,布美他尼等。

(2)中效能利尿药:主要作用于髓袢升支粗段皮质部和远曲小管近端,包括噻嗪类(如氢氯噻嗪)、氯噻酮等。

(3)低效能利尿药:主要作用于远曲小管和集合管,如螺内酯、氨苯蝶啶、阿米洛利等。

一、利尿药作用的生理学基础

尿液的生成是通过肾小球滤过、肾小管和集合管的重吸收及分泌而实现的,利尿药通过作用于肾小管不同部位而产生利尿作用。

(一)肾小球滤过

正常成人每日经肾小球滤过产生的原尿达 180L,但每日排出的尿量只有 1～2L,这说明原尿中 99% 的水和钠在肾小管和集合管中被重吸收。故单纯增加肾小球滤过率的药物,利尿作用不理想。

(二)肾小管的重吸收

原尿经过近曲小管、髓袢、远曲小管及集合管的过程中,99% 的水、钠被重吸收。如果肾小管和集合管的上皮细胞对 Na^+ 和水的重吸收功能受到抑制,排出的钠和尿量就会明显增加。常用利尿药大多数都是通过抑制肾小管水和电解质的重吸收而产生排钠利尿作用。

1.近曲小管

此段重吸收 Na^+ 量占原尿 Na^+ 量的 60%～65%,主要通过 H^+-Na^+ 交换机制,H^+ 由肾小管细胞分泌到管液中,并将管液中 Na^+ 交换到细胞内。H^+ 来自肾小管细胞内 CO_2 和 H_2O 在碳酸酐酶的催化下生成的 H_2CO_3,乙酰唑胺可通过抑制碳酸酐酶的活性,使 H^+ 生成减少,H^+-Na^+ 交换减少,使肾小管腔内 Na^+ 和 HCO_3^- 增多,Na^+ 带出水分而产生利尿作用,但由于利尿作用较弱,又可引起代谢性酸中毒,现已少用。

2.髓袢升支粗段髓袢升

支粗段髓质和皮质部该段功能与利尿药作用关系密切,原尿中 20%～30% 的 Na^+ 在此段被重吸收,是高效利尿药作用的重要部位。髓袢升支粗段上皮细胞的管腔膜有 $Na^+-K^+-2Cl^-$ 共同转运载体将 NaCl 主动重吸收,但不伴有水的重吸收,是形成髓质高渗区、尿液浓缩机制的重要条件。当原尿流经该段时,由于此段对水不通透,随着 NaCl 的再吸收原尿渗透压逐渐减低,此为肾脏对尿液的稀释功能。而转运到髓质间液中的 NaCl 在逆流倍增机制作用下,与尿素一起共同形成髓质高渗区。当尿液流经集合管时,在抗利尿激素调节下,大量的水被重吸收,这是肾脏对尿液的浓缩功能。呋塞米等药抑制髓袢升支粗段髓质和皮质部 $Na^+-K^+-2Cl^-$ 共同转运系统的功能减少 NaCl 重吸收,一方面降低了肾脏的稀释功能,另一方面由于髓质高渗区不能形成而降低了肾脏的浓缩功能,排出大量的稀释尿,引起强大利尿作用,故为高效能利尿药。

3.远曲小管与集合管

远曲小管近端重吸收原尿中 10% 的 Na^+,由位于管腔膜的 $Na^+-K^+-2Cl^-$ 共同转运系统介导,噻嗪类利尿药抑制该段 $Na^+-K^+-2Cl^-$ 共同转运系统,可产生中度利尿作用。远曲小管远端和集合管重吸收原尿 5% 的 Na^+,重吸收方式为 Na^+-H^+ 交换与 Na^+-K^+ 交换,Na^+-H^+ 交换受碳酸酐酶的调节,Na^+-K^+ 交换受醛固酮的调节。螺内酯、氨苯蝶啶等药作用于此部位,通过拮抗醛固酮或阻滞 Na^+ 通道,产生留 K^+ 排 Na^+ 作用而利尿,所以它们又称留钾利尿药。

二、常用的利尿药

(一)高效利尿药

高效能利尿药(袢利尿药)主要作用于髓袢升支粗段髓质部与皮质部,最大排钠能力为肾小球滤过 Na^+ 量的 20% 以上。

1.呋塞米

呋塞米利尿作用强大而迅速。

(1)体内过程:口服易吸收,$20\sim30min$ 起效,2h 达高峰,维持 $6\sim8h$;静脉注射后 $2\sim10min$ 起效,0.5 h 血药浓度达高峰,维持 $2\sim4h$。主要原形从肾脏近曲小管分泌排泄。$T_{1/2}$ 为 $30\sim70min$,肾功能不全的患者 $T_{1/2}$ 为 10h。

(2)药理作用:本品能抑制髓袢升支粗段髓质部和皮质部的 $Na^+-K^+-2Cl^-$ 共同转运系统,从而抑制 NaCl 重吸收,同时影响肾脏对尿液的稀释和浓缩功能,利尿作用强而迅速。用药后尿量明显增加,Na^+、K^+、Cl^- 量排出增多,也增加 Mg^{2+} 和 Ca^{2+} 排出。由于 Na^+ 重吸收减少,使到达远曲小管尿液中的 Na^+ 浓度升高,促进 Na^+-K^+ 交换,K^+ 排出增加。由于排 Cl^- 量大于排 Na^+ 量,故可引起低氯性碱血症。此外,呋塞米还可抑制血管内 PG 分解酶,使 PGE_2 含量增加,能扩张小动脉,降低肾血管阻力,增加肾血流量,改善肾皮质内血流分布。

(3)临床用途:①严重水肿:可用于心、肝、肾性水肿的治疗,主要用于对其他利尿药无效的严重水肿。②肺水肿和脑水肿:对于肺水肿患者,可通过强大的利尿作用,迅速降低血容量,使回心血量减少,左心室充盈压降低,同时扩张小动脉,降低外周阻力,减轻左心室后负荷,迅速消除由左心衰竭所引起的肺水肿。对于脑水肿,由于排出大量低渗尿液,血液浓缩,血浆渗透压增高,也有助于消除脑水肿、降低颅内压。③肾衰竭:在急性肾衰竭的早期,本品产生强大的利尿作用,冲洗阻塞的肾小管,防止肾小管萎缩、坏死;同时能扩张肾血管,增加肾血流量。大剂量用于治疗慢性肾功能不全,可使尿量增加,水肿减轻。④加速毒物排泄:大量输液配合并使用呋塞米,产生强大利尿作用,加速毒物排泄,用于主要经肾排泄的药物、食物等中毒的抢救。⑤其他:高钙血症、高钾血症、心功能不全及高血压危象等的辅助治疗。

(4)不良反应与用药护理:①水与电解质紊乱,表现为低血容量、低血钠、低血钾、低氯性碱血症,长期使用还可发生低血镁。低血钾易诱发强心苷中毒,对肝硬化患者低血钾易诱发肝性脑病,所以应注意补充钾盐或与留钾利尿药合用以防低血钾。当低血钾、低血镁同时存在时,应注意纠正低血镁,否则单纯补钾不易纠正低血钾。②耳毒性:可引起与剂量有关的可逆性听力下降,表现为眩晕、耳鸣听力下降或暂时性耳聋。肾功能不良及大剂量快速注射时更易发生。本品静脉注射要慢,并避免与氨基糖苷类抗生素合用。③胃肠道反应:表现为恶心呕吐、腹痛、腹泻、胃肠道出血等,宜餐后服用。④高尿酸血症:由于可抑制尿酸的排泄,故长期应用可导致高尿酸血症而诱发痛风,痛风患者慎用。⑤变态反应:与磺胺类药物有交叉变态反应,可见皮疹、剥脱性皮炎、嗜酸性粒细胞增多等,偶可致间质性肾炎。长期应用可引起高血糖、高血脂。对磺胺类过敏者禁用,糖尿病、高脂血症、冠心病及孕妇慎用。

(5)药物相互作用:顺铂或氨基糖苷类抗生素与呋塞米合用,易引起耳聋;呋塞米与头孢菌素类(头孢噻啶、头孢噻吩、头孢乙腈)合用,降低头孢菌素的肾清除率,血浓度升高,加重头孢菌素对肾脏的损害;与吲哚美辛合用,可减弱呋塞米的排钠利尿和舒张血管平滑肌的作用;阿司匹林、丙磺舒可减弱呋塞米的利尿作用。

2.布美他尼与依他尼酸

布美他尼又名丁苯氧酸,本品作用和应用与呋塞米相似,特点是起效快,作用强,不良反应少,耳毒性低,用于顽固性水肿和急性肺水肿,对急慢性肾衰竭尤为适宜,对用呋塞米无效的病例仍有效;依他尼酸又名利尿酸,化学结构与呋塞米不同,但利尿作用与机制与呋塞米相似,特点是利尿作用比呋塞米弱,不良反应较严重,耳毒性发生率高,临床应用受到限制。

(二)中效能利尿药

中效能利尿药主要作用于髓袢升支粗段皮质部和远曲小管近端,最大排钠能力为肾小球滤过 Na^+ 量的 $5\% \sim 10\%$ 。噻嗪类是临床广泛应用的一类口服利尿药和降压药,本类药物结构相似,在肾小管的作用部位及作用机制相同,主要区别是作用强度、起效快慢及维持时间各不相同,包括氢氯噻嗪、氢氟噻嗪和环戊噻嗪等。氯噻酮为非噻嗪类结构药物,但药理作用与噻嗪类相似。

氢氯噻嗪:

1.作用与用途

(1)利尿作用:作用部位在髓袢升支粗段皮质部和远曲小管近端。抑制该段 $Na^+-K^+-2Cl^-$ 共同转运系统,从而抑制氯化钠的重吸收,降低肾脏对尿液的稀释功能而不影响浓缩功能,故利尿效能较呋塞米弱。尿中除含有较多的 Cl^- 、 Na^+ 外, K^+ 的排出也增加。本品利尿作用温和,可用于消除各型水肿,其中对轻、中度心性水肿疗效较好。

(2)抗利尿作用:氢氯噻嗪可明显减少尿崩症患者的口渴感和尿量。其作用机制尚未阐明,临床上主要用于肾性尿崩症及用加压素无效的垂体性尿崩症。

(3)降血压:为治疗高血压病的基础药物之一,多与其他降压药物合用。

2.不良反应与用药护理

(1)电解质紊乱,长期应用可致低血钾、低血钠、低血镁、低氯性碱中毒等。其中低血钾症最常见,表现为恶心、呕吐、腹泻、肌无力等。为避免发生低钾血症应注意:给药宜从小剂量开始,视情况逐渐增加剂量,宜间歇给药,以减少电解质紊乱的发生;长期应用要适当补充钾盐或合用留钾利尿药,与强心苷类药物合用时要特别注意补钾,以免诱发强心苷的心脏毒性;用药期间让患者多食含钾丰富的食物。低血钠多见于低钠饮食、大量饮水、心功能不全、肝硬化及肾病综合征伴有严重水肿者服用噻嗪类利尿药时易发生。

(2)代谢障碍与剂量有关,长期应用可引起高尿酸血症、高血糖、高血脂,肾功能减退患者血尿素氮升高,痛风患者、糖尿病、高脂血症慎用,肾功能不全的患者禁用。

(3)变态反应可见皮疹、血小板减少、溶血性贫血、急性胰腺炎、光敏性皮炎等。与磺胺类药有交叉变态反应。

(三)低效能利尿药

低效能利尿药主要作用于远曲小管和集合管,最大排钠能力为肾小球滤过 Na^+ 量的 5% 以下。

本类药物抑制该段 Na^+ 的重吸收、减少 K^+ 的分泌,具有留钾排钠的作用。但利尿作用弱,单用效果差,常与排钾利尿合用,以增强疗效,减少 K^+、Mg^{2+} 的排出。

1.螺内酯

螺内酯又名安体舒通,是人工合成的甾体化合物,化学结构与醛固酮相似。口服易吸收,服药 1d 起效,2~3d 作用达高峰,停药 2~3d 后仍有利尿作用。

(1)作用与用途

螺内酯化学结构与醛固酮相似,在远曲小管末端和集合管与醛固酮竞争醛固酮受体,拮抗醛固酮而发挥排 Na^+ 留 K^+ 利尿作用。特点是利尿作用弱、起效慢,维持时间久。用于与醛固酮升高有关的顽固性水肿,如肝硬化腹水或肾病综合征患者。由于利尿作用弱,常与噻嗪类或高效利尿药合用,以提高疗效,减少血钾紊乱。

(2)不良反应与用药护理

①高钾血症:久用可引起高血钾,尤其在肾衰竭时更易发生。严重肝肾功能不全及高血钾者禁用。②性激素样作用:久用可致男性乳房发育、女性多毛症、月经周期紊乱、性功能障碍等,停药后可自行消失。③中枢神经系统反应:少数人出现头痛、嗜睡、步态不稳及精神错乱等。④胃肠道反应:恶心、呕吐、腹痛、腹泻及胃溃疡出血等。口服给药,以餐后服用为宜。胃溃疡患者禁用。

2.氨苯蝶啶和阿米洛利

氨苯蝶啶和阿米洛利二者化学结构不同,但作用机制相同,均为远曲小管和集合管通道阻滞剂。

(1)作用与用途

二者作用于远曲小管和集合管,阻断 Na^+ 的再吸收和 K^+ 的分泌,使 Na^+-K^+ 交换减少,从而产生留 K^+ 排 Na^+ 的利尿作用。该作用与醛固酮无关。常与中效或强效利尿药合用治疗各种顽固性水肿,如心力衰竭、肝硬化和肾炎等引起的水肿。

(2)不良反应与用药护理

不良反应较少,长期服用可致高钾血症,严重肝肾功能不全及高钾血症倾向者禁用。此外,氨苯蝶啶还可抑制二氢叶酸还原酶,干扰叶酸代谢,肝硬化患者服用此药引起巨幼红细胞性贫血。偶可引起变态反应,应予注意。

第二节 脱水药

脱水药是指能迅速提高血浆渗透压而使组织脱水的药物,由于具有渗透性利尿作用,又称渗透性利尿药。多数脱水药的特点是:①在体内不被代谢或代谢较慢。②静脉注射后不易透过血管壁进入组织。③易经肾小球滤过。④不易被肾小管重吸收。⑤在血浆、肾小球滤过液和肾小管腔液中形成高渗透压,吸收组织水分,产生脱水和利尿作用。临床常用的药物有甘露醇.山梨醇、高渗葡萄糖。

一、甘露醇

甘露醇为己六醇,临床用其20%的高渗水溶液。

(一)作用

1.脱水作用

静脉滴注20%的高渗水溶液,甘露醇不易从毛细血管渗入组织,能迅速提高血浆渗透压,使组织间液水分向血浆转移,产生组织脱水作用;甘露醇不易进入脑或眼前房角等有屏障的特殊组织,故静脉滴注甘露醇高渗溶液,使这些组织特别容易脱水,有效降低颅内压和眼内压。

2.利尿作用

静脉滴注后,一方面因增加血容量,使肾血流量和肾小球滤过增加;另一方面,甘露醇从肾小球滤过后使肾小管腔内维持高渗透压,阻止水和电解质的重吸收,故能利尿。静脉滴注甘露醇高渗溶液后约10min起效,2～3h达高峰,持续6～8h,其最大排Na^+能力为滤过Na^+量的15%左右,明显增加尿量,同时也增加K^+、Cl^-、HCO_3^-、Mg^{2+}等电解质的排出。

3.导泻作用

口服不吸收,刺激肠壁,使肠蠕动加快,可清洁肠道,排除体内废物。

(二)临床应用

治疗脑水肿,临床应用甘露醇治疗多种原因如脑瘤治疗急性脑水肿的首选脱水药物。青光眼,静脉滴注甘露醇可降低青光眼患者的眼内压。青光眼术前使用以降低眼内压,也可作为急性青光眼的应急治疗。防治急性肾衰竭,甘露醇可增加肾血流量,提高肾小球的滤过率;同时,通过渗透性利尿可维持足够尿流量,使肾小管充盈,稀释肾小管内有害物质,有效防止肾小管萎缩坏死。用于休克、创伤、严重感染、溶血和药物中毒等各种原因引起的急性少尿,以防治急性肾衰竭。用于肠道外科手术、纤维结肠镜检查,下消化道钡剂灌肠造影前的肠道清洁准备。其他,治疗大面积烧伤引起的水肿及促进体内毒物的排泄等。

(三)不良反应和用药监护

(1)静脉注射过快可引起头痛、头晕、视力模糊。静脉注射切勿漏出血管外,否则可引起局部组织肿胀,严重则可导致组织坏死。护士应注意观察,一旦发生,应及时更换输液部位,并进行热敷。

（2）因血容量突然增加，加重心脏负荷，心功能减退或心力衰竭者禁用。

（3）颅内有活动性出血者禁用，以免因颅内压迅速下降而加重出血。

（4）气温较低时，易析出结晶，可用热水浴（80℃）加温，振摇溶解后使用。

二、山梨醇

山梨醇是甘露醇的同分异构体，其作用临床应用，不良反应与甘露醇相似。山梨醇进入体内后，部分经肝脏转化为果糖而失去高渗作用，故作用弱于甘露醇。常用25％水溶液，治疗脑水肿、青光眼以及心肾功能正常的水肿、少尿患者。

局部刺激性较大，可能导致高乳酸血症。

三、高渗葡萄糖

临床常用其50％的高渗溶液，静脉注射时也可产生高渗性利尿和脱水作用。但因葡萄糖在体内易被代谢，作用弱且持续时间较短。单独用于脑水肿时可有反跳现象，一般与甘露醇交替使用。

四、利尿药与脱水药常用剂量

（一）呋塞米

片剂：20mg。口服，每次20mg，1d 1～2次。从小剂量开始，可增加到1d 120mg。间歇给药，服药1～3d，停药2～4d。注射剂：20mg：2mL。每次20mg，1d 1次或隔日1次，肌内注射或稀释后缓慢静脉滴注。

（二）布美他尼

片剂：1mg。口服，每次1mg，1d 1～3次，可逐渐增加剂量到1d 10mg。注射剂：0.5mg，剂量同口服。

（三）依他尼酸

片剂：25mg。口服，每次25mg，1d 1～3次。

（四）氢氯噻嗪

片剂：10mg，25mg。口服，成人每次25～50mg，1d 1～3次，可增加到每日100mg。小儿按1d 1～2mg/kg（体重），1d2次。

（五）苄氟噻嗪

片剂：2.5mg，5mg，10mg。口服，每次2.5～10mg，1d 1～2次，酌情调整剂量。

（六）环戊噻嗪

片剂：0.25mg，0.5mg。口服，每次0.25mg～0.5mg，1d 2次。

（七）氯噻酮

片剂：25mg，50mg，100mg。口服，从小剂量开始，每次25～100mg，1d 1次，酌情调整剂量。

（八）美托拉宗

片剂：2.5mg，5mg，10mg。口服，每次5～10mg，1d 1次，可酌情增加剂量。

（九）螺内酯

片剂：20mg。口服，每次20～40mg，1d 2～3次。

（十）氨苯蝶啶

片剂：50mg。口服，每次 25～50mg，1d 2～3 次，最大剂量不超过每日 300mg，小儿不超过日 6mg/kg。

（十一）阿米洛利

片剂：5mg。口服，从小剂量开始，每次 2.5～5.0mg，1d 1 次。可增加到 1d 20mg。

（十二）甘露醇

注射剂：10g：50mL，20g：100mL，50g：250mL。每次 1～2g/kg（体重），快速静脉滴注，必要时 4～6h 重复使用。

（十三）山梨醇

注射剂：25g：100mL，62.5g：250mL。每次 1～2g/kg（体重），快速静脉滴注，必要时 6～12h 重复注射。

（十四）葡萄糖

注射剂：10g：20mL，25g：50mL，50g：100mL。每次 40～60mL（20～30g），静脉注射。

第三节　其他泌尿系统药

一、加压素

（一）剂型规格

（鞣酸盐）注射剂 5mL：0.1g；1mL：20U。

（二）用法用量

深部肌内注射。尿崩症：开始一次 0.1～0.2mL，以后逐渐增加至一次 0.3～1mL，隔 1～3d 注射 1 次；儿童：视病情而定。腹胀：一次 5～10U，间隔 3～4h 可重复。腹部 X 线摄影：一次 5U，摄影前 2h 和 0.5 h 各注射 1 次。肺或食管静脉破裂出血：一次 10U，加入 5％葡萄糖注射液中缓慢静脉注射，约 15min 注完。对持续或反复呕血或咯血者，可用 10～400U，加入 5％葡萄糖注射液 500mL 中连续 24h 缓慢静滴。

（三）作用用途

加压素为神经垂体所分泌的激素，是由 9 个氨基酸组成的多肽。其氨基酸的组成种属间略有差别，人和牛的加压素第 8 位是精氨酸，称为精氨酸加压素。而猪的加压素第 8 位是赖氨酸，称为赖氨酸加压素。本品直接作用肾脏，促进远端肾小管和集合管对水的重吸收，起抗利尿作用，并可使周围血管收缩，导致血压升高、心律减慢，还可引起小肠、胆囊和膀胱平滑肌收缩。本品几乎无催产作用。口服后其有效成分易被胰淀粉酶破坏，故本品一般不口服。肌内注射后吸收良好，3～5min 后开始生效，能维持 20～30min。静脉注射作用更快，但维持时间更短。需要时可用静脉注射，为了延长作用时间，制成鞣酸加压素油制注射液，做深部肌内注射，其作用特点是吸收慢，维持时间长，可减少患者频繁注射的麻烦。一次注射 0.3mL，可维持 2～6d，注射 1mL 可维持 10d 左右。或以粉剂制成鼻吸入剂，作用同垂体后叶粉鼻吸入剂，但作用时间较长,可持续6~12h。本品进入人体的有效成分大部分经肝、肾迅速破坏失活,以代谢物及原形药物从尿排出。在血浆中的半衰期很短,文献报道不一,约为5~15min。加压素对尿崩症有良好疗效,可使尿量迅速减少和口渴减轻。用于诊断和治疗由于缺乏抗利尿激素而引起的尿崩症,肺或食管静脉破裂出血、手术后腹部膨胀及排除腹部气影,也用于其他药物效果不佳的腹部肌肉松弛。

(四)不良反应

本品大剂量可引起明显的不良反应,如脸色苍白、恶心、皮疹、痉挛、盗汗、胸闷、腹泻、肠绞痛、嗳气等。对于妇女可引起子宫痉挛。此外还可引起高钠血症、水潴留,以及变态反应,如荨麻疹、发热、支气管痉挛、神经性皮炎及休克。严重时可引起冠脉收缩、高血压、胸痛、心肌缺血或梗死等。

(五)注意事项

(1)注射前须将安瓿握于手中片刻传温,并充分摇匀,做深部肌内注射。

(2)剂量应随病情和患者耐受量高低酌情给予,耐受量低的患者不可多用,以免产生不良反应;耐受量高者,可注射一次1mL。

(3)高血压、冠心病、心力衰竭及孕妇禁用。

(4)有血管病变者应避免使用本药。

(5)有哮喘或其他过敏性疾病、癫痫、偏头痛等患者慎用。

(6)本品对注射局部有刺激,易出现血栓,故应注意更换注射部位。

(7)食管静脉破裂出血开始静滴时,须同时每间隔0.5h舌下含硝酸甘油片,连续6h,以防冠状动脉不良反应发生。

(8)注射时喝1~2杯水可减轻不良反应。

(9)避光保存于阴凉处。

(10)1mg=1U。

二、去氨加压素

(一)剂型规格、用法用量

片剂(醋酸盐)0.1mg,0.2mg,口服。中枢性尿崩症:开始一次0.1~0.2mg,1d 3次,再根据疗效调整剂量,一日总量0.2~1.2mg;儿童一次0.1mg,一日3次。夜间遗尿症:首剂0.2mg,睡前服用,如疗效不显著可增至0.4mg,连续用药3个月后停药至少1周,以便评估是否需要继续治疗。注射剂1mL:4μg,静脉注射。中枢性尿崩症:一次1~4μg(0.25~1mL),一日1~2次;儿童:一岁以上一次0.4~1μg(0.1~0.25mL),一岁以下1d 0.2~0.4μg(0.05~0.1mL),1d 1~2次。肌内注射或皮下:肾尿液浓缩功能测验:一次4μg;儿童:一岁以上一次1~2μg(0.25~0.5mL),一岁以下一次0.4μg(0.1mL),婴儿可鼻腔给药。上述两种给药途径均在1h内,尽量排空尿液。用药后8h应收集2次尿样,分析尿渗透压。出血及手术前预防出血:一次0.3μg/kg,用0.9%氯化钠注射液稀释至50~100mL,在15~30min内做静脉输液,必要时可按起始剂量间隔6~12h重复给药1~2次;若再多次重复此剂量,效果将会降低。鼻喷雾剂2.5mL:0.1mg(10μg/喷);滴鼻剂2.5mL:0.25mg。中枢性尿崩症:鼻腔给药,1d 20~40μg,儿童10~20μg,分1~3次用。夜间遗尿症:鼻腔给药,有效剂量10~40μg,先从20μg开始,睡前给药,治疗期间限制饮水并注意观察。肾尿液浓缩功能试验:鼻腔给药:一次 $40\mu g$,1 岁以上儿童一次 $10\sim20\mu g$。

(二)作用用途

去氨加压素是在加压素 V_2 受体高亲和力同系物的研究中开发出来的,其化学结构与人体自然产生的激素精氨酸加压素相类似,但因有两处改变,故显著增强了抗利尿作用,而对平滑肌的作用却很弱,因此避免了引起升高血压的不良反应。另外,使用本品高剂量,即按 $0.3\mu g/kg$ 静脉或皮下注射,可增加血浆内促凝血因子Ⅷ的活性 $2\sim4$ 倍,也可增加血中血管性血友病抗原因子(vWF:Ag),与此同时释放出纤维蛋白溶酶原激活质(t-PA),故可用于控制或预防某些疾病在小手术时的出血或药物诱发的出血。本品按 $0.3\mu g/kg$ 剂量注射后,平均值约为 $600\mu g/mL$ 的最高血浆浓度约在 $1h$ 出现。半衰期约 $3\sim4h$。对多数患者口服或注射本品,其抗利尿作用可维持 $8\sim12h$,凝血效应大约亦维持 $8\sim12h$。临床用于:①中枢性尿崩症及颅外伤或手术所致的暂时性尿崩症:用本品后可减少尿排出,增加尿渗透性,减低血浆渗透压,减少尿频和夜尿。本品一般对肾原性尿崩症无效。②治疗 5 岁以上患有夜间遗尿症的患者。③肾尿液浓缩功能试验:有助于对肾功能的鉴别,对于诊断不同部位的尿道感染尤其有效。④对于轻度血友病及Ⅰ型血管性血友病患者,在进行小型外科手术时可控制出血或预防出血。⑤对于因尿毒症、肝硬化以及先天的或用药物诱发的血小板功能障碍而引起的出血时间过长和不明原因的出血,用本品可使出血时间缩短或恢复正常。

(三)不良反应

(1)少部分患者出现头痛、恶心、胃痛、变态反应、水潴留及低钠血症。

(2)高剂量时可引起短暂的血压降低、反射性心跳快速及面部潮红眩晕、疲乏等。

(3)注射给药时,可致注射部位疼痛、肿胀。

(四)注意事项

(1)习惯性或精神性烦渴症,不稳定性心绞痛、心功能不全,ⅡB 型血管性血友病、对防腐剂过敏患者等禁用。

(2)对婴幼儿及老年人、体液或电解质平衡紊乱、易产生颅内压增高的患者以及孕妇应谨慎使用本品,防止体液蓄积。

(3)1 岁以下的婴儿必须在医院监护下实行肾浓缩功能试验。

(4)用药期间需要监测患者的尿量、渗透压和体重,对有些病例还需测试血浆渗透压。

(5)用于止血,对需要服用利尿剂的患者,必须采取适当的措施,防止体液积蓄过多。

(6)在治疗遗尿症时,用药前 $1h$ 至用药后 $8h$ 内需限制饮水量。当用于诊断检查时,用药前 $1h$ 至用药后 $8h$ 内饮水量不得超过 $500mL$。

(7)超量给药会增加水潴留和低钠血症的危险,治疗低钠血症时的用药应视具体病情而定。对无症状的低钠血症患者,除停用去氨加压素外,还应限制饮水量。对有症状的患者,可根据症状输入等渗或高渗氯化钠液,当体液潴留症状严重时(抽搐或神志不清),需加服呋塞米。

(8)鼻腔用药后,鼻黏膜若出现瘢痕,水肿或其他病变时,应停用鼻腔给药法。

(9)吲哚美辛会加重患者对本品的反应,但不会影响其反应持续时间。

(10)一些可释放抗力尿激素的药物,如三环类抗抑郁药、氯丙嗪、卡马西平等,可增加抗利尿作用并有引起体液潴留的危险。

三、奥昔布宁

(一)剂型规格、用法用量

片剂(盐酸盐)5mg;口服;一次 2.5~5mg,1d 2~4 次;儿童:5 岁以上一次 2.5mg,1d 2 次。

(二)作用用途

本品为解痉药,具有较强的抗胆碱能作用和平滑肌解痉作用。本品直接作用于平滑肌,能选择性作用于膀胱逼尿肌,恢复逼尿肌正常功能,减少膀胱不自主收缩,减轻尿急、尿频的痛苦。同时也可增加膀胱的容量,延长两次排尿间隔时间,减少排尿次数。本品抗痉挛作用为阿托品的 4~6 倍,而不良反应只为阿托品的 1/5。本品用药后 0.5 h 起效,作用持续约 6h。药物由尿排泄。用于各种尿急、尿频、尿失禁、遗尿等,对膀胱炎、尿道炎、尿路感染引起的尿频症状最为适用。

(三)不良反应

可出现抗胆碱类药物的不良反应,但程度较轻。偶见口干、脸面潮红、少汗、视力模糊、心悸、嗜睡、头晕、恶心、呕吐、便秘等,但服药后 2~3 周后可望减轻或自行消失。

(四)注意事项

(1)心、肾功能不全,青光眼,胃、十二指肠梗阻,胃肠道出血,肠张力减弱,溃疡性结肠炎,重症肌无力,阻塞性尿道疾病等患者禁用。

(2)孕妇及 5 岁以下小儿慎用。

四、依立雄胺

(一)剂型规格、用法用量

片剂 5mg。口服:一次 5mg,1d 2 次,早晚各 1 次(饭前饭后均可),疗程 4 个月,或遵医嘱。

(二)作用用途

本品为甾体-5a-还原酶Ⅱ型的选择性抑制剂,其作用机制是通过抑制睾酮转化为双氢睾酮而降低前列腺体内双氢睾酮的含量,导致增生的前列腺体萎缩。口服后吸收迅速,15min 即可自血清中检出,3~4h 达峰值,平均蛋白结合率 97%,分布容积约为 0.5L/kg。连续给药(每日 2 次)至第 6d 血药浓度达稳态,主要通过消化道排泄,半衰期为 7.5h。适用于治疗良性前列腺增生症,改善因腺体良性增生的有关症状。

(三)不良反应

不良反应可见轻微恶心、食欲减退、头昏、失眠、性欲下降、射精量下降等,其发生率约为 3.7%。

(四)注意事项

1.服用本品可导致血清 PSA 值下降,而干扰对前列腺癌的诊断。在使用血清 PSA 指标检测前列腺癌时,医生应充分考虑此影响因素。

2.妇女、儿童及对本品过敏者禁用。

第十一章 血液和造血系统药物

第一节 促凝血药

一、维生素 K_1

(一)剂型规格

片剂:10mg。注射液:1mL:2mg;1mL:10mg。

(二)适应证

(1)用于新生儿出血症。

(2)维生素 K 缺乏症、低凝血因子 I 血症和口服抗凝药过量的治疗。

(3)大剂量用于灭鼠药"二苯茚酮钠"的中毒解救。

(三)用法用量

(1)成人口服,一次 10mg,3 次/d,静脉注射 10～50mg,缓慢注射,开始 1mg/10min,后速度不大于 1mg/min。

(2)儿童肌内注射或皮下注射给药,预防新生儿出血,生后给 0.5～1mg,新生儿出血症,1mg;儿童凝血因子 I 缺乏,1d 2mg。

(四)注意事项

(1)肝功能损伤的患者,盲目加量可加重肝损伤。

(2)本品对肝素引起的出血倾向无效。

(3)避免冻结,如有油滴析出或分层则不宜使用,但可在避光条件下加热至 70～80℃,振摇使其自然冷却,如澄明度正常则可继续使用。

(五)不良反应

偶见变态反应,静脉注射过快,每分钟超过 5mg,可引起面部潮红、出汗、支气管痉挛、心动过速、低血压等,曾有快速静脉注射致死的报道。肌内注射可引起局部红肿和疼痛。新生儿应用本品后可能出现高胆红素血症、黄疸和溶血性贫血。

(六)禁忌证

(1)严重肝脏疾患或肝功能不良者。

(2)小肠吸收不良所致腹泻患者。

(七)药物相互作用

(1)与苯妥英钠混合后可出现颗粒沉淀,与维生素 C、维生素 B_{12}、右旋糖酐混合易出现混浊。

(2)与双香豆素类口服抗凝剂合用,作用相互抵消。

(3)水杨酸类、磺胺、奎宁、奎尼丁、硫糖铝、考来烯胺、放线菌素 D 等影响维生素 K_1 的效果。

二、醋酸甲萘氢醌

(一)剂型规格

片剂:2mg;4mg;5mg。注射剂:1mL:5mg;1mL:10mg。

(二)适应证

(1)用于维生素 K 缺乏症及低凝血酶原血症。

(2)用于新生儿出血症。

(3)偶用于胆石症或胆管蛔虫引起的胆绞痛。

(4)大剂量用于灭鼠药"二苯茚酮钠"的中毒解救。

(三)用法用量

成人常规剂量:口服给药一次 2~4mg,1 日 3 次。肌内注射一次 5~15mg,1 日 1~2 次。皮下注射同肌内注射。

(四)注意事项

(1)胃肠道吸收不良的患者,宜采用注射给药。

(2)本药对肝素引起的出血无效。

(3)用药前后及用药时应当检查或监测凝血酶原时间,以调整本药的用量及给药次数。

(4)慎用葡萄糖-6-磷酸脱氢酶缺陷者;肝功能损害者。

(五)不良反应

(1)静脉给药偶可出现变态反应,如皮疹、荨麻疹、面部潮红、注射部位疼痛或肿胀等。

(2)本药可引起肝毒性危险。新生儿或早产儿由于肝酶系统不成熟且排泄功能不良,使用本药剂量过大易出现高胆红素血症,胆红素脑病,溶血性贫血。

(六)禁忌证

(1)对本药过敏者。

(2)妊娠晚期妇女。

(3)新生儿。

(七)药物相互作用

(1)口服抗凝药(如双香豆素类)可干扰维生素 K 代谢,两者同用,会发生相互拮抗作用。

(2)较大剂量水杨酸类药、磺胺药、奎宁、奎尼丁、硫糖铝、考来烯胺、放线菌素 D 等可影响维生素 K 的疗效。

三、甲萘醌亚硫酸氢钠

(一)剂型规格

片剂:2mg。注射剂:1mL:2mg;1mL:4mg。

(二)适应证

(1)止血。

(2)预防长期口服广谱抗生素类药物引起的维生素 K 缺乏症。

(3)用于胆石症、胆管蛔虫引起的胆绞痛。

(4)大剂量用于灭鼠药"二苯茚酮钠"的中毒解救。

（三）用法用量

成人常规剂量：口服给药一次 2～4mg，1d 6～20mg。肌内注射：止血：一次 2～4mg，1d 4～8mg；防止新生儿出血：孕妇在产前一周使用，1d 2～4mg；解痉止痛：一次 8～16mg。

（四）注意事项

参考醋酸甲萘氢醌。

（五）不良反应

（1）可致恶心、呕吐等胃肠道反应。

（2）较大剂量用药可致新生儿（特别是早产儿）高胆红素血症、溶血性贫血、黄疸（这些发生率较维生素 K 高）。对红细胞葡萄糖－6－磷酸脱氢酶缺乏者，本药可诱发其出现急性溶血性贫血。大剂量用药还损害肝脏。

（3）注射局部可见红肿、疼痛。

（六）禁忌证

（1）对本药过敏者。

（2）妊娠晚期妇女。

（3）新生儿。

（七）药物相互作用

（1）口服抗凝药（如双香豆素类）可干扰维生素 K 代谢，合用时作用相互抵消。

（2）肌内注射给药时，如遇碱性药物或还原剂可使本药失效。较大剂量水杨酸类药、奎宁、奎尼丁、磺胺类药等可影响维生素 K 的疗效。

四、氨甲苯酸

（一）剂型规格

片剂：125mg；250mg。注射剂：5mL：50mg；10mL：100mg。

（二）适应证

（1）用于因原发性纤维蛋白溶解过度所引起的出血，包括急性和慢性、局限性或全身性的高纤溶出血，常见于癌肿、白血病、妇产科意外、严重肝病出血等。

（2）尚用于链激酶、尿激酶、组织纤溶酶原激活物过量引起的出血。

（三）用法用量

静脉注射或滴注：一次 0.1～0.3g，一日不超过 0.6g。口服给药一次 250～500mg，1d 3 次，一次最大用量为 2000mg。儿童静脉注射一次 100mg，用 5％葡萄糖注射液或 0.9％生理盐水注射液 10～20mL 稀释后慢慢注射。

（四）注意事项

（1）应用本品患者要监测血栓形成并发症的可能性。

（2）本品一般不单独用于弥散性血管内凝血所致的继发性纤溶性出血，以防进一步血栓形成，影响脏器功能，特别是急性肾衰竭。如有必要，应在肝素化的基础上才应用本品。

（3）如与其他凝血因子等合用，应警惕血栓形成。一般认为在凝血因子使用后 8h 再用本品较为妥善。

（4）本品可导致继发肾盂和输尿管凝血块阻塞。

(5)宫内死胎所致低纤维蛋白原血症出血,肝素治疗较本品为安全。

(6)慢性肾功能不全时用量酌减,给药后尿液浓度常较高,治疗前列腺手术出血时,用量也应减少。

(7)慎用有血栓形成倾向者;有血栓栓塞倾向者;血友病或肾盂实质病变发生大量血尿时;老年人。

(五)不良反应

本品与 6-氨基己酸相比,抗纤溶活性强 5 倍。不良反应极少见。长期应用未见血栓形成,偶有头昏、头痛、腹部不适。

(六)禁忌证

对本品过敏者。

(七)药物相互作用

(1)与口服避孕药、雌激素或凝血酶原复合物浓缩剂合用时,有增加血栓形成的危险。

(2)与青霉素、苯唑西林、尿激酶等溶栓药有配伍禁忌。

五、鱼精蛋白

(一)剂型规格

注射剂:5mL:50mg;10mL:100mg。

(二)适应证

用于因注射肝素过量所引起的出血。

(三)用法用量

静脉注射:抗肝素过量,用量与最后 1 次肝素使用量相当(1mg 鱼精蛋白可中和 100 单位肝素)。每次不超过 5mL(50mg)。缓慢静脉注射。一般以每分钟 0.5mL 的速度静脉注射,在 10min 内注入量以不超过 50mg 为度。由于本品自身具有抗凝作用,因此 2h 内(即本品作用有效持续时间内)不宜超过 100mg。除非另有确凿依据,不得加大剂量。

(四)注意事项

(1)本品易破坏,口服无效。禁与碱性物质接触。

(2)静脉注射速度过快可致热感、皮肤发红、低血压、心动过缓等。

(3)注射器具不能带有碱性。

(4)本品变态反应少,但对鱼类过敏者应用时应注意。

(5)本品口服无效,仅用于静脉给药,宜单独使用。

(6)对血容量偏低患者,应当先纠正血容量,再用本药。

(7)本药滴注时应缓慢给药,滴速为 0.5mL/min,10min 内不得超过 50mg,以免注射过快引起不良反应。

(8)慎用对鱼过敏者;男性不育或输精管切除者;孕妇、哺乳期妇女。

(五)不良反应

(1)本品可引起心动过缓、胸闷、呼吸困难及血压降低,大多因静脉注射过快所致,系药物直接作用于心肌或周围血管扩张引起。也有肺动脉高压或高血压的报道。

(2)注射后有恶心呕吐、面红潮热及倦怠,如作用短暂,无须治疗。

(3)偶有过敏。

(六)禁忌证

对本品过敏者。

(七)药物的相互作用

(1)碱性药物可使其失去活性。

(2)因鱼精蛋白可延长胰岛素的作用,故应用胰岛素时应用本品应注意血糖的变化。

(3)本药和青霉素及头孢菌素类有配伍禁忌。

(八)药物过量

使用本品不可过量,在短时间内用量不超过100mg,因本品是一弱抗凝剂,可抑制凝血酶形成及其功能,过量可引起再度出血及其他不良反应。

六、凝血酶

(一)剂型规格

冻干粉:100U;200U;500U;1000U。

(二)适应证

用于手术中不易结扎的小血管止血、消化道出血及外伤出血等。

(三)用法用量

(1)局部止血用灭菌氯化钠注射液溶解成50～200U/mL的溶液喷雾或用本品干粉喷洒于创面。

(2)消化道止血用生理盐水或温开水(不超37℃)溶解成10～100U/mL的溶液,口服或局部灌注,也可根据出血部位及程度增减浓度、次数。

(四)注意事项

(1)本品严禁注射。如误入血管可导致血栓形成、局部坏死而危及生命。

(2)本品必须直接与创面接触,才能起止血作用。

(3)本品应新鲜配制使用。

(4)用本药溶液治疗消化道出血时,必须事先中和胃酸,pH值大于5时才起效。

(5)孕妇及哺乳期妇女用药孕妇只在具有明显指征,病情必需时才能使用。

(五)不良反应

(1)偶可致变态反应,应及时停药。

(2)外科止血中应用本品有致低热反应的报道。

(六)禁忌证

对本品过敏者。

(七)药物相互作用

(1)本品遇酸、碱、重金属发生反应而降效。

(2)为提高上消化道出血的止血效果,宜先服一定量制酸剂中和胃酸后口服本品,或同时静脉给予抑酸剂。

（3）本品还可用磷酸盐缓冲液（pH 值为 7.6）或冷牛奶溶解。如用阿拉伯胶、明胶、果糖胶、蜂蜜等配制成乳胶状溶液，可提高凝血酶的止血效果，并可适当减少本品用量。

第二节　抗贫血药

一、叶酸

（一）剂型规格

片剂：0.4mg；5mg。注射剂：15mg；30mg。

（二）适应证

（1）各种原因引起的叶酸缺乏及叶酸缺乏所致的巨幼细胞贫血。

（2）妊娠期、哺乳期妇女预防给药。

（3）预防胎儿先天性神经管畸形。

（三）用法用量

巨幼细胞贫血：口服一次 5～10mg，1d 15～30mg，肌内注射 1d 5～10mg 或遵医嘱。妊娠期、哺乳期妇女预防用药一次 0.4mg，1d 1 次。

（四）注意事项

（1）维生素 B_{12} 缺乏引起的巨幼细胞贫血和缺铁性贫血慎单用叶酸治疗。

（2）大剂量使用叶酸后，可以影响微量元素锌的吸收。

（3）营养性巨幼细胞贫血经叶酸治疗后，红细胞及血红蛋白升到一定水平后仍未达正常，应同时补充铁，并补充蛋白质及其他 B 族维生素。

（4）本药不宜采用静脉注射，如因各种原因口服不便时可采用肌内注射给药。

（5）大量服用本药，尿液可呈黄色，此为正常现象。

（6）慎用怀疑有叶酸盐依赖性肿瘤的育龄妇女。

（五）不良反应

不良反应较少，罕见变态反应，长期用药可以出现畏食、恶心、腹胀等胃肠症状，大量服用叶酸时，可使尿呈黄色。

（六）禁忌证

对本品及其代谢产物过敏者禁用。

（七）药物相互作用

（1）大剂量叶酸能拮抗苯巴比妥、苯妥英钠和扑米酮的抗癫痫作用。

（2）与氨甲蝶呤，乙胺嘧啶合用，会影响叶酸的治疗作用。

（3）在氨甲蝶呤治疗肿瘤时，如使用大量本品，也会影响氨甲蝶呤的疗效。

（4）肌内注射时，不宜与维生素 B_1、维生素 B_2、维生素 C 同管注射。

（5）口服大剂量叶酸可影响微量元素锌的吸收。

（6）胰酶、考来替泊、柳氮磺胺嘧啶可减少本药的吸收。

二、富马酸亚铁

(一)剂型规格

片剂:35mg;50mg;75mg;200mg。

(二)适应证

用于治疗单纯性缺铁性贫血。

(三)用法用量

1.成人常用量

口服。预防用,每日 0.2g;治疗用,一次 0.2~0.4g;1d 0.6~1.2g。

2.儿童常用量

口服。1 岁以下,一次 35mg,1 日 3 次;1~5 岁,一次 70mg,1 日 3 次;6~12 岁,一次 140mg,1 日 3 次。

(四)注意事项

(1)口服铁剂有轻度胃肠反应,饭后即刻服用,可减轻胃部刺激,但对药物吸收有所影响。

(2)用药前须明确诊断,并尽可能找到缺铁的原因。

(3)如无铁剂注射指征,宜选用口服铁剂。

(4)如口服后胃肠道反应严重,则考虑改服其他铁剂或采用注射途径。

(5)服药后如果出现胃肠道反应,应减少初次口服剂量。

(6)用药期间需定期做下列检查:血红蛋白测定、网织红细胞计数、血清铁蛋白及血清铁测定以观察治疗反应。

(7)有以下情况时慎用乙醇中毒、肝炎、急性感染、肠道炎症如肠炎、结肠炎、憩室炎及溃疡结肠炎、胰腺炎、消化性溃疡。

(五)不良反应

口服用的铁剂均有收敛性,服后常有轻度恶心、胃部或腹部疼痛,多与剂量有关。轻度腹泻或便秘也很常见。

(六)禁忌证

(1)血色病或含铁血黄素沉着症不伴缺铁的其他贫血(如地中海性贫血)。

(2)肝肾功能严重损害,尤其伴有未经治疗的尿路感染者。

(七)药物相互作用

(1)不应与茶、咖啡同时服用,否则,影响铁的吸收。

(2)本品与制酸药如碳酸氢钠、磷酸盐类及含鞣酸的药物或饮料同用,易产生沉淀而影响吸收。

(3)本品与西咪替丁,去铁胺、二巯丙醇、胰酶、胰脂肪酶等同用,可影响铁的吸收;与铁合用,可影响四环素类药物、氟喹诺酮类、青霉胺及锌制剂的吸收。

(4)与维生素 C 同服,可增加本品吸收,但也易致胃肠道反应。

(八)药物的过量

药物过量后的表现:过量发生的急性中毒多见于小儿,仅 130mg 的铁即可使小儿致死。由于坏死性胃炎、肠炎患者可严重呕吐、腹泻及腹痛,以致血压降低、代谢性酸中毒,甚至昏迷。

24~48h后,严重中毒可进一步发展至休克及血容量不足,肝损害及心血管功能衰竭。患者可有全身抽搐。中毒后期症状有皮肤湿冷、发绀、嗜睡、极度疲乏及虚弱、心动过速。防治措施:有急性中毒征象应立即用喷替酸钙钠(促排灵)或去铁胺救治。中毒获救后,有可能遗有幽门或贲门狭窄、肝损害或中枢神经系统病变,要及早妥善处理。

三、多糖铁

(一)剂型规格

胶囊剂:0.15g。

(二)适应证

用于治疗单纯性缺铁性贫血。

(三)用法用量

口服。成人 1d 1 次,一次 1~2 粒。

(四)注意事项

(1)不得长期使用,应在医师确诊为缺铁性贫血后使用,且治疗期间应定期检查血常规和血清铁水平。

(2)孕妇及哺乳期妇女是本品的主要服用人群,已在国内外临床使用多年,未见影响胎儿生长发育或致畸的报道。治疗剂量的铁对胎儿和哺乳无不良影响。

(3)服用本品可能产生黑便,是由于铁未完全吸收所致,不影响用药。

(4)本品宜在饭后或饭时服用,以减轻胃部刺激。

(5)儿童必须在成人监护下使用。

(6)慎用过敏体质者,乙醇中毒,肝炎,急性感染,肠道炎症,胰腺炎,胃与十二指肠溃疡,溃疡性肠炎。

(五)不良反应

极少出现胃刺激或便秘。

(六)禁忌证

(1)对本晶过敏者禁用。

(2)肝肾功能严重损害,尤其是伴有未经治疗的尿路感染者。

(3)铁负荷过高、血色病或含铁血黄素沉着症患者;非缺铁性贫血(如地中海贫血)患者。

(七)药物相互作用

(1)不应与茶、咖啡同时服用,否则影响铁的吸收。

(2)维生素 C 与本品同服,有利于本品吸收。

(3)本品与磷酸盐类、四环素类多鞣酸等同服,可妨碍铁的吸收。

(4)本品可减少左旋多巴、卡比多巴,及喹诺酮类药物的吸收。

(八)药物过量

参见富马酸亚铁。

四、重组人促红素注射液(CHO 细胞)

(一)剂型规格

注射剂:1mL:1500IU;1mL:2000IU;1mL:3000IU;1mL:4000IU;1mL:6000IU。

(二)适应证

肾功能不全所致贫血,包括透析及非透析患者。

(三)用法用量

本品应在医生指导下使用,可皮下注射或静脉注射,每周分 2～3 次给药。给药剂量需要依据患者的贫血程度、年龄及其他相关因素调整。治疗期:开始推荐剂量血液透析患者每周 100～150IU/kg,非透析患者每周 75～100IU/kg。若血细胞比容每周增加少于 0.5vol%,可于 4 周后按 15～30IU/kg 增加剂量,但最高增加剂量不超过每周 30IU/kg。血细胞比容应增加到 30vol%～33vol%,但不宜超过 36vol%(34vol%);维持期:如果血细胞比容达到 30vol%～33vol%和(或)血红蛋白达到 100～110g/L,则进入维持治疗阶段。推荐将剂量调整至治疗剂量的 2/3,然后 2～4 周检查血细胞比容以调整剂量,注意避免过度的红细胞生成,维持血细胞比容和血红蛋白在适当水平。

(四)注意事项

(1)采用无菌术,打开药瓶,将消毒针连接消毒注射器,吸入适量药液,静脉或皮下注射。如果为预充式注射器包装,拔掉胶盖,直接静脉或皮下注射。

(2)本品用药期间应定期检查血细胞比容(用药初期每星期一次,维持期每两星期一次),注意避免过度的红细胞生成(确认血细胞比容只在 36vol%以下),如发现过度的红细胞生长,应采取暂时停用药等适当处理。

(3)应用本品有时会引起血清钾轻度升高,应适当调整饮食,若发生血钾升高,应遵医嘱调整剂量。

(4)治疗期间因出现有效造血,铁需求量增加,通常会出现血清铁浓度下降,如果患者血清铁蛋白低于 100ng/mL,或转铁蛋白饱和度低于 20%,应每日补充铁剂。

(5)叶酸或维生素 B_{12} 不足会降低本品疗效。严重铝过多也会影响疗效。

(6)严禁冰冻。

(7)慎用对有心肌梗死、肺梗死、脑梗死患者,有药物过敏病史的患者及有过敏倾向的患者应慎重给药;运动员慎用。

(五)不良反应

1.一般反应

少数患者用药初期可出现头痒、低热、乏力等,个别患者可出现肌痛,关节痛等。绝大多数不良反应经对症处理后可以好转,不影响继续用药,极个别病例上述症状持续存在,应考虑停药。

2.变态反应

极少数患者用药后可能出现皮疹或荨麻疹等变态反应,包括过敏性休克,因此,初次使用本品或重新使用本品时,建议先使用少量,确定无异常反应后,再注射全量,如出现异常,应立即停药并妥善处理。

3.心脑血管系统

血压升高,原有的高血压恶化和因高血压脑病而有头痛、意识障碍、痉挛发生,甚至可引起脑出血,因此在重组人促红素注射液治疗期间应注意并定期观察血压变化,必要时应减量或停药,并调整降压药的剂量。

4.血液系统

随着血细胞比容增高,血液黏度可明显增高,因此应注意防止血栓形成。

5.肝脏

偶有 GOT、GPT 的上升。

6.胃肠

有时会有恶心、呕吐、食欲缺乏、腹泻等情况发生。

(六)禁忌证

(1)未控制的重度高血压患者。

(2)对本品及其他哺乳动物细胞衍生物过敏者,对人血清清蛋白过敏者。

(3)合并感染者,宜控制感染后再使用本品。

(七)药物的过量

过量后的表现:可能会导致血细胞比容高过 36vol%,引起各种致命的心血管系统并发症。防治措施:暂时停药等处理措施。

第三节 促白细胞增生药

一、重组人粒细胞集落刺激因子注射液

(一)剂型规格

注射剂:6.0×10^6 IU(100μg);9.0×10^6 IU(150μg);1.2×10^6 IU(200μg);1.8×10^6 IU(300μg)。

(二)适应证

(1)癌症化疗等原因导致中性粒细胞减少症;癌症患者使用骨髓抑制性化疗药物,特别在强烈的骨髓剥夺性化学药物治疗后,注射本品有助于预防中性粒细胞减少症的发生,减轻中性粒细胞减少的程度,缩短粒细胞缺乏症的持续时间,加速粒细胞数的恢复,从而减少合并感染发热的危险性。

(2)促进骨髓移植后的中性粒细胞数升高。

(3)骨髓发育不良综合征引起的中性粒细胞减少症,再生障碍性贫血引起的中性粒细胞减少症,先天性、特发性中性粒细胞减少症,骨髓增生异常综合征伴中性粒细胞减少症,周期性中性粒细胞减少症。

(三)用法用量

(1)肿瘤用于化疗所致的中性粒细胞减少症等,成年患者化疗后,中性粒细胞数降至 1 000/mm³(白细胞计数 2 000/mm³)以下者,在开始化疗后 2~5μg/kg,每日 1 次皮下或静脉注射给药。儿童患者化疗后中性粒细胞数降至 500/mm³(白细胞计数 1000/mm³)以下者,在开始化疗后 2~5μg/kg,每日 1 次皮下或静脉注射给药;当中性粒细胞数回升至 5000/mm³(白细胞计数 10 000/mm³)以上时,停止给药。

(2)急性白细胞病化疗所致的中性粒细胞减少症,白血病患者化疗后白细胞计数不足 1 000/mm³,骨髓中的原粒细胞明显减少,外周血液中未见原粒细胞的情况下,成年患者 2～5μg/kg 每日 1 次皮下或静脉注射给药;儿童患者 2μg/kg 每日 1 次皮下或静脉注射给药。当中性粒细胞数回升至 5 000/mm³(白细胞计数 10 000/mm³)以上时,停止给药。

(3)骨髓增生异常综合征伴中性粒细胞减少症,成年患者在其中性粒细胞不足 1 000/mm³ 时,2～5μg/kg 每日 1 次皮下或静脉注射给药,中性粒细胞数回升至 5 000/mm³ 以上时,停止给药。

(4)再生障碍性贫血所致中性粒细胞减少,成年患者在其中性粒细胞低于 1 000/mm³ 时,2～5μg/kg 每日 1 次皮下或静脉注射给药。中性粒细胞数回升至 5 000/mm³ 以上时,酌情减量或停止给药。

(5)周期性中性粒细胞减少症、自身免疫性中性粒细胞减少症和慢性中性粒细胞减少症,成年患者中性粒细胞低于 1 000/mm³ 时,1μg/kg 每日 1 次皮下或静脉注射给药。儿童患者中性粒细胞低于 1 000/mm³ 时,1ug/kg 每日 1 次皮下或静脉注射给药,中性粒细胞数回升至 5 000/mm³ 以上时,酌情减量或停止给药。

(6)用于促进骨髓移植患者中性粒细胞增加,成人在骨髓移植的第 2d 至第 5d 开始用药,2～5μg/kg 每日 1 次皮下或静脉注射给药,儿童在骨髓移植的第 2d 至第 5d 开始用药,2μg/kg 每日 1 次皮下或静脉注射给药。中性粒细胞回升至 5 000/mm³(白细胞计数 10 000/mm³)以上时,停止给药。

(四)注意事项

(1)本品应在化疗药物给药结束后 24～48h 开始使用。

(2)使用本品过程中应定期每周监测血常规 2 次,特别是中性粒细胞数目变化情况。

(3)对髓性细胞系统的恶性增生(急性粒细胞性白血病等)本品应慎重使用。

(4)长期使用本品的安全有效性尚未确定,曾有报道可见脾脏增大。虽然本品临床试验未发生变态反应病例。但国外同类制剂曾发生少数变态反应(发生率<1/4 000)可表现为皮疹、荨麻疹、颜面水肿、呼吸困难、心动过速及低血压,多在使用本品 0.5 h 内发生,应立即停用,经抗组织胺、皮质激素、支气管解痉剂和肾上腺素等处理后症状能迅速消失。这些病例不应再次使用致敏药物。

(5)使用前避免振荡。

(6)本药不能同其他注射剂混合使用。

(7)慎用有药物过敏史和过敏体质者;肝、肾、心、肺功能重度障碍者;急、慢性非淋巴细胞白血病化疗后的患者;MDS 难治性贫血伴原始细胞增多型患者;哺乳期妇女和儿童。

(五)不良反应

(1)肌肉骨骼系统有时会有肌肉酸痛、骨痛、腰痛、胸痛的现象。

(2)消化系统有时会出现食欲缺乏的现象,或肝脏谷丙转氨酶、谷草转氨酶升高。

(3)其他有人会出现发热、头痛、乏力及皮疹、ALP、LDH 升高。

(4)极少数人会出现休克、间质性肺炎、成人型呼吸窘迫综合征、幼稚细胞增加。

(六)禁忌证

(1)对粒细胞集落刺激因子过敏者以及对大肠杆菌表达的其他制剂过敏者。

(2)严重肝、肾、心、肺功能障碍者。

(3)骨髓中幼稚粒细胞未显著减少的骨髓性白血病患者或外周血中检出幼稚粒细胞的骨髓性白血病患者。

(七)药物相互作用

化疗药能影响本药的疗效,因迅速分化的造血祖细胞对化疗敏感,对促进白细胞释放之药物应慎用。

(八)药物的过量

药物过量后的表现:当使用本品超过安全剂量时,会出现尿隐血,尿蛋白阳性,血清碱性磷酸酶活性明显提高,但在五周恢复期后各项指标均可恢复正常。当注射本品剂量严重超过安全剂量时,会出现食欲减退、体重偏低、活动减弱等现象,出现尿隐血、尿蛋白阳性,肝脏出现明显病变。这些变化可以在恢复期后消除或减轻。

二、注射用重组人白介素-11

(一)剂型规格

注射剂:8.0×10^6 AU;1.2×10^7 AU;2.4×10^7 AU。

(二)适应证

用于肿瘤,非髓性白血病化疗后Ⅲ、Ⅳ度血小板减少症的治疗;瘤及非髓性白血病患者,前一疗程化疗后发生Ⅲ/Ⅳ度血小板减少症(即血小板数不高于 5.0×10^9/L)者,下一疗程化疗前使用本品,以减少患者因血小板减少引起的出血和对血小板输注的依赖性。同时有白细胞减少症的患者必要时可合并使用重组人粒细胞集落刺激因子(重组人 GCSF)。

(三)用法用量

皮下注射。用量:根据本品临床研究结果,推荐本品应用剂量为 $25 \sim 50$ug/kg,于化疗结束后 $24 \sim 48$h 开始或发生血小板减少症后皮下注射,一日 1 次,疗程一般 $7 \sim 14$d,血小板计数恢复后应及时停药。

(四)注意事项

(1)本品应在化疗后 $24 \sim 48$h 开始使用,不宜在化疗前或化疗过程中使用。

(2)使用本品过程中应定期检查血常规(一般隔日一次),注意血小板数值的变化,在血小板升至 100×10^9/L 时应及时停药。

(3)使用期间应注意毛细血管渗漏综合征的监测,如体重、水肿、胸腹腔积液等。

(4)对妊娠期妇女目前尚没有临床试验。因此,除非临床意义超过对胎儿的潜在危险,妊娠期一般不宜使用。

(5)慎用器质性心脏病患者,尤其充血性心衰及房颤,房扑病史的患者慎用;尚不能确定重组人白介素-11 是否可以从母乳中分泌,因此哺乳期妇女应慎重使用;对血液制品、大肠杆菌表达的其他生物制剂有过敏史者慎用。

(五)不良反应

除了化疗本身的不良反应外,重组人 IL-11 的大部分不良反应均为轻至中度,且停药后均能迅速消退。不良反应包括乏力、疼痛、寒战、腹痛、感染、恶心、便秘、消化不良、瘀斑、肌痛、骨痛、神经紧张以及脱发等,其中大部分事件的发生率与安慰剂对照组相似。发生率高于安慰剂对照组的临床不良反应包括以下几种。全身性:水肿、头痛、发热及中性粒细胞减少性发热。心血管系统:心动过速、血管扩张、心悸、昏厥、房颤及房扑。消化系统:恶心、呕吐、黏膜炎、腹泻、口腔念珠菌感染。神经系统:眩晕、失眠。其他:皮疹结膜充血、偶见用药后一过性视力模糊。此外,弱视、感觉异常、脱水、皮肤褪色、表皮剥落性皮炎及眼出血等不良反应,治疗组患者中的发生率也高于安慰剂对照组,但统计处理不能确定这些不良反应事件的发生与重组人IL-11 的使用有关联性,除了弱视的发生治疗组(10 例 14%)显著高于对照组(2 例 3%)外,两组间其他一些严重的或危及生命的不良反应事件的发生率大致相当。

(六)禁忌证

对重组人 IL-11 及本品中其他成分过敏者。

(七)药物的过量

药物过量后的表现:可引起水钠潴留、房颤等毒副作用。防治措施:减量使用或停药,并严密观察。

第四节　止血药

一、亚硫酸氢钠甲萘醌

(一)别名

维生素 K。

(二)作用与特点

维生素 K 为肝脏合成凝血酶原(因子Ⅱ)的必需物质,还参与因子Ⅶ、Ⅸ、Ⅹ 的合成。缺乏维生素 K 可致上述凝血因子合成障碍,影响凝血过程而引起出血。此时给予维生素 K 可达到止血作用。本品尚具镇痛作用。本品为水溶性,其吸收不依赖于胆汁。口服可直接吸收,也可肌内注射。吸收后随脂蛋白转运,在肝内被利用。肌内注射后 8～24h 起效,但需数日才能使凝血酶原恢复至正常水平。

(三)适应证

止血。预防长期口服广谱抗生素类药物引起的维生素 K 缺乏症。胆石症,胆管蛔虫症引起的胆绞痛。大剂量用于解救杀鼠药"敌鼠钠"中毒。

(四)用法与用量

(1)止血、肌内注射,每次 2～4mg,每日 4～8mg。

(2)防止新生儿出血可在产前一周给孕妇肌内注射,每日 2～4mg。

(3)口服、每次 2～4mg,每日 6～20mg。

(4)胆绞痛肌内注射,每次 8～16mg。

(五)不良反应与注意事项

可致恶心，呕吐等胃肠道反应及肝损害。较大剂量可致新生儿、早产儿溶血性贫血、高胆红素血症及黄疸。在红细胞 6-磷酸脱氢酶缺乏症患者可诱发急性溶血性贫血。肝硬化或晚期肝病患者出血，使用本品无效。本品不宜长期大量应用。

(六)制剂与规格

(1)注射液:2mg:mL;4mg:2mL。

(2)片剂:2mg。

(七)医保类型及剂型甲类

注射剂。

二、甲萘氢醌

(一)别名

维生素 K、乙酰甲萘醌。

(二)作用与特点

本品为化学合成的维生素，不论有无胆汁分泌，口服吸收均良好。主要参与肝脏凝血因子Ⅱ、Ⅶ、Ⅸ、Ⅹ的合成，催化这些凝血因子谷氨酸残基的 γ 一羧化过程，使其具有生理活性产生止血作用。

(三)适应证

主要用于维生素 K 缺乏所致的出血；阻塞性黄疸，胆瘘，慢性腹泻等维生素 K 吸收或利用障碍者；长期口服广谱抗生素及新生儿出血；服用过量香豆素类抗凝剂和水杨酸类所致的出血。

(四)用法与用量

口服:每次 2～4mg，每日 6～12mg，每日 3 次。

(五)制剂与规格

片剂:2mg;4mg。

(六)医保类型及剂型

甲类:口服常释剂。

三、氨甲苯酸

(一)别名

止血芳酸，对羧基苄胺、抗血纤溶芳酸。

(二)作用与特点

本品具有抗纤维蛋白溶解作用，其作用机制与氨基己酸相同，但其作用较之强 4～5 倍。口服易吸收，生物利用度为 70%。服后 3h 血药浓度达峰值，静脉注射后，有效血浓度可维持3～5h。经肾排泄，半衰期为 1h。毒性较低，不易生成血栓。

(三)适应证

适用于纤维蛋白溶解过程亢进所致的出血，如肺、肝、胰、前列腺、甲状腺、肾上腺等手术时的异常出血，妇产科和产后出血以及肺结核咯血或痰中带血、血尿、前列腺肥大出血、上消化道出血等，对一般慢性渗血效果较显著，但对癌症出血以及创伤出血无止血作用。此外，尚可用于链激酶或尿激酶过量引起的出血。

(四)用法与用量

①静脉注射:每次 0.1～0.3g,用 5％葡萄糖注射液或 0.9％氯化钠注射液 10～20mL 稀释后缓慢注射,每日最大用量 0.6g;儿童每次 0.1g。②口服:每次 0.25～0.5g,每日 3 次,每日最大量为 2g。

(五)不良反应与注意事项

用量过大可促进血栓形成。对有血栓形成倾向或有血栓栓塞病史者禁用或慎用。一般不单独用于弥散性血管内凝血所继发的纤溶性出血,必要时,在肝素化的基础上应用以防止血栓的进一步形成。可致继发性肾盂和输尿管凝血,故血友病患者发生血尿时或肾功能不全者慎用。

(六)制剂与规格

1.注射液

0.05g:5mL;0.1g:10mL。

2.片剂

0.125g;0.25g。

(七)医保类型及剂型

甲类;口服常释剂。

四、酚磺乙胺

(一)别名

止血敏、止血定、羟苯磺乙胺。

(二)作用与特点

能增加血液中血小板数量,增强其聚集性和黏附性,促使血小板释放凝血活性物质,缩短凝血时间,加速血块收缩。尚可增强毛细血管抵抗力,降低毛细血管通透性,减少血液渗出。止血作用迅速,静脉注射后 1h 作用达峰值,作用维持 4～6h。口服也易吸收。

(三)适应证

适用于预防和治疗外科手术出血过多,血小板减少性紫癜或过敏性紫癜以及其他原因引起的出血,如脑出血、胃肠道出血、泌尿道出血,眼底出血,皮肤出血等。

(四)用法与用量

1.预防手术出血术前

15～30min 静脉注射或肌内注射,每次 0.25～0.5g,必要时 2h 后再注射 0.25g,每日 0.5～1.5g。

2.治疗出血

成人口服,每次 0.5～1g,每日 3 次;儿童每次 10mg/kg,每日 3 次;肌内注射或静脉注射,也可与 5％葡萄糖溶液或生理盐水混合静脉滴注,每次 0.25～0.75g,每日 2～3 次。

(五)不良反应与注意事项

本品毒性低,但有报道静脉注射时可发生休克。

(六)制剂与规格

1.注射液

0.25g:2mL;0.5g:5mL;1.0g:5mL。

2.片剂

0.25g;0.5g。

(七)医保类型及剂型

乙类:注射剂。

五、抑肽酶

(一)别名

赫泰林。

(二)作用与特点

本品是一种广谱丝氨酸蛋白酶抑制剂,它不仅与人胰蛋白酶,纤溶酶、血浆、组织激肽释放酶等游离酶形成可逆的酶抑制剂复合物,而且可与已结合酶(如纤溶酶—链激酶复合物)相结合。抑肽酶轻微抑制人多形核细胞的中性溶酶体酶、弹性蛋白酶和组织蛋白酶G,阻止胰腺在休克缺血时产生高毒性肽物质(心肌抑制因子)。本品静脉注射后,原形药物迅速分布于整个细胞外相,从而也使血药浓度速度降低(半衰期为23min)。本品在肾脏被溶酶体代谢成较短的肽或氨基酸,代谢物无生物活性。健康志愿者注射本品后48h内,尿中以代谢物形式排出25%～40%。

(三)适应证

治疗和预防需要抑制蛋白水解酶(如胰蛋白酶、纤维蛋白溶酶及血浆和组织中的血管舒缓素)的疾病。创伤后和手术出现的高纤维蛋白溶解亢进性出血,如体外循环心脏直视手术以后及妇产科手术及手术后肠粘连的预防。

(四)用法与用量

(1)产科出血开始给100万U,然后20万U/h,静脉输注,至出血停止。

(2)体外循环心内直视手术、成人每次300万U,儿童每次150万～200万U,在体外循环前,全量加入预充液中。

(五)不良反应与注意事项

对过敏体质的患者,推荐提前静脉给予H-受体和H-受体拮抗药。高剂量本品的体外循环患者,推荐ACT保持在750s以上,或者用肝素精氨分析系统控制肝素水平。妊娠和哺乳期妇女慎用。

(六)药物相互作用

本品对血栓溶解剂有剂量依赖性的抑制作用。勿与其他药物配伍,尤其应避免与β—内酰胺类抗生素合用。

(七)制剂与规格

冻干粉剂:28U;56U;278U。

六、凝血酶

(一)作用与特点

本品是从猪血提取,精制而得的凝血酶无菌制剂。能直接作用于血液中的纤维蛋白原,促使转变为纤维蛋白,加速血液的凝固,达到止血目的。本品还有促进上皮细胞的有丝分裂而加速创伤愈合的作用。

（二）适应证

可用于通常结扎止血困难的小血管、毛细血管以及实质性脏器出血的止血。用于外伤、手术、口腔、耳鼻喉、泌尿、妇产科以及消化道等部位的止血。

（三）用法与用量

（1）局部止血，用灭菌生理盐水溶解成含凝血酶 50～250U/mL，喷雾或灌注于创面；或以明胶海绵、纱条黏附本品后贴敷于创面；也可直接撒布本品至创面。

（2）消化道止血，以溶液（10～100U/mL）口服或灌注，每 1～6h 1 次。根据出血部位和程度，可适当增减浓度及用药次数。

（四）不良反应与注意事项

本品严禁作血管内，肌肉或皮下注射，否则可导致血栓，局部坏死，而危及生命。如果出现变态反应时，应立即停药。使用时要避免加温、酸、碱或重金属盐类，否则可使本品活力下降而失效。

（五）制剂与规格

冻干粉剂：每瓶为 500U；1 000U；4 000U；8 000U。

（六）医保类型及剂型甲类

外用冻干粉。

七、三甘氨酰基赖氨酸加压素

（一）别名

可利新。

（二）作用与特点

本品是激素原，到达血液中后，它的三甘氨酰基会被体内酶切除而缓慢地释出血管升压素。它是一个可随着血液循环，并能以稳定速率释放出血管升压素的贮藏库。适当剂量可降低门静脉血压，但不会像血管升压素那样，对动脉血压产生明显的影响，同时也不会增加纤维蛋白的溶解作用。

（三）适应证

食管静脉曲张出血。

（四）用法与用量

初始剂量为 2mg，缓慢静脉注射（超过 1min），同时监测血压及心率。维持量 1～2mg，每 4h 静脉给药，延续 24～36h，直至出血得到控制。

（五）不良反应与注意事项

本品的增压与抗利尿作用虽然较赖氨酸加压素及精氨酸加压素低，但高血压、心脏功能紊乱或肾功能不全者仍应慎用。孕妇不宜使用。

（六）制剂与规格

注射粉剂：1mg。

八、鱼精蛋白

（一）别名

鱼精蛋白。

(二)作用与特点

本品能与肝素结合,使之失去抗凝血能力。

(三)适应证

用于肝素过量引起的出血,也可用于发性出血,如咯血等。

(四)用法与用量

抗肝素过量:静脉注射,用量应与肝素相当,每次不超过 50mg。抗自发性出血:静脉滴注,每日 5～8mg/kg,分 2 次,间隔 6h。每次以生理盐水 300～500mL 稀释。连用不宜超过 3d。

(五)不良反应与注意事项

个别患者可发生变态反应,表现为荨麻疹、血管神经性水肿等,对鱼过敏者禁用。本品注射宜缓慢。使用不可过量,清洗和消毒注射用器时勿用浓碱性物质。

(六)制剂与规格

注射液:50mg:5mL;100mg:10mL。

(七)医保类型及剂型

甲类:注射剂。

第五节　血浆和血容量扩充药

血容量扩充药是一类高分子化合物,能迅速提高血浆胶体渗透压而扩充血容量。临床主要用于大量失血或失血浆引起的血容量降低、休克等的抢救。临床常用药物为不同分子量的右旋糖酐、人血清蛋白等。

右旋糖酐系葡萄糖的聚合物,按相对分子量大小可分为中分子右旋糖酐(右旋糖酐 70,分子量约 70 000)、低分子右旋糖酐(右旋糖酐 40,分子量约 40 000),小分子右旋糖酐(右旋糖酐 10,分子量约 10 000)三种。

一、作用

(一)扩充血容量

右旋糖酐分子量较大,静脉滴注后不易渗出血管,提高血浆胶体渗透压,导致组织中水分大量进入血管内而产生扩充血容量作用。分子量越大扩容作用越强、维持时间越长。右旋糖酐 70 维持 12h,右旋糖酐 10 维持约 3h。

(二)阻止红细胞和血小板聚集

右旋糖酐还能抑制红细胞和血小板聚集,并使血浆稀释,从而产生抗凝血和改善微循环作用。分子量越小则该作用越强。

(三)渗透性利尿

右旋糖酐经肾排泄时提高肾小管内渗透压,水分重吸收减少,产生渗透性利尿作用。分子量越小作用越强。

二、临床应用

(一)防治低血容量性休克

临床主要应用右旋糖酐 70 和右旋糖酐 40 抢救急性失血,创伤和烧伤引起的低血容量休克。

(二)防治血栓性疾病

右旋糖酐 40 和右旋糖酐 10 可用于防治 DIC(弥散性血管内凝血)和血栓形成性疾病,如脑血栓形成、心肌梗死、血栓闭塞性脉管炎等。

(三)防治急性肾衰竭

应用其渗透性利尿作用,临床上用于防治急性肾衰竭。

三、不良反应和用药监护

(一)变态反应

少数患者用药后出现变态反应,严重者可导致过敏性休克。故首次用药应严密观察 5~10min,发现症状,立即停药,及时抢救。

(二)凝血障碍

连续应用时,制剂中的少量大分子右旋糖酐可致凝血障碍和出血。

(三)其他

血小板减少症、出血性疾病和充血性心力衰竭患者禁用,肝肾功能不良者慎用。

四、制剂和用法

(一)右旋糖酐 70

注射剂溶液,100mL,250mL,500mL(有含 5% 葡萄糖或含 0.9% 氯化钠两种)。每次 500mL,静滴,每分钟 20~40mL,1d 最大量 1 000~1 500mL。

(二)右旋糖酐 40

注射剂:6% 溶液,100mL,250mL,500mL(有含 5% 葡萄糖或含 0.9% 氯化钠两种)。每次 250~500mL,静滴,1d 不超过 1 000mL。

(三)右旋糖酐 10

注射剂:30g/500mL,50g/500mL(有含 5% 葡萄糖或含 0.9% 氯化钠两种)。每次 100~1 000mL,静滴。

第十二章　免疫系统药物

第一节　免疫抑制药

免疫抑制药是最早用于临床的免疫调节药。1962年,硫唑嘌呤和肾上腺皮质激素联合应用用以防治器官移植的排异反应。随着对自身免疫性疾病发病机制认识的深化,免疫抑制药也试用于治疗自身免疫性疾病。近年来,他克莫司、西罗莫司等新药的研制成功,使免疫抑制药的研究步入了新的阶段。

一、常用的免疫抑制药

常用的免疫抑制药可分为如下六类:

(1)糖皮质激素类:如泼尼松、甲泼尼龙等。

(2)神经钙蛋白抑制剂:如环孢素、他克莫司、西罗莫司、霉酚酸酯等。

(3)抗增殖与抗代谢类:如硫唑嘌呤、环磷酰胺、氨甲蝶呤等。

(4)抗体类:如抗胸腺细胞球蛋白等。

(5)抗生素类:如西罗莫司等。

(6)中药类:如雷公藤总苷等。

二、免疫抑制药的临床应用

防治器官移植的排异反应;免疫抑制药可用于肾、肝、心、肺、角膜和骨髓等组织器官的移植手术,以防止排异反应,并需要长期用药。常用环孢素和雷公藤总苷,也可将硫唑嘌呤或环磷酰胺与糖皮质激素联合应用。当发生明显排异反应时,可在短期内大剂量使用,控制后即减量维持,以防用药过量产生毒性反应。治疗自身免疫性疾病免疫抑制药:可用于自身免疫溶血性贫血、特发性血小板减少性紫癜、肾病性慢性肾炎、类风湿关节炎、系统性红斑狼疮结节性动脉周围炎等,首选糖皮质激素类。对糖皮质激素类药物耐受的病例,可加用或改用其他免疫抑制药。免疫抑制药的联合应用可提高疗效,减轻毒性反应。但该类药物只能缓解自身免疫性疾病的症状,而无根治作用,而且因毒性较大,长期应用易导致严重不良反应,包括诱发感染、恶性肿瘤等。

(一)神经钙蛋白抑制剂

神经钙蛋白(钙调磷酸酶)抑制剂作用于 T 细胞活化过程中细胞信号转导通路,起到抑制神经钙蛋白作用,是目前临床最有效的免疫抑制药。

1.环孢素

环孢素(环孢素 A,CsA)是从真菌的代谢产物中分离的中性多肽。1972年发现其抗菌作用微弱,但有免疫抑制作用。1978年始用于临床防治排异反应并获得满意效果,因其毒性较小,是目前较受重视的免疫抑制药之一。

(1)体内过程:本药溶于橄榄油中可以肌内注射。口服吸收慢且不完全,口服吸收率为20%~50%,首关消除可达27%。单次口服后3~4h血药浓度达峰值。在血中约50%被红细胞摄取,4%~9%与淋巴细胞结合,约30%与血浆脂蛋白和其他蛋白质结合,血浆中游离药物仅占5%左右。$T_{1/2}$为14~17h。大部分经肝代谢自胆汁排出,0.1%药物以原形经尿排出。

(2)药理作用与机制:选择性抑制细胞免疫和胸腺依赖性抗原的体液免疫。环孢素主要选择性抑制T细胞活化,使T_H细胞明显减少并降低T_H与T_S的比例。对B细胞的抑制作用弱,对巨噬细胞的抑制作用不明显,对自然杀伤(NK)细胞活力无明显抑制作用,但可间接通过干扰素的产生而影响NK细胞的活力。其机制主要是抑制神经钙蛋白,阻止了细胞质T细胞激活核因子(NFAT)的去磷酸化,妨碍了信息传导,而抑制T细胞活化及IL-2、IL-3、IL-4、TNF-α、INF-γ等细胞因子的基因表达。此外,环孢素还可增加T细胞内转运生长因子(TGF-β)的表达,TGF-β对IL-2诱导T细胞增殖有强大的抑制作用,也能抑制抗原特异性的细胞毒T细胞产生。

(3)临床应用:环孢素主要用于器官移植排异反应和某些自身免疫性疾病。①器官移植主要用于同种异体器官移植或骨髓移植的排异反应或移植物抗宿主反应,常单独应用,新的治疗方案则主张环孢素与小剂量糖皮质激素联合应用。临床研究表明,环孢素可使器官移植后的排异反应与感染发生率降低,存活率增加。②自身免疫性疾病用于治疗大疱性天疱疮及类天疱疮,能改善皮肤损害,使自身抗体水平降低。还可局部用药,治疗接触性过敏性皮炎、银屑病。

(4)不良反应:环孢素的不良反应发生率较高,其严重程度与用药剂量、用药时间及血药浓度有关,多具可逆性。

肾毒性是该药最常见的不良反应,用药时应控制剂量,并密切监测肾脏功能,若血清肌酐水平超过用药前30%,应减量或停用。避免与有肾毒性药物合用,用药期间应避免食用高钾食物、高钾药品及保钾利尿药。严重肾功能损害、未控制高血压者禁用或慎用。

肝损害多见于用药早期,表现为高胆红素血症,转氨酶、乳酸脱氢酶、碱性磷酸酶升高。大部分肝毒性病例在减少剂量后可缓解。应用时注意定期检查肝脏功能,严重肝功能损害者禁用或慎用。

神经系统毒性在器官移植或长期用药时发生,表现为震颤、惊厥、癫痫发作、神经痛、瘫痪、精神错乱、共济失调、昏迷等,减量或停用后可缓解。

诱发肿瘤:有报道器官移植患者使用该药后,肿瘤发生率可高于一般人群30倍。用于治疗自身免疫性疾病时,肿瘤发生率也明显增高。

继发感染:长期用药可引起病毒感染、肺孢子虫属感染或真菌感染,病死率高。治疗中如出现上述感染应及时停药,并进行有效的抗感染治疗。感染未控制者禁用。

其他如胃肠道反应、变态反应、多毛症、牙龈增生、嗜睡、乏力、高血压、闭经等。对本品过敏者、孕妇和哺乳期妇女禁用。

(5)药物相互作用:下列药物可影响本品血药浓度,应避免联合应用,若必须使用,应严密监测环孢素血药浓度并调整其剂量。

增加环孢素血药浓度的药物:大环内酯类抗生素、多西环素、酮康唑、口服避孕药、钙拮抗剂、大剂量甲泼尼龙等。

降低环孢素血药浓度的药物:苯巴比妥、苯妥英、安乃近、利福平、异烟肼、卡马西平、蔡夫西林、甲氧苄啶及静脉给药的磺胺异二甲嘧啶等。

2.他克莫司

他克莫司(FK506)是一种强效免疫抑制药,由日本学者于 1984 年从筑波山土壤链霉菌属分离而得。

(1)体内过程:FK506 口服吸收快,$t_{1/2}$ 为 5～8h,有效血药浓度可持续 12h。在体内经肝细胞色素 P4503A4 异构酶代谢后,由肠道排泄。

(2)药理作用与机制:①抑制淋巴细胞增殖作用于细胞 G_0 期,抑制不同刺激所致的淋巴细胞增殖,包括刀豆素 A、T 细胞受体的单克隆抗体、CD_3 复合体或其他细胞表面受体诱导的淋巴细胞增殖等,但对 IL-2 刺激引起的淋巴细胞增殖无抑制作用。②抑制 Ca^{2+} 依赖性 T、B 淋巴细胞的活化。③抑制 T 细胞依赖的 B 细胞产生免疫球蛋白的能力。④预防和治疗器官移植时的免疫排异反应,能延长移植器官生存时间,具有良好的抗排异作用。

(3)临床应用:①肝脏移植 FK506 对肝脏有较强的亲和力,并可促进肝细胞的再生和修复,用于原发性肝脏移植及肝脏移植挽救性病例,疗效显著。使用本品的患者,急性排异反应的发生率和再次移植率降低,糖皮质激素的用量可减少。②其他器官移植本品在肾脏移植和骨髓移植方面有较好疗效。

(4)不良反应:静脉注射常发生神经毒性,轻者表现头痛、震颤、失眠、畏光、感觉迟钝等,重者可出现运动不能、缄默症、癫痫发作、脑病等,大多在减量或停用后消失。可直接或间接地影响肾小球滤过率,诱发急性或慢性肾毒性。对胰岛 B 细胞具有毒性作用,可导致高血糖。大剂量应用时可致生殖系统毒性。

(二)抗增殖与抗代谢类

1.硫唑嘌呤

硫唑嘌呤(IMURAN)为 6-硫基嘌呤的衍生物,属于嘌呤类抗代谢药。硫唑嘌呤通过干扰嘌呤代谢的各环节,抑制嘌呤核苷酸合成,进而抑制细胞 DNA、RNA 及蛋白质合成,发挥抑制 T、B 淋巴细胞及 NK 细胞的效应,故能同时抑制细胞免疫和体液免疫反应,但不抑制巨噬细胞的吞噬功能。主要用于肾移植排异反应和类风湿关节炎、系统性红斑狼疮等多种自身免疫性疾病的治疗。用药时应注意监测血常规和肝功能。

2.环磷酰胺

环磷酰胺(CTX)不仅杀伤增殖期淋巴细胞,而且影响静止期细胞,故能使循环中的淋巴细胞数目减少。B 细胞较 T 细胞对该药更为敏感。明显降低 NK 细胞活性,从而抑制初次和再次体液与细胞免疫反应。临床常用于防止排异反应与移植物抗宿主反应,以及长期应用糖皮质激素不能缓解的多种自身免疫性疾病。不良反应有骨髓抑制、胃肠道反应、出血性膀胱炎和脱发等。

3.氨甲蝶呤

氨甲蝶呤(MTX)为抗叶酸类抗代谢药,主要用于治疗自身免疫性疾病。

(三)抗体类

抗胸腺细胞球蛋白(ATG)在血清补体的参与下,对 T、B 细胞有破坏作用,但对 T 细胞的作用较强。可非特异性抑制细胞免疫反应(如迟发型超敏反应、移植排异反应等),也可抑制抗体形成(限于胸腺依赖性抗原),还可以结合到淋巴细胞表面,抑制淋巴细胞对抗原的识别能力。能有效抑制各种抗原引起的初次免疫应答,对再次免疫应答作用较弱。在抗原刺激前给药作用较强。

临床用于防治器官移植的排异反应,试用于治疗白血病、多发性硬化、重症肌无力、溃疡性结肠炎、类风湿关节炎、系统性红斑狼疮等疾病。

常见的不良反应有寒战、发热、血小板减少、关节疼痛和血栓性静脉炎等,静脉注射可引起血清病及过敏性休克,还可引起血尿、蛋白尿,停药后消失。

(四)抗生素类

西罗莫司能治疗多种器官和皮肤移植物引起的排异反应,尤其对慢性排异反应疗效明显,与环孢素有协同作用,能延长移植物的存活时间,减轻环孢素的肾毒性,提高治疗指数。西罗莫司和他克莫司均与胞质内他克莫司结合蛋白结合,两药低剂量联合应用即可产生有效的免疫抑制作用。可引起厌食、呕吐、腹泻,严重者可出现消化性溃疡、间质性肺炎和脉管炎。联合用药和监测血药浓度是减少不良反应并发挥最大免疫抑制作用的有效措施。

(五)中药类

雷公藤总苷具有较强的免疫抑制作用,可抑制小鼠脾淋巴细胞和人外周血淋巴细胞的增殖反应、迟发型超敏反应、宿主抗移植物反应和移植物抗宿主反应,还可抑制细胞免疫和体液免疫,减少淋巴细胞数量,抑制 IL-2 生成,并有较强的抗感染作用。

临床主要用于治疗自身免疫性疾病,如类风湿关节炎、原发和继发肾病综合征、成人各型肾炎、狼疮性或紫癜性肾炎、麻风反应。对银屑病、皮肌炎、变应性血管炎、异位性皮炎、自身免疫性肝炎、自身免疫性白细胞及血小板减少等也有一定的疗效。

不良反应较多,但停药后多可恢复。约 20% 患者出现胃肠道反应,如食欲减退、恶心、呕吐、腹痛、腹泻、便秘。约 6% 患者出现白细胞减少。偶见血小板减少、皮肤黏膜反应(如口腔黏膜溃疡、眼干涩、皮肤毛囊角化、黑色素加深等)。也可导致月经紊乱、精子数目减少或活力降低等。

第二节 免疫增强药

免疫增强药能激活一种或多种免疫活性细胞,增强或提高机体免疫功能的药物。临床主要用其免疫增强作用,治疗免疫缺陷疾病、慢性感染及恶性肿瘤的辅助治疗。

一、重组人白细胞介素-2

重组人白细胞介素-2(白介素-2)是重要的淋巴因子,由 T 辅助细胞(Th)产生,参与免疫反应。

（一）药理作用与应用

白介素-2 为抑制性 T 细胞（Th）和细胞毒 T 细胞（Tc）分化、增殖所必需的调控因子；诱导或增强自然杀伤细胞（NK）活性；诱导激活细胞毒淋巴细胞（LAK）的分化增殖；诱导或增强细胞毒 T 细胞、单核细胞及巨噬细胞的活性；促进 B 淋巴细胞的分化、增殖和抗体分泌；具有广谱性免疫增强作用。临床用于慢性肝炎、免疫缺陷病及恶性肿瘤的辅助治疗。

（二）不良反应与用药护理

本品毒性反应多与血管的通透性有关，并随着剂量的增大而加剧，导致体液渗出而器官功能障碍，可出现尿少、体液潴留、恶心、呕吐、腹泻、呼吸困难、转氨酶升高、黄疸、低血压、心律失常、红细胞减少及凝血功能障碍。

二、干扰素

干扰素是有关细胞在病毒感染或其他诱因刺激下，产生的糖蛋白类物质。目前已能用 DNA 重组技术生产，分为人白细胞产生的 α-干扰素、人成纤维细胞产生的 β 干扰素、人 T 细胞产生的 γ-干扰素三类。

（一）体内过程

口服不吸收，必须注射给药。α-干扰素肌内注射，β-干扰素静脉给药。干扰素在肝、肾、血清分布较多，脾、肺分布较少。主要经肝代谢，少量以原形经肾排泄。

（二）药理作用

1.广谱抗病毒作用

对所有 RNA 病毒及 DNA 病毒均有抑制作用。

2.抗肿瘤细胞增殖作用

通过直接抑制肿瘤细胞的生长、抑制肿瘤的繁殖、抑制癌基因的表达及激活抗肿瘤免疫功能而达到抗肿瘤的目的。

3.调节人体免疫功能

主要表现为增强免疫效应细胞的作用。

（1）调节自然杀伤细胞的杀伤活性。

（2）激活 B 细胞，促进抗体生成。

（3）激活单核巨噬细胞的吞噬功能。

（4）诱导白细胞介素、肿瘤坏死因子等细胞因子的产生。

（三）临床应用

1.慢性乙型肝炎

可使转氨酶恢复正常，病理组织学有好转；对重型肝炎可使病情缓解，病死率下降。

2.恶性肿瘤

α-干扰素是治疗毛细胞白血病的首选药，对慢性白血病有较好疗效，对其他实质瘤也有一定疗效。

3.其他疾病

可用于治疗获得性免疫缺陷综合征，β-干扰素对多发性硬化有较好疗效，γ-干扰素可用于治疗类风湿性关节炎。

(四)不良反应与用药护理

应用早期出现发热、寒战、出汗、头痛、肌痛症状,有剂量依赖性,减量或停药后症状消失;白细胞减少、血小板减少、凝血障碍等;血压异常、心律失常、心肌梗死等。间质性肺炎,表现为干咳、劳累性呼吸困难。尿蛋白增加,严重时发生肾功能不全。过敏体质、肝肾功能不良及白细胞和血小板减少者慎用。

三、卡介苗

为减毒的结核分枝杆菌活菌苗,原用于预防结核病,属于特异性免疫制剂。后来证明卡介苗能增强细胞免疫功能,刺激 T 细胞增殖,提高巨噬细胞杀伤肿瘤细胞及细菌的能力,促进白细胞介素-1 的产生,增强 T 辅助细胞(Th)和自然杀伤细胞(NK)的功能,为非特异性免疫增强剂。用于白血病、肺癌等肿瘤的辅助治疗。不良反应少,给药部位易发红斑、硬结或溃疡;亦可产生全身寒战、发热;偶见变态反应。不良反应的大小与给药剂量、给药途径及免疫治疗次数有关。

四、胸腺素

胸腺素是从小牛或猪胸腺中提取的小分子多肽,内含胸腺生成素、胸腺体液因子、血清胸腺因子等。能促进 T 细胞分化成熟,增强 T 细胞对抗原或其他刺激的反应,同时增强白细胞、红细胞的免疫功能,并调整机体的免疫平衡。临床上主要用于细胞免疫缺陷性疾病、自身免疫性疾病、感染性疾病和晚期肿瘤的治疗。不良反应有注射部位轻度红肿,皮肤变态反应,过大剂量可产生免疫抑制。

五、转移因子

转移因子是从人白细胞、猪脾、牛脾中提取的小分子肽类物质,牛脾含量最多。其免疫调节作用无明显种属特异性。转移因子的活性成分是 T 辅助细胞的产物,可选择性结合抑制性 T 细胞(Ts)和巨噬细胞,在免疫调节中发挥作用。

(一)增强淋巴细胞对肿瘤的细胞毒作用

转移因子是 T 细胞促成剂,具有活化效应细胞,加强效应细胞对肿瘤细胞的攻击反应,抑制或破坏肿瘤细胞的生长。

(二)传递免疫信息

在转移因子的作用下,非致敏的淋巴细胞可转化为致敏的 T 增强细胞,增强细胞的免疫功能,并促进干扰素释放,增强机体抗感染的能力。

临床用于免疫缺陷病、恶性肿瘤及急性病毒感染的辅助治疗。偶有皮疹、瘙痒、痤疮及一过性发热。

六、左旋咪唑

左旋咪唑能使受抑制的巨噬细胞和 T 细胞功能恢复正常,可能与激活环核苷酸磷酸二酯酶,降低巨噬细胞和淋巴细胞内 cAMP 含量有关。它还能诱导白细胞介素-2 的产生,增强免疫应答反应。一般用于免疫功能低下者,可作为肿瘤的辅助治疗,还可改善自身免疫性疾病的免疫功能。

第三节　抗毒血清和免疫球蛋白

将生物毒素(包括微生物、疫苗、类毒素、其他生物毒素)接种于动物体,使之免疫,产生抗体或特异的免疫球蛋白,分离而用于被动免疫,防治各种疾病。健康人血浆分离的丙种球蛋白也用于增强免疫,也在此一并介绍。

一、精制白喉抗毒素

本品系用白喉类毒素免疫马血浆所制得的抗毒素球蛋白制剂,用于治疗和预防白喉。

(一)应用

(1)出现症状者,及早注射抗毒素治疗。未经类毒素免疫或免疫史不清者,如系密切接触,可注射抗毒素紧急预防。也应同时注射类毒素,以获得永久免疫。

(2)皮下注射上臂三角肌处,同时注射类毒素时部位应分开。肌内注射应在三角肌中部或臀大肌外上。经皮下注射无异常者方可静脉注射。静脉注射应缓慢,开始每分钟不超过1mL,以后每分钟不超过4mL,1次静脉注射不超过40mL,儿童不超过0.8mL/kg。亦可稀释后静脉滴注,静脉滴注前液体宜与体温相近。

(3)用量:预防,皮下或肌内注射1000～2000单位/次。

(二)注意

(1)本品有液体及冻干两种。

(2)注射前必须详细记录。

(3)注射用具及部位必须严密消毒。

(4)注射前必须先做过敏试验(皮试液为0.1mL抗毒素加生理盐水0.9mL),试验阳性者可做脱敏注射(将本品稀释10倍后,小量分数次皮下注射)。

二、精制破伤风抗毒素

本品系用破伤风类毒素免疫马血浆所制得的抗毒素球蛋白制剂,用于治疗及预防破伤风。

(一)应用

皮下注射在上臂三角肌处,同时注射类毒素时,注射部位需分开。肌内注射应在上臂三角肌或臀大肌外上。皮下、肌内注射无异常者方可静脉注射。静脉注射应缓慢,开始不超过1mL/min。以后不超过4mL/min,静脉注射1次不超过40mL,儿童不超过0.8mL/kg,亦可稀释后静脉滴注。

1.用量

预防:皮下或肌内注射1500～3000单位/次,儿童与成人相同。伤势重者加1～2倍。经5～6日还可重复。

2.治疗

第一次肌内或静脉注射5万～20万单位,儿童与成人相同,以后视病情而定,伤口周围可注射抗毒素。初生儿24 h内肌内或静脉注射2万～10万单位。

（二）注意

均参见精制白喉抗毒素。

三、精制肉毒抗毒素

本品系用含 A、B、E 三型肉毒杆菌抗毒素的免疫马血浆所制得的球蛋白制剂,用于治疗及预防肉毒杆菌中毒。

（一）应用

凡已出现肉毒杆菌中毒症状者,应尽快使用本品治疗,对可疑中毒者亦应尽快用本品预防。本品分为 A、B、E 三型,中毒型未确定前可同时用 3 型。

1.用量

预防:皮下或肌内注射 1000～2000 单位(1 个型)/次,情况紧急可酌情静脉注射。

2.治疗

肌内注射或静脉滴注,第一次注射 1 万～2 万单位(1 个型),以后视病情可每 12 h 注射 1 次,病情好转后减量或延长间隔时间。其他参见精制白喉抗毒素。

（二）注意

参见精制白喉抗毒素。

四、精制气性坏疽抗毒素

本品系气性坏疽免疫马血浆并按一定的抗毒素单位比例混合而成的球蛋白制剂,用于预防及治疗气性坏疽。

（一）应用

严重外伤有发病危险时用本品预防,一旦病症出现,应及时用大量本品治疗。

1.用量

预防:皮下或肌内注射 1 万单位/次(混合品),紧急时可酌增,亦可静脉注射,感染危险未消除时,可每隔 5～6 d 反复注射。

2.治疗

第一天静脉注射 3 万～5 万单位(混合品),同时注射适量于伤口周围健康组织,以后视病情间隔 4～6 h、6～12 h 反复注射。好转后酌情减量或延长间隔时间。其他参见精制白喉抗毒素。

（二）注意

参见精制白喉抗毒素。

五、精制抗蛇毒血清

本品系用蛇毒免疫马血浆所制成的球蛋白制剂,供治疗蛇咬伤之用。其中蝮蛇抗血清对竹叶青和烙铁头咬伤亦有效。

（一）应用

(1)常用静脉注射,也可肌内或皮下注射。

(2)用量:一般抗蝮蛇血清用 6000 单位/次;抗五步蛇血清用 8000 单位/次;银环蛇用 1 万单位/次;眼镜蛇用 2000 单位/次,上述用量可中和一条蛇毒,视病情可酌增减。

(3)儿童与成人相同,不得减少。

(4)注射前先做过敏试验,阴性者方可注全量。

过敏试验法:取 0.1mL 本品加 1.9mL 生理盐水(稀释 20 倍),前臂掌侧皮内注射 0.1mL,经 20～30min 判定。可疑阳性者,可预先注射氯苯那敏 10mg(儿童酌减),15min 再注本品。阳性者则采用脱敏注射法。

脱敏注射法:用生理盐水将抗血清稀释 20 倍,分次皮下注射,每次观察 20～30min,第一次注 0.4mL,如无反应,酌情增量,3 次以上无反应,即可静脉、肌内或皮下注射。注射前使制品接近体温,注射应慢,开始不超过 1mL/min,以后不超过 4mL/min。注射时反应异常,应立即停止。

(二)注意

(1)遇有血清反应,立即肌内注射氯苯那敏。必要时,应用地塞米松 5mg(或氢化可的松 100mg 或氢化可的松琥珀酸钠 135mg)加入 25%～50% 葡萄糖液 20～40mL 中静脉注射。亦可稀释后静脉滴注。

(2)不管是否毒蛇咬伤,伤口有污染者,应同时注射破伤风抗毒素 1500～3000 单位。

六、精制抗炭疽血清

本品系由炭疽杆菌抗原免疫的马血浆制成的球蛋白制剂,用于炭疽病的治疗和预防。

(一)应用

(1)使用对象为炭疽病或有炭疽感染危险者。

(2)预防可皮下或肌内注射。治疗可根据病情肌内注射或静脉滴注。

(3)用量:预防用 1 次 20mL。治疗应早期给予大剂量,第 1 d 可注射 20～30mL,以后医生可根据病情给维持量。

(二)注意

(1)每次注射均应有患者及药品的详细记录。

(2)用药前应先做过敏试验(用生理盐水 0.9mL 加本品 0.1mL 稀释 10 倍做皮试液)。皮内注射 0.05mL,观察 0.5 h。阳性者行脱敏注射法。将 10 倍稀释液,按 0.2mL、0.4mL、0.8mL 三次注入,每次间隔 0.5 h,如无反应,再注射其余量。

七、精制抗狂犬病血清

本品系由狂犬病固定毒免疫的马血浆所制成。仅用于配合狂犬病疫苗对被疯动物严重咬伤如头、脸、颈部或多部位咬伤者进行预防注射。

(一)应用

(1)使用对象为被疯动物咬伤者,应于 48 h 内及早注射,可减少发病率。已有狂犬病者注射本品无效。

(2)先将伤口冲洗干净,在受伤部位浸润注射,余下血清可肌内注射(头部咬伤可肌内注射于颈背部)。

(3)按 40 单位/kg 注入,严重者可按 80～100 单位/kg,在 1～2 d 内分别注射,注完后(或同时)注射狂犬疫苗。

(二)注意

(1)本品有液体及冻干两种。

（2）其他参见精制抗炭疽血清项。本品的脱敏注射法为：10 倍稀释液按 1mL、2mL、4mL 注射后观察 3 次，每次间隔 20～30min，无反应再注射其余全量。

八、人血丙种球蛋白

本品系由经健康人血浆中分离提取的免疫球蛋白制剂（主要为 IgG）。

（一）用法

本品只限肌内注射，不得用于静脉输注。冻干制剂可用灭菌注射用水溶解，一切操作均按消毒手续进行。预防麻疹：可在与麻疹患者接触 7d 内按每公斤体重注射 0.05～0.15mL，或 5 岁以内儿童注射 1.5～3mL，6 岁以上儿童最大量不得超过 6ml。1 次注射，预防效果通常为 2～4 周。预防传染性肝炎：按每公斤体重注射 0.05～0.1mL，或儿童每次注射 1.5～3mL，成人每次注射 3mL。1 次注射，预防效果通常为 1 个月左右。

（二）注意

（1）本品应为证明或微带乳光液体，有时有微量沉淀，但可摇散。如有摇不散之沉淀或异物，或安瓿裂纹、过期均不可使用。

（2）安瓿启开后，应 1 次注射完毕，不得分次使用。

（3）人胎盘丙种球蛋白与本品相同。

九、乙型肝炎免疫球蛋白

本品系用经乙型肝炎疫苗免疫健康人后，采集的高效价血浆或血清分离提取制备的免疫球蛋白制剂。主要用于乙型肝炎的预防。

（一）应用

（1）只限于肌内注射，不得用于静脉输注。

（2）冻干制剂用灭菌注射用水溶解，根据标示单位数加入溶剂，使成 100 单位/mL 液。

（3）乙型肝炎预防：1 次肌内注射 100 单位，儿童与成人同量，必要时可间隔 3～4 周再注射 1 次。

（4）母婴阻断：婴儿出生 24 h 注射 100 单位，隔 1 个月、2 个月及 6 个月分别注射乙型肝炎疫苗 30μg 或按医嘱。

（二）注意

液体制剂久贮后可能有微量沉淀，但可摇散。如有摇不散的沉淀或异物则不可用。

十、破伤风免疫球蛋白

本品系由乙型肝炎疫苗免疫后再经破伤风类毒素免疫的健康献血员中采集效价高的血浆或血清制成。主要是预防和治疗破伤风，尤其适用于对 TAT 有变态反应者。

（一）应用

（1）只限臀部肌内注射，不需皮试，不得做静脉注射。

（2）冻干制剂用灭菌注射用水溶解。

（3）预防：儿童、成人 1 次用量均为 250 单位。创面污染严重者可加倍。

（4）治疗：3000～6000 单位。同时可使用破伤风类毒素进行自动免疫，但注射部位和用具应分开。

(二)注意

有摇不散的沉淀或异物时,不可用。

十一、冻干铜绿假单胞菌免疫人血浆

本品系由乙型肝炎疫苗免疫后再经多价铜绿假单胞菌免疫献血员采集的,用枸橼酸钠抗凝、2～3 份不同血型血浆混合后冻干制成,含有高效价特异抗体。主要用于绿脓杆菌易感者的预防和绿脓杆菌感染的治疗,如烧伤、创伤、手术后以及呼吸道、尿路等绿脓杆菌感染的预防及治疗。亦可做冻干健康人血浆使用。

(一)应用

按瓶签规定的容量以 30～37℃的 0.1% 枸橼酸溶液溶解,并以带滤网的无菌、无热源的输液器静脉输注,用量由医师酌定,一般成人每次 200mL;儿童减半,间隔 1～3d,输注 6 次为 1 疗程。

(二)注意

(1)有破损或异常时不可用。

(2)溶解温度为 10～30℃,温度不可过低。

(3)应在 3 h 内输注完毕,剩余者不得再用。

(4)特殊情况下也可用注射用水或 5% 葡萄糖液溶解,但其 pH 值在 9 左右,故大量输注易引起碱中毒,必须慎重。

(5)本品不得用含钙盐的溶液溶解。

第四节　抗变态反应药

变态反应是机体对异物抗原产生的不正常免疫反应,常导致生理功能紊乱或组织损伤。一般的变态反应分为四型,即 I 型(速发型)、II 型(细胞毒型)、III 型(免疫复合物型)和 IV 型(迟发型)。目前对各型变态反应性疾病尚缺乏专一有效药物。抗变态反应治疗的主要目的,是纠正免疫失调和抑制变态反应性炎症反应。目前,抗变态反应药通常包括三大类:抗组胺药、过敏活性物质阻释药和组胺脱敏剂。

一、抗组胺药

(一)苯海拉明

1.剂型规格

片剂:12.5mg;25mg;50mg。注射剂:1mL;20mg。

2.适应证

用于皮肤黏膜的过敏,如荨麻疹、过敏性鼻炎、皮肤瘙痒症、药疹,对虫咬症和接触性皮炎也有效。急性过敏反应,如输血或血浆所致的急性过敏反应。预防和治疗晕动病。曾用于辅助治疗帕金森病和锥体外系症状。镇静作用,术前给药。牙科麻醉。

3.用法用量

可口服、肌内注射及局部外用。但不能皮下注射,因有刺激性。①口服:每日 3～4 次,饭后服,每次 25mg。②肌内注射:每次 20mg,每日 1～2 次,极量为 1 次 0.1g,每日 0.3g。

4.注意事项

①服药期间不得驾驶机、车、船,从事高空作业、机械作业及操作精密仪器。②肾功能障碍患者,本品在体内半衰期延长,因此,应在医师指导下使用。③如服用过量或出现严重不良反应,应立即就医。④本品性状发生改变时禁止使用。⑤请将本品放在儿童不能接触的地方。⑥如正在使用其他药品,使用本品前请咨询医师或药师。⑦老年人、孕妇及哺乳期妇女慎用。⑧过敏体质者慎用。

5.不良反应

①常见头晕、头昏、恶心、呕吐、食欲缺乏以及嗜睡。②偶见皮疹、粒细胞减少。

6.禁忌证

对本品及其他酒精胺类药物高度过敏者禁用。新生儿、早产儿禁用。重症肌无力者、闭角型青光眼、前列腺肥大患者禁用。幽门十二指肠梗阻、消化性溃疡所致的幽门狭窄、膀胱颈狭窄、甲状腺功能亢进、心血管病、高血压、下呼吸道感染(如支气管炎、气管炎、肺炎)及哮喘患者不宜使用。

7.药物相互作用

①本品可短暂影响巴比妥类药的吸收。②与对氨基水杨酸钠同用,可降低后者血药浓度。③可增强中枢抑制药的作用,应避免合用。④单胺氧化酶抑制剂能增强本品的抗胆碱作用,使不良反应增加。⑤大剂量可降低肝素的抗凝作用。⑥可拮抗肾上腺素能神经阻滞药的作用。

(二)茶苯海明

1.剂型规格

片剂:25mg,50mg。

2.适应证

用于防治晕动病,如晕车、晕船、晕机所致的恶心、呕吐。对妊娠、梅尼埃病、放射线治疗等引起的恶心、呕吐、眩晕也有一定效果。

3.用法用量

口服:预防晕动病:一次 50mg,于乘机、车、船前 0.5～1 h 服,必要时可重复一次。抗过敏:成人一次 50mg,每日 2～3 次;小儿 1～6 岁,一次 12.5～25mg,每日 2～3 次;7～12 岁,一次 25～50mg,每日 2～3 次。

4.注意事项

①可与食物、果汁或牛奶同服,以减少对胃刺激。②服药期间不得驾驶机、车、船,从事高空作业、机械作业及操作精密仪器。③服用本品期间不得饮酒或含有酒精的饮料。不得与其他中枢神经抑制药(如一些镇静安眠药)及三环类抗抑郁药同服。④如服用过量或出现严重不良反应,应立即就医。⑤本品性状发生改变时禁止使用。⑥请将本品放在儿童不能接触的地方。⑦儿童必须在成人监护下使用。⑧如正在使用其他药品,使用本品前请咨询医师或药师。⑨老年人慎用。⑩过敏体质者慎用。

5.不良反应

①大剂量服用可产生嗜睡、头晕,偶有药疹发生。②长期使用可能引起造血系统的疾病。

6.禁忌证

新生儿、早产儿禁用。对本品及辅料、苯海拉明、茶碱过敏者禁用。

7.药物相互作用

①对酒精、中枢抑制药、三环类抗抑郁药的药效有促进作用。②能短暂地影响巴比妥类和磺胺醋酰钠等的吸收。③与对氨基水杨酸钠同用时,后者的血药浓度降低。

(三)马来酸氯苯那敏

1.剂型规格

片剂:4mg。注射剂:1mL:10mg;2mL:20mg。

2.适应证

本品适用于皮肤过敏症:荨麻疹、湿疹、皮炎、药疹、皮肤瘙痒症、神经性皮炎、虫咬症、日光性皮炎。也可用于过敏性鼻炎、血管舒缩性鼻炎、药物及食物过敏。

3.用法用量

成人:①口服,一次 4~8mg,每日 3 次。②肌内注射,一次 5~20mg。

4.注意事项

①老年患者酌减量。②可与食物、水或牛奶同服,以减少对胃刺激。③婴幼儿、孕妇、闭角型青光眼、膀胱颈部或幽门十二指肠梗阻、消化性溃疡致幽门狭窄者、心血管疾病患者及肝功能不良者慎用。④孕妇及哺乳期妇女慎用。

5.不良反应

①有嗜睡、疲劳、口干、咽干、咽痛,少见有皮肤瘀斑及出血倾向、胸闷、心悸。②少数患者出现药疹。③个别患者有烦躁、失眠等中枢兴奋症状,甚至可能诱发癫痫。

6.禁忌证

新生儿、早产儿、癫痫患者、接受单胺氧化酶抑制剂治疗者禁用。

7.药物相互作用

①与中枢神经抑制药并用,可加强本品的中枢抑制作用。②可增强金刚烷胺、氟哌啶醇、抗胆碱药、三环类抗抑郁药、吩噻嗪类以及拟交感神经药的药效。③与奎尼丁合用,可增强本品抗胆碱作用。④能增加氯喹的吸收和药效。⑤可抑制代谢苯妥英的肝微粒体酶,合用可引起苯妥英的蓄积中毒。⑥本品不宜与阿托品、哌替啶等药合用,亦不宜与氨茶碱作混合注射。⑦可拮抗普萘洛尔的作用。

(四)盐酸异丙嗪

1.剂型规格

片剂:12.5mg;25mg。注射剂:2mL:50mg。

2.适应证

皮肤黏膜的过敏:适用于长期的、季节性的过敏性鼻炎,血管运动性鼻炎,过敏性结膜炎,荨麻疹,血管神经性水肿,对血液或血浆制品的过敏反应,皮肤划痕症。晕动病:防治晕车、晕船、晕飞机。用于麻醉和手术前后的辅助治疗,包括镇静、催眠、镇痛、止吐。用于防治放射病性或药源性恶心、呕吐。

3.用法用量

口服：抗过敏，一次 6.25～12.5mg，每日 1～3 次；防运动病，旅行前 1 h 服 12.5mg，必要时一日内可重复 1～2 次，儿童剂量减半；用于恶心、呕吐，一次 12.5mg，必要时每 4～6 h1 次；用于镇静、安眠，一次 12.5mg，睡前服，1～5 岁儿童，6.25mg；6～10 岁儿童，6.25～12.5mg。肌内注射：一次 25～50mg，必要时 2～4 h 重复。

4.注意事项

①孕妇在临产前 1～2 周应停用此药。②老年人慎用。③闭角型青光眼及前列腺肥大者慎用。

5.不良反应

异丙嗪属吩噻嗪类衍生物，小剂量时无明显不良反应，但大量和长时间应用时可出现吩噻嗪类常见的不良反应。①较常见的有嗜睡，较少见的有视力模糊或色盲（轻度），头晕目眩、口鼻咽干燥、耳鸣、皮疹、胃痛或胃部不适感、反应迟钝（儿童多见）、晕倒感（低血压）、恶心或呕吐（进行外科手术和（或）并用其他药物时），甚至出现黄疸。②增加皮肤对光的敏感性，多噩梦，易兴奋，易激动，幻觉，中毒性谵妄，儿童易发生锥体外系反应。上述反应发生率不高。③心血管的不良反应很少见，可见血压增高，偶见血压轻度降低。白细胞减少、粒细胞减少症及再生不良性贫血则属少见。

6.禁忌证

新生儿、早产儿禁用。对本品及辅料、吩噻嗪过敏者禁用。

7.药物相互作用

①对诊断的干扰：葡萄糖耐量试验中可显示葡萄糖耐量增加。可干扰尿妊娠免疫试验，结果呈假阳性或假阴性。②酒精或其他中枢神经抑制剂，特别是麻醉药、巴比妥类、单胺氧化酶抑制剂或三环类抗抑郁药与本品同用时，可增加异丙嗪或（和）这些药物的效应，用量要另行调整。③抗胆碱类药物，尤其是阿托品类和异丙嗪同用时，后者的抗毒蕈碱样效应增加。④溴苄铵、胍乙啶等降压药与异丙嗪同时用时，前者的降压效应增强。肾上腺素与异丙嗪同用时肾上腺素的 α 作用可被阻断，使 β 作用占优势。⑤顺铂、巴龙霉素及其他氨基糖苷类抗生素、水杨酸制剂和万古霉素等耳毒性药与异丙嗪同用时，其耳毒性症状可被掩盖。⑥不宜与氨茶碱混合注射。

8.药物过量

药物过量时表现：手脚动作笨拙或行动古怪，严重时困倦或面色潮红、发热，气急或呼吸困难，心率加快（抗毒蕈碱 M 受体效应），肌肉痉挛，尤其好发于颈部和背部的肌肉。坐卧不宁，步履艰难，头面部肌肉痉挛性抽动或双手震颤（后者属锥体外系的效应）。防治措施：解救时可对症注射地西泮（安定）和毒扁豆碱；必要时给予吸氧和静脉输液。

（五）氯雷他定

1.剂型规格

片剂：10mg。糖浆剂：10mL：10mg。

2.适应证

用于缓解过敏性鼻炎有关的症状,如喷嚏、流涕、鼻痒、鼻塞以及眼部痒及烧灼感。口服药物后,鼻和眼部症状及体征得以迅速缓解。亦适用于缓解慢性荨麻疹、瘙痒性皮肤病及其他过敏性皮肤病的症状及体征。

3.用法用量

口服:①成人及 12 岁以上儿童:一次 10mg,每日 1 次。②2～12 岁儿童:体重＞30kg:一次 10mg,每日 1 次。体重≤30kg:一次 5mg,每日 1 次。

4.注意事项

①肝功能不全的患者应减低剂量。②老年患者不减量。③妊娠期及哺乳期妇女慎用。④2岁以下儿童服用的安全性及疗效尚未确定,故使用应谨慎。

5.不良反应

在每日 10mg 的推荐剂量下,本品未见明显的镇静作用。常见不良反应有乏力、头痛、嗜睡、口干、胃肠道不适包括恶心、胃炎以及皮疹等。罕见不良反应有脱发、变态反应、肝功能异常、心动过速及心悸等。

6.禁忌证

对本品及辅料过敏者禁用。

7.药物相互作用

①同时服用酮康唑、大环内酯类抗生素、西咪替丁、茶碱等药物,会提高氯雷他定在血浆中的浓度,应慎用。其他已知能抑制肝脏代谢的药物,在未明确与氯雷他定相互作用前应谨慎合用。②如与其他药物同时使用可能会发生药物相互作用,详情请咨询医师或药师。

8.药物过量

药物过量时表现:成年人过量服用本品(40～180mg)可发生嗜睡、心律失常、头痛。防治措施:①一旦发生以上症状,立即给予对症和支持疗法。②治疗措施包括催吐,随后给予药用炭吸附未被吸收的药物,如果催吐不成功,则用生理盐水洗胃,进行导泻以稀释肠道内的药物浓度。③血透不能清除氯雷他定,还未确定腹膜透析能否清除本品。

（六）特非那定

1.剂型规格

片剂:60mg。

2.适应证

①过敏性鼻炎。②荨麻疹。③各种过敏性瘙痒性皮肤疾患。

3.用法用量

①成人及 12 岁以上儿童:口服,一次 30～60mg,每日 2 次。②6～12 岁儿童,一次 30mg,每日 2 次,或遵医嘱。

4.注意事项

①本品必须在医生处方下方可使用,与其他药物合用时须征得医生同意。②因本品有潜在的心脏不良反应,不可盲目加大剂量。③有心脏病及电解质异常(如低钙、低钾、低镁)及甲状腺功能低下的患者慎用。④服用某些抗心律失常药及精神类药物的患者慎用。⑤司机及机

器操作者慎用。⑥孕妇及哺乳期妇女慎用。

5.不良反应

①心血管系统:根据国外文献报道罕见有下列不良反应发生。如:QT 间期延长、尖端扭转性室性心动过速、心室颤动及其他室性心律失常、心脏停搏、低血压、心房扑动、昏厥、眩晕等,以上反应多数由于超剂量服用及药物相互作用引起。②胃肠系统:如胃部不适,恶心、呕吐、食欲增加、大便习惯改变。③其他:如口干、鼻干、咽干、咽痛、咳嗽、皮肤潮红、瘙痒、皮疹、头痛、头晕、疲乏等。

6.禁忌证

对本品及辅料过敏者禁用。

7.药物相互作用

①本品不能与各种抗心律失常药物同用,以免引起心律失常。②酮康唑和伊曲康唑可抑制本品代谢,使药物在体内蓄积而引起尖端扭转型心律失常。其他咪唑类药物如咪康唑、氟康唑以及甲硝唑、克拉霉素和竹桃霉素等也有类似作用,严重时可致死亡。

8.药物过量

药物过量时表现:一般症状轻微,如头痛、恶心、精神错乱等,严重者曾见室性心律失常。防治措施:①心脏监测至少 24 h。②采取常规措施消除吸收的药物。③血透不能有效清除血中的酸性代谢产物。④急性期后对症和支持治疗。

(七)盐酸非索非那定

1.剂型规格

片(胶囊)剂:60mg。

2.适应证

①用于过敏性鼻炎、过敏性结膜炎。②慢性特发性荨麻疹。

3.用法用量

一次 60mg,每日 2 次,或 120mg 每日 1 次。

4.注意事项

肝功能不全者不需减量,肾功能不全的患者剂量需减半。

5.不良反应

主要不良反应是头痛、消化不良、疲乏、恶心以及咽部刺激感等。

6.禁忌证

对本品及辅料、特非那定过敏者禁用。

7.药物相互作用

本品与红霉素或酮康唑合并使用时,会使非索非那定的血药浓度增加 2～3 倍,但对红霉素和酮康唑的药动学没有影响。

8.药物过量

药物过量时表现:有报道在超剂量使用本品时出现头昏眼花、困倦和口干。防治措施:①当发生药物过量时,应考虑采取标准治疗措施去除未吸收的活性物质。②建议进行对症及支持治疗。③血液透析不能有效地清除血液中的非索非那定。

二、赛庚啶

(一)剂型规格

片剂:2mg。

(二)适应证

①用于荨麻疹、血管性水肿、过敏性鼻炎、过敏性结膜炎、其他过敏性瘙痒性皮肤病。②曾用于库欣综合征、肢端肥大症等的辅助治疗,目前已较少应用。③国外有报道可作为食欲刺激剂,用于神经性厌食。

(三)用法用量

口服:①成人:一次 2～4mg,每日 2～3 次。②儿童:6 岁以下每次剂量不超过 1mg,6 岁以上同成人。

(四)注意事项

①服药期间不得驾驶机、车、船,从事高空作业、机械作业及操作精密仪器。②服用本品期间不得饮酒或含有酒精的饮料。③儿童用量请咨询医师或药师。④如服用过量或出现严重不良反应,应立即就医。⑤本品性状发生改变时禁止使用。⑥请将本品放在儿童不能接触的地方。⑦儿童必须在成人监护下使用。⑧如正在使用其他药品,使用本品前请咨询医师或药师。⑨过敏体质者慎用。⑩老年人及 2 岁以下小儿慎用。

(五)不良反应

嗜睡、口干、乏力、头晕、恶心等。

(六)禁忌证

①孕妇、哺乳期妇女禁用。②青光眼、尿潴留和幽门梗阻患者禁用。③对本品过敏者禁用。

(七)药物相互作用

①不宜与酒精合用,可增加其镇静作用。②不宜与中枢神经系统抑制药合用。③与吩噻嗪药物(如氯丙嗪等)合用可增加室性心律失常的危险性,严重者可致尖端扭转型心律失常。④如与其他药物同时使用可能会发生药物相互作用,详情请咨询医师或药师。

三、磷酸组胺

(一)剂型规格

注射剂:1mL:1mg;1mL:0.5mg;5mL:0.2mg。

(二)适应证

①主要用于胃液分泌功能的检查,以鉴别恶性贫血的绝对胃酸缺乏和胃癌的相对缺乏。②用于麻风病的辅助诊断。③组胺脱敏。

(三)用法用量

①空腹时皮内注射,一次 0.25～0.5mg。每隔 10min 抽 1 次胃液化验。②用 1:1000 的磷酸组胺作皮内注射,一次 0.25～0.5mg,观察有无完整的三联反应,用于麻风病的辅助诊断。③组胺脱敏维持量:皮下注射,每周两次,每次 0.5mL。

(四)注意事项

本品注射可能发生过敏反应,发生后可用肾上腺素解救。

(五)不良反应

过量注射后可能出现面色潮红、心率加快、血压下降、支气管收缩、呼吸困难、头痛、视觉障碍、呕吐和腹泻等不良反应,还可能出现过敏性休克。

(六)禁忌证

禁用于孕妇、支气管哮喘及有过敏史的患者。

参考文献

[1]李焕德.临床药学[M].北京:中国医药科技出版社,2020.

[2]于海平.药学概论[M].北京:中国医药科技出版社,2019.

[3]孙清海,孟丽娟,陈晓健.现代临床药学基础与应用[M].长春:吉林科学技术出版社,2019.

[4]张丽.新编临床药学理论与实践[M].天津:天津科学技术出版社,2018.

[5]韩淑兰.临床药学实践[M].汕头:汕头大学出版社,2019.

[6]张艳秋.现代药物临床应用实践[M].北京:中国纺织出版社,2020.

[7]刘辉.实用常用药物与合理用药[M].北京:科学技术文献出版社,2020.

[8]张喜武.实用中药学与西药学新进展[M].天津:天津科学技术出版社,2020.

[9]沈柏蕊.精编临床药物基础与应用[M].沈阳:沈阳出版社,2020.

[10]余亮.临床药学治疗精要[M].北京:科学技术文献出版社,2020.

[11]傅超美,刘中秋.中药药剂学[M].北京:中国医药科技出版社,2020.

[12]杨红梅.药剂学[M].天津:天津科学技术出版社,2020.

[13]范晓素.重点疾病诊疗与药物应用指南[M].天津:天津科学技术出版社,2020.

[14]张艳艳.药剂学基础与临床应用[M].昆明:云南科技出版社,2019.

[15]刘林夕.药物学基础与临床实践[M].哈尔滨:黑龙江科学技术出版社,2020.